U0866695

考试掌中宝
住院医师规范化培训结业专业理论考核

外科住院医师规范化培训结业专业理论考核习题精编

住院医师规范化培训结业专业理论考核命题研究委员会　组编

上海科学技术出版社

图书在版编目（CIP）数据

外科住院医师规范化培训结业专业理论考核习题精编/住院医师规范化培训结业专业理论考核命题研究委员会组编. -- 上海 : 上海科学技术出版社, 2022.9
考试掌中宝·住院医师规范化培训结业专业理论考核
ISBN 978-7-5478-5826-4

Ⅰ. ①外… Ⅱ. ①住… Ⅲ. ①外科学—资格考试—自学参考资料 Ⅳ. ①R6

中国版本图书馆CIP数据核字(2022)第153786号

外科住院医师规范化培训结业专业理论考核习题精编

住院医师规范化培训结业专业理论考核命题研究委员会 组编

上海世纪出版(集团)有限公司
上 海 科 学 技 术 出 版 社 出版、发行
(上海市闵行区号景路 159 弄 A 座 9F - 10F)
邮政编码 201101 www.sstp.cn
常熟高专印刷有限公司印刷
开本 787×1092 1/16 印张 28.25
字数：670 千字
2022 年 9 月第 1 版 2022 年 9 月第 1 次印刷
ISBN 978 - 7 - 5478 - 5826 - 4/R · 2577
定价：118.00 元

前　言

住院医师规范化培训是毕业后医学教育的重要组成部分，是培养合格临床医师的关键阶段，顺利通过考核是成为合格临床医师的必经途径。

住院医师规范化培训考核包括过程考核和结业考核，考核合格者颁发统一的《住院医师规范化培训合格证书》。结业考核包括专业理论考核和临床实践能力考核，重点考察临床医师岗位胜任能力。其中，结业专业理论考核在全国实行统一考试，考试时间一般由国家卫生健康委员会人才交流服务中心确定，考试形式为使用计算机作答，题型包括共用题干单选题、单选题和案例分析题（不定项选择题）。注意，共用题干单选题和案例分析题的答题过程是不可逆的，即不能退回上一题，只能进入下一问。临床实践能力考核时间由各省级卫生健康行政部门根据《住院医师规范化培训结业考核实施办法（试行）》规定另行确定。

近年，随着住院医师规范化培训制度的不断完善，结业专业理论考核呈现出难度逐渐加大、内容更加繁杂的趋势。同时，参与培训的大多数考生因忙于临床工作而备考时间减少，加上缺乏理想的复习指导用书，导致考核效果往往不理想。为帮助广大考生顺利、高效地通过结业专业理论考核，我们按照最新住院医师规范化培训结业专业理论考试大纲，结合历年考试经验，以实用、高效为原则，用心编写了本套习题精编。

本套习题精编紧扣大纲，配套考前重点辅导用书，分章节编写，按照大纲要求的"了解""熟悉""掌握"的层次合理安排习题，帮助考生把握重点和难点；题型全面，覆盖众多高频考点，接近真实考试，方便考生了解考试的命题规律，进行针对性复习。配套系列冲刺模拟卷练习，可以巩固已经掌握的知识点，同时查漏补缺，提高应试能力。

本套习题精编包括纸质版和配套的手机 APP 版，方便考生随时随地地互动复习、反复演练。手机 APP 版配有同步练习题，具有自动批阅判分、汇总错题强化训练的功能，帮助考生掌握做题技巧及命题规律，轻松通过考试。

由于编写水平有限，书中难免存在疏漏与不足之处，希望使用本书的广大考生及其他读者予以批评指正。

住院医师规范化培训结业专业理论考核

命题研究委员会

2022 年 8 月

目　录

第一篇

公 共 理 论

第一章 政 策 法 规

单选题：每道考题下面有 A、B、C、D、E 五个备选答案，请从中选择一个最佳答案。

1. 卫生法的溯及力问题，属于卫生法的
   A．时间效力　　B．空间效力
   C．地域效力　　D．对人的效力
   E．空间效力和对人的效力
2. 传染病暴发、流行时，当地政府应当
   A．立即组织力量进行防治，切断传染病的传播途径
   B．限制或者停止集市、集会
   C．停业、停工、停课
   D．临时征用房屋、交通工具
   E．宣布疫区
3. 医师在执业活动中享有的权利之一是
   A．宣传推广与岗位相适应的健康科普知识
   B．尊重、关心、爱护患者
   C．遵守临床技术操作规范
   D．努力钻研业务，更新知识
   E．从事医学教育、研究、学术交流
4. 《传染病防治法》规定的乙类传染病有
   A．流行性感冒　B．鼠疫　C．艾滋病　D．风疹　E．霍乱
5. 医疗损害事件中，医疗机构承担赔偿责任的情形是
   A．未尽到分级诊疗的义务　　B．未尽到先行垫付的义务
   C．未尽到健康教育的义务　　D．未尽到主动协商的义务
   E．未尽到与当时医疗水平相适应的义务
6. 医疗保健机构提供的婚前保健服务的内容不包括
   A．普及性知识　　B．普及生育知识
   C．普及遗传疾病知识　　D．生育保健的医学建议
   E．胎儿生长发育的咨询指导
7. 医师对同一个患者申请一天备血达到或超过一定数量时，必须报医院医务部门批准，该

血量是

A．1 600 mL　　B．1 400 mL　　C．800 mL　　D．1 000 mL　　E．1 200 mL

8. 每次开处方，每张处方所包含的药品种类上限为

A．5 种　　B．3 种　　C．6 种　　D．4 种　　E．7 种

9. 下列按照假药论处的药品是

A．未标明有效期的药品　　B．擅自添加矫味剂的药品

C．更改生产批号的药品　　D．超过有效期的药品

E．变质的药品

10. 医疗卫生机构发现重大食物中毒事件后，应当在规定的时限内向所在地县级卫生行政主管部门报告，该时限是

A．2 小时　　B．1 小时　　C．4 小时　　D．12 小时　　E．24 小时

11. 病历资料封存后医疗纠纷已经解决，或者患者在病历资料封存满一定期限未再提出解决医疗纠纷要求的，医疗机构可以自行启封。该期限是

A．3 年　　B．2 年　　C．1 年　　D．4 年　　E．5 年

12. 医疗机构执业登记的主要事项不包括

A．名称、地址、主要负责人　　B．医务人员人数

C．所有制形式　　D．诊疗科目

E．注册资金

13. 对定期考核不合格的医师，卫生健康主管部门可以责令其暂停执业活动，并接受相关专业培训。暂停期限是

A．1~6 个月　　B．3~6 个月　　C．5~7 个月　　D．9~12 个月　　E．6~9 个月

14. 主治医师张某被注销执业注册满 1 年，现欲重新执业，遂向卫生健康主管部门提交了相关申请，但未获批准。其原因是

A．未经过医师规范化培训　　B．刑事处罚完毕后不满 2 年

C．变更执业地点不满 2 年　　D．未到基层医疗机构锻炼

E．在医疗机构的试用期不满 1 年

15. 某医疗机构 1 周内收治多名患手足口病的小学生，未按规定履行报告职责，也未及时采取控制措施，致使疫情扩散。县卫生行政主管部门得知后立即启动应急预案，及时控制了疫情，同时对事件进行调查，认为该医疗机构行为违法且情节严重，依法做出处理。该处理是

A．责令改正　　B．通报批评

C．吊销《医疗机构执业许可证》　　D．给予警告

E．罚款

16. 某医务人员违反规定，将不符合国家规定标准的血液用于患者，由于患者家属及时发现，经治医师采取果断措施，幸好未给受血者健康造成损害。根据《献血法》规定，当地卫生行政部门应给予该医务人员的处理是

A．责令改正　　B．警告

C．罚款 1 万元以下　　D．暂停执业活动 6 个月以上 1 年以下

E．吊销其医师执业证书

17. 男，50 岁。为长期使用麻醉药品的门诊癌症患者。医院为了解治疗效果和用药安全状

况,要求其定期进行复诊。根据相关规定,该患者复诊间隔最长期限是

A. 4个月　B. 6个月　C. 5个月　D. 2个月　E. 3个月

18. 男,37岁。从霍乱疫区回来后,因发热、腹泻到医院就诊,接诊医生考虑患者的症状与霍乱有关。按照相关规定,疑似甲类传染病患者在明确诊断前,应在指定的场所进行

A. 医学观察　B. 留验　C. 就地诊验　D. 访视　E. 单独隔离

19. 某糖尿病患者,甲医疗机构为其开具治疗糖尿病的药品处方,乙医疗机构是该处方药品的调剂机构,此时应妥善保存该处方的对象是

A. 甲医疗机构
B. 乙医疗机构
C. 患者本人
D. 患者本人或者其近亲属
E. 甲乙医疗机构共同保管

20. 某县医院妇产科医师欲开展结扎手术业务,按照规定参加了相关培训。培训结束后,有关单位负责对其进行了考核并颁发给相应的合格证书。该相关单位是指

A. 地方医师协会
B. 地方卫生行政部门
C. 国家卫生健康委
D. 地方医学会
E. 所在医疗保健机构

答案与解析

答案

1. A	2. A	3. E	4. C	5. E	6. E	7. A	8. A	9. E	10. A
11. A	12. B	13. B	14. B	15. C	16. A	17. E	18. E	19. B	20. B

解析

1. 卫生法的时间效力,是指卫生法的效力的起止时间和对其实施前的行为有无溯及力。故本题选A。

2. 传染病暴发、流行时,县级以上地方人民政府应当立即组织力量,按照预防、控制预案进行防治,切断传染病的传播途径。必要时,报经上一级人民政府决定,可以采取下列紧急措施并予以公告:①限制或者停止集市、影剧院演出或者其他人群聚集的活动;②停工、停业、停课;③封闭或者封存被传染病病原体污染的公共饮用水源、食品以及相关物品;④控制或者扑杀染疫野生动物、家畜家禽;⑤封闭可能造成传染病扩散的场所。故本题选A。

3. 医师在执业活动中享有的权利:①在注册的执业范围内,按照有关规范进行医学诊查、疾病调查、医学处置、出具相应的医学证明文件,选择合理的医疗、预防、保健方案;②获取劳动报酬,享受国家规定的福利待遇,按照规定参加社会保险并享受相应待遇;③获得符合国家规定标准的执业基本条件和职业防护装备;④从事医学教育、研究、学术交流;⑤参加专业培训,接受继续医学教育;⑥对所在医疗卫生机构和卫生健康主管部门的工作提出意见和建议,依法参与所在机构的民主管理;⑦法律、法规规定的其他权利。故本题选E。

7. 《医疗机构临床用血管理办法》规定,同一患者一天申请备血量少于80 mL的,由具有中级以上专业技术职务任职资格的医师提出申请,上级医师核准签发后,方可备血;同一患者一天申请备血量在800~1 600 mL的,由具有中级以上专业技术职务任职资格的医

师提出申请，经上级医师审核，科室主任核准签发后，方可备血；同一患者一天申请备血量达到或超过1 600 mL的，由具有中级以上专业技术职务任职资格的医师提出申请，科室主任核准签发后，报医务部门批准，方可备血。故本题选A。

9. 《药品管理法》规定，有下列情形之一的，为假药：①药品所含成分与国家药品标准规定的成分不符；②以非药品冒充药品或者以他种药品冒充此种药品；③变质的药品；④药品所标明的适应证或者功能主治超出规定范围。故本题选E。

12. 《医疗机构管理条例实施细则》规定，医疗机构执业登记的事项：①类别、名称、地址、法定代表人或者主要负责人；②所有制形式；③注册资金（资本）；④服务方式；⑤诊疗科目；⑥房屋建筑面积、床位（牙椅）；⑦服务对象；⑧职工人数；⑨执业许可证登记号（医疗机构代码）；⑩省、自治区、直辖市卫生行政部门规定的其他登记事项。故本题选B。

14. 申请注册时，有下列情形之一的，不予注册：①无民事行为能力或者限制民事行为能力；②受刑事处罚，刑罚执行完毕不满2年或者被依法禁止从事医师职业的期限未满；③被吊销医师执业证书不满2年；④因医师定期考核不合格被注销注册不满1年；⑤法律、行政法规规定不得从事医疗卫生服务的其他情形。故本题选B。

15. 医疗卫生机构有下列行为之一的，由卫生行政主管部门责令改正、通报批评、给予警告；情节严重的，吊销《医疗机构执业许可证》；对主要负责人、负有责任的主管人员和其他直接责任人员依法给予降级或撤职的纪律处分；造成传染病传播、流行或对社会公众健康造成其他严重危害后果，构成犯罪的，依法追究刑事责任：①未依照规定履行报告职责，隐瞒、缓报或谎报的；②未依照规定及时采取控制措施的；③未依照规定履行突发事件监测职责的；④拒绝接诊患者的；⑤拒不服从突发事件应急处理指挥部调度的。故本题选C。

17. 医疗机构应当要求长期使用麻醉药品和第一类精神药品的门（急）诊癌症患者和中、重度慢性疼痛患者每3个月复诊或者随诊一次。故本题选E。

18. 医疗机构发现甲类传染病时，应当及时采取下列措施：①对患者、病原携带者，予以隔离治疗，隔离期限根据医学检查结果确定；②对疑似患者，确诊前在指定场所单独隔离治疗；③对医疗机构内的患者、病原携带者、疑似患者的密切接触者，在指定场所进行医学观察和采取其他必要的预防措施。故本题选E。

第二章　循证医学与临床科研设计

单选题：每道考题下面有A、B、C、D、E五个备选答案，请从中选择一个最佳答案。

1. 评价某一新药治疗消化性溃疡的效果，最好采用
   A．横断面研究　　B．病例对照研究
   C．队列研究　　D．病例分析
   E．随机对照试验

2. 队列研究的最大优点是
   A．适用于少见病
   B．由“因”至“果”观察
   C．能了解人群疾病的自然史
   D．能直接估计暴露因素与发病的关联强度

E．暴露因素的作用可分等级计算“剂量-反应关系”

3. meta 分析在合并各个独立研究结果前应进行

A．相关性检验　B．异质性检验　C．回归分析　D．图示研究　E．标准化

4. 暴露与疾病由于有共同的原因而产生的关联是

A．偶然关联　B．继发关联
C．间接因果关联　D．直接因果关联
E．统计学关联

5. 失效安全数主要用来估计

A．文献库偏倚　B．发表性偏倚
C．纳入标准偏倚　D．筛选者偏倚
E．英语偏倚

6. 下述不属于 meta 分析处理方法的是

A．亚组分析　B．多元回归模型
C．meta 回归　D．文献综述
E．混合效应模型来解释异质性的来源

7. 循证医学实践的核心是

A．素质良好的临床医生　B．最佳的研究证据
C．临床流行病学基本方法和知识　D．患者的参与和合作
E．必要的医疗环境和条件

8. 某研究者采用一种新的生物药物治疗胆囊癌，其将手术切除加放射治疗处理病例作为对照组，比较两组的生存寿命。此对照组属于

A．双盲法　B．相互对照
C．空白对照　D．标准疗法对照
E．试验对照

9. 女，46 岁。溃疡性结肠炎 7 年，曾出现广泛性结肠受累和严重症状，目前处于缓解状态，以下问题不属于预后研究范畴的有

A．该患者不手术是否会发生癌变　B．出现癌变或其他结局的可能性有多大
C．什么时候会出现癌变或其他结局　D．进行药物治疗的同时应该注意些什么
E．吸烟和喝酒是否是其发生溃疡性结肠炎的因素

10. 一位研究者为了探讨新生儿黄疸的病因，他选择了 100 名患此病的婴儿，并同时在同一所医院选择了 100 名未患此病的新生婴儿，然后查阅了婴儿母亲的孕期保健和产科分娩记录，以确定产前和分娩中各种暴露因素。该项研究属于

A．病例对照研究　B．生态比较研究
C．横断面研究　D．队列研究
E．临床试验研究

答案与解析

答案

1. E　2. D　3. B　4. B　5. B　6. D　7. B　8. D　9. E　10. A

解析

1. 随机对照试验属于试验性研究，在临床研究中的主要应用：①药物上市前的疗效研究；②对当前临床治疗方案进行评价；③药物上市后再评价及卫生技术评估。故本题选 E。
2. 队列研究的优点：①研究结局是亲自观察获得，一般较可靠；②论证因果关系的能力较强；③可计算发病率，直接估计暴露因素与疾病的关联强度；④一次调查可观察多种结局。故本题选 D。
6. meta 分析处理的方法：①采用随机效应模型可对异质性进行部分纠正；②亚组分析；③多元回归模型；④meta 回归；⑤混合效应模型来解释异质性的来源；⑥若异质性过大，特别在效应方向上极其不一致，不宜做 meta 分析。故本题选 D。
7. 循证医学是指任何临床的诊治决策，必须建立在当前最好的研究证据与临床专业知识和患者的价值相结合的基础上。它是把最佳研究证据与临床专业技能和患者的价值整合在一起的医学，其核心思想是任何医疗决策的确定都应基于客观的临床科学研究依据。故本题选 B。
8. 有效对照又称标准疗法对照或阳性对照，即以目前临床公认的有效处理方法（如治疗某病常规、有效的方法）施予对照，然后与试验组处理措施（新治疗方法）的效果相比较。这类试验通常采用随机双盲设计，研究对象随机分配到试验组和有效对照组，是临床治疗性研究中最常用的对照方法。故本题选 D。

第三章　医学伦理学

单选题：每道考题下面有 A、B、C、D、E 五个备选答案，请从中选择一个最佳答案。

1. “人人享有卫生保健”贯彻的原则是
   A. 知情同意原则　　B. 保守秘密原则
   C. 互相协作原则　　D. 诚实原则
   E. 公正原则
2. 医学道德评价的首要标准是
   A. 是否有利于医疗机构的发展　　B. 是否有利于患者疾病的缓解和康复
   C. 是否有利于人类生存环境的保护和改善　　D. 是否有利于医务人员社会地位的提升
   E. 是否有利于医学科学发展和社会进步
3. 医学道德评价的方式是依靠
   A. 社会舆论、内心信念、传统习俗　　B. 社会舆论、内心信念、媒体介入
   C. 内心信念、传统习俗、自我认识　　D. 社会舆论、媒体介入、传统习俗
   E. 自我认识、媒体介入、传统习俗
4. 医学伦理学的基本原则不包括
   A. 有利原则　　B. 不伤害原则
   C. 知情同意原则　　D. 尊重原则
   E. 公正原则
5. 根据《医疗机构从业人员行为规范》，医疗机构从业人员执业的价值目标是
   A. 为人民健康服务　　B. 发扬人道主义精神
   C. 树立大医精诚理念　　D. 以患者为中心

E．救死扶伤、防病治病

6．医患关系的本质特征是

A．具有互利性质的经济关系
B．具有买卖性质的依附关系
C．具有协作性质的买卖关系
D．具有依附性质的非平等关系
E．具有契约性质的信托关系

7．下列选项仅属于医师的道德义务，不属于法律义务的是

A．提高医学专业技术能力和水平
B．依法保护患者隐私和个人信息
C．对患者及公众进行健康教育和健康指导
D．遵循临床诊疗指南
E．积极开展义诊，尽力满足患者的健康需求

8．医患交流时，能够使沟通更为有效与顺畅的方法是

A．尽量多用书面沟通
B．避免表达态度和情感
C．善用问句引导话题
D．尽量使用医学术语
E．提供的信息越多越好

9．下列选项符合手术治疗伦理要求的是

A．患者坚决要求而无指征的手术也可实施
B．手术对患者确实有益时，可无须患者知情同意
C．患者充分信任时，医生可自行决定手术方案
D．手术方案必须经患者单位同意
E．手术方案应经患者知情同意

10．哈佛大学医学院提出的脑死亡标准不包括

A．对外部的刺激和内部的需要无反应性
B．自主的肌肉运动和自主呼吸消失
C．心跳停止
D．诱导反射消失
E．脑电波平直

11．医师在与慢性病患者的交往中，最理想的模式是

A．主动-被动型
B．指导-合作型
C．共同参与型
D．主动-主动型
E．被动-被动型

12．临终关怀的最主要目的是

A．延长患者的死亡时间
B．缓解患者家属的经济压力
C．减轻患者家属的精神压力
D．提高患者的生存质量
E．减轻患者的疼痛

13．我国开展生殖技术的伦理原则不包括

A．知情同意原则
B．保护后代的原则
C．尊重患者的原则
D．保密原则
E．严防商品化的原则

14．医生采取“多头堵”“大包围”的方式开具大处方，违背的伦理学要求是

A．严守法规　B．公正分配　C．加强协作　D．合理配伍　E．对症下药

15．下列不属于不伤害原则真正意义的是

A．培养为患者高度负责的精神
B．保护患者健康和生命的理念
C．消除任何医疗伤害
D．避免使患者受到不应有的医疗伤害

E．正确对待医疗伤害现象

16. 女，17 岁。脑部受伤入院后，虽经积极救治，但 3 天后患者进入脑死亡状态。医师告知其父母，并建议撤掉呼吸机。其父母看到女儿在呼吸机支持下仍有呼吸，并能触及到女儿的脉搏，坚决不接受医师的建议。此时该医师符合伦理的做法是

A．尊重其父母的决定并不惜一切代价救治

B．执行脑死亡标准并劝说其父母捐献患者器官

C．直接撤掉呼吸机并填写死亡报告

D．请公证机关来公证患者已经死亡

E．向患者父母解释脑死亡，征得其同意后撤掉呼吸机

17. 连某因患严重的躁狂抑郁障碍，正在精神病专科医院住院治疗。因病情恶化，患者出现伤人毁物等行为，医院在没有其他可替代措施的情况下，对其实施了约束身体的措施，但实施后没有及时通知连某的监护人。连某的父亲作为监护人探视时，看到儿子被捆绑在病床上非常气愤。该案例中所形成的医患关系模式是

A．主动-被动型

B．指导-合作型

C．契约许可型

D．指导参与型

E．共同参与型

18. 某医师在为患者施行右侧乳房肿瘤摘除术时，发现左侧乳房也有肿瘤，当即进行活检，确诊为乳腺疾病。医师判断将来可能癌变，未征求患者意见，同时切除了左侧乳房。医师的这种做法，违背了患者的哪项权利

A．平等的医疗权

B．保密权

C．隐私权

D．知情同意权

E．获得信息权

19. 某医师给住院患者开具了药物医嘱后，很快发现自己的医嘱有误，但判断其不会给患者造成严重后果。此时该医师的最佳做法是

A．失误不会造成严重后果，可隐瞒以避免纠纷

B．不告知患者失误的实情，后续治疗中适当弥补

C．不告知其他人，对患者进行密切观察

D．纠正医嘱，并对出现的失误予以积极补救

E．先不告知患者，若其知晓再为自己的失误辩护

20. 男，35 岁，已婚。因尿道口有脓性分泌物到医院就诊，被诊断为淋病。为防止该病传染给患者妻子，医师符合伦理的最佳做法是

A．请示当地疾病预防控制中心

B．劝说患者告知其妻子实情

C．将实情直接告知其妻子

D．告知患者所在单位

E．同意不告知患者妻子

答 案 与 解 析

答案

1. E	2. B	3. A	4. C	5. A	6. E	7. E	8. C	9. E	10. C
11. C	12. D	13. C	14. D	15. C	16. E	17. A	18. D	19. D	20. B

解析

2. 医学道德评价可参考以下具体标准：①是否有利于患者疾病的缓解和康复；②是否有利于人类生存环境的保护和改善；③是否有利于优生和人群的健康、长寿；④是否有利于医学科学的发展和社会的进步。其中“是否有利于患者疾病的缓解和康复”是医学道德评价的首要标准。故本题选 B。
5. 为人民健康服务是医疗机构从业人员的执业价值目标。救死扶伤，防病治病是医疗机构从业人员的执业道德手段。以人为本、人道行医、以患者为中心、全心全意是根本性的执业道德要求。大医精诚是医疗机构从业人员理想的人格形象。故本题选 A。
7. 医师的道德义务是指医生在道德上对患者、他人及社会所负有的道德使命和道德责任。一般来说，法律义务都是道德义务，而道德义务不一定都是法律义务。《医师法》规定，医师在执业活动中履行下列义务：①树立敬业精神，恪守职业道德，履行医师职责，尽职尽责救治患者，执行疫情防控等公共卫生措施；②遵循临床诊疗指南，遵守临床技术操作规范和医学伦理规范等；③尊重、关心、爱护患者，依法保护患者隐私和个人信息；④努力钻研业务，更新知识，提高医学专业技术能力和水平，提升医疗卫生服务质量；⑤宣传推广与岗位相适应的健康科普知识，对患者及公众进行健康教育和健康指导；⑥法律、法规规定的其他义务。故本题选 E。
8. 医患沟通中的交谈技巧：①注意倾听；②体会患者感受；③善用问句引导话题；④及时和恰当的反应；⑤抓住主要问题。故本题选 C。
9. 手术前的伦理要求：①严格掌握手术指征，手术动机纯正；②患者或患者家属知情同意；③认真做好术前准备，为手术的顺利进行创造条件。故本题选 E。
10. 脑死亡的哈佛标准：①对外部的刺激和内部的需要无接受性、无反应性；②自主的肌肉运动和自主呼吸消失；③诱导反射消失；④脑电波平直或等电位。凡符合以上 4 条标准，持续 24 小时测定，每次不少于 10 分钟，反复检查多次结果一致者，可宣告死亡。但体温过低（$<32.2℃$）或刚服用过大剂量巴比妥类等中枢神经系统抑制药物的病例除外。故本题选 C。
11. 医患关系的基本模式可分为主动-被动型、指导-合作型、共同参与型。在共同参与模式中，医患双方有近似同等的权利，共同参与医疗方案的决定与实施，适用于具有一定医学知识背景或长期的慢性病患者。从理论上说，这种模式最理想，不但可以提高诊治水平，而且有利于建立和谐的医患关系。故本题选 C。
12. 临终关怀不以延长患者的生存时间为目的，而是以注重维护患者的尊严、提高患者临终生存质量为宗旨。故本题选 D。
15. 在医学实践中，不伤害是指在诊治、护理过程中不使患者的身心受到损伤。不伤害原则并不是要求医务人员绝对不能对患者带来任何伤害，而是强调医务人员不应当有故意伤害患者的行为，其注重的是医务人员行为的动机，必须是出于善意的。故本题选 C。
17. 在主动-被动模式中，医患双方不是双向作用，而是医师对患者单向发生作用。医师处于主动地位，患者处于被动地位并以服从为前提。这种模式适用于昏迷、休克、精神病患者发作期、严重智力低下者以及婴幼儿等一些难以表达主观意志的患者。故本题选 A。

第二篇

专 业 理 论

第一章　外科基础知识

单选题：每道考题下面有 A、B、C、D、E 五个备选答案，请从中选择一个最佳答案。

1. 不属于关节基本结构的是
   A. 关节盘
   B. 关节囊纤维层
   C. 关节囊滑膜层
   D. 关节面
   E. 关节腔
2. 肾蒂内的主要结构由前向后依次为
   A. 肾动脉、肾静脉、肾盂
   B. 肾静脉、肾动脉、肾盂
   C. 肾盂、肾动脉、肾静脉
   D. 肾盂、肾静脉、肾动脉
   E. 肾动脉、肾盂、肾静脉
3. 关于气管的描述，错误的是
   A. 气管杈位于平胸骨角的高度
   B. 第 2~4 气管软骨前方有甲状腺峡
   C. 气管位于食管的前方
   D. 气管以胸廓上口为界，分为颈部和胸部
   E. 由 16~20 个气管软骨、平滑肌、结缔组织和黏膜等构成
4. 心尖搏动最强点位于
   A. 胸骨左侧第 3 肋间锁骨中线内侧 1~2 cm
   B. 胸骨左侧第 4 肋间锁骨中线内侧 1~2 cm
   C. 胸骨左侧第 4 肋间锁骨中线外侧 1~2 cm
   D. 胸骨左侧第 5 肋间锁骨中线内侧 1~2 cm
   E. 胸骨左侧第 5 肋间锁骨中线外侧 1~2 cm
5. 确定空肠起始部的标志是
   A. 十二指肠水平部
   B. 十二指肠悬韧带
   C. 十二指肠降部
   D. 十二指肠球部
   E. 十二指肠上部
6. 关于甲状腺的描述，错误的是
   A. 甲状腺呈"H"形，分左、右侧叶和中间的峡部
   B. 分泌甲状腺激素

C．是人体最大的内分泌腺
D．甲状腺峡多位于第 2~4 气管软骨前方
E．吞咽时，甲状腺不能随喉上下移动

7．不属于肉芽肿性炎的疾病是
A．梅毒　B．伤寒　C．淋病　D．血吸虫病　E．结核病

8．湿性坏疽常发生在
A．肺、肾、脑
B．脑、肠、子宫
C．肺、肠、肝
D．脑、脾、肝
E．肺、肠、子宫

9．小叶性肺炎的常见并发症不包括
A．脓胸
B．肺脓肿
C．心力衰竭
D．肺大疱
E．呼吸功能不全

10．急进性肾小球肾炎Ⅰ型患者血液浓度常升高的抗体是
A．抗肾小球基底膜抗体
B．抗核抗体
C．抗双链 DNA 抗体
D．抗中性粒细胞胞浆抗体
E．抗平滑肌抗体

11．漏出液的比重是
A．高于 1.015
B．低于 1.015
C．高于 1.018
D．低于 1.018
E．1.015~1.018

12．属于上皮组织发生的肿瘤是
A．淋巴管瘤
B．血管瘤
C．乳头状腺瘤
D．平滑肌瘤
E．脂肪瘤

13．体温每升高 1 ℃，基础代谢率提高
A．3%　B．5%　C．10%　D．13%　E．15%

14．休克微循环缺血期的灌流特点是
A．多灌少流，灌多于流
B．少灌多流，灌少于流
C．多灌多流，灌多于流
D．少灌少流，灌少于流
E．少灌少流，灌多于流

15．造成限制性通气不足的原因是
A．呼吸肌活动障碍
B．气道阻力增高
C．肺泡膜面积减少
D．肺泡壁厚度增加
E．肺泡通气与血流比例失调

16．下列具有清除自由基功能的蛋白是
A．C 反应蛋白
B．血清淀粉样 A 蛋白
C．热休克蛋白
D．铜蓝蛋白
E．α_1-抗糜蛋白酶

17．钡餐检查时，空肠黏膜皱襞多呈

A．羽毛状　B．腊肠状　C．弹簧状　D．鱼骨状　E．线状

18. X线照片影像的要素不包括

A．宽容度　B．锐利度　C．密度　D．失真度　E．颗粒度

19. CT图像中从白到黑的灰度影像称为

A．灰阶　B．窗宽窗位

C．空间分辨率高　D．噪声

E．密度分辨率高

20. “牛眼征”是下列哪种病变的典型征象

A．肝囊肿　B．肝脓肿

C．肝转移瘤　D．原发性肝癌

E．肝内胆管癌

答案与解析

答案

1. A	2. B	3. E	4. D	5. B	6. E	7. C	8. E	9. D	10. A
11. B	12. C	13. D	14. D	15. A	16. D	17. A	18. A	19. A	20. C

解析

1. 关节的基本构造：①关节面，是组成关节各骨的接触面；②关节囊，是纤维结缔组织膜构成的囊，附着于关节周围，并与骨膜连续；包围关节，封闭关节腔，分内层（滑膜）和外层（纤维膜）；③关节腔，是滑膜层与关节面围成的密闭腔隙。故本题选A。

2. 出入肾门诸结构为结缔组织所包裹，称肾蒂。肾蒂内各结构的排列关系，自前向后顺序为肾静脉、肾动脉和肾盂末端；自上向下顺序为肾动脉、肾静脉和肾盂。故本题选B。

3. 气管由黏膜、气管软骨、平滑肌和结缔组织构成。气管软骨由14～17个呈C形缺口向后的透明软骨环构成。故本题选E。

5. 十二指肠悬韧带是确定空肠起始部的重要标志，也是区分上消化道和下消化道的标志。故本题选B。

10. 急进型肾小球肾炎根据免疫病理分为三型，Ⅰ型是抗肾小球基底膜（GBM）型，免疫学检查抗GBM抗体（+）；Ⅱ型是免疫复合物型，患者的血循环免疫复合物及冷球蛋白可呈阳性，并可伴血清C3降低；Ⅲ型为少免疫复合物型，ANCA（抗中性粒细胞胞浆抗体）常阳性。故本题选A。

12. 上皮组织良性肿瘤包括乳头状腺瘤、管状腺瘤、绒毛状腺瘤、囊腺瘤。上皮组织恶性肿瘤包括鳞癌、腺癌、黏液癌、印戒细胞癌、基底细胞癌和尿路上皮癌。故本题选C。

13. 体温升高时物质代谢加快。一般认为，体温每升高1℃，基础代谢率提高13%，所以发热患者的物质消耗明显增多。故本题选D。

14. 休克微循环缺血期，全身小血管持续收缩痉挛，口径明显变小，大量真毛细血管网关闭，微循环内血液流速减慢。因开放的毛细血管数减少，血流主要通过直捷通路或动-静脉短路回流，组织灌流明显减少，出现少灌少流，灌少于流，组织呈缺血缺氧状态。故本题选D。

16. 血浆铜蓝蛋白能活化超氧化物歧化酶，促进氧自由基的清除，有利于组织修复。故本题

选 D。
17. 空肠位于左上中腹，富于环状黏膜皱襞，钡餐检查常显示为羽毛状影像。故本题选 A。
18. X 线照片影像的五大要素包括密度、对比度、锐利度、颗粒度及失真度。故本题选 A。

第二章　外科总论

第一节　消毒与无菌技术

单选题：每道考题下面有 A、B、C、D、E 五个备选答案，请从中选择一个最佳答案。

1. 下列化学消毒灭菌剂杀菌能力最强的是
A．新洁尔灭　B．苯扎溴铵　C．碘伏　D．碘酊　E．乙醇
2. 在消毒皮肤的操作中，哪项是不恰当的
A．消毒感染伤口或肛门，涂擦方向由四周向中心
B．由手术区中心部向四周涂擦
C．已接触污染部位的纱布，禁忌反擦清洁处
D．消毒范围为切口周围 10 cm 区域
E．手术区皮肤消毒的范围应大于切口周围 15 cm
3. 下列不属于灭菌方法的是
A．高压蒸气灭菌法　B．2%中性戊二醛浸泡 1 小时
C．环氧乙烷气体法　D．电离辐射法
E．煮沸 1 小时
4. 下列化学消毒剂中，可用于空气消毒的是
A．2%戊二醛　B．75%乙醇
C．2%过氧乙酸　D．3%过氧化氢
E．0.5%氯己定
5. 煮沸消毒杀灭带有芽孢的细菌至少需要多少时间
A．20 分钟　B．30 分钟　C．40 分钟　D．50 分钟　E．60 分钟
6. 一住院医师参加一阑尾切除手术，在上级医师指导下，担任手术者，上级医师任第一助手，进腹后发现阑尾已穿孔，手术困难，上级医师要转换到主刀位置。此时该住院医师应如何转换位置
A．自手术台前走向对面位置
B．自手术器械台后走向对面位置
C．先退后一步，转过身，背对器械台走向对侧位置
D．先退后一步，面对器械台走向对侧与器械护士相遇时，转过身，背对背转至第一助手位置
E．先退后一步，面对器械台自器械台后走向对侧位置
7. 下列不属于灭菌法的是
A．高温　B．紫外线照射
C．电离辐射　D．火烧法
E．20%甲醛蒸气熏蒸

8. 常用于手术室内空气的灭菌方法是
   A. 打开门窗，使空气流通即可
   B. 气性坏疽手术后手术间用乳酸消毒
   C. 紫外线照射
   D. 铜绿假单胞菌感染手术间仅用乳酸消毒即可
   E. 电离辐射

答案与解析

答案

1. D　2. D　3. B　4. C　5. E　6. D　7. E　8. C

解析

1. 碘酊、戊二醛、甲醛属于高效消毒剂，临床上多采用2%中性戊二醛作为浸泡液。乙醇、碘伏属于中效消毒剂。新洁尔灭、苯扎溴铵属于低效消毒剂。故本题选D。
2. 手术区皮肤消毒的范围应大于切口周围15 cm。涂擦消毒剂时，应由手术区中心部向四周涂擦。如为感染部位手术，或为肛门区手术，则应从手术区外周涂向感染处或会阴肛门处。故本题选D。
4. 2%过氧乙酸在空气中具有较强的挥发性，对空气进行杀菌、消毒具有良好的效果。戊二醛、乙醇、氯己定等多用于浸泡方式消毒。故本题选C。
8. 手术室内空气的灭菌常用紫外线照射。气性坏疽、铜绿假单胞菌感染者术后，用40%甲醛+高锰酸钾熏蒸。故本题选C。

第二节　水与电解质平衡及紊乱

一、共用题干单选题：每道考题以一个小案例的形式出现，其下面都有A、B、C、D、E五个备选答案。请从中选择一个最佳答案。

（1~5题共用题干）

男，65岁。食管癌术后1年，近来出现消瘦，进食困难，四肢软弱无力，恶心，腹胀，来院检查。

1. 血生化检查发现血钾3.0 mmol/L，血钠129 mmol/L，患者存在的电解质紊乱是
   A. 低钾血症　B. 高钾血症
   C. 低钠血症　D. 高钠血症
   E. 低钾血症和低钠血症
2. 应采取下列哪项治疗措施
   A. 进行补钠治疗　B. 在补钠的同时进行补钾治疗
   C. 进行血液透析治疗　D. 进行补钾治疗
   E. 进行输血治疗
3. 进行补钾治疗时，下列不正确的是
   A. 氯化钾浓度≤3 g/L　B. 尿量>40 mL/h，再静脉补钾
   C. 输入钾量应控制在20 mmol/h以下　D. 常需3~5天的治疗

E．严重缺钾，应快速、高浓度补钾

4. 该患者的心电图不会出现的变化是

A．ST 段压低

B．QT 间期延长

C．出现 U 波

D．T 波高尖

E．T 波增宽

5. 下列哪项不符合该患者的临床表现

A．腱反射减退

B．尿量少

C．肠鸣音活跃

D．肌无力

E．心率快

二、单选题：每道考题下面有 A、B、C、D、E 五个备选答案，请从中选择一个最佳答案。

6. 补钾过程中，下列不必要的是

A．动态监测血钾水平

B．动态心电图检查

C．尿量超过 20 mL/h 可补钾

D．必要时每天补钾 40～80 mmol/L

E．首选 10%氯化钾溶液

7. 患者补钾过程中出现高钾血症，发生心律失常，治疗时应首先应用

A．5%碳酸氢钠 100 mL 静脉滴注

B．输注 25%葡萄糖溶液

C．10%葡萄糖酸钙 20 mL 静脉注射

D．11. 2%乳酸钠 50 mL 静脉滴注

E．阳离子交换树脂

8. AG 正常型代谢性酸中毒常见于

A．缺氧

B．饥饿

C．严重腹泻

D．严重肾衰竭

E．摄入大量水杨酸制剂

9. 低钾血症最早的表现是

A．口苦

B．恶心、呕吐

C．肌无力

D．肠麻痹

E．心电图出现 T 波降低、变宽、倒置等

10. 某溺水窒息患者，经抢救后其血气分析结果为 pH 7. 15，$PaCO_2$ 80 mmHg，HCO_3^- 27 mmol/L，可诊断为

A．代谢性酸中毒

B．代谢性碱中毒

C．急性呼吸性酸中毒

D．慢性呼吸性酸中毒

E．急性呼吸性碱中毒

11. 引起代谢性碱中毒的最常见外科疾病是

A．幽门梗阻

B．高位小肠梗阻

C．低位小肠梗阻

D．乙状结肠扭转

E．腹泻

12. 大量体液丢失后滴注葡萄糖液会导致

A．高渗性脱水

B．低渗性脱水

C．等渗性脱水

D．慢性水中毒

E．血清钾升高

13. 下列不属于代谢性酸中毒原因的是
    A. 高热　B. 休克　C. 呕吐　D. 饥饿　E. 肾衰竭
14. 机体维持体液平衡、保持内环境稳定的主要系统或器官是
    A. 下丘脑垂体后叶-抗利尿激素系统　B. 内分泌系统
    C. 神经系统　D. 肾
    E. 肾素-醛固酮系统
15. 低钾血症患者可出现
    A. 反常性酸性尿　B. 反常性碱性尿
    C. 中性尿　D. 正常性酸性尿
    E. 正常性碱性尿
16. 男,28 岁。外伤后发生急性肾衰竭。实验室检查:血钾>5.5 mmol/L,可采用下列哪种方法降低血钾
    A. 大量补充平衡液　B. 输入 5%葡萄糖液 500 mL
    C. 应用 H_2 受体阻断剂　D. 输入 25%葡萄糖溶液 200 mL
    E. 5%碳酸氢钠 150 mL 静脉注射
17. 男,69 岁。因患肝癌接受化疗,治疗期间出现反复、频繁的呕吐;自觉头晕、乏力,手足麻木,口渴不明显。化验检查显示血清钠 134 mmol/L。下列化验检查结果,可能性最大的是
    A. 尿 Na^+、尿 Cl^-减少　B. 尿比重升高
    C. 血非蛋白氮和尿素降低　D. 血浆渗透压升高
    E. 血细胞比容降低
18. 男,42 岁。因等渗性脱水、低钾血症经快速大量补液、补钾后,全身感觉异常及心跳不整齐,查血压 90/60 mmHg,脉搏 50 次/分,神志淡漠,ECG 示 T 波高尖。其紧急治疗措施除外
    A. 停止所有钾盐的摄入　B. 静脉补充 5%碳酸氢钠
    C. 给予镁剂　D. 静推 10%葡萄糖酸钙
    E. 静脉补充高渗糖水和胰岛素

答 案 与 解 析

答案

1. E　2. B　3. E　4. D　5. C　6. B　7. C　8. C　9. C　10. C
11. A　12. B　13. C　14. D　15. A　16. E　17. A　18. C

解析

2. 患者诊断为低钾血症和低钠血症,应及时进行静脉补充治疗,纠正电解质紊乱,补钾和补钠同时进行。故本题选 B。
3. 任何程度的低钾血症,均应控制补钾速度与浓度,如果含钾溶液输入过快,血清钾浓度可能在短期内快速增高,将有致命的危险。故本题选 E。
4. 低钾血症典型心电图改变为早期出现 ST 段压低、T 波降低、增宽或倒置,随后出现 QT 间期延长和 U 波,严重者出现 P 波幅度增高、QRS 增宽、室上性或室性心动过速、房颤。故本题选 D。

8. AG 正常型代谢性酸中毒常见于严重腹泻，腹泻导致消化道直接丢失 HCO_3^-，使血液 HCO_3^- 浓度降低，同时伴有 Cl^- 代偿性升高；其他选项均会导致 AG 增高。故本题选 C。
10. 溺水急性窒息会产生缺氧、CO_2 潴留，血浆 $PaCO_2$ 急剧升高，出现急性呼吸性酸中毒，并超过缓冲系统与离子交换的代偿调节能力。故本题选 C。
12. 体液丢失后细胞外液中的钠浓度不会显著地高于血浆的钠浓度，因此体液丢失本身并不会导致低渗性脱水，若大量体液丢失后仅补充水分或滴注葡萄糖液，使细胞外液中钠浓度减少，导致低渗性脱水。故本题选 B。
13. 呕吐剧烈、长时间胃肠减压会使得胃液中 H^+、Cl^- 及 K^+ 丢失，肠液和胰腺的 HCO_3^- 得不到 H^+ 中和而被吸收入血，引起代谢性碱中毒。故本题选 C。
15. 碱中毒一般出现碱性尿，低钾血症可产生代谢性碱中毒。急性低血钾时，肾小管上皮细胞 K^+ 浓度降低，氢离子浓度升高，造成肾小管 K^+-Na^+ 交换减弱，而 H^+-Na^+ 交换增加，尿排 K^+ 减少，排 H^+ 增多，使尿液呈酸性，故低钾血症患者出现反常性酸性尿。故本题选 A。
16. 患者血钾>5.5 mmol/L，为高钾血症，外伤后急性肾衰竭，容易伴发代谢性酸中毒；碳酸氢钠既可以增加血容量而稀释血清 K^+，又能促进 K^+ 移入细胞内或由尿排出，同时还有助于酸中毒的治疗。故本题选 E。

第三节　输　　血

一、共用题干单选题：每道考题以一个小案例的形式出现，其下面都有 A、B、C、D、E 五个备选答案。请从中选择一个最佳答案。

（1~2 题共用题干）

男，80 岁。因胃癌合并上消化道大出血，出血量约 2 500 mL，给予快速输注全血 2 000 mL，患者突然出现胸闷、憋气、咳血性泡沫样痰。查体：发绀，颈静脉怒张，双肺可闻及湿啰音。

1. 最可能的诊断是
   A. 溶血反应
   B. 过敏反应
   C. 循环超负荷
   D. 细菌污染反应
   E. 碱中毒
2. 下列治疗不正确的是
   A. 立即停止输血
   B. 吸氧
   C. 静脉滴注呋塞米
   D. 静脉滴注 5%碳酸氢钠
   E. 静脉滴注毛花苷丙

二、单选题：每道考题下面有 A、B、C、D、E 五个备选答案，请从中选择一个最佳答案。

3. 严重烧伤者需要输注血浆，不能及时查血型，首选的血浆是
   A. A 型
   B. O 型
   C. AB 型
   D. B 型
   E. A 型和 B 型混合血浆
4. 近年来临床输血中细菌污染反应增多的最主要原因是
   A. 输血时未严格按无菌操作规程要求操作

B．塑料输血袋本身污染细菌
C．血小板在体外保存于室温，细菌相对容易生长繁殖
D．血液成分分离制备时操作不当导致污染细菌
E．浓缩红细胞制备操作不当导致污染

5. 下列选项均为输血适应证，除外
A．抵抗力低，补充营养
B．凝血异常
C．严重贫血或低蛋白血症
D．急性大量失血
E．重症感染

6. 关于大量输入库存血后引起的并发症，下列说法错误的是
A．低体温
B．碱中毒
C．高钾血症
D．溶血反应
E．凝血功能异常

7. 输血早期最常见的并发症是
A．循环超负荷
B．发热反应
C．细菌污染反应
D．溶血反应
E．疾病传播

8. 输血时最严重的并发症是
A．循环超负荷
B．细菌污染反应
C．传染病的传播
D．溶血反应
E．过敏反应

9. 下列不属于血液成分制品的是
A．白蛋白
B．浓缩红细胞
C．冷沉淀
D．血浆代用品
E．新鲜冰冻血浆

10. 下列不属于成分输血的是
A．输注冷沉淀
B．输注凝血酶原复合物
C．输注白蛋白
D．输注丙种球蛋白
E．预存式自体输血

11. 男，27 岁。术中输血 15 mL 后，突然出现咳嗽、面色潮红、腹泻、神志不清，怀疑发生了过敏反应，应该采取
A．四肢轮流扎止血带
B．立即停止输血，半坐位，吸氧
C．立即减慢输血速度+肌内注射异丙嗪
D．停止输血+口服阿司匹林
E．立刻中止输血并保持静脉输液畅通+抗过敏药物

12. 男，35 岁。体重 75 kg。因股骨干骨折入院手术。查体：P 85 次/分，BP 125/80 mmHg。一般状况良好，心肺无异常。实验室检查：Hb 130 g/L，凝血功能检查结果正常，肝肾功能正常。如果手术中出血，下列输血方案中不应首选的是
A．术后回收式自身输血
B．输注异体红细胞和新鲜冰冻血浆
C．急性等容血液稀释
D．术前贮存式自身输血

E．术中回收式自身输血

13. 男，38 岁。4 年前反复输血多次，近半年主诉乏力、低热、口腔及黏膜皮肤溃疡、平时易感冒，考虑为输血传播的疾病。最可能为

A．艾滋病　　B．肝炎

C．疟疾　　D．梅毒

E．巨细胞病毒感染

14. 女，50 岁。输入 10 mL 全血后出现咳嗽、呼吸困难、喘鸣、面红，神志不清，血红蛋白尿，血压 70/50 mmHg。错误的处理措施是

A．加快输血速度　　B．注射氢化可的松

C．皮下注射 1∶1 000 的肾上腺素　　D．保持静脉输液通道的顺畅

E．吸氧

答案与解析

答案

1. C　2. D　3. C　4. D　5. A　6. D　7. B　8. D　9. D　10. E
11. E　12. B　13. A　14. A

解析

1. 循环超负荷常见于心功能低下、老年、幼儿及低蛋白血症患者，由于输血速度过快、过量而引起急性心力衰竭和肺水肿。表现为输血中或输血后突发心率加快、呼吸急促、发绀或咳吐血性泡沫痰。有颈静脉怒张、静脉压升高，肺内可闻及大量湿啰音。胸片可见肺水肿表现。故本题选 C。

5. 输血适应证为大量失血致血容量不足、严重贫血或低蛋白血症、全身重症感染、凝血异常等。不能将血液作为营养品输注。故本题选 A。

6. 大量输血后（24 小时内用库存血细胞置换患者全部血容量或数小时内输入血量超过 4 000 mL），可出现低体温（因输入大量冷藏血）、碱中毒（枸橼酸钠在肝内转化成碳酸氢钠）、低钙血症（大量含枸橼酸钠的血制品）、高钾血症（一次输入大量库存血所致）及凝血异常（凝血因子被稀释和低体温）等变化。溶血反应绝大多数是因误输了 ABO 血型不合的血液引起，症状在输入十几毫升血型不合的血液后立即出现。故本题选 D。

7. 发热反应是最常见的早期输血不良反应，溶血反应是最严重的输血并发症。故本题选 B。

10. 自体输血是收集患者自身血液后在需要时进行回输，一般输注全血，简便、安全、有效。其他选项均为成分输血。故本题选 E。

11. 输血过程中发生过敏反应时，应立即停止输血，保持静脉通路顺畅，使用抗过敏药物。合并呼吸困难者应作气管插管或切开，以防窒息。故本题选 E。

14. 溶血反应典型的症状为患者输入十几毫升血型不合的血后，立即出现沿输血静脉的红肿及疼痛，寒战、高热、呼吸困难、腰背酸痛、头痛、胸闷、心率加快乃至血压下降、休克，随之出现血红蛋白尿和溶血性黄疸。患者怀疑发生了严重的溶血反应，必须停止输血。故本题选 A。

第四节 外 科 休 克

一、共用题干单选题：每道考题以一个小案例的形式出现，其下面都有 A、B、C、D、E 五个备选答案。请从中选择一个最佳答案。

（1～4 题共用题干）

男，56 岁。车祸伤，腹腔内出血，失血量约 700 mL，烦躁，面色苍白，皮肤湿冷，BP 110/94 mmHg，脉搏 100 次/分。

1. 此症状应属于
A. 未发生休克
B. 休克代偿期
C. 中度休克
D. 重度休克
E. 虚脱

2. 即刻采取的扩容措施最好为
A. 全血
B. 血浆
C. 平衡盐溶液
D. 右旋糖酐液
E. 葡萄糖盐水

3. 在下列何种情况下可使用血管扩张药
A. 补液量充足，CVP 高于正常，BP 未改善者
B. 补液量充足，CVP 正常，BP 未改善者
C. 补液量不足，CVP 高于正常，BP 未改善者
D. 心功能不良者
E. 麻醉下血压明显下降时者

4. 若患者经补液和输血治疗后休克不能缓解，应
A. 加大补液量
B. 应用血管扩张药
C. 立即手术
D. 输血浆
E. 给予止血药物

（5～6 题共用题干）

女，52 岁。有胆管结石病史，近 2 天来右上腹痛，体温 37.8 ℃。2 小时前突然畏寒、寒战，体温达 40 ℃，精神紧张、兴奋，口渴，面色苍白，脉搏 98 次/分、有力，血压 14.7/12.8 kPa（110/96 mmHg），尿量 26 mL/h。

5. 患者目前的情况符合
A. 急性胆管炎，无休克
B. 休克代偿期
C. 中度休克
D. 重度休克
E. 高排低阻型休克

6. 下列哪项不是其微循环变化的特征
A. 微动脉、微静脉收缩
B. 动静脉短路开放
C. 直捷通道开放
D. 组织灌流减少
E. 静脉回心血量减少

二、单选题：每道考题下面有 A、B、C、D、E 五个备选答案，请从中选择一个最佳答案。

7. 骨盆骨折伴有失血性休克，经快速补充全血效果不佳，此时应首选
   A．立即手术止血　　B．快速补充晶体溶液
   C．选择性血管造影、栓塞出血血管　　D．立即手术止血并固定骨折
   E．腹带压迫止血
8. 有效循环血量是指
   A．维持正常代谢的血容量
   B．包括储存于肝、脾和骨髓腔的总血容量
   C．包括停滞于毛细血管内的总血容量
   D．全身总血容量
   E．单位时间内通过心血管系统的循环血量
9. 休克抑制期微循环变化主要是
   A．动静脉短路开放　　B．毛细血管前括约肌舒张
   C．毛细血管前括约肌收缩　　D．毛细血管后静脉舒张
   E．出现弥散性血管内凝血
10. 损伤性休克早期会出现
    A．碱中毒　　B．皮肤湿冷
    C．血压下降　　D．酸中毒
    E．合并感染
11. 失血性休克的一般监测不包括
    A．密切监测血压　　B．留置导尿管监测尿量
    C．监测血生化　　D．观察皮肤色泽
    E．观察皮肤温度
12. 下列哪种休克的微循环变化和内脏继发性损害比较严重
    A．心源性休克　　B．低血容量性休克
    C．感染性休克　　D．过敏性休克
    E．神经源性休克
13. 腹部闭合性损伤合并出血性休克时的处理原则是
    A．输血并给予抗生素　　B．积极抗休克，休克纠正后手术探查
    C．输血并给止血药　　D．立即手术探查
    E．积极抗休克的同时手术探查
14. 休克的特殊监测不包括
    A．中心静脉压(CVP)或肺毛细血管楔压(PCWP)
    B．心排血量(CO)和心脏指数(CI)
    C．动脉血气分析和 DIC
    D．脉率(次/分)、收缩压(mmHg)和休克指数
    E．动脉血乳酸盐和胃肠黏膜内 pH
15. 失血性休克是出血量至少占全身血容量的
    A．10%　　B．15%　　C．20%　　D．30%　　E．40%
16. 纠正休克所并发酸中毒的关键在于

A. 及时应用大量碱性药物
B. 过度通气
C. 改善组织灌注
D. 利尿排酸
E. 提高血压

17. 男,32 岁。自高空坠落,腹痛腹胀 1 小时。查体:血压 60/40 mmHg,脉率 130 次/分,腹腔穿刺抽出暗红色不凝固血。应采取的紧急处理措施是
A. 先给升压药纠正血压
B. 立即输血
C. 纠正休克,全身情况好转后剖腹探查术
D. 在积极抗休克的同时行剖腹探查术
E. 立即行剖腹探查术

18. 男,32 岁。因车祸腹部受伤致小肠破裂、弥漫性腹膜炎、休克,已做了积极抢救。最能反映休克时组织细胞是否缺氧、缺氧程度及休克是好转或恶化的主要实验室检查是
A. 动脉血 CO_2 分压
B. 动脉血 pH
C. 动脉血乳酸盐浓度
D. 血清钾离子浓度
E. 动脉血氧分压

19. 男,44 岁。工伤,左下胸受挤压,左 8、9、10 后肋骨折,脾破裂;面色苍白、四肢湿冷,脉搏 120 次/分,血压 10.7/8 kPa(80/60 mmHg)。下列哪项治疗原则是正确的
A. 一旦确诊,立即手术
B. 大量快速输液,待血压正常后及早手术
C. 积极抗休克,同时迅速手术
D. 积极抗休克,如病情无好转再手术
E. 积极抗休克,不手术

20. 男,68 岁。因粘连性肠梗阻 24 小时行剖腹探查术,术中发现肠系膜与腹壁之间形成粘连带压迫肠管,松解粘连带后见肠管血运良好,关腹。术后 6 小时发生休克,腹部检查无明显压痛部位,最可能的原因是
A. 感染性休克
B. 创伤性休克
C. 失血性休克
D. 术后再次粘连梗阻
E. 肠坏死

21. 男,60 岁。呕血 6 小时,约 1 000 mL。查体:血压 70/50 mmHg,脉搏 128 次/分,呼吸 35 次/分。经抗休克治疗后,患者中心静脉压升高,血压反而较前降低,考虑原因为
A. 心功能衰竭
B. 肾衰竭
C. 补液不足
D. 补液过多
E. 升压药物无效

22. 男,28 岁。因交通事故引起四肢多发性骨折,右大腿挤压伤。送到急诊室时面色苍白,口渴,脉搏 120 次/分,血压 10.7/8 kPa(80/60 mmHg),给予紧急扩容,首选液体是
A. 全血
B. 血浆
C. 10%葡萄糖液
D. 右旋糖酐液
E. 5%葡萄糖等渗氯化钠溶液

23. 男,50 岁。患十二指肠溃疡,突然呕血,量超过 600 mL,并有烦躁不安、面色苍白、手足湿冷,脉搏 106 次/分,血压 14.7/12.8 kPa(110/96 mmHg)。考虑患者已发生

A．大出血，但尚无休克　　　　B．重度休克
C．中度休克　　　　D．轻度休克（休克代偿期）
E．虚脱

答案与解析

答案

1. B　2. C　3. A　4. C　5. B　6. E　7. C　8. E　9. B　10. A
11. C　12. C　13. E　14. D　15. C　16. C　17. D　18. C　19. C　20. A
21. A　22. E　23. D

解析

1. 休克代偿期患者估计失血量<800 mL，可有精神紧张、兴奋或烦躁不安、皮肤苍白、四肢厥冷、心率加快、收缩压正常或稍升高、舒张压增高、脉压缩小、呼吸加快等表现。故本题选 B。
2. 补充血容量是纠正休克引起的组织低灌注和缺氧的关键，首选平衡盐溶液，大量液体复苏时需结合胶体液使用，必要时进行成分输血。故本题选 C。
3. 补液量充足，CVP 高于正常，BP 未改善提示容量血管过度收缩痉挛，可应用血管扩张药（α 受体阻滞剂和抗胆碱能药）。故本题选 A。
7. 骨盆骨折伴有失血性休克，经快速补充全血效果不佳，考虑出血血管管径较粗，不易自行止血。因为出血多在腹膜后，手术不易找到出血血管。选择性血管造影有助于诊断和定位出血血管。故本题选 C。
9. 休克抑制期神经系统由兴奋转为抑制，此时组织灌注不足更为加重，细胞因严重缺氧处于无氧代谢状况，出现能量不足、乳酸类产物蓄积和舒血管的介质（如组胺、缓激肽等）释放。这些物质可直接引起毛细血管前括约肌舒张。故本题选 B。
10. 损伤性休克早期，机体因过度换气引起呼吸性碱中毒。随着休克继续发展，组织严重缺氧处于无氧代谢引起代谢性酸中毒，有效循环血量进行性减少，引起循环容量降低、动脉血压下降。皮肤湿冷出现在休克晚期。感染性休克常合并感染。故本题选 A。
11. 休克的监测：①一般监测，包括精神状态、皮温及色泽、血压、脉率、尿量；②特殊监测，包括中心静脉压、肺动脉楔压、心排血量和心排血指数、动脉血气分析、动脉血乳酸盐测定、DIC 的检测等。故本题选 C。
12. 感染性休克常继发于革兰阴性杆菌，也称为内毒素性休克。革兰阴性杆菌内毒素与体内补体、抗体或其他成分结合，刺激交感神经引起血管痉挛，损伤血管内皮细胞，促使组胺、激肽、前列腺素及溶酶体酶等炎症介质释放，引起全身炎症反应综合征，最终导致微循环障碍、代谢紊乱及器官功能不全。故本题选 C。
15. 由各种原因造成失血量超过全身总血量 20%，即出现休克。失血量在全身总血量 20%～40%为中度休克，超过 40%为重度休克。故本题选 C。
16. 按照血红蛋白氧合解离曲线的规律，碱中毒使血红蛋白氧解离曲线左移，氧不易从血红蛋白释出，可使组织缺氧加重，故不主张早期使用碱性药物。而酸性环境有利于氧与血红蛋白解离，从而增加组织供氧。目前对酸碱平衡的处理多主张宁酸毋碱。根本措施是改善组织灌注，并适时和适量地给予碱性药物。故本题选 C。

18. 组织灌注不足可引起无氧代谢和高乳酸血症，监测乳酸盐水平有助于估计休克及复苏的变化趋势。其他选项有助于了解休克时酸碱平衡及电解质的情况。故本题选 C。
20. 患者有手术史，无创伤史，可排除创伤性休克；行松解粘连术后，肠管血运良好，可排除肠坏死；患者无腹部压痛，可排除术后再次粘连梗阻；患者术中未发生大量失血，排除失血性休克，故考虑为感染性休克。故本题选 A。
22. 患者车祸伤后有面色苍白、口渴、心率快、血压低等表现，考虑为创伤性休克。在扩容治疗中，原则上先输入晶体溶液，后输入胶体溶液。晶体溶液首选平衡盐溶液，如 5%葡萄糖等渗氯化钠溶液；胶体溶液可选择右旋糖酐液、血浆等。故本题选 E。
23. 患者有十二指肠溃疡病史，呕血后出现面色苍白、手足湿冷，考虑为失血性休克，失血量<800 mL 为轻度休克（休克代偿期）。故本题选 D。

第五节　多器官功能障碍

一、共用题干单选题：每道考题以一个小案例的形式出现，其下面都有 A、B、C、D、E 五个备选答案。请从中选择一个最佳答案。

（1~2 题共用题干）

女，35 岁。溺水后出现呼吸困难来院。查体：神志清，急性病容，呼吸急促，呼吸 42 次/分，心率 120 次/分，口唇发绀，双肺可闻及广泛干湿啰音。

1. 下列诊断中患者最可能的是
A．肺部感染　B．肺不张
C．急性左心衰竭　D．上气道阻塞
E．急性呼吸窘迫综合征

2. 目前首选的检查是
A．血气分析　B．心电图　C．血常规　D．胸片　E．BNP

（3~5 题共用题干）

男，30 岁。昨日从火场逃离，全身无外伤、烧伤，今日出现进行性加重的呼吸困难、发绀。无发热、咳嗽、咳痰。查体：P40 次/分，双肺闻及少量细湿啰音。CT 示双肺纹理增多。血常规：WBC 7.0×10^9/L。

3. 最可能的诊断为
A．COPD　B．支气管肺炎
C．肺栓塞　D．慢性支气管炎
E．ARDS

4. 为明确诊断，还需要做哪些检查
A．纤维支气管镜　B．开胸活检
C．动脉血气分析　D．痰细菌培养
E．PPD 试验

5. 该患者最有效的治疗措施是
A．高浓度吸氧　B．低浓度持续吸氧
C．正压机械通气　D．应用糖皮质激素
E．呼气末正压通气

二、单选题：每道考题下面有 A、B、C、D、E 五个备选答案，请从中选择一个最佳答案。

6. 急性肝衰竭实验室检查一般不会出现的结果是
   A. 转氨酶增高　　B. 胆红素增高
   C. 凝血酶原时间缩短　　D. 血肌酐增高
   E. 纤维蛋白原减少
7. 急性呼吸窘迫综合征所致顽固性低氧血症的最主要的机制是
   A. 限制性通气功能障碍　　B. 弥散功能障碍
   C. 通气/血流比例失调　　D. 分流量增加
   E. 呼吸功增加
8. 急性肾衰竭患者少尿期或无尿期，需要紧急处理的失调是
   A. 低氯血症　　B. 低钠血症　　C. 低钾血症　　D. 高钾血症　　E. 高镁血症
9. 多系统器官衰竭是指
   A. 三个系统或(和)器官的急性功能衰竭
   B. 一个系统的两个器官的急性功能衰竭
   C. 一个系统的三个器官的急性功能衰竭
   D. 一个系统或(和)器官为另一个系统或器官的发病原因
   E. 同时或顺序地发生两个或两个以上的器官功能衰竭的临床综合征
10. 挤压综合征主要是指伤后出现
   A. 呼吸困难　　B. 休克　　C. 昏迷　　D. 肾衰竭　　E. 心力衰竭
11. 急性呼吸窘迫综合征(ARDS)最重要的诊断依据是
   A. 肺内分流量减少
   B. 肺泡气-动脉血氧分压差降低
   C. 氧合指数(PaO_2/FiO_2)≤300 mmHg
   D. 呼吸频率增加，每分钟>28 次
   E. 血气分析显示为低氧伴轻度二氧化碳潴留
12. 左心衰竭患者出现右心衰竭时表现出
   A. 肺淤血加重　　B. 肺水肿加重
   C. 肺淤血有所减轻　　D. 肺淤血合并体循环淤血加重
   E. 肺循环和体循环恢复正常
13. 下列均为引起急性肾衰竭的物质，应除外
   A. 四氯化碳、铋、汞、磺胺　　B. 庆大霉素
   C. X 线造影剂　　D. 蛇毒
   E. 青霉素
14. DIC 时血液凝固障碍表现为
   A. 血液凝固性增加　　B. 纤溶活性增加
   C. 先低凝后转为高凝　　D. 先高凝后转为低凝
   E. 高凝和低凝同时发生
15. 肾性肾衰竭少尿期，尿比重一般在
   A. 1.000～1.009　　B. 1.010～1.014
   C. 1.015～1.020　　D. 1.021～1.030

E. 1.031 以上

16. 创伤后发生 MODS,最早及最常累及的脏器是

A. 肝　B. 肾　C. 肺　D. 心　E. 胃肠

17. 急性重症创伤患者在多少小时以上发生多个脏器功能障碍或衰竭才可诊断 MODS

A. 12 小时　B. 16 小时　C. 18 小时　D. 20 小时　E. 24 小时

18. 急性胃肠功能障碍除外

A. 急性胃黏膜病变
B. 急性结石性胆囊炎
C. 肠道菌群与毒素移位
D. 危重病相关腹泻
E. 肠麻痹

19. 女,60 岁。胃溃疡术后 4 天突发呼吸困难,既往 COPD 病史 30 余年。查体:BP 120/80 mmHg,心率 116 次/分,烦躁不安,不能平卧,大汗淋漓,口唇发绀,双肺可闻及少量湿啰音。该患者呼吸困难,可能是出现了哪种并发症

A. 急性呼吸窘迫
B. 右心衰竭
C. 急性左心衰竭
D. 自发性气胸
E. 继发肺部感染

20. 男,16 岁。溺水,经急救后来急诊。查体:P 120 次/分, R 32 次/分, BP 95/65 mmHg,神志清楚,口唇发绀,双肺可闻及湿啰音。面罩吸氧后氧饱和度监测显示为 85%。该患者应立即采取的治疗措施是

A. 静脉注射地塞米松
B. 无创通气
C. 静脉注射呋塞米
D. 静脉注射毛花苷 C
E. 皮下注射吗啡

21. 男,50 岁。为急性胰腺炎行胆囊造瘘,胰腺引流术后,给予禁食、胃肠减压,输液及积极抗感染治疗,吸入高浓度纯氧。动脉血气分析:pH 7.48, PaO_2 53 mmHg, $PaCO_2$ 34 mmHg。胸片显示双肺广泛大片状阴影。心电图示窦性心动过速。该患者最有可能的诊断是

A. 肺梗死
B. 急性心力衰竭
C. 急性呼吸窘迫综合征
D. 术后肺不张
E. 败血症

22. 男,42 岁。患重型急性胰腺炎,并发休克 36 小时,经抗休克治疗后行胰腺和其周围坏死组织清除、腹腔引流术。术后心率 106 次/分,血压 12.8/8 kPa(96/60 mmHg),中心静脉压 0.98 kPa(10 cmH_2O),呼吸 22 次/分,动脉血氧分压 11.5 kPa(66 mmHg),尿量少于 20 mL/h,尿比重 1.002。考虑患者最可能发生

A. 急性肺水肿
B. 肺功能衰竭
C. 肾衰竭
D. 血容量充足
E. 体内抗利尿激素分泌过多

答案与解析

答案

1. E　2. A　3. E　4. C　5. E　6. C　7. D　8. D　9. E　10. D

11. C　12. C　13. E　14. D　15. B　16. C　17. E　18. B　19. A　20. B
21. C　22. C

解析

7. 肺泡膜通透性增加和肺表面活性物质减少、活性降低是引起 ARDS 患者发生顽固性低氧血症和肺顺应性降低的重要原因。肺内分流量增加和通气/血流比例失调都可引起低氧血症，但肺内分流量的增加是引起顽固性低氧血症的主要原因。故本题选 D。
8. 高钾血症有导致患者心搏骤停的危险，危及生命，因此一经诊断，应予以紧急处理。故本题选 D。
10. 挤压综合征主要是指挤压伤后大量肌红蛋白和血红蛋白释放，损害肾小管而引起急性肾衰竭。故本题选 D。
11. 根据 PaO_2/FiO_2 确立 ARDS 的诊断，并将其按严重程度分为轻度、中度和重度 3 种。200 mmHg<PaO_2/FiO_2≤300 mmHg 为轻度；100 mmHg<PaO_2/FiO_2≤200 mmHg 为中度；PaO_2/FiO_2≤100 mmHg 为重度。故本题选 C。
14. 弥散性血管内凝血（DIC）是一种获得性的、以血液凝固性先升高而后降低为特征，表现为先发生广泛性微血栓形成而后转为出血的一种临床综合征。故本题选 D。
15. 肾衰竭的少尿或无尿期期间，尿比重相对低而固定，为 1.010~1.014，且尿中常有蛋白、红细胞和管型。故本题选 B。
16. MODS 常首先表现为急性肺功能衰竭，出现以进行性低氧血症和呼吸窘迫为特征的综合征，即 ARDS。故本题选 C。
17. MODS 是指在严重感染、创伤、烧伤、休克或重症胰腺炎等严重损伤或危重疾病过程中，发病 24 小时以上，出现 2 个或 2 个以上器官或系统序贯性的功能障碍或功能衰竭的临床综合征。故本题选 E。
20. 患者溺水后出现口唇发绀，提示缺氧；双肺可闻及湿啰音，面罩吸氧后不能改善其低氧血症，考虑为 ARDS，应立即无创通气。若无创通气后仍无法纠正低氧血症，则应行有创机械通气。故本题选 B。
21. 胸片显示双肺广泛大片状阴影，排除肺不张和肺梗死；心电图示窦性心动过速，排除心源性呼吸困难。PaO_2<60 mmHg，$PaCO_2$<50 mmHg，为Ⅰ型呼吸衰竭，提示存在肺换气障碍；患者为手术后，吸入高浓度纯氧仍存在低氧血症，考虑为 ARDS。故本题选 C。

第六节　创　　伤

一、共用题干单选题：每道考题以一个小案例的形式出现，其下面都有 A、B、C、D、E 五个备选答案。请从中选择一个最佳答案。

（1~3 题共用题干）

男，37 岁。高处坠落后 1 小时入院。查体：意识清楚，血压 90/60 mmHg，上腹部轻度压痛，无明显反跳痛、肌紧张。左、右下腹诊断性腹腔穿刺均阴性，腹部 B 超：少量腹水，上腹中央腹膜后积液。

1. 该患者的处理措施是
   A. 补液，输血，同时急诊手术探查
   B. 补液，输血，预防应用抗生素

C. 保守治疗,定期复查腹部B超
D. 行MRI检查
E. 补液,输血,应用止血药物,留观

2. 如患者入院后第2天,出现腹胀,明显腹痛,持续高热,排少量黑粪1次。继而出现烦躁、谵妄、少尿,对症处理无好转,第3天体温40.5℃,脉搏110次/分,血压67/37 mmHg,呼吸急促,意识模糊,无尿,6小时后死亡。患者的直接死亡原因为
A. 失血性休克
B. 感染性休克
C. 应激性溃疡
D. 肾衰竭
E. 神经源性休克

3. 其病因最可能是
A. 肝脏损伤
B. 脾脏损伤
C. 结肠损伤
D. 十二指肠损伤
E. 胆囊损伤

二、单选题:每道考题下面有A、B、C、D、E五个备选答案,请从中选择一个最佳答案。

4. 预防创伤性气性坏疽的最可靠方法是
A. 彻底清创
B. 应用气性坏疽抗毒血清
C. 高压氧疗
D. 应用青霉素
E. 全身支持疗法

5. 创伤后肢体大出血时捆扎止血带的正确位置是
A. 距离伤口近端5 cm
B. 远离伤口
C. 距离伤口近端15 cm
D. 靠近伤口的最近端
E. 根据止血效果确定

6. 创伤最常见的并发症是
A. 休克
B. ARDS
C. 化脓性感染
D. 多器官功能障碍综合征(MODS)
E. 急性肾衰竭

7. 有关脾破裂,以下不正确的是
A. 行脾切除术
B. 行脾缝合修补术
C. 待失血性休克好转后手术
D. 可收集腹腔内出血行自身输血
E. 白细胞计数升高

8. 外伤后伤口已经超过12小时,未见明显分泌物,下列处理错误的是
A. 清创后缝合
B. 不能缝合
C. 延期缝合
D. 伤口内盐水纱条引流
E. 换药引流

9. 创伤后的局部反应主要包括
A. 微循环障碍
B. 组织细胞变性坏死
C. 炎症反应
D. 组织结构破坏
E. 异物存留

10. 清创的原则中,下列各项中错误的是

A．清除伤口内异物　　B．切除失去活力组织
C．彻底止血　　D．根据情况缝合伤口
E．必须放置引流

11. 下列开放性创伤可以进行清创缝合的是
A．面部锐器伤 6 小时的伤口　　B．已有脓性分泌物的伤口
C．有明显局部红、肿、热、痛的伤口　　D．刚被手术缝针刺伤的伤口
E．四肢损伤超过 18 小时的伤口

12. 创伤抢救中，需首先处理
A．少量出血　　B．感染
C．窒息　　D．骨折
E．内脏损伤

13. 女，21 岁。左侧面颊部被刀划伤 16 小时，伤口深及皮下组织。此时最适宜的治疗措施是
A．伤口消毒后延期缝合　　B．保持伤口敞开，定期换药
C．局部理疗　　D．立即行清创缝合
E．伤口不予缝合，局部应用抗生素

14. 男，25 岁。发生左侧腹部及左下胸部撞击伤 3 小时。检查：神志清，体温 37 ℃，血压 80/60 mmHg，脉率 120 次/分。左侧腹压痛，有轻度反跳痛及肌紧张。血白细胞 20×10^9/L，尿镜检红细胞 20 个/HP。正确的急救处理是
A．大剂量抗菌药物治疗　　B．密切观察
C．输血、输液　　D．纠正休克的同时，考虑立即剖腹探查
E．应用 25%甘露醇静脉注射，密切观察尿液的改变

15. 女，36 岁。房屋倒塌，胸部以上被压伤 30 分钟，呼吸困难，无腹痛、呕吐。查体：血压 140/110 mmHg，脉率 110 次/分，呼吸 34 次/分。神清，双眼结膜有出血，颈静脉怒张，前胸及肩部有散在的出血点，尿常规阴性。最可能的诊断是
A．广泛软组织挫伤　　B．创伤性休克
C．创伤性窒息　　D．挤压综合征
E．眼外伤

16. 男，30 岁。车祸伤，现场发现左股部伤口有大量鲜血涌出，此时最先应检查
A．触诊足背和胫后动脉　　B．检查肢体感觉
C．检查膝腱或跟腱反射　　D．足部主动活动有无缺失
E．立即做 X 线检查

17. 一患者车祸后 3 小时送至医院，主诉咳嗽、胸部疼痛。查体：T 36.5 ℃，P 130 次/分，R 30 次/分，BP 90/60 mmHg，神志清，右胸部压痛明显，右肺呼吸音低，下肢有骨折征。胸片示右侧液气胸。创伤种类为
A．穿透伤　　B．盲管伤　　C．开放伤　　D．混合伤　　E．闭合伤

18. 女，23 岁。头部被玻璃划伤 14 小时，查体见左额部一 2 cm 长的伤口，边缘齐整，周围皮肤无红肿，伤口内未见异物。最适宜的处理措施是
A．消毒伤口后立即缝合　　B．清创后一期缝合
C．清创后延期缝合　　D．清创后包扎伤口

E. 暂不清创，定期换药

答案与解析

答案

1. C　2. B　3. D　4. A　5. D　6. C　7. C　8. A　9. C　10. E
11. A　12. C　13. D　14. D　15. C　16. A　17. E　18. B

解析

1. 患者上腹部有轻压痛，左、右下腹诊断性腹腔穿刺均阴性，腹部 B 超提示有少量腹水，上腹中央腹膜后积液，暂无手术指征，可保守治疗，定期复查 B 超。故本题选 C。
2. 感染性休克的临床特点是低血压、高热，结合患者烦躁、谵妄后意识模糊，少尿及无尿等体征，可诊断为低动力型感染性休克。故本题选 B。
3. 十二指肠的大部分位于腹膜后，伤后早期死亡原因主要是严重合并伤，尤其是腹部大血管伤；后期死亡则多因诊断不及时和处理不当引起十二指肠瘘致感染、出血和全身衰竭。本题患者出现黑粪，提示肠道损伤出血导致，结合其前期症状轻，后期症状加重，判断为腹膜后十二指肠损伤。故本题选 D。
5. 止血带法一般用于四肢伤大出血，且加压包扎无法止血的情况，位置应靠近伤口的最近端。故本题选 D。
8. 若处理时间已超过伤后 8~12 小时，但尚未发生明显的感染，皮肤的缝线暂不结扎，伤口内留置盐水纱条引流。24~48 小时后伤口仍无明显感染者，可将缝线结扎使创缘对合。故本题选 A。
9. 创伤后的局部反应主要表现为局部炎症反应，其基本病理过程与一般炎症相同。创伤性炎症反应是非特异性的防御反应，有利于清除坏死组织、杀灭细菌及组织修复。故本题选 C。
10. 污染较轻和伤后时间较短的伤口可予以缝合，不需要放置引流条。如果伤口污染较重或处理时间已超过伤后 8~12 小时，但尚未发生明显的感染，皮肤的缝线暂不结扎，伤口内留置盐水纱条引流。故本题选 E。
11. 面部锐器伤 6 小时的伤口清创后一般都可达到一期愈合，故清创后予以缝合。已有脓性分泌物的伤口或有明显局部红、肿、热、痛的伤口均提示有感染，应行清创术但不予缝合。刚被手术缝针刺伤的伤口清创后不需缝合。四肢损伤超过 18 小时的伤口，已超过 8~12 小时，行清创术后皮肤的缝线暂不结扎，伤口内留置盐水纱条引流，24~48 小时后伤口仍无明显感染者，将缝线结扎使创缘对合。故本题选 A。
13. 因头面部血液循环较好，在伤后 12 小时或更多的时间内仍可按污染伤口处理，先将污染伤口变成清洁伤口，清创术后争取一期缝合。故本题选 D。
15. 创伤性窒息，即钝性暴力作用于胸部所致的上半身广泛皮肤、黏膜、末梢毛细血管淤血及出血性损害，是闭合性胸部伤中一种较为少见的综合征。结合患者外伤史，呼吸困难等临床表现可诊断为创伤性窒息。根据患者神志、血压等情况，可暂排除休克。患者尿常规阴性，不支持急性肾衰竭，可排除挤压综合征。故本题选 C。
17. 按伤后皮肤或黏膜完整性分类：皮肤或黏膜完整无伤口者称闭合伤，如挫伤、挤压伤、扭伤、震荡伤、关节脱位和半脱位、闭合性骨折和闭合性内脏伤等。有皮肤或黏膜破损者称开放伤如擦伤、撕裂伤、切割伤、砍伤和刺伤等。在开放伤中，又可根据伤道类型再分为贯通伤（既有入口又有出口者）和盲管伤（只有入口没有出口者）等。故本题选 E。

18. 因头面部血液循环较好，在伤后 12 小时或更多的时间内仍可按污染伤口处理，先将污染伤口变成清洁伤口，清创术后争取一期缝合。故本题选 B。

第七节　外科感染

一、共用题干单选题：每道考题以一个小案例的形式出现，其下面都有 A、B、C、D、E 五个备选答案。请从中选择一个最佳答案。

（1~2 题共用题干）

女，62 岁。右肩背部肿痛 5 天。查体：T 39.4 ℃，右肩背部有多个脓栓，中央部坏死呈火山口状。

1. 该病诊断为
   A. 疖　　B. 痈
   C. 急性蜂窝织炎　　D. 丹毒
   E. 急性淋巴管炎
2. 最重要的处理措施是
   A. 用抗生素　　B. 理疗
   C. 热疗　　D. 沿皮纹纵行切开
   E. “+”或“++”形切口引流

二、单选题：每道考题下面有 A、B、C、D、E 五个备选答案，请从中选择一个最佳答案。

3. 关于痈，下列不正确的是
   A. 易向深部和四周发展　　B. 周围出现浸润性水肿
   C. 患者多有全身症状　　D. 不容易并发全身性感染
   E. 初期治疗同疖
4. 上唇部疖或痈的主要危险是导致
   A. 颈部蜂窝织炎　　B. 大脑脓肿
   C. 眼球感染　　D. 上颌骨骨髓炎
   E. 海绵窦静脉炎
5. 关于外科感染，下列叙述哪项不正确
   A. 疖是指一个毛囊及其皮脂腺的化脓性感染
   B. 痈是指邻近多个不同部位散在的毛囊及其皮脂腺的化脓感染
   C. 急性蜂窝织炎是皮下、筋膜下蜂窝组织的化脓性感染
   D. 甲沟炎是指甲沟及其周围组织的急性感染
   E. 脓性指头炎是指手指末节掌面皮下组织化脓性感染
6. 下列哪项有助于破伤风与脑膜炎鉴别
   A. 肌痉挛　　B. 颈项强直
   C. 发热　　D. 有潜伏期
   E. 间隙期内肌张力降低

7. 关于外科感染的特点，错误的是
A．多为混合性感染
B．有明显的局部症状
C．常需外科处理感染
D．伴器质性病变
E．不会引起严重的全身性感染
8. 脚底被钉子戳到易感染
A．梭状芽孢杆菌
B．结核菌
C．溶血性链球菌
D．肺炎链球菌
E．草绿色链球菌
9. 甲沟炎、甲下积脓宜采用的手术方法是
A．切除甲根部
B．甲根部横切口
C．拔甲术
D．侧纵切口
E．两侧甲沟纵形切口
10. 丹毒的致病菌是
A．大肠埃希菌
B．拟杆菌
C．铜绿假单胞菌
D．溶血性链球菌
E．金黄色葡萄球菌
11. Ⅰ类切口若发生术后感染，致病菌最可能为
A．革兰染色阳性球菌
B．厌氧菌
C．真菌
D．革兰染色阴性杆菌
E．革兰染色阴性球菌
12. 切口感染一般发生在术后
A．1~2 天 B．2~3 天 C．3~4 天 D．4~5 天 E．5~6 天
13. 女，33 岁。右下肢局部皮肤红、肿、热、痛，中央部缺血坏死流出脓液稀薄、粉红色，其致病菌是
A．金黄色葡萄球菌
B．β-溶血性链球菌
C．大肠埃希菌
D．铜绿假单胞菌
E．粪球菌
14. 女，45 岁。前额部疖肿 10 天。多次挤压排脓，今突发寒战、高热，伴头晕，无抽搐。查体：T 40℃，P 90 次/分，R 26 次/分，BP 100/70 mmHg，神志清楚，前额红肿，伴脓头，胸壁及肢体皮下可见瘀斑，血 WBC 20.2×10^9/L，核左移。血培养(-)。该患者目前的主要诊断是
A．脓毒症
B．额部蜂窝织炎
C．菌血症
D．颅内感染
E．感染性休克
15. 女，20 岁。近 1 周发热，左小腿出现片状红斑，腹股沟淋巴结肿大疼痛。最可能的致病菌是
A．表皮葡萄球菌
B．铜绿假单胞菌
C．梭状芽孢杆菌
D．金黄色葡萄球菌
E．乙型溶血性链球菌
16. 男，25 岁。右胫前皮肤红肿 2 天，畏寒、发热 1 天。局部表皮发红，微隆起，指压稍退色，

边界清,右腹股沟淋巴结肿痛。目前最主要的处理措施是

A．理疗　　B．局部湿敷

C．限制活动　　D．青霉素静脉注射

E．切开引流

17. 男,28 岁。臀部红肿、疼痛 1 天。查体：右侧臀部见约 1 cm×1 cm 红肿区,轻触痛,无波动感。正确的处理措施是

A．切开引流　　B．大剂量广谱抗生素治疗

C．观察,无须处理　　D．高锰酸钾坐盆浴

E．20%鱼石脂软膏涂于局部

18. 女,65 岁。颈后部皮肤红肿 7 天来院就诊。初起时为小片皮肤硬肿,约 3 cm×2 cm,有多个脓点,随后皮肤肿胀范围增大,出现浸润性水肿,局部疼痛加重,表面皮肤呈青紫褐色,范围约 6 cm×5 cm, T 38.9 ℃。拟手术治疗,不正确的处理方法是

A．清除化脓或失活的组织　　B．切口线应超过病变边缘

C．不可一期缝合切口　　D．切口内可填塞纱条

E．沿皮纹行一横行切口

三、案例分析题：以下提供若干个案例,每个案例下设若干道考题。每道考题有多个备选答案,其中正确答案有 1 个或多个。选对一个答案给 1 个得分点,选错一个扣 1 个得分点,直至本题扣至 0 分。

(19~21 题共用题干)

女,45 岁。5 天前做针线活时不慎被扎伤,2 天前自觉乏力,头晕,头痛,近日张口发紧,面部酸胀感,伴不安,手指、面部无红肿,压痛,WBC $6×10^9$/L, N 0.70。

19. 破伤风的治疗原则是

A．防治并发症　　B．消除毒素来源

C．限制活动　　D．保持呼吸道通畅

E．高热量,高蛋白饮食　　F．中和游离毒素

G．预防心力衰竭　　H．控制和缓解痉挛

20. 提示：住院 24 小时后,张口困难,上下齿距离一指,面部出现苦笑面容,颈部强直,头向后仰,任何刺激均能引起全身肌肉痉挛,发作时角弓反张,全身抽搐痉挛,面发白,呼吸急促,口吐白沫,磨牙,全身大汗。应立即予以哪些处理措施

A．TAT 1 500 U　　B．手指刺伤处切开,并用双氧水冲洗

C．酌情给予镇静、解痉药物　　D．破伤风类毒素 1 mg 皮下

E．青霉素 80 万 U, q6 h　　F．破伤风类毒素 0.5 mg 皮下

G．禁食输液

21. 提示：住院第 5 天,患者高烧,T 38 ℃(肛表),WBC $18×10^9$/L。发烧的最常见原因是

A．全身肌肉痉挛,代谢增加,产热　　B．化脓性脑膜炎

C．体温中枢混乱,造成发热　　D．酸中毒引起发热

E．外毒素引起发热　　F．肺部感染

G．合并上呼吸道感染　　H．伤口感染

答案与解析

答案

1. B　2. E　3. D　4. E　5. B　6. E　7. E　8. A　9. C　10. D
11. A　12. C　13. B　14. A　15. E　16. D　17. E　18. E
19. ABDEFGH　20. BCEG　21. FGH

解析

1. 痈好发于皮肤较厚的项部和背部，病变部位中心处可坏死脱落、破溃流脓，使疮口呈蜂窝状。故本题选 B。
5. 痈是多个相邻毛囊及其周围组织同时发生的急性化脓性炎症，或由多个相邻疖融合而成。故本题选 B。
6. 破伤风典型症状是在肌紧张性收缩（肌强直、发硬）的基础上，阵发性强烈痉挛，即间隙期内肌张力下降。化脓性脑膜炎虽有角弓反张和颈项强直症状，但无阵发性痉挛。故本题选 E。
7. 感染是病原体入侵机体引起的局部或者全身炎症反应，在外科领域中十分常见。故本题选 E。
11. 清洁切口（Ⅰ类切口）感染的常见病原菌为葡萄球菌和链球菌，属于革兰染色阳性球菌。故本题选 A。
12. 切口感染一般发生在手术后 3~4 天。故本题选 C。
13. 金黄色葡萄球菌可致局限性组织坏死，脓液稠厚，黄色，不臭。β-溶血性链球菌可致脓液量多、淡红色、稀薄，容易扩散，无局限化倾向。大肠埃希菌常与厌氧菌混合感染，使脓液稠厚，有粪臭。铜绿假单胞菌可致脓液淡绿色，甜腥味。故本题选 B。
16. 结合患者局部表皮发红，微隆起，右腹股沟淋巴结肿痛等表现，可诊断为丹毒。应全身应用抗菌药物，首选青霉素，也可选用敏感的头孢菌素、克林霉素或红霉素治疗，体温消退后仍需继续用药 3~5 天，以免丹毒再发。故本题选 D。
17. 患者红肿区无波动感，尚未形成脓肿，可先选择 20% 鱼石脂软膏涂抹。故本题选 E。
18. 患者病变在颈后部，范围由多个脓点逐渐增大到约 6 cm×5 cm，表面皮肤呈青紫褐色，诊断为痈。故需及时切开引流，在静脉麻醉下作“+”或“++”形切口切开引流，切口线应达到病变边沿健康组织，深度须达到痈的基底部（深筋膜层），清除已化脓和尚未成脓但已失活的组织，在脓腔内填塞生理盐水、碘伏或凡士林纱布，外加干纱布绷带包扎。故本题选 E。
19. 破伤风的治疗原则：①伤口处理，在麻醉并控制痉挛下清创并引流，清除毒素来源。②应用抗毒素中和游离的毒素。③应用抗生素抑制破伤风梭菌。④支持对症治疗，避免声、光刺激，补充营养（高热量、高蛋白、高维生素）和调整水电解质平衡。⑤防治并发症如窒息、肺不张、肺部感染、心力衰竭等。故本题选 ABDEFGH。
20. 患者体征为典型的破伤风症状，应立即积极治疗：①伤口处理，凡能找到伤口，伤口内存留坏死组织、引流不畅者，应在抗毒血清治疗后，在麻醉并控制痉挛下进行清创，并用 3% 过氧化氢溶液冲洗，置放引流物充分引流。②抗毒素的应用，早期应用破伤风抗毒素（TAT），一般用量是 10 000 ~ 60 000 U。③抗生素治疗，首选青霉素，剂量为 80 万 ~

100 万 U，每 4~6 小时 1 次肌内注射。④对症支持治疗，住隔离病房，避免声、光刺激，酌情使用镇静、解痉药物，减少患者的痉挛和痛苦；补充营养，必要时可采用鼻饲管管饲或中心静脉肠外营养。故本题选 BCEG。

21. 破伤风患者出现发热，白细胞升高，常见于肺部感染、伤口感染以及合并上呼吸道感染。故本题选 FGH。

第八节　心 肺 复 苏

一、共用题干单选题：每道考题以一个小案例的形式出现，其下面都有 A、B、C、D、E 五个备选答案。请从中选择一个最佳答案。

（1~3 题共用题干）

女，37 岁。行锁骨下静脉穿刺置管后 2 小时，无明显诱因突然出现呼吸困难，血压 85/70 mmHg，心率 124 次/分，脉搏细弱，听诊心音遥远，检查口唇有发绀、颈静脉怒张。

1. 该患者最可能的诊断是
   A．穿刺时造成空气栓塞　　B．急性心力衰竭
   C．张力性气胸　　D．心脏压塞
   E．误穿刺动脉，造成血肿压迫
2. 此时应首先采取的紧急抢救措施是
   A．立即加快静脉输液　　B．立即停止静脉输液
   C．立即给予强心药物　　D．迅速行心包腔引流
   E．立即输血，同时给升压药
3. 预防该项并发症的措施不包括
   A．经常注意 CVP 曲线是否随呼吸波动　　B．经常检查回血是否通畅
   C．管端应置于右心房内以便准确测压　　D．可用 X 线显影判断导管尖端位置
   E．导管不宜太硬

二、单选题：每道考题下面有 A、B、C、D、E 五个备选答案，请从中选择一个最佳答案。

4. 下列不属于肾上腺素作用的是
   A．使心肌收缩力增强　　B．使心率加快
   C．使肾脏和皮肤血管收缩　　D．使骨骼肌血管舒张
   E．使组织液生成减少
5. 对心跳呼吸骤停的初期复苏措施不包括
   A．解除舌后坠　　B．清除分泌物或呕吐物
   C．口对口人工呼吸　　D．心脏按压
   E．留置导尿
6. 心肺脑复苏时最常用最有效的药物是
   A．利多卡因　B．肾上腺素　C．胺碘酮　D．阿托品　E．碳酸氢钠
7. 关于脑复苏的治疗措施，下列描述不恰当的是
   A．维持良好的呼吸功能十分重要　　B．先决条件是确保循环功能稳定
   C．低温是综合治疗的重要组成部分　　D．早期不宜应用肾上腺皮质激素

E. 脱水治疗应以渗透性利尿为主

8. 左心衰竭的心功能变化是
A. CI↓、EF↓、LVEDP↓、RVEDP 正常、PAWP↑
B. CI↓、EF↓、LVEDP↑、RVEDP 正常、PAWP↑
C. CI↓、EF↑、LVEDP↑、RVEDP 正常、PAWP↑
D. CI↓、EF↑、LVEDP↑、RVEDP↑、PAWP↑
E. CI↓、EF↓、LVEDP↓、RVEDP↓、PAWP↓

9. COPD 患者氧疗通常给予的是
A. 低流量吸氧
B. 高流量吸氧
C. 短期吸氧
D. 中流量吸氧
E. 先高流量后低流量给氧

10. 下列哪项指标可反映左心室后负荷变化
A. 中心静脉压
B. 平均主动脉压力
C. 肺毛细血管楔压
D. 肺总阻力
E. 左心室舒张末期压力

11. 下列哪项是脑复苏过程中防止脑水肿最重要的措施
A. 输血
B. 输高渗溶液
C. 头部低温与脱水疗法
D. 吸入高浓度氧
E. 输碳酸氢钠溶液

12. 一名冠心病患者在全麻下行左肺切除术,术中处理肺门时突然出现心室颤动,下列处理方法恰当的是
A. 胸外电除颤
B. 胸外心脏按压
C. 胸内心脏按压
D. 静注利多卡因 1 mg/kg
E. 胸内电除颤

13. 一患者在硬膜外麻醉下行胆囊切除术,胸 7~8 穿刺,首次给 1.33%利多卡因 15 mL,给药后 20 分钟医师手术切皮时发现血色发紫,刀口不渗血,诊断心跳停止,应进行哪种抢救措施
A. 脱水治疗
B. 头部降温
C. 胸内心脏按压及脱水治疗
D. 胸外心脏按压及气管插管
E. 口对口人工呼吸

14. 下列哪种方法保持呼吸道通畅最可靠
A. 口咽通气道
B. 鼻咽通气道
C. 气管内插管
D. 喉罩
E. 上抬下颌

15. 急救人员 5 分钟到现场抢救心搏骤停患者,CPR 与 AED 联合的最佳方式为
A. 除颤→CPR→检查心律
B. 除颤→检查心律→CPR
C. CPR→除颤→检查心律
D. CPR→除颤→CPR
E. CPR→连续 3 次除颤→CPR

16. 关于心跳停止的叙述,不正确的是
A. 心脏输出低于正常
B. 周身血液循环处于停止状态

C. 心脏停搏　　D. 心室纤颤

E. 电-机械分离

17. 成人胸外心脏按压，一般使胸骨下陷的深度为

A. 1~2 cm　B. 2~3 cm　C. 3~4 cm　D. 4~5 cm　E. 5~6 cm

18. 关于心脏电除颤的说法，正确的是

A. 首次电除颤电能为 220 J，第二次可加至 300 J，第三次可加至 360 J，儿童胸外电除颤电能为 2 J/kg

B. 首次电除颤电能为 200 J，第二次可加至 250 J，最大可加至 320 J，儿童胸外电除颤电能为 2.5 J/kg

C. 首次电除颤电能为 200 J，第二次可加至 200~300 J，第三次可加至 360 J，儿童首次胸外电除颤电能为 2 J/kg

D. 首次电除颤电能为 220 J，第二次可加至 200~300 J，第三次可加至 360 J，儿童首次胸外电除颤电能为 2.5 J/kg

E. 首次电除颤电能为 220 J，第二次可加至 250 J，第三次可加至 360 J，儿童胸外电除颤电能为 2 J/kg

19. 右心衰竭的心功能变化是

A. CI↓、EF↓、LVEDP↑、RVEDP↑、PAWP 正常

B. CI↓、EF↑、LVEDP 正常、RVEDP↓、PAWP 正常

C. CI↓、EF↓、LVEDP 正常、RVEDP↑、PAWP 正常

D. CI↑、EF↑、LVEDP↓、RVEDP↓、PAWP↓

E. CI↑、EF↓、LVEDP 正常、RVEDP↓、PAWP↑

20. 有效心肺复苏（CPR）的标准不包括

A. 瞳孔变小　　B. 皮肤颜色红润

C. 摸到大动脉搏动　　D. 收缩压回升至 120 mmHg 以上

E. 心跳恢复

21. 心肺脑复苏时治疗室性心律失常最常用的药物是

A. 阿托品　　B. 胺碘酮

C. 利多卡因　　D. 钙剂

E. 碳酸氢钠

22. 患者经心肺复苏后仍然昏迷、抽搐，主要原因是

A. 氧供不足　　B. 脑细胞损伤

C. 脑血流量不足　　D. 脑干受压

E. 药物作用

23. 鼻导管吸氧，当氧流量为 4 L/min 时，吸入氧浓度（FiO_2）是

A. 28%　B. 32%　C. 37%　D. 40%　E. 44%

24. 胸外心脏按压的恰当按压部位是

A. 胸骨上、中 1/3 交界处　　B. 胸骨下 1/3

C. 胸骨左缘第 4 肋间　　D. 胸骨下半部分

E. 胸骨左缘第 4 肋间腋中线上

25. 呼吸器引起肺损伤的主要因素包括

A．呼吸频率　　B．肺内分流
C．肺功能残气量　　D．肺呼气末容量
E．肺吸气末容量

26. 施行口对口人工呼吸时，操作者深吸气后用力吹气时，吹出气的氧浓度是
A．8%　　B．5%　　C．12%　　D．16%　　E．20%

27. 下列哪项指标可反映右心室后负荷变化
A．平均动脉压　　B．中心静脉压
C．右心室舒张末期压力　　D．肺毛细血管楔压
E．肺动脉压

28. 下述哪项不是气管插管的并发症
A．心律失常　　B．肺不张
C．苏醒延迟　　D．喉头水肿
E．肺部感染

29. 女，26岁。因宫外孕出血导致失血性休克，经抢救后，测中心静脉压16 cmH_2O，血压90/70 mmHg，心率130次/分，此时应考虑应用
A．异丙肾上腺素1 mg静脉滴注
B．新福林（苯肾上腺素）10 mg肌内注射
C．间羟胺（阿拉明）10 mg肌内注射
D．毛花苷丙0.4 mg缓慢静脉注射
E．去甲肾上腺素5 mg静脉滴注

30. 男，49岁。在全麻下行左上肺叶切除术，术中突然心脏停跳，已有如下给药途径，应首选
A．气管内　　B．心内注射
C．右颈内静脉　　D．左下肢外周静脉
E．右桡动脉

31. 男，25岁。突发神志不清10分钟入院，检查发现患者心跳呼吸已停止，予复苏10分钟后患者恢复自主心律，血压120/86 mmHg，自主呼吸存在，但昏迷。此时最主要的脑复苏措施不包括
A．维持有效的循环，保证MAP达标　　B．确保呼吸道通畅，维持氧分压
C．激素冲击治疗　　D．亚低温和脱水疗法
E．治疗原发疾病

答案与解析

答案

1. D	2. B	3. C	4. E	5. E	6. B	7. D	8. B	9. A	10. B
11. C	12. E	13. D	14. C	15. D	16. A	17. E	18. C	19. C	20. D
21. C	22. B	23. C	24. D	25. E	26. D	27. E	28. C	29. D	30. C
31. C									

解析

1. 患者在锁骨下静脉穿刺置管后，出现呼吸困难，血压下降，心率加快，脉搏细弱，心音遥

远，发绀、颈静脉怒张等心脏压塞的典型表现，考虑为操作置管时误入心包，造成心脏压塞。故本题选 D。

2. 患者考虑为心脏压塞，应立即停止输液，避免心包积液进一步增多，加重心脏压塞症状，危及患者生命。故本题选 B。

4. 肾上腺素作用于心脏，加强心肌收缩性，加速传导，加快心率，提高心肌的兴奋性。肾上腺素激动血管平滑肌上的 α 受体，血管收缩；激动 β_2 受体，血管舒张。皮肤和肾的血管平滑肌上 α 受体占优势，以收缩为主；骨骼肌的血管平滑肌上 β_2 受体占优势，以舒张为主。肾上腺素不改变血浆渗透压，不会使组织液生成减少。故本题选 E。

6. 肾上腺素是心肺脑复苏中的首选药物，其药理特点：①具有 α 与 β 受体兴奋作用。②使舒张压升高、周围血管总阻力增加。③增强心肌收缩力。故本题选 B。

7. 脑复苏的主要任务是改善脑的氧供需平衡，防治脑水肿和颅内压升高，减轻或避免脑组织再灌注损伤，恢复脑细胞功能。临床常用的防治急性脑水肿和降低颅内压的措施包括脱水、低温和肾上腺皮质激素。低温是脑复苏综合治疗的重要组成部分。故本题选 D。

8. 左心衰竭时，肺循环静脉淤血，左心收缩力下降，反映左心室充盈程度的指标左心室舒张末压（LVEDP）、肺动脉楔压（PAWP）均升高，反映心泵功能的指标心排血指数（CI）、射血分数（EF）均降低，右心室舒张末压（RVEDP）可正常。故本题选 B。

9. COPD 的特点是持续气流受限，患者多有低氧血症和 CO_2 潴留，给予低流量吸氧，吸入的氧浓度为 28%～30%。故本题选 A。

10. 后负荷是指心肌收缩之后所遇到的阻力或负荷，又称压力负荷。主动脉压为左心室后负荷，肺动脉压为右心室后负荷。左心室舒张末期压力可反映左心室充盈程度。故本题选 B。

11. 临床常用的防治急性脑水肿和降低颅内压的措施包括脱水、低温和肾上腺皮质激素。其余各项均不能防止脑水肿。故本题选 C。

12. 电除颤是目前治疗心室颤动和无脉室速的最有效方法。术中突发心室颤动，直视心脏，可直接将电极板放在心室壁上进行胸内除颤。故本题选 E。

14. 气管内插管不但能可靠保障气道通畅，还可有效防止食管内容物反流至气管引起呼吸道梗阻。故本题选 C。

18. AHA 复苏指南推荐直接使用最大能量除颤，双相波 200 J（或制造商建议的能量，120～200 J），单相波 360 J。第二次可加至 200～300 J，第三次可加至 360 J，儿童首次除颤的能量一般为 2 J/kg，再次除颤至少为 4 J/kg，最大不超过 10 J/kg。故本题选 C。

21. 利多卡因是Ⅰb 类抗心律失常药物，适用于室性心律失常，对室上性心律失常一般无效。对于反复发作室颤的病例，可减少室颤复发。故本题选 C。

22. 脑血流量占心排血量的 15%～20%，需氧量占全身的 20%～25%，当大脑完全缺血 5～7 分钟以上者，即可见多发性、局灶性脑组织缺血的形态学改变。自主循环功能恢复后，脑组织缺血后再灌注，出现脑充血、脑水肿及持续低灌流状态，使脑细胞继续缺血缺氧，细胞坏死。故本题选 B。

23. 鼻导管吸氧时，计算吸入氧浓度（FiO_2）的公式为 $FiO_2(\%) = 21+4\times$氧流量（L/min）。当氧流量为 4 L/min 时，代入公式得吸入氧浓度为 37%。故本题选 C。

24. 胸外按压时将一只手的掌根放在胸部中央（胸骨下半部分），另一只手的掌根重叠放在这只手背上,手掌根部横轴与胸骨长轴确保方向一致,两手平行,手指不要接触胸壁。故本题选 D。

28. 气管插管的并发症:①动作粗暴致牙齿脱落或损伤口鼻腔和咽喉部黏膜。②可引起剧烈咳嗽或喉、支气管痉挛;产生心动过缓、心律失常甚至心搏骤停。③导管过粗易引起喉头水肿。④导管插入过深误入一侧支气管内,可引起另一侧肺不张。故本题选 C。

29. 中心静脉压(CVP)的正常值为 5~10 cmH_2O。当 CVP<5 cmH_2O 时,表示血容量不足;>15 cmH_2O 时,提示心功能不全,静脉血管床过度收缩或肺循环阻力增高;>20 cmH_2O 时,表示存在充血性心力衰竭。患者 CVP16 cmH_2O,血压 90/70 mmHg,考虑心功能不全,应给予强心药物,可用毛花苷丙 0.4 mg 缓慢静脉注射。故本题选 D。

第九节　外 科 营 养

一、共用题干单选题:每道考题以一个小案例的形式出现,其下面都有 A、B、C、D、E 五个备选答案。请从中选择一个最佳答案。

(1~3 题共用题干)

男,22 岁。腹部钝性伤术后 5 天,出现高位小肠瘘。每天漏出液体达 3 000 mL。

1. 漏出液体的性质属于

A. 喝下去的水　　B. 血液

C. 渗出的液体　　D. 胃液

E. 消化液

2. 为了减少空肠漏出的液体,可以采用下列哪项办法

A. 胃肠减压　　B. 负压吸引

C. 生长抑素治疗　　D. 将液体收集后注入远端肠道

E. 生长激素治疗

3. 将空肠漏出的液体收集后注入远端肠道,属于

A. 肠外营养　　B. 自身营养　　C. 液体治疗　　D. 肠内营养　　E. 体内营养

二、单选题:每道考题下面有 A、B、C、D、E 五个备选答案,请从中选择一个最佳答案。

4. 回肠肠瘘患者所用的肠内营养制剂应该

A. 以肽类为主　　B. 以脂类为主

C. 增加维生素　　D. 减少糖类

E. 增加纤维素

5. 急性胰腺炎病情稳定后选用肠内营养,正确的途径是

A. 鼻胃管途径　　B. 鼻十二指肠管途径

C. 鼻空肠管途径　　D. 胃造口途径

E. 十二指肠造口途径

6. 一般不首选肠外营养治疗的是

A. 脓毒症患者　　B. 不宜经口进食超过 7 天者

C. 胃肠功能良好的脑外伤昏迷者　　D. 小肠仅剩 50 cm 者

E. 急性重症胰腺炎患者

7. 关于营养支持的叙述,下列错误的是
   A. 不超过 2 周的全胃肠外营养可选周围静脉途径
   B. 消化道功能正常时选择用胃肠内营养
   C. 首选胃肠外,次选胃肠内途径
   D. 肌内、皮下、腹腔内也可进行营养支持治疗
   E. 全胃肠外营养支持有持续和循环输注两种方法
8. 长期肠外营养支持者,应选择的穿刺血管是
   A. 颈内静脉　B. 大隐静脉　C. 颈外静脉　D. 足背静脉　E. 头静脉
9. 全胃肠外营养支持的优点包括
   A. 水、电解质与营养液均从静脉输入　B. 使胃肠道消化液的分泌增加
   C. 水、电解质的补充可随意增加　D. 长时间使用有利于肠功能的恢复
   E. 代谢紊乱发生率较全胃肠内营养低
10. 男,74 岁。体重 60 kg,全胃切除术后 5 天,大量肠液自腹腔引流管引出,左上腹疼痛,查体:左上腹轻压痛,无肌紧张。首选的治疗措施是
   A. 急症手术　B. 肠外营养　C. 要素饮食　D. 普通饮食　E. 输血

答案与解析

答案

1. E　2. C　3. D　4. A　5. C　6. C　7. C　8. A　9. A　10. B

解析

1. 高位小肠瘘漏出液体一般为大量的肠液,属于消化液。故本题选 E。
2. 生长抑素可以抑制垂体分泌各种激素,也可以抑制胃肠道各种激素的释放。所以应用生长抑素治疗可以抑制肠液分泌,减少空肠液体漏出。故本题选 C。
4. 消化功能受损或吸收功能障碍的患者需要简单、易吸收的肠内营养,如水解蛋白、肽类或氨基酸、低聚糖、低脂等。肽类可减轻对消化液分泌的刺激作用,因此消化道瘘患者所用的肠内营养制剂以肽类为主。故本题选 A。
6. 脑外伤昏迷患者胃肠功能良好,选用肠内营养有助于保护肠道黏膜屏障,促进胃肠动力。胃肠功能正常为肠外营养禁忌证。故本题选 C。
7. 胃肠道功能正常者,首选肠内营养。胃肠外营养的适应证:①不能从胃肠道吸收营养的患者。②接受大剂量化疗、放疗与骨髓移植的患者。③中度/重度急性胰腺炎患者。④胃肠功能障碍引起的营养不良患者。⑤重度分解代谢的患者,胃肠功能在 5~7 天内不能恢复者。肠外营养不是营养支持的首选。故本题选 C。
8. 肠外营养支持在 2 周以内者适用经外周静脉途径。长期肠外营养支持适用经中心静脉途径,常用经锁骨下静脉和经颈内静脉途径。故本题选 A。
10. 患者全胃切除术后 5 天,无法从正常消化道进食,首选肠外营养以维持所需能量。肠内营养会刺激肠道,不利于伤口恢复。患者无吻合口瘘、腹腔内大出血等危重情况,无须急症手术。患者无输血指征。故本题选 B。

第十节 术前准备和术后处理原则

一、共用题干单选题：每道考题以一个小案例的形式出现，其下面都有 A、B、C、D、E 五个备选答案。请从中选择一个最佳答案。

（1~3 题共用题干）

男，70 岁。既往糖尿病史 5 年。近 1 个月餐后上腹部胀满，间断呕吐宿食数次，体重下降 10 kg，上消化道造影示“胃窦部巨大龛影，幽门不全梗阻”。

1. 该患者的术前诊断最可能是
   A. 胰头癌　　B. 胃溃疡
   C. 十二指肠溃疡　　D. 胃窦癌
   E. 壶腹周围癌
2. 对糖尿病的术前、术后处理，下列错误的是
   A. 术前应适当控制血糖
   B. 术前应纠正水电解质代谢紊乱和酸中毒
   C. 术前应维持血糖为+~++
   D. 手术应在当天尽早施行，以缩短术前禁食时间，避免酮体生成
   E. 术后尿糖+，应立即给予胰岛素 12 U
3. 关于术后腹部切口裂开的预防措施，下列错误的是
   A. 术前提高营养状况　　B. 术中必要时做皮肤减张缝合
   C. 咳嗽时最好取高坡卧位　　D. 术后及时处理腹胀
   E. 使用腹带做适当的腹部包扎

（4~5 题共用题干）

男，40 岁。患十二指肠溃疡，择期经上腹正中切口行胃大部切除术，并置切口内乳胶片引流。

4. 一般拔除引流片的时间为
   A. 术后 1~2 天　　B. 术后 3~4 天
   C. 术后 5~6 天　　D. 术后 7~8 天
   E. 术后 2 周
5. 正常情况下，该患者拆线时间应为术后
   A. 3~4 天　　B. 5~6 天　　C. 7~9 天　　D. 10~12 天　　E. 2 周

二、单选题：每道考题下面有 A、B、C、D、E 五个备选答案，请从中选择一个最佳答案。

6. 关于术前准备，下列措施不正确的是
   A. 治疗呼吸道感染　　B. 控制血压
   C. 纠正心律失常　　D. 纠正水电解质、酸碱失衡
   E. 口服阿司匹林
7. 下列疾病的手术属择期手术的是
   A. 胃穿孔　　B. 胃溃疡　　C. 胃癌　　D. 幽门梗阻　　E. 肠扭转
8. 择期手术患者需进行营养支持治疗的条件是血浆白蛋白

A. <20 g/L　　B. <25 g/L
C. <28 g/L　　D. <30 g/L
E. <40 g/L

9. 不需要预防性使用抗生素的情况是
A. 阑尾炎　　B. 慢性胆囊炎
C. 开放性骨折　　D. 皮肤裂伤后 0.5 小时
E. 甲状腺腺瘤

10. 手术引起的腹胀,首先采用
A. 胃肠减压　　B. 放置肛管
C. 肌注新斯的明　　D. 高渗低压灌肠
E. 双侧肾囊封闭

11. 糖尿病患者大手术前应将血糖控制在
A. 4.5~6.0 mmol/L　　B. 5.6~6.1 mmol/L
C. 10.0~15.2 mmol/L　　D. 5.6~11.2 mmol/L
E. 4.5~10.5 mmol/L

12. 预防术后肺不张最主要的措施是
A. 应用大量抗生素　　B. 蒸汽吸入
C. 多翻身,多做深呼吸,鼓励咳嗽　　D. 多卧床休息
E. 氧气吸入

13. 腹部手术术后早期出现肺功能不全最常见的诱因是
A. 胃内容物误吸　　B. 肺水肿
C. 支气管痉挛　　D. 肺不张
E. 气胸

14. 下列表现属于Ⅱ/乙切口的是
A. 清洁切口,愈合良好,无不良反应
B. 清洁伤口,愈合处有炎症,但未化脓
C. 可能污染切口,愈合处有炎症,但无化脓
D. 可能污染切口,愈合良好,无不良反应
E. 清洁切口,切口已化脓,不需要切开引流

15. 对呼吸功能障碍的手术患者,下列描述不正确的是
A. 术前应作呼吸功能及血气分析　　B. 停止吸烟 2 周
C. 有哮喘的患者口服地塞米松　　D. 有肺部感染者,用药 5~7 天后可手术
E. 术前鼓励患者呼吸训练

16. 下列哪项不是手术后出血常见的原因
A. 术后腹腔内未放置引流管　　B. 术中止血不彻底
C. 原痉挛的小动脉断端舒张　　D. 创面渗血未能完全控制
E. 凝血功能障碍

17. 下列术前准备措施,错误的是
A. 合并糖尿病的患者术前必须调整至血糖正常、尿糖阴性的水平
B. 合并肾衰竭的患者在保证有效透析的条件下可以安全地耐受手术

C. 合并哮喘的患者可口服地塞米松
D. 合并心力衰竭的患者应在控制心衰 3~4 周后行手术治疗
E. 合并严重肝功能损害的患者除急症抢救外,原则上不宜行手术治疗

18. 关于术后并发症肺不张的叙述,下列错误的是
A. 多见于老年人,常发生于胸、腹部大手术后
B. 手术后早期发热,呼吸、心率增快
C. 胸部听诊常有局限性湿啰音、呼吸音增强或为管状呼吸音
D. 血气分析可见 PaO_2 下降和 $PaCO_2$ 升高
E. 胸部 X 线检查可证实诊断

19. 关于胃肠道手术患者术前准备,恰当的是
A. 术前 12 小时禁水
B. 术前 12 小时禁食
C. 术前 3 天开始进流食
D. 幽门梗阻患者不必洗胃
E. 直肠手术患者术前 1 天口服抗生素

20. 若对急性心肌梗死患者行其他疾病的择期手术,最早应在心肌梗死后
A. 2 周　B. 2 个月　C. 6 个月　D. 3 个月　E. 1 个月

21. 预防切口感染的措施,哪项是不恰当的
A. 缝线要细,缝合不留死腔
B. 爱护组织,严格止血
C. 严格遵守无菌操作规则
D. 术前纠正贫血,低血浆蛋白
E. 术后常规注射抗生素

22. 下列切口不宜放置纱条引流的是
A. 脓性指头炎
B. 乳腺癌改良根治切除术
C. 腹壁切口感染
D. 掌中间隙脓肿切开
E. 体表脓肿切开

23. 关于术前准备的叙述,不恰当的是
A. 练习正确的咳嗽、咳痰方式
B. 练习床上排便、排尿
C. 医护人员向患者和家属介绍病情及治疗方案
D. 提前 2 周戒烟
E. 提前 3 周预防性应用抗生素

24. 手术前准备的最根本目的是
A. 促进切口愈合
B. 防止切口感染
C. 提高患者对手术的耐受力
D. 预防术中各种并发症
E. 促进术后康复

25. 择期胃手术一周后腹胀,肠鸣音减弱或无,反复呕吐,首先应采取
A. 胃镜检查,查明原因
B. 胃肠减压、支持治疗
C. 剖腹检查,解除梗阻
D. 输液、补钾
E. 肌内注射阿托品

26. 上腹部手术的拆线日期是
A. 4~5 天　B. 6~7 天　C. 7~9 天　D. 10~12 天　E. 3 周

27. 肠梗阻患者术后第 3 天,在小便时自觉切口疼痛和突然松开,检查切口有肠管和大网膜

脱出,切口处有大量的淡红色液体流出,此时最适当的处理方法是

A. 平卧休息　　B. 立即导尿

C. 立即行术前准备　　D. 立即用无菌敷料包扎伤口

E. 立即送手术室行缝合

28. 男,55 岁。肺癌根治术术后 4 小时,胸腔引流管引流出血液,当引流量持续达到下述何种指标时,可提示有内出血

A. 50 mL/h　　B. 70 mL/h　　C. 80 mL/h　　D. 90 mL/h　　E. 100 mL/h

29. 男,52 岁。有冠心病史,因急性阑尾炎拟急诊手术。血压 17/12 kPa(130/90 mmHg),脉搏 45 次/分。术前准备可选择

A. 地高辛 0.25 mg 口服

B. 硝酸甘油 5 mg 加入 5%葡萄糖溶液 500 mL,静脉点滴

C. 阿托品 0.5 mg 术前皮下注射

D. 西地兰 0.4 mg 加入 25%葡萄糖溶液 20 mL,静脉缓推

E. 硝普钠静脉点滴,快速减压

30. 男,75 岁。胃癌根治术后 7 天,剧烈咳嗽时,突然出现切口疼痛,并流出少量淡红色液体,患者最可能出现了

A. 切口内癌细胞种植　　B. 切口感染

C. 切口裂开　　D. 切口血肿

E. 切口脂肪液化

31. 男,45 岁。因坠落致左侧腰部伤后 2 小时入院。经检查诊断为脾破裂,急诊行脾切除术。术后 3 天,查体:T 37.8 ℃,P 88 次/分,R 18 次/分,BP 120/75 mmHg。血常规 Hb 126 g/L, WBC 13.24×10^9/L, N 75%,L 24%,PLT 523×10^9/L。考虑为

A. 腹腔感染　　B. 脾功能减退

C. 高凝状态　　D. 免疫功能障碍

E. 脾切除术后正常反应

32. 女,55 岁。垂体腺瘤切除术后 1 小时。查体:P 96 次/分,R 30 次/分,BP 110/55 mmHg,神志清楚,可采取的体位是

A. 15°~30°头高脚低斜坡卧位　　B. 下肢抬高

C. 侧卧位　　D. 平卧位

E. 半高坐位

33. 女,32 岁。既往有溃疡病史,全麻下行胆囊切除术。术后当晚患者面色苍白,烦躁,呼吸急促,上腹饱胀,呕吐频繁,吐出棕褐色胃内容物,隐血(+),检查上腹膨隆、压痛,最可能的诊断为

A. 粘连性肠梗阻　　B. 膈下感染

C. 急性胃扩张　　D. 继发穿孔

E. 溃疡所致幽门梗阻

34. 女,45 岁。因车祸碾压致右臀部及大腿大面积挫伤,行清创缝合后 10 天,见挫伤区发黑,有较多脓性分泌物溢出,目前较恰当的处理措施是

A. 继续观察、换药

B. 手术切除坏死组织后换药

C. 手术切除坏死组织后植皮
D. 手术切除坏死组织后采用人工皮覆盖
E. 手术切除坏死组织后皮瓣转移

35. 女,56岁。因胆总管结石并发急性化脓性胆管炎在8小时前做了胆总管切开取石、T管引流术。血压11.5/8.8 kPa(86/66 mmHg),脉搏118次/分。患者应取的体位是
A. 头低足高位
B. 平卧位
C. 右侧卧位
D. 头部水平位,下肢抬高10°
E. 头部和躯干抬高30°,下肢抬高20°

36. 男,45岁。因胃溃疡行胃大部切除术。术后出现顽固性呃逆,首先考虑
A. 腹膜后血肿刺激腹腔神经丛
B. 术后肠粘连
C. 手术造成膈神经损伤
D. 粘连引起胃扭转
E. 膈下感染

37. 女,67岁。2型糖尿病史20年。二甲双胍0.25 g及格列齐特80 mg,每天3次,糖尿病控制良好。近2个月感乏力,体重下降4~5 kg。肠镜检查发现乙状结肠癌,拟行手术治疗。围手术期的糖尿病处理是
A. 停服降糖药,减少饮食量
B. 改用长效胰岛素
C. 改用短效胰岛素
D. 胰岛素及胰岛素增敏剂联合治疗
E. 术后给予抗生素

38. 男,42岁。脾切除术后2天,患者使用呼吸机辅助呼吸,输液12 000 mL,24小时尿量300 mL,腹腔引流管淡血性液3 500 mL。T 38.8 ℃,P 126次/分,BP 97/65 mmHg。血常规Hb 126 g/L, WBC 13.24×10^9/L, N 75%, L 24%, PLT 523×10^9/L。腹部高度膨隆,腹膜刺激征(+),膀胱测压为31 mmHg。目前处理措施最紧迫的是
A. 控制输液的量和速度
B. 利尿,保护肾功能
C. 抗感染治疗
D. 立即剖腹探查
E. 立即胃肠减压

39. 男,49岁。拟行甲状腺癌根治术,既往有2型糖尿病10年,平素糖尿病饮食,长期用短效降糖药,术前正确的处理措施是
A. 提前1天改服长效降糖药
B. 术中皮下注射胰岛素
C. 提前3天换用普通胰岛素
D. 提前1周换用普通胰岛素
E. 服用降糖药物至手术前一晚

40. 男,60岁。慢性胆囊炎,胆囊结石,拟行手术治疗,曾患心肌梗死,手术治疗至少应在心肌梗死后
A. 4周以后
B. 2周以后
C. 1周以后
D. 12周以后
E. 24周以后

41. 某择期手术患者,高血压病史10年,平时药物控制血压不佳。入院时血压180/110 mmHg,术前宜将平均动脉压、舒张压应
A. 降至正常水平
B. 降至正常水平以下
C. 降至原血压水平以下,正常水平以上
D. 降低原血压20%~25%
E. 可以不降血压

42. 女，47 岁。冠心病病史 5 年，长期服用 β 受体阻滞剂，本次因急性胆囊炎入院，拟定下周手术，该患者术前用药应

A. 术前 2 天停用 β 受体阻滞剂
B. 术前 1 天停用 β 受体阻滞剂
C. 术前当天停用 β 受体阻滞剂
D. 手术当天减量，术后恢复原剂量
E. 围手术期继续服用 β 受体阻滞剂

43. 男，70 岁。因便血及大便习惯改变 3 个月入院，诊断为直肠癌，准备行手术治疗，但患者术前心电图检查示二度Ⅱ型房室传导阻滞，心率 50 次/分，阿托品试验阳性，患者术前准备错误的是

A. 教会患者正确的咳嗽和咳痰方法
B. 交叉配血，备红细胞 800 mL
C. 术前 1 天及手术当天清洁灌肠
D. 不必预防性使用抗生素
E. 安装临时心脏起搏器

44. 男，70 岁。因诊断乙状结肠癌入院，行左半结肠切除术，术后 1 个月引流口未愈，有较多的脓性分泌物流出，每天换药 2 次，仍不见好转，查体生命体征正常，血糖 6.4 mmol/L，手术切口已愈合，左侧引流口红肿，深约 20 cm，目前应

A. 继续换药
B. 观察
C. 窦道造影检查后再做进一步处理
D. 扩大引流
E. 剖腹探查及引流

答 案 与 解 析

答案

1. D	2. E	3. C	4. A	5. C	6. E	7. B	8. D	9. E	10. A
11. D	12. C	13. D	14. C	15. D	16. A	17. A	18. C	19. B	20. C
21. E	22. B	23. E	24. C	25. B	26. C	27. D	28. E	29. C	30. C
31. E	32. A	33. C	34. B	35. E	36. E	37. C	38. E	39. E	40. E
41. D	42. E	43. D	44. C						

解析

1. 患者为 70 岁男性，餐后上腹部胀满近 1 个月，呕吐隔夜宿食，体重下降明显，结合上消化道造影示“胃窦部巨大龛影，幽门不全梗阻”，考虑诊断为胃窦癌。故本题选 D。
2. 糖尿病术前，禁食患者需维持血糖轻度升高状态（5.6～11.2 mmol/L），纠正水电解质代谢紊乱。术后尿糖+，不需要给予胰岛素等特别处理。故本题选 E。
3. 腹部手术后，患者多取低半坐位卧式或斜坡卧位，以减少腹壁张力。咳嗽时最好取平卧位，以减轻咳嗽时横膈突然大幅度下降，骤然增加的腹内压力。故本题选 C。
4. 乳胶片引流一般在术后 1～2 天拔除，烟卷引流在术后 3 天内拔除，胃肠减压管在肛门排气后拔除。故本题选 A。
5. 一般头、面、颈部在术后 4～5 天拆线；下腹、会阴部在术后 6～7 天拆线；胸部、上腹部、背部和臀部手术 7～9 天拆线；四肢部 10～12 天（近关节处可适当延长）；减张缝线 14 天拆除。故本题选 C。
6. 术前 7 天停用阿司匹林，服用阿司匹林会导致患者凝血功能出现障碍，止血困难，术中易出现大出血。术前 2～3 天停用非甾体抗炎药，术前 10 天停用抗血小板药噻氯匹定和氯

吡格雷。故本题选 E。

8. 低蛋白血症可引起组织水肿,影响愈合;营养不良者抵抗力低下,容易并发感染。术前应尽可能予以纠正。若血清白蛋白测定值在 30~35 g/L,应补充富含蛋白质饮食;若低于 30 g/L 或转铁蛋白<0. 15 g/L,则需通过输入血浆、人体白蛋白制剂或行术前肠内、肠外营养支持在较短的时间内予以纠正。故本题选 D。

9. 预防性应用抗生素的手术:①涉及感染病灶或切口接近感染区域的手术;②胃肠道手术;③操作时间长、创伤大的手术;④开放性创伤,创面已污染或有广泛软组织损伤,创伤至实施清创的间隔时间较长,或清创所需时间较长及难以彻底清创者;⑤癌肿手术;⑥涉及大血管的手术;⑦需要植入人工制品的手术;⑧脏器移植术。故本题选 E。

12. 肺不张常发生在胸、腹部大手术后,多见于老年人、长期吸烟和患有急、慢性呼吸道感染者。叩击胸、背部,鼓励咳嗽和深呼吸,经鼻气管吸引分泌物。严重慢性阻塞性肺疾病患者,雾化吸入支气管扩张剂和溶黏蛋白药物有效。有气道阻塞时,应行支气管镜吸引。故本题选 C。

14. 手术切口可分为三类:①清洁切口(Ⅰ类切口),指缝合的无菌切口;②可能污染切口(Ⅱ类切口),指手术时可能带有污染的缝合切口;③污染切口(Ⅲ类切口),指邻近感染区或组织直接暴露于污染或感染物的切口。切口愈合分为三级:①甲级愈合,指愈合优良,无不良反应;②乙级愈合,指愈合处有炎症反应,但未化脓;③丙级愈合,指切口化脓,需要作切开引流等处理。故本题选 C。

15. 呼吸功能障碍的患者,术前应对肺功能进行评估。术前戒烟 1~2 周,可恢复黏膜纤毛功能,减少痰量。阻塞性呼吸道疾病者,围手术期应用支气管扩张药;喘息正在发作者,择期手术应推迟。急性呼吸系统感染者,择期手术应推迟至治愈后 1~2 周。术前鼓励患者呼吸训练,可增加功能残气量,减少肺部并发症。故本题选 D。

16. 术中止血不完善、创面渗血未完全控制、原痉挛的小动脉断端舒张、结扎线脱落、凝血障碍等,都是造成术后出血的原因。故本题选 A。

19. 成人从术前 8~12 小时开始禁食,术前 4 小时开始禁饮,必要时可行胃肠减压。涉及胃肠道手术者,术前 1~2 天开始进流质饮食,有幽门梗阻的患者,需在术前进行洗胃。结直肠手术,酌情在术前 1 天及手术当天清晨行清洁灌肠或结肠灌洗,并于术前 2~3 天开始进流食、口服肠道制菌药物,以减少术后并发感染的机会。故本题选 B。

22. 纱条引流多用于感染脓腔引流。乳腺癌改良根治切除术的引流为预防性引流,应该使用负压引流管引流。故本题选 B。

23. 预防性抗生素的给药方法:术前 0. 5~2 小时内,或麻醉开始时首次给药;手术时间超过 3 小时或失血量大于 1 500 mL,术中可给予第二剂;总预防用药时间一般不超过 24 小时,个别情况可延长至 48 小时。故本题选 E。

24. 手术前,要对患者的全身情况有足够的了解,查出可能影响整个病程的各种潜在因素,包括心理和营养状态,心、肺、肝、肾、内分泌、血液以及免疫系统功能等,以便发现问题,在术前予以纠正,并对患者的手术耐受力做出细致的估计。手术后期,要采取综合治疗措施,防治可能发生的并发症,尽快地恢复生理功能,促使患者早日康复。故本题选 C。

25. 术后胃肠道蠕动减弱或消失,引起腹胀。首先应暂时禁食及胃肠减压。非手术治疗不能好转者,需再次手术。故本题选 B。

28. 术后出血常与术中止血不完善,创面渗血未完全控制、原痉挛的小动脉断端舒张、结扎线脱落、凝血障碍等有关。胸腔手术后从胸腔引流管内每小时引流出血液量持续超过 100 mL，就提示有内出血。故本题选 E。

31. 患者脾切除术后，减少了对血小板的破坏；血常规示白细胞轻度增高，中性粒细胞比例轻度增高，血小板数量增高，为切脾后的正常反应。体温稍高，为机体的应激性反应。故本题选 E。
32. 施行颅脑手术后，如无休克或昏迷，可取 15°～30°头高脚低斜坡卧位。休克患者，应取下肢抬高 15°～20°，头部和躯干抬高 20°～30°的特殊体位。肥胖患者可取侧卧位，有利于呼吸和静脉回流。蛛网膜下腔阻滞的患者，应平卧或头低卧位 12 小时，以防止因脑脊液外渗致头痛。施行颈、胸手术后，多采用高半坐位卧式，以便于呼吸及有效引流。故本题选 A。
33. 患者腹部手术后反复呕吐，可能为急性胃扩张或肠梗阻。急性胃扩张是手术后常见并发症，主要症状有腹胀、上腹或脐周隐痛，恶心和持续性呕吐。呕吐物为混浊的棕绿色或咖啡色液体，呕吐后症状并不减轻。患者上腹膨隆有压痛，且呕吐物为胃内容物，则考虑急性胃扩张。故本题选 C。
35. 腹部手术后，多取低半坐位卧式或斜坡卧位，以减少腹壁张力。休克患者，应取下肢抬高 15°～20°，头部和躯干抬高 20°～30°的特殊体位。患者血压下降、脉搏加快，提示有休克症状。故本题选 E。
36. 术后发生呃逆者多为暂时性，有时可为顽固性，可能因神经中枢或膈肌直接受刺激引起。施行上腹部手术后，若出现顽固性呃逆，要特别警惕膈下积液或感染。故本题选 E。
38. 根据患者腹部高度膨隆，腹膜刺激征（+），膀胱测压为 31 mmHg，且腹腔引流量 3 500 mL 的临床表现，考虑为弥漫性腹膜炎伴有腹腔压力过高，应立即胃肠减压对症处理。随后抗感染治疗。故本题选 E。
40. 患者曾患心肌梗死，发病后 6 个月内不宜施行择期手术；6 个月以上无心绞痛发作，可在良好的监护条件下施行手术。故本题选 E。
41. 血压在 160/100 mmHg 以下，不作特殊准备。血压>180/100 mmHg，需选用合适降压药，使血压平稳在一定水平，但不要求降至正常才手术。多数学者认为：术前血压适宜水平为 24 小时血压动态监测，平均收缩压、舒张压较治疗前降低 20%～25%。故本题选 D。
42. 长期服用 β 受体阻滞剂的患者，停药会诱发高血压、心动过速、心肌缺血等，围手术期应继续用药，包括手术当天。故本题选 E。
44. 患者手术切口已愈合，但左侧引流口未愈，且有脓性分泌物流出，提示引流口感染，应行窦道造影检查明确脓肿深度等，再做进一步处理。故本题选 C。

第十一节　外科用药等基础知识及基本理论

单选题：每道考题下面有 A、B、C、D、E 五个备选答案，请从中选择一个最佳答案。

1. 治疗高血钾引起的心脏停搏可选用

   A. 阿托品　B. 肾上腺素　C. 溴苄铵　D. 氯化钙　E. 氯化钾

2. 预防无芽孢厌氧杆菌感染首选

   A. 头孢曲松钠　B. 青霉素
   C. 甲硝唑　D. 阿莫西林

E. 万古霉素

3. 关于复苏用药,描述不正确的是

A. 肾上腺素为心搏骤停的首选药物

B. 胺碘酮适用于 CPR、电击除颤或缩血管药等治疗无反应的心室颤动或无脉搏心动过速

C. 心室颤动时首选利多卡因

D. 存在危及生命的高钾血症或高血钾引起的停跳可应用碳酸氢钠

E. 阿托品可用于心室停顿或无脉搏电活动

4. 骨关节炎患者首选的止痛药物是

A. 吗啡　　B. 糖皮质激素

C. 对乙酰氨基酚　　D. 透明质酸钠

E. 氨基葡萄糖

答案与解析

答案

1. D　2. C　3. C　4. C

解析

1. Ca^{2+}对K^{+}有拮抗作用,能缓解K^{+}对心肌的毒性作用。氯化钙可加强心肌收缩力,延长心脏收缩期,提高心肌兴奋性。故本题选 D。

3. 心室颤动的首选治疗措施是非同步直流电击除颤,可给予肾上腺素及利多卡因等心脏复苏药物,但利多卡因并非首选措施。故本题选 C。

第十二节　肿瘤学总论

一、共用题干单选题:每道考题以一个小案例的形式出现,其下面都有 A、B、C、D、E 五个备选答案。请从中选择一个最佳答案。

(1~3 题共用题干)

男,60 岁。右侧鼻翼皮肤病损,反复出现破溃,面积逐渐增大 6 个月。检查:右侧鼻翼可见一约 0.5 cm×1 cm 表浅溃疡,表面由一层黑褐色痂皮覆盖,边缘略高出皮肤。腮腺区和下颌下未扪及肿大淋巴结。

1. 最可能的诊断是

A. 皮脂腺囊肿破溃伴感染　　B. 表皮样囊肿破溃伴感染

C. 鳞状细胞癌　　D. 基底细胞癌

E. 黑色素瘤

2. 为明确诊断,最好采用下列哪项检查

A. 脱落细胞检查　　B. 穿刺活检

C. 切取活检　　D. 切除活检

E. X 线片

3. 治疗应采取下列何种方法

A．局部换药
B．尽早采取化疗
C．尽早采取局部放疗
D．手术彻底切除
E．放疗+手术

二、单选题：每道考题下面有 A、B、C、D、E 五个备选答案，请从中选择一个最佳答案。

4. 肿瘤发生的内在因素不包括
A．遗传因素
B．内分泌因素
C．免疫因素
D．精神因素
E．环境因素

5. 有关交界痣，下列错误的是
A．交界痣是指痣细胞位于基底细胞层，向表皮下延伸
B．是指处于良恶性交界状态
C．交界痣的混合型痣有恶性变倾向
D．交界痣好发于足掌、手掌等部位
E．交界痣应该手术切除

6. 有关良性肿瘤的特点，下列不正确的是
A．细胞分化程度高
B．多呈膨胀性生长
C．不会威胁生命
D．有包膜或与周围有明显界限
E．少数可以恶变

7. 各种化学致癌物中致癌谱广、致癌力强的是
A．芳香胺类
B．多环碳氢化合物
C．氨基偶氮染料
D．真菌毒素
E．亚硝胺类

8. 直肠癌患者出现血尿及膀胱刺激症状，检查提示癌肿转移，这种转移属于
A．淋巴道转移
B．血行转移
C．直接浸润
D．种植转移
E．直肠膀胱癌

9. 类癌是指
A．一种与癌相类似的恶性肿瘤
B．起源于胚胎神经嵴的嗜银细胞瘤
C．一种生长快的恶性肿瘤，介于瘤与癌之间的肿瘤
D．以瘤细胞大小不一为特征的肿瘤
E．一种与肉瘤类似的恶性肿瘤

10. 下述哪些不是癌前病变
A．交界痣
B．黏膜白斑
C．上皮不典型增生
D．炎性息肉
E．萎缩性胃炎

11. 诊断恶性肿瘤最重要的依据包括
A．病程短、发展快
B．肿块质硬、固定
C．血清酶学及免疫学检查
D．X 线、放射性核素或超声检查

E．组织病理学检查

12. 关于恶性肿瘤的转移方式，不正确的是

A．直接浸润
B．血行转移
C．通常自下而上转移
D．种植转移
E．淋巴道转移

13. 以下哪种药物属于抗代谢类抗肿瘤药物

A．洛莫司汀 B．氟尿嘧啶 C．丝裂霉素 D．长春碱 E．顺铂

14. 良性与恶性肿瘤判定中，最有诊断意义的是

A．生长方式
B．生长速度
C．肿瘤的异型性
D．对机体影响
E．出血与坏死

15. 下列未被列为癌前病变的是

A．皮肤过度角化
B．萎缩性胃炎或慢性胃溃疡伴肠上皮化生或不典型增生
C．乳腺囊性增生伴上皮增生
D．子宫颈慢性炎症伴鳞状上皮化生及间变
E．皮肤或黏膜的乳头状瘤、黏膜白斑

16. 关于恶性肿瘤的根治手术，说法错误的是

A．切除癌灶器官的大部分或全部
B．连同周围区域淋巴结做整块切除
C．皮肤恶性肿瘤者切除应达肿瘤的边缘 3～5 cm
D．发生在四肢的恶性肿瘤均行截肢术
E．乳腺癌根治术包括胸大肌、胸小肌的切除

17. 恶性程度最高的体表肿瘤是

A．皮肤乳头状癌
B．皮肤鳞状细胞癌
C．恶性黑色素瘤
D．纤维肉瘤
E．皮肤基底细胞癌

18. 消化道恶性肿瘤转移，最早受累的器官是

A．肝 B．脾 C．肾 D．肺 E．胰

19. 男，58 岁。下肢慢性溃疡 10 年，出现疼痛伴出血 2 个月。查体：左下肢内踝上方有一 2.5 cm×2.5 cm 溃疡，中央凹陷，肉芽呈灰白色，少许脓性渗出物，边缘隆起，触之易出血。为明确诊断，最好采用下列哪项检查

A．穿刺活检
B．切取活检
C．切除活检
D．脱落细胞检查
E．X 线片

答 案 与 解 析

答案

1. D 2. C 3. E 4. E 5. B 6. C 7. E 8. C 9. B 10. D

11. E　12. C　13. B　14. C　15. A　16. D　17. C　18. A　19. B

解析

1. 基底细胞癌多见于老年人，以形成溃疡为主要表现，呈浸润性生长，发展缓慢，可伴色素增多，多呈黑色。其质地较硬，表面呈蜡状，破溃者呈鼠咬状溃疡边缘，易出血，有臭味。黑色素瘤发展迅速。鳞状细胞癌溃疡表面呈菜花状，边缘隆起不规则，易出血，常伴感染致恶臭。皮脂腺囊肿囊内为皮脂与表皮角化物集聚的油脂样“豆渣物”，易继发感染伴奇臭。表皮样囊肿多因手术或外伤形成，囊肿壁由表皮所组成，囊内为角化鳞屑。故本题选 D。
2. 钳（切）取活检多应用于体表或腔道黏膜的表浅肿瘤，特别是外生性或溃疡性肿瘤。适用于皮肤、口唇、口腔黏膜、鼻咽、子宫颈等处。故本题选 C。
4. 肿瘤发生的内在因素与遗传、内分泌和免疫三方面有关，精神因素可对内分泌和免疫发生作用，而环境因素属于外在因素。故本题选 E。
6. 良性肿瘤细胞分化程度高，与原来正常组织相似，多呈膨胀性生长，有包膜，不侵犯周围组织，少数可恶变。良性肿瘤也可威胁患者生命，例如肝血管瘤、心脏血管瘤或大脑血管瘤破裂出血等。故本题选 C。
7. 亚硝胺类物质致癌性强，致癌谱广，是强致癌物，由细菌分解硝酸盐产生。在胃内酸性环境下，亚硝酸盐与来自食物的二级胺作用合成亚硝胺。亚硝胺在体内经过羟化作用而活化，形成一个有很强反应性的烷化碳离子而致癌。故本题选 E。
8. 直接浸润是指恶性肿瘤随着体积不断增大，肿瘤细胞沿着组织间隙或神经束衣连续浸润生长，破坏邻近器官或组织。直肠癌可向肠壁深层浸润，穿透浆膜并侵入前列腺、阴道、精囊腺与膀胱等周围组织脏器。故本题选 C。
9. 类癌又称嗜银细胞瘤，起源于胃肠道胚胎神经嵴的嗜银细胞，是一种低度恶性、生长缓慢、预后相对较好的恶性肿瘤，除食管外，消化道的任何部位都可发生。故本题选 B。
10. 某些疾病或病变本身不是恶性肿瘤，但具有发展为恶性肿瘤的潜能，称为癌前病变。常见的癌前病变有黏膜白斑、交界痣、慢性萎缩性胃炎、子宫颈慢性炎症、结直肠多发性腺瘤性息肉、上皮不典型增生。炎性息肉是指黏膜组织的慢性炎症，黏膜组织过度增生及肉芽组织增生向黏膜表面突出形成带蒂的肿物，不属于癌前病变。故本题选 D。
13. 抗代谢类抗肿瘤药对核酸代谢物与酶的结合反应有相互竞争作用，影响与阻断了核酸的合成，如氟尿嘧啶、替加氟（呋喃氟尿嘧啶）、甲氨蝶呤、巯嘌呤、阿糖胞苷等。洛莫司汀属于细胞毒素类。丝裂霉素属于抗生素类。长春碱属于生物碱类。顺铂是第一代铂类抗肿瘤药物。故本题选 B。
14. 肿瘤的异型性是指肿瘤的细胞形态和组织结构与正常组织的差异性。异型性是区别肿瘤良、恶性的重要组织学依据。故本题选 C。
15. 常见的癌前病变有黏膜白斑、交界痣、慢性萎缩性胃炎、子宫颈慢性炎症、结直肠多发性腺瘤性息肉、上皮不典型增生等。皮肤过度角化不属于癌前病变。故本题选 A。
17. 皮肤乳头状癌由皮肤乳头状瘤恶变而来，局部浸润生长，中度恶性。皮肤鳞状细胞癌，可局部浸润和淋巴结转移，手术治疗为主，区域淋巴结应清扫，放疗敏感，但不易根治。纤维肉瘤，低度恶性，常具有假包膜。皮肤基底细胞癌，呈浸润生长，很少有血道或淋巴结转移。黑色素瘤为高度恶性肿瘤，发展迅速，妊娠时发展更快。故本题选 C。
18. 消化道肿瘤经门静脉转移到肝脏，因此肝脏一般最早受累。四肢肿瘤经体循环转移到肺。故本题选 A。

第三章　普外科临床常见病

第一节　甲状腺、甲状旁腺疾病及其他颈部疾病

一、共用题干单选题：每道考题以一个小案例的形式出现，其下面都有A、B、C、D、E五个备选答案。请从中选择一个最佳答案。

（1~3题共用题干）

女，46岁。1个月前发现甲状腺结节，结节无疼痛，测定血清甲状腺激素在正常范围内。

1. 体格检查发现结节，以下哪项提示结节性质为甲状腺腺瘤
   A．结节边界不清楚　　B．结节质地坚硬，表面不平
   C．结节呈圆形或椭圆形，表面光滑　　D．结节不随吞咽上下移动
   E．结节固定
2. 若体检时测得脉搏110次/分，否认有甲状腺功能亢进症状，血清甲状腺激素浓度高于正常水平，在病史和体格检查方面，甲状腺功能亢进的临床表现最不可能为
   A．急躁易激动　　B．脉搏110次/分
   C．手抖　　D．甲状腺不大
   E．甲状腺激素高于正常水平
3. 若该患者有甲状腺功能亢进，体格检查中可能发现
   A．一侧甲状腺肿大　　B．甲状腺结节性肿大
   C．甲状腺上孤立性结节　　D．甲状腺不大
   E．甲状腺弥漫性肿大伴有杂音

（4~5题共用题干）

男，48岁。颈增粗20年，近1年消瘦10kg，并有心悸。体检发现双侧甲状腺多个结节。基础代谢率+31%，2小时内甲状腺摄碘29%。

4. 最可能的诊断是
   A．单纯性甲状腺肿　　B．结节性甲状腺肿
   C．原发性甲亢　　D．继发性甲亢
   E．甲状腺肿瘤
5. 最有效的治疗是
   A．长期抗甲状腺药物治疗　　B．手术治疗
   C．放射治疗　　D．甲状腺激素治疗
   E．中医治疗

（6~9题共用题干）

男，35岁。2周前开始出现牙痛，牙龈肿胀，20小时前突然出现左颈部肿胀、剧痛，伴高热。查体：左颈部肿胀，张力大，压痛，无结节。

6. 诊断首先考虑下列哪种疾病
   A．急性化脓性淋巴结炎　　B．口底化脓性蜂窝织炎
   C．项痈　　D．淋巴结结核
   E．颈深部化脓性蜂窝织炎

7. 其处理原则是
A. 局部注射抗生素治疗
B. 穿刺引流
C. 不可行气管切开
D. 早期切开引流
E. 避免手术治疗
8. 该患者可能出现的并发症是
A. 化脓性纵隔炎
B. 咽炎
C. 甲状腺急性化脓性感染
D. 支气管炎
E. 肺炎
9. 如穿刺细胞学检查为滤泡状腺癌,且有右颈部淋巴结转移,治疗首选
A. 患侧腺体连同峡部全部切除,对侧腺体大部切除加患侧淋巴结清扫
B. 全部切除甲状腺加放射碘治疗
C. 外放射治疗
D. 患侧腺体,连同峡部全部切除,对侧大部切除
E. 全部切除甲状腺

(10~12 题共用题干)

女,25 岁。发现心悸、多汗、易怒 1 年,伴有饮食量增加、消瘦。查体: BP 110/80 mmHg,重度突眼,甲状腺弥漫性肿大,深入胸骨后上纵隔内,心率 116 次/分。测血 T_3、T_4 值高于参考值上限一倍。

10. 该患者诊断是
A. Graves 病
B. 高功能腺瘤
C. 结节性甲状腺肿
D. 亚急性甲状腺炎
E. 慢性淋巴细胞性甲状腺炎
11. 对患者应尽早手术治疗,其适应证是
A. TSH 增高
B. T_3、T_4 显著升高
C. 甲状腺弥漫性肿大
D. 甲状腺位于胸骨后
E. 重度眼突
12. 该患者术前最适合的药物准备是
A. 丙硫氧嘧啶
B. 碘剂
C. 抗甲状腺药+碘剂
D. 抗甲状腺药+普萘洛尔
E. 普萘洛尔

二、单选题: 每道考题下面有 A、B、C、D、E 五个备选答案,请从中选择一个最佳答案。

13. 单纯性甲状腺肿治疗方法中,下列哪项是错误的
A. 单纯性甲状腺肿一般可口服小剂量甲状腺素制剂
B. 青少年单纯性甲状腺肿是手术禁忌证
C. 胸骨后甲状腺肿需手术治疗
D. 结节性单纯性甲状腺肿继发有功能亢进的综合征,应早期手术治疗
E. 绝经期后,甲状腺结节短期内突然增大,说明有恶变,不应盲目手术治疗
14. 甲状腺功能亢进症行甲状腺次全切除术后,发生危象的有效处理不包括
A. 糖皮质激素静脉滴注
B. 肾上腺素注射

C．服用普萘洛尔　　D．碘剂
E．大剂量应用镇静剂

15. 左锁骨上淋巴结活检病理报告为转移性腺癌，其原发病灶最不可能的是
A．甲状腺癌　B．胃癌　C．食管癌　D．胰腺癌　E．乳腺癌

16. 甲状腺癌的各种病理类型中，能产生降钙素、前列腺素、肠血管活性肽的是
A．乳头状癌　　B．滤泡状腺癌
C．未分化癌　　D．髓样癌
E．上皮癌

17. 甲状腺大部切除后48小时内，需注意最危急的并发症为
A．喉上神经内侧支损伤　　B．喉返神经单侧损伤
C．手足抽搐　　D．呼吸困难和窒息
E．甲状腺危象

18. 弥漫性甲状腺肿大的疾病施行甲状腺大部切除术，应掌握严格适应证，下列不适宜手术的情况是
A．结节性甲状腺肿继发亢进　　B．巨大甲状腺肿影响工作和生活
C．原发性甲状腺功能亢进药物治疗后复发　　D．慢性淋巴性甲状腺肿
E．结节性甲状腺肿疑有恶变

19. 必须进行手术治疗的良性甲状腺疾病是
A．高功能腺瘤　　B．轻度原发性甲亢
C．结节性甲状腺肿　　D．单纯性甲状腺肿
E．甲状腺腺瘤

20. 恶性度最高的甲状腺癌病理类型为
A．腺瘤恶变　　B．滤泡状腺癌
C．乳头状腺癌　　D．未分化癌
E．髓样癌

21. Horner综合征是指
A．甲状腺癌压迫喉返神经产生声嘶
B．甲状腺癌压迫气管产生呼吸困难
C．甲状腺癌压迫颈交感神经节产生系列症状
D．甲状腺癌压迫食管产生吞咽困难
E．甲状腺癌侵袭颈丛浅支产生系列症状

22. 以下关于甲状腺手术治疗适应证的叙述，不正确的是
A．高功能腺瘤
B．中度及以上原发性甲亢
C．甲状腺肿大有压迫症状
D．抗甲状腺药物或放射性^{131}I治疗无效者
E．老年患者

23. 甲状腺癌最常见的病理类型是
A．乳头状癌　　B．滤泡状癌
C．乳头状癌合并滤泡状癌　　D．髓样癌

E．未分化癌

24. 下列关于甲亢术后并发症的描述，哪项恰当

A．呼吸困难和窒息多由于排痰不畅
B．喉返神经损伤可引起饮水呛咳
C．喉上神经损伤可引起声音嘶哑
D．甲状腺危象可出现高热、脉快
E．手足抽搐是由于损伤了颈交感神经

25. 甲状腺功能亢进症患者的手术禁忌证是

A．中度 Graves 病
B．胸骨后甲状腺肿伴甲亢
C．高功能腺瘤
D．妊娠早期重度甲亢
E．青少年患者

26. 临床上可表现为面色潮红、腹泻、心悸的甲状腺癌病理类型为

A．腺瘤恶变
B．滤泡状腺癌
C．乳头状腺癌
D．未分化癌
E．髓样癌

27. 为预防甲状腺功能亢进症术后出现甲状腺危象，最关键的措施是

A．术后用冬眠合剂镇静
B．吸氧
C．术后给予氢化可的松
D．术后补钙
E．术前使基础代谢率降至正常范围

28. 甲亢术后出现黏液水肿和脉缓是由于

A．喉上神经损伤
B．甲状腺切除过多
C．甲状旁腺损伤
D．喉返神经损伤
E．交感神经损伤

29. 下列不属于单纯性甲状腺肿手术指征的是

A．有明显压迫症状
B．胸骨后甲状腺肿
C．继发甲亢
D．病史较长者
E．疑有恶变者

30. 甲状腺功能亢进症最常见的甲状腺改变是

A．结节性甲状腺肿
B．弥漫性甲状腺肿
C．慢性淋巴细胞性甲状腺炎
D．甲状腺腺瘤
E．甲状腺腺癌

31. 甲状腺激素中起主要作用的成分是

A．T_4　B．T_2　C．T_3　D．T_1　E．碘

32. 有关甲状腺结节的叙述错误的是

A．单发结节以甲状腺腺瘤多见
B．甲状腺扫描示热结节可以除外甲状腺癌
C．甲状腺囊肿可以是冷结节
D．多发结节一定不是甲状腺癌
E．甲状腺腺瘤可以表现为温结节、冷结节或凉结节

33. 治疗甲状腺未分化癌采用

A．激素治疗
B．甲状腺局部切除
C．患侧甲状腺及峡部全切加对侧次全切除术
D．放射治疗

E．双侧甲状腺全切除术+放射性碘治疗

34. 甲状腺功能亢进症术前准备通常不包括

A．给予镇静剂
B．喉镜检查
C．控制心率
D．给予氢化可的松
E．测基础代谢率

35. 中度甲亢的基础代谢率为

A．+10%~+20%
B．+10%~+30%
C．+20%~+30%
D．+30%~+60%
E．>+60%

36. 隐匿性甲状腺癌又称微小乳头状癌，一般认为其肿瘤直径为

A．<1 cm
B．1~1.5 cm
C．1.5~2 cm
D．2~2.5 cm
E．3 cm

37. 引起 Graves 病基本的原因是

A．长期碘摄入不足
B．长期碘摄入过多
C．各种因素致下丘脑分泌 TRH 过多
D．各种原因致垂体分泌 TSH 过多
E．遗传易感性和自身免疫功能异常

38. 甲亢术后呼吸困难和窒息的原因不包括

A．切口内出血
B．双侧喉返神经损伤
C．喉头水肿
D．双侧喉上神经损伤
E．气管塌陷

39. 导致单纯性甲状腺肿最主要的病因是

A．甲状腺激素需要量增高
B．甲状腺激素分泌增加
C．甲状腺激素合成障碍
D．甲状腺激素合成原料(碘)缺乏
E．长期服用甲状腺药物

40. 甲状腺癌的常见病理类型不包括

A．乳头状腺癌
B．滤泡状腺癌
C．未分化癌
D．鳞癌
E．髓样癌

41. 以下甲状腺疾病不容易恶变的是

A．桥本病
B．结节性甲状腺肿
C．甲状腺功能亢进症
D．青春期甲状腺肿
E．甲状腺腺瘤

42. 甲亢术后呼吸困难多发生于术后

A．6 小时以内
B．12 小时以内
C．24 小时以内
D．48 小时以内
E．72 小时以内

43. 下列属于调节甲状腺功能的激素是

A．TSH　B．GH　C．PTH　D．ADH　E．CTH

44. 不宜立即手术治疗的甲状腺肿是

A．生理性甲状腺肿　B．继发性甲亢
C．结节性甲状腺肿　D．胸骨后甲状腺肿
E．可疑恶变

45. 甲状腺滤泡状腺癌伴肺转移用
A．激素治疗　B．甲状腺局部切除
C．患侧甲状腺及峡部全切+对侧次全切除术　D．放射治疗
E．双侧甲状腺全切除术+放射性碘治疗

46. 甲亢性心脏病的老年患者,其甲状腺功能亢进症的根治首选
A．复方碘溶液　B．大剂量普萘洛尔
C．抗甲状腺药物　D．核素^{131}I 治疗
E．立即行甲状腺手术

47. 下列哪种激素与甲状旁腺激素有拮抗作用
A．垂体后叶素　B．肾上腺素
C．降钙素　D．生长激素
E．血管紧张素

48. 结节性甲状腺肿不会继发
A．甲状腺功能减低　B．恶变
C．甲状腺功能亢进　D．声音嘶哑
E．呼吸困难

49. 甲状腺术后出现手足抽搐是由于损伤了
A．喉上神经　B．喉返神经　C．交感神经　D．甲状旁腺　E．副神经

50. 男,42 岁。右颈前气管三角区可触及多发肿大淋巴结,质硬,较固定,最常见的病因是
A．肺结核　B．甲状腺癌
C．乳腺癌　D．急性扁桃体炎
E．肺癌

51. 女,34 岁。行甲状腺双侧次全切,有关术中操作描述,正确的是
A．结扎切断甲状腺上动脉要远离甲状腺上极
B．结扎切断甲状腺下动脉要靠近甲状腺背面
C．止血后不必放引流
D．切除腺体的 70%~80%
E．须保留腺体的背面部分

52. 男,43 岁。右颈部扪及一包块,CT 如图所示,最可能的诊断是

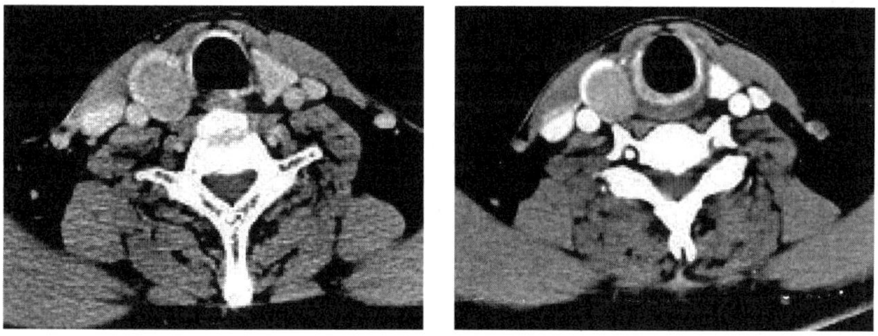

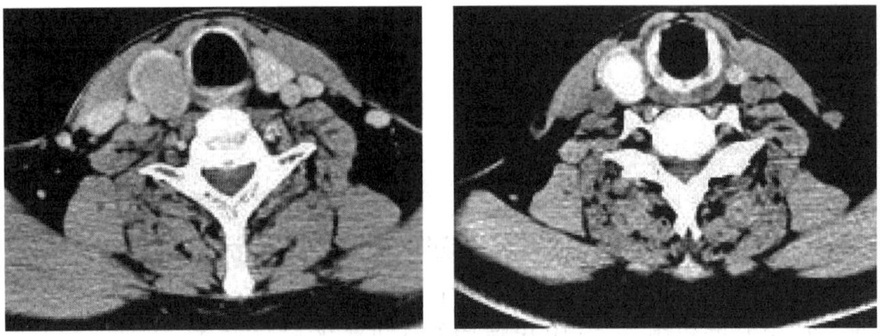

A. 结节性甲状腺肿
B. 甲状腺原发淋巴瘤
C. 甲状腺腺癌
D. 甲状腺转移瘤
E. 甲状腺腺瘤

53. 女,45 岁。术前诊断为巨大结节性甲状腺肿,在颈丛麻醉下行一侧甲状腺全切,另一侧甲状腺大部切除术,术后第 2 天突然发生窒息,面肌和手足持续性痉挛。预防此种并发症的关键是

A. 结扎、切断甲状腺上动脉时应紧贴甲状腺上极
B. 结扎甲状腺下动脉要靠近颈总动脉
C. 保留腺体要适当
D. 术中常规做气管切开
E. 必须保存两叶腺体背面部分

54. 男,18 岁。诊断为单纯性甲状腺肿,无其他症状。治疗应首先考虑

A. 甲状腺次全切除术
B. 多食含碘丰富的食物
C. 小量甲状腺素
D. 碘治疗
E. 无需治疗,门诊观察

55. 女,38 岁。3 个月前与家人吵架后,出现多食易饥饿,性情急躁,易激动,失眠,多汗怕热,消瘦,心跳快,血压高达 170/100 mmHg,3 个月来感到眼睛发胀,大便稀薄、次数多,尿多。体格检查最可能发现的是

A. 心脏扩大
B. 皮肤粗糙
C. 甲状腺肿大
D. 腹部可闻及杂音
E. 神经反射正常

56. 女,32 岁。住在农村。甲亢 6 年,疏于治疗,长期不愈,临床疑诊甲亢性心脏病,心功能Ⅱ级,甲状腺Ⅰ度肿大,甲状腺吸碘率 3 小时 68%,24 小时 90%,下列哪项治疗应首先考虑

A. 他巴唑治疗
B. 丙硫氧嘧啶治疗
C. 手术治疗
D. 他巴唑+普萘洛尔治疗
E. ^{131}I 治疗

57. 女,38 岁。双侧甲状腺次全切除术后第一天,诉口周、指尖麻木,此刻考虑

A. 高钾血症　B. 低钾血症　C. 低氯血症　D. 高钙血症　E. 低钙血症

58. 女,40 岁。因右侧甲状腺单发结节,颈部淋巴结无肿大,行甲状腺结节局部切除术。术后病理报告为甲状腺乳头状腺癌。术后 5 天拆线。下一步对患者的治疗是

A. 再一次手术清除患侧淋巴结

B．口服甲状腺素片
C．口服碘剂
D．再一次手术将患侧腺体、峡部及对侧腺体大部切除，术后长期口服甲状腺素片
E．颈部放射治疗

59. 女，45 岁。因患甲状腺功能亢进行双侧甲状腺次全切除术。术后出现严重的呼吸困难，考虑其原因有可能是
A．单侧喉上神经外支损伤　　B．单侧喉返神经损伤
C．单侧喉上神经内支损伤　　D．双侧喉返神经损伤
E．双侧喉上神经内支损伤

60. 男，47 岁。颈部肿物 5 年，近 3 个月来感心悸，多汗，食量加大，检查：无突眼，甲状腺Ⅱ度肿大、结节状，脉搏 116 次/分，心、肺、腹无异常发现。根据临床表现考虑是
A．甲状腺腺癌　　B．原发性甲状腺功能亢进
C．继发性甲状腺功能亢进　　D．高功能腺瘤
E．结节性甲状腺肿

61. 女，21 岁。颈部肿大 2 个月。查体：右叶甲状腺可触及一质硬结节，直径 2 cm，同侧颈淋巴结可及 2 个，质中，活动。B 超：甲状腺右叶一低回声实性团块。为明确肿物良恶性，首选下列哪项检查
A．同位素扫描　　B．颈部软组织像
C．针吸细胞学检查　　D．血清降钙素测定
E．右侧颈淋巴结活检

62. 女，28 岁。因左侧甲状腺肿物行左侧甲状腺全切手术，术中冷冻病理切片结果为“甲状腺乳头状腺癌”，此时最适宜的处理是
A．结束手术，术后安排 ^{131}I 放射治疗
B．继续手术，切除全部甲状腺组织并清扫颈部淋巴结
C．结束手术，术后安排化疗
D．继续手术，行右侧甲状腺次全切除和甲状腺峡部切除
E．切除甲状腺峡部后结束手术

63. 女，27 岁。发现甲状腺结节 3 个月，近 1 个月来出现 Horner 综合征，喉镜检查发现右侧声带麻痹，优先要明确的诊断是
A．重度甲亢　　B．甲状腺腺瘤并发囊内出血
C．结节性甲状腺肿恶变　　D．桥本甲状腺炎
E．甲状腺癌

64. 女，52 岁。右颈前部肿块 1 年，近 1 个月来伴有腰痛。体格检查：右侧甲状腺内扪及肿块 3 cm×3 cm，肿块质硬、高低不平、活动度小。腰椎 X 线片提示腰 2 骨质破坏，考虑转移性癌，决定行甲状腺肿块活检。经冷冻切片证实系甲状腺滤泡型腺癌，最适当的治疗方案是
A．全甲状腺切除+腰 2 放射性碘内照射
B．全甲状腺切除+颈淋巴结清扫和腰 2 放射性碘内照射
C．右侧甲状腺叶切除+腰 2 放射性碘内照射
D．右侧甲状腺叶切除+化学治疗

E．局部肿瘤切除+外放射治疗

65. 女，35 岁。发现左颈前一无痛性肿块 1 年，约 1 cm 大小，近 1 个月来出现声音嘶哑。查体：甲状腺左下极质硬结节，直径 1.5 cm，随吞咽活动，颈部未触及肿大淋巴结。最可能的诊断是

A．甲状腺囊肿　　B．甲状腺舌骨囊肿

C．甲状腺癌　　D．甲状腺腺瘤

E．结节性甲状腺肿

66. 女，43 岁。主诉颈前肿块 3 个月，声哑 1 周。体格检查发现右侧甲状腺有一 3 cm×3 cm 肿块，边界不甚清楚，表面不平，质地坚硬，但仍可随吞咽上下移动，应考虑的诊断是

A．结节性甲状腺肿　　B．淋巴性甲状腺肿

C．甲状腺腺瘤　　D．甲状腺腺癌

E．纤维性甲状腺炎

67. 女，42 岁。右颈侧肿块 2 个月余，如蚕豆大、可活动，无压痛，无发热及咳嗽。鼻咽部无异常。甲状腺峡部可及直径 0.5 cm 大小结节。其最可能的诊断是

A．慢性淋巴结炎　　B．甲状腺癌转移

C．淋巴结结核　　D．肺癌转移

E．鼻咽癌转移

68. 女，48 岁。发现颈前偏右有一随吞咽移动肿块，手术切除病理证实甲状腺滤泡腺癌，并作下列的描述，不正确的是

A．与乳头状癌一样，滤泡腺癌属分化良好的甲状腺癌

B．血行转移较乳头状癌更少见

C．腺体内多中心比乳头状癌更为少见

D．滤泡腺癌预后与肿瘤侵犯血管程度有关

E．在同一瘤块中，同时可发现有部分乳头状癌存在

69. 女，31 岁。甲状腺次全切除术后 6 小时，出现憋气、烦躁，并迅速加重。查体：P 110 次/分，BP 120/90 mmHg，神志清楚，颈部肿胀，口唇发绀，无声音嘶哑，呼吸急促，双肺呼吸音粗，未闻及啰音。此时应给予的紧急处理措施是

A．立即面罩高流量吸氧　　B．开放伤口，据情况行气管切开

C．立即注射呼吸兴奋剂　　D．保持引流管通畅

E．半坐位，充分吸痰

70. 男，48 岁。因结节性甲状腺肿行双侧甲状腺次全切除术，术后第 2 天出现声音嘶哑，考虑原因为

A．喉返神经损伤　　B．甲状腺功能低下

C．气管损伤　　D．交感神经损伤

E．甲状腺危象

71. 女，23 岁。因原发性甲状腺功能亢进症在气管内插管全麻下行甲状腺双侧次全切术，术后清醒拔出气管插管后患者出现呼吸困难，伴有失音，无手足麻木。查体：T 37.3℃，P 92 次/分，R 28 次/分，BP 130/70 mmHg，面红无发绀，颈部不肿，引流管通畅，有少许血液流出。引起该患者呼吸困难最可能的原因是

A．喉上神经损伤　　B．伤口出血

C．甲状腺危象　D．双侧喉返神经损伤
E．甲状旁腺损伤

72. 女,38 岁。因全身骨密度降低,多发肾结石,化验血钙升高而就诊。初步诊断是
A．甲状旁腺功能亢进　B．甲状腺功能亢进
C．甲状腺功能低下　D．甲状旁腺功能低下
E．尿石症

73. 女,38 岁。公共汽车售票员,半年前在工作中与乘客吵架后,出现多食易饥饿,性情急躁,易激动,失眠,多汗怕热,消瘦,心跳快,血压高达 170/100 mmHg,3 个月感到眼睛发胀,大便稀薄、次数多,尿多。哪项检查最有诊断价值
A．心电图　B．基础代谢率
C．核素、TSH、T_3、T_4 检查　D．全血细胞计数
E．CT 或 BUS

74. 女,72 岁。半个月来颈前部肿块迅速增大伴声哑、气急等症状。以下哪项诊断是错误的
A．甲状腺未分化癌　B．甲状腺囊肿
C．甲状腺乳头状腺癌　D．甲状腺滤泡腺癌
E．甲状腺髓样癌

75. 女,38 岁。Graves 病甲状腺次全切除术后 10 年。近 4 个月心悸、怕热、多汗、手颤抖,体重下降 5 kg。血 TSH、FT_3、FT_4 检查证实甲状腺功能亢进症复发,服甲巯咪唑 2 周后因严重药疹而停药。下一步治疗应
A．甲巯咪唑加抗过敏药物　B．改用丙硫氧嘧啶
C．改用 β 受体拮抗剂　D．用放射性 ^{131}I 治疗
E．丙硫氧嘧啶加抗过敏药物

76. 女,42 岁。右胸壁肿块,拟诊肋骨肿瘤作切除。术后病理证实转移性甲状腺滤泡型腺癌。此时查甲状腺,发现右侧甲状腺内有一 3 cm×3 cm 质硬肿块,应考虑最适当的手术方式有
A．肿块局部切除　B．一侧腺叶部分切除
C．一侧腺叶全切除　D．全甲状腺切除
E．一侧甲状腺叶+峡部切除

77. 女,25 岁。2 个月来感双手细颤,体重减轻约 5 kg,查体：血压 126/68 mmHg,中等体型,皮肤微潮,双手轻度细颤,无突眼,甲状腺 Ⅰ 度肿大,未闻及血管杂音,心率 94 次/分,律齐。根据患者的临床表现考虑甲状腺功能亢进症,如果要证实应进一步检查
A．血 TSH、FT_3、FT_4　B．抗甲状腺抗体
C．甲状腺核素扫描　D．甲状腺 ^{131}I 摄取率
E．甲状腺刺激免疫球蛋白

78. 女,25 岁。发现颈前肿物 2 个月,无任何不适。查体：颈前正中线甲状软骨上方可触及圆形结节,囊性感,随吞咽和伸舌活动,无压痛,考虑诊断为
A．甲状腺腺瘤　B．囊状淋巴管瘤
C．颏下皮样囊肿　D．甲状舌管囊肿
E．胸腺咽管囊肿

79. 女,25 岁。发现右颈部肿块 3 个月,近期出现腰背疼痛。体格检查：右侧甲状腺扪及肿

块 4 cm,质坚硬,表面不平。甲状腺肿块切除冷冻切片显示右甲状腺乳头状癌。腰椎 X 线片显示腰骨质破坏,拟诊右甲状腺癌腰椎转移。最适当的治疗方案是

A. 全甲状腺切除+腰椎病灶清除术
B. 右侧甲状腺切除+腰椎放射外照射
C. 全甲状腺切除+放射性碘内照射
D. 右侧甲状腺叶切除+化学治疗
E. 右侧甲状腺叶切除+甲状腺制剂

80. 女,17 岁。颈部被刀割伤。查体:颈部横切口,可闻及呼吸声,呼吸困难,皮下可触及捻发音。对此患者重要的急诊处理是

A. 止血
B. 缝合伤口,引流
C. 吻合神经
D. 局部填塞
E. 清理呼吸道,保持呼吸道通畅

81. 男,46 岁。颈前包块 3 个月,近期包块稍增大,无不适。查体:甲状腺左叶下极 2 cm×1 cm 包块,质韧、光滑,随吞咽上下移动,周围无明显肿大淋巴结。针吸涂片细胞学检查可疑恶性肿瘤,建议手术治疗,术中首先送快速病理。此时正确的切除范围为

A. 左叶部分切除
B. 左叶全切加峡部切除
C. 左叶次全切除
D. 连同包块周围少许组织的甲状腺组织切除
E. 单纯包块切除

82. 女,25 岁。甲状腺右叶发现 0.8 cm 结节,右颈部可触及多个肿大淋巴结,质稍硬,活动,经冷冻证实为甲状腺乳头状腺癌,手术方案应是

A. 右侧甲状腺全切,加峡部全切,对侧甲状腺大部切除及右侧颈淋巴结清扫术
B. 双侧甲状腺全切除
C. 右侧甲状腺全切,对侧甲状腺大部切除
D. 右侧甲状腺全切
E. 局部切除加放射治疗

83. 女,26 岁。胃纳好,体重明显下降且有心悸、乏力。体检:脉搏每分钟 110 次,眼球突出,甲状腺弥漫性肿大,无杂音,考虑的诊断是

A. 结节性甲状腺肿继发亢进
B. 原发性甲状腺功能亢进
C. 高功能腺瘤
D. 淋巴性甲状腺肿
E. 甲状腺炎

84. 女,30 岁。妊娠 5 个月合并甲亢,甲状腺较大,有轻度压迫症状,应选择的治疗方法是

A. 抗甲状腺药物治疗
B. 终止妊娠后服抗甲状腺药物
C. 手术切除大部分甲状腺
D. 终止妊娠后手术治疗
E. 放射性碘治疗

85. 女,42 岁。发现甲状腺肿物 1 周。检查发现肿物质硬,同侧有淋巴结肿大。患者有腹泻、心悸、脸面潮红等症状。最大可能是

A. 甲状腺高功能腺瘤
B. 甲状腺乳头状瘤
C. 甲状腺滤泡状癌
D. 甲状腺未分化癌
E. 甲状腺髓样癌

86. 女,25 岁。颈部增粗,胃纳好,消瘦和心悸,首先采取的确诊方法是

A．测定血清甲状腺激素　　B．甲状腺摄取^{131}I 率测定
C．基础代谢　　D．抗甲状腺药物试验性治疗
E．超声检查

87．女，21 岁。主因心慌伴乏力、消瘦就诊。查体：心率 126 次/分，血压 125/60 mmHg，双手细颤，双眼稍突，颈部明显增粗，双甲状腺Ⅲ度肿大，光滑，未及结节，活动，听诊有血管杂音。为明确诊断，可选的检查是
A．颈部 CT　　B．颈部平片
C．双甲状腺核素扫描　　D．颈部多普勒超声
E．选择性血管造影

88．女，34 岁。甲状腺次全切除术后，饮水时出现呛咳，无声音嘶哑，初步诊断是
A．喉返神经损伤　　B．交感神经损伤
C．气管损伤　　D．食管损伤
E．喉上神经损伤

三、案例分析题：以下提供若干个案例，每个案例下设若干道考题。每道考题有多个备选答案，其中正确答案有 1 个或多个。选对一个答案给 1 个得分点，选错一个扣 1 个得分点，直至本题扣至 0 分。

（89～91 题共用题干）

女，46 岁。发现颈部肿大、多食、消瘦 2 年入院，曾至当地医院按“甲亢”服药治疗 1 年半，上述症状无明显好转。体检：甲亢面容、甲状腺Ⅲ度肿大，浅表淋巴结不肿大。

89．入院后的常规检查不包括
A．基础代谢率测定　　B．心电图检查
C．颈部摄片　　D．喉镜检查
E．血电解质检查　　F．颈部肿块穿刺

90．提示：完善术前准备，拟行双侧甲状腺大部切除手术。切除甲状腺体应注意的问题是
A．切除腺体的 50%～60%
B．切除腺体的 80%～90%
C．切除腺体的 70%～80%
D．保留峡部
E．同时切除峡部
F．每侧残留腺体约为成人拇指末节大小

91．提示：术后患者突发呼吸困难、烦躁、发绀。出现此症状的原因有
A．损伤喉上神经　　B．损伤双侧喉返神经
C．切口内出血　　D．喉头水肿
E．气管痉挛　　F．损伤甲状旁腺

（92～94 题共用题干）

男，50 岁。因“甲状腺肿物”行左侧甲状腺次全切除术，手术经过顺利，术后第二天，患者诉面部阵发性针刺感，手部也有类似感受。

92．该患者可能的并发症是
A．喉上神经损伤　　B．喉返神经损伤

C. 手足抽搐　　D. 颈部小神经受损
E. 甲状腺危象前兆　　F. 肌无力

93. 关于上述并发症,说法正确的是
A. 可能因手术时误伤甲状旁腺所致
B. 可能因手术时使甲状旁腺血液供给受累所致
C. 切下甲状腺标本时要立即仔细检查其背面甲状旁腺有无误切,有助于避免
D. 发现甲状旁腺时设法移植到胸锁乳突肌中等,有助于避免
E. 严重者可发生窒息
F. 神经肌肉的应激性降低

94. 宜怎样处理
A. 静脉滴注氢化可的松　　B. 进行物理治疗
C. 口服碘剂　　D. 禁止肉类、乳品及蛋类等食品的摄入
E. 口服葡萄糖酸钙　　F. 口服β受体阻滞剂

答案与解析

答案

1. C　2. D　3. E　4. D　5. B　6. E　7. D　8. A　9. A　10. A
11. D　12. C　13. E　14. B　15. A　16. D　17. D　18. D　19. A　20. D
21. C　22. E　23. A　24. D　25. E　26. E　27. E　28. B　29. D　30. B
31. C　32. D　33. D　34. D　35. D　36. A　37. E　38. D　39. D　40. D
41. D　42. D　43. A　44. C　45. E　46. D　47. C　48. A　49. D　50. B
51. E　52. E　53. E　54. B　55. C　56. E　57. E　58. D　59. D　60. C
61. C　62. D　63. E　64. B　65. C　66. D　67. B　68. B　69. B　70. A
71. D　72. A　73. C　74. B　75. D　76. D　77. A　78. D　79. C　80. E
81. D　82. A　83. B　84. C　85. E　86. A　87. C　88. E
89. F　90. BEF　91. BCDE　92. C　93. ABCDE
94. E

解析

1. 甲状腺腺瘤的临床表现为甲状腺内可触及单个圆形或椭圆形结节,个别为多发。表面光滑,界限清楚,与皮肤无粘连,随吞咽上下移动。质地不一,实性者软,囊性者则硬。故本题选C。
2. 甲亢的临床表现包括甲状腺肿大、性情急躁、容易激动、失眠、两手颤动、怕热、多汗、皮肤潮湿、食欲亢进但消瘦、体重减轻、心悸、脉快有力(脉率常在100次/分以上,休息及睡眠时仍快)、脉压增大(主要由于收缩压升高)、内分泌紊乱(如月经失调)以及无力、易疲劳、出现肢体近端肌萎缩等。其中脉率增快及脉压增大尤为重要。故本题选D。
5. 继发性甲亢是甲状腺功能亢进症手术治疗的指征之一。故本题选B。
6. 颈深部化脓性蜂窝织炎常由口腔、咽喉等急性炎症引起,全身症状重,表现为疼痛明显的局部肿胀,一般无法触及波动感。颈淋巴结结核早期无疼痛,可有低热。故本题选E。
8. 颈深部化脓性蜂窝织炎严重时可发生喉头水肿,压迫气管及食管,可引起呼吸困难及吞

咽困难，炎症向下扩散可引起纵隔炎或纵隔脓肿。故本题选 A。

9. 对于高度侵袭性滤泡状腺癌，伴右颈部淋巴结转移，手术应切除甲状腺右叶全叶并清扫淋巴结，对侧大部切除并切除峡部。故本题选 A。

11. 甲状腺功能亢进症的手术指征：①继发性甲亢或高功能腺瘤。②中度以上的原发性甲亢。③腺体较大，伴有压迫症状，或胸骨后甲状腺肿等类型甲亢。④抗甲状腺药物或^{131}I治疗后复发者或坚持长期用药有困难者。⑤妊娠早、中期的甲亢患者凡具有上述指征者，应考虑手术治疗，并可以不终止妊娠。故本题选 D。

12. 患者症状较重，可先用硫脲类药物，待甲亢症状得到基本控制后，改服 2 周碘剂，再进行手术。故本题选 C。

14. 甲状腺危象的治疗：①一般治疗，应用镇静剂、降温、充分供氧、补充能量、维持水、电解质及酸碱平衡等。②碘剂，口服复方碘化钾溶液，或紧急时用 10%碘化钠加入 10%葡萄糖溶液静脉滴注，以降低血液中甲状腺素水平。③肾上腺素能阻滞剂，可选用利血平肌注或胍乙啶口服。还可用普萘洛尔加 5%～10%葡萄糖溶液静脉滴注。④氢化可的松，分次静脉滴注，以拮抗过多甲状腺素的反应。故本题选 B。

16. 髓样癌来源于滤泡旁降钙素分泌细胞（C 细胞），可以产生降钙素、前列腺素、肠血管活性肽等，临床上可出现腹泻、心悸、脸面潮红和血钙降低等症状。甲状腺癌中无上皮癌这一病理类型。故本题选 D。

19. 高功能腺瘤的特点是无须在 TSH 刺激下即可自主分泌 T_3 或 T_4，并抑制垂体分泌 TSH，使周围正常甲状腺功能受到不同程度的抑制，甚至腺体萎缩。外科手术是治疗高功能腺瘤的首选方法。可采用的主要手术方式：①单纯腺瘤切除。②患侧腺叶次全切除术。故本题选 A。

21. Horner 综合征是指甲状腺癌压迫颈交感神经节引起瞳孔缩小，但对光反应正常，患侧眼球内陷、上睑下垂及患侧面部少或无汗等表现的综合征。故本题选 C。

22. 甲亢手术禁忌证：①青少年患者；②症状较轻者；③老年患者或有严重器质性疾病不能耐受手术者。故本题选 E。

24. 呼吸困难和窒息多因切口内出血、喉头水肿、气管塌陷和双侧喉返神经损伤引起。喉返神经损伤可引起声音嘶哑。喉上神经损伤可引起饮水呛咳。甲状腺危象主要表现为高热（>39℃）、脉速（>120 次/分），同时合并神经、循环及消化系统严重功能紊乱，如烦躁、谵妄、大汗、呕吐、水泻等。手足抽搐是由于损伤甲状旁腺导致低血钙。故本题选 D。

28. 甲状腺切除过多容易引发甲状腺功能低下，表现为黏液水肿和脉缓。故本题选 B。

29. 单纯性甲状腺肿手术指征：①胸骨后甲状腺肿。②因气管、食管或喉返神经受压引起临床症状者。③巨大甲状腺肿影响工作和生活者。④结节性甲状腺肿继发甲状腺功能亢进者，应按甲亢术前严格准备后再行手术。⑤结节性甲状腺肿疑有恶变者。故本题选 D。

34. 甲状腺功能亢进症术前准备：①一般准备，包括控制心率，应用镇静剂缓解患者过度精神紧张等。②术前检查，包括颈部摄片、心电图、喉镜检查、测定基础代谢率。③药物准备，抗甲状腺药物+碘剂、单用碘剂、普萘洛尔。故本题选 D。

35. 基础代谢率 =（脉率+脉压）-111，正常值为±10%；增高至+20%～+30%为轻度甲亢，+30%～+60%为中度甲亢，+60%以上为重度甲亢。故本题选 D。

38. 甲亢术后呼吸困难和窒息的原因：①出血及血肿压迫气管。②喉头水肿及呼吸道分泌物堵塞。③气管软化、塌陷。④双侧喉返神经损伤。⑤气管痉挛。喉返神经单侧损伤导致声音嘶哑，双侧损伤导致窒息。喉上神经外侧支损伤导致声音低沉但不嘶哑，内侧支损伤导致呛咳。故本题选 D。

41. 青春期甲状腺肿一般是青春期患者缺乏甲状腺激素所致，宜多食用含碘丰富的海带、紫菜等食物治疗，一般不会恶变。故本题选 D。

46. ^{131}I 治疗的适应证：①甲状腺肿大Ⅱ度以上。②对 ATD 过敏。③ATD 治疗或者手术治疗后复发。④甲亢合并心脏病。⑤甲亢伴白细胞减少、血小板减少或全血细胞减少。⑥甲亢合并肝、肾等脏器功能损害。⑦拒绝手术治疗或者有手术禁忌证。⑧浸润性突眼。对轻度和稳定期的中、重度 GO 可单用^{131}I 治疗甲亢，对活动期患者可以加用糖皮质激素。妊娠和哺乳期禁止放射碘治疗。故本题选 D。

49. 手术时甲状旁腺误被一并切除，或受挫伤，或其血液供应受累，都可以引起甲状旁腺功能的不足，发生手足抽搐。临床上多数患者只有面部、唇部或手足部的针刺样麻木感或强直感。故本题选 D。

50. 气管三角触及多发、质硬、固定淋巴结，考虑为甲状腺癌的颈部淋巴结转移。故本题选 B。

51. 结扎切断甲状腺上动脉要靠近甲状腺上极，以免损伤喉上神经。结扎切断甲状腺下动脉要尽量离开甲状腺背面，以免损伤喉返神经。应切除腺体的 80%～90%，术后常规放置引流，防止出血压迫气管，引起呼吸困难或窒息。保留腺体的背面部分，以免损伤喉返神经和甲状旁腺。故本题选 E。

57. 患者双侧甲状腺次全切除术后出现口周、指尖麻木，考虑为术中损伤甲状旁腺导致，引起继发性甲状旁腺减退症，出现低钙血症。故本题选 E。

58. 患者术后病理汇报为甲状腺乳头状腺癌，治疗原则为腺叶切除或全甲状腺切除，视情况行颈淋巴结清扫术。未见淋巴结转移，无须行颈部淋巴结清扫术。术后体内甲状腺激素降低，需长期口服甲状腺素片并定期复查甲功。故本题选 D。

60. 患者先有颈部肿物 5 年，后出现甲状腺功能亢进症表现，结合无突眼，甲状腺Ⅱ度肿大、结节状，考虑为继发性甲状腺功能亢进。原发性甲状腺功能亢进多发于 20～40 岁，甲状腺肿大与甲亢同时出现。高功能腺瘤表现为单发结节或囊肿。结节性甲状腺肿一般无全身表现。甲状腺腺癌少见。故本题选 C。

61. 细针穿刺细胞学检查是诊断甲状腺肿物良恶性最准确的检查方法。故本题选 C。

67. 患者发现右颈侧如蚕豆大、可活动肿块 2 月余，考虑为颈部淋巴结转移癌，根据淋巴结部位考虑来自颈部肿瘤，查体可触及甲状腺峡部直径 0.5 cm 大小结节，鼻咽部无异常，考虑为甲状腺癌转移。故本题选 B。

68. 滤泡状癌 33%可经血运转移到肺、肝和骨及中枢神经系统，仅 10%出现颈淋巴结转移，而甲状腺乳头状癌主要为淋巴转移，故滤泡状癌的血行转移较乳头状癌多见。故本题选 B。

69. 患者术后出现进行性呼吸困难和窒息，是甲状腺术后最危险的并发症，多发生在术后 48 小时内。患者颈部肿胀，考虑为血肿压迫气管引起，应及时剪开缝线，敞开切口，迅速除去血肿；若患者呼吸仍无改善，应立即施行气管插管或气管切开供氧。故本题选 B。

71. 甲状腺术后呼吸困难常见原因：①切口内出血压迫气管；②喉头水肿；③气管塌陷；④双侧喉返神经损伤。喉上神经外支损伤可引起环甲肌麻痹，以致音调降低。喉上神经内支损伤可造成喉黏膜的感觉丧失，引起误咽或饮水呛咳。患者颈部不肿，引流管通畅，仅有少许血液流出,不考虑伤口出血压迫气管。甲状腺危象主要表现为高热、脉快,同时合并神经、循环及消化系统严重功能紊乱。患者无手足抽搐,不考虑甲状旁腺损伤。患者伴有失音,考虑双侧喉返神经损伤。故本题选 D。

72. 甲状旁腺功能亢进会导致甲状旁腺激素分泌过多,使患者出现全身钙代谢异常,作用于骨细胞和破骨细胞,使骨盐溶解,同时促进肠、肾小管吸收钙,导致骨密度下降、血钙升高、出现多发结石等。故本题选 A。

75. 服用抗甲状腺药物(ATD,包括硫脲类和咪唑类)治疗可引起皮疹,轻度皮疹可以给予抗组胺药,或者换用另外一种 ATD。发生严重皮疹反应者需要停药,不能换用其他 ATD,选择^{131}I 或者手术治疗。故本题选 D。

76. 诊断明确的甲状腺癌,建议行甲状腺全切或近全切的适应证:①颈部有放射史。②已有远处转移。③双侧癌结节。④甲状腺外侵犯。⑤肿块直径大于 4 cm。⑥不良病理类型(高细胞型、柱状细胞型、弥漫硬化型、岛状细胞或分化程度低的变型)。⑦双侧颈部多发淋巴结转移。故本题选 D。

78. 甲状舌管囊肿表现为在颈前区中线、舌骨下方有直径 1~2 cm 的圆形肿块。境界清楚,表面光滑,有囊性感,并能随吞咽或伸、缩舌而上下移动。甲状腺腺瘤一般质硬,实性感。囊状淋巴管瘤好发于颈部后三角区。颏下皮样囊肿位于颈部正中线,舌骨与下颌骨之间,不可随吞咽和伸舌活动。胸腺咽管囊肿位于颈侧部、胸锁乳突肌的前方或深面。故本题选 D。

81. 怀疑甲状腺癌的患者,临床上多术中将甲状腺肿物连同周围少许组织切除后送冰冻病理,若结果为恶性,行单侧腺叶全切+峡叶+对侧次全切除(无肿大淋巴结、肿瘤局限)。若冰冻病理不确定,可行次全切除术。若临床高度怀疑,虽暂无病理支持条件下,为了避免二次手术,亦可行单侧腺叶全切+峡叶+对侧次全切除(酌情适当缩小范围)。故本题选 D。

82. 患者为右侧甲状腺乳头状腺癌伴右颈部淋巴结转移,手术范围应包括甲状腺右叶+峡部+左叶大部切除+右颈部淋巴结清扫术。故本题选 A。

84. 妊娠早、中期甲亢易引起流产、早产、胎儿宫内死亡、妊娠中毒症等。妊娠会加重甲亢,一般需手术治疗,切除大部分甲状腺。抗甲状腺药物及放射性^{131}I 治疗会对胎儿造成不良影响,不宜采用。故本题选 C。

85. 甲状腺髓样癌因可产生激素样活性物质(5-羟色胺和降钙素),主要表现为腹泻、心悸、脸面潮红及血钙降低等症状。故本题选 E。

89. 肿物穿刺细胞学检查为有创检查,一般不作为常规检查。其余均为甲亢患者的入院常规检查。故本题选 F。

90. 切除腺体量,根据腺体大小或甲亢程度决定。通常需切除腺体的 80%~90%,并同时切除峡部,每侧残留腺体如成人拇指末节大小为恰当(3~4 g)。腺体切除过少容易引起复发,过多又易发生甲状腺功能低下。保留两叶腺体背面部分,有助于保护喉返神经和甲状旁腺。故本题选 BEF。

92. 手术时误伤甲状旁腺或其血液供给受累导致其功能低下,使血钙降低,神经肌肉的应激性显著增高。多在术后 1~3 天出现症状,起初多数患者只有面部、唇部或手足部的针刺样麻木感或强直感,严重者可出现面肌和手足伴有疼痛的持续性痉挛,每天发作多次,每次持续 10~20 分钟或更长,严重者可发生喉和膈肌痉挛,引起窒息死亡。故本题选 C。

第二节 乳房疾病

一、共用题干单选题：每道考题以一个小案例的形式出现，其下面都有 A、B、C、D、E 五个备选答案。请从中选择一个最佳答案。

（1~2 题共用题干）

女，68 岁。发现左乳肿块约 5 cm×6 cm，与皮肤有粘连，活动度好，左腋下触及肿大淋巴结。腰椎摄片发现 L_1、L_2 有骨质破坏症状。

1. 患者首先应诊断为
A．乳腺癌　B．乳腺纤维瘤
C．乳腺结核　D．乳腺囊性增生病
E．乳腺肉瘤

2. 该患者选择的手术治疗方法是
A．改良乳癌根治术　B．标准乳癌根治术
C．扩大乳癌根治术　D．单纯乳房切除术
E．全乳房切除术

（3~4 题共用题干）

女，29 岁。右乳红肿 3 个月。查体：右乳皮肤红肿，呈橘皮样改变，未触及肿块，右腋窝可触及多个肿大、质硬、融合淋巴结。皮肤活检在真皮淋巴管内查见癌栓，ER、PR 阳性，C-erbB2（HER 2）阴性。

3. 最可能的诊断是
A．炎性乳腺癌　B．黏液腺癌
C．乳头状癌　D．髓样癌
E．乳头湿疹样乳腺癌

4. 最佳综合治疗顺序是
A．放疗、手术、化疗、内分泌治疗　B．内分泌治疗、手术、放疗、化疗
C．手术、化疗、放疗、内分泌治疗　D．手术、放疗、化疗、内分泌治疗
E．化疗、手术、放疗、内分泌治疗

（5~6 题共用题干）

女，42 岁。左乳发现一无痛性肿块，约“黄豆”大小，质较软，可推动，挤压乳头时有血性液体流出，X 线片检查未见异常。

5. 首先要考虑下列哪项诊断
A．乳房囊性增生病　B．乳腺癌
C．乳腺导管内乳头状瘤　D．乳房纤维腺瘤
E．乳房结核

6. 首选的治疗方法是
A．全乳房切除　B．乳腺癌根治术
C．乳腺癌扩大根治术　D．乳腺区段切除术
E．乳腺癌改良根治术

（7～8 题共用题干）

女，33 岁。发现左乳房包块 10 天，无不适症状。查体：乳房视诊无异常，左乳房外上象限可触及 1.5 cm×1.5 cm 包块，质硬，不光滑，活动度良好，左腋窝未触及肿大淋巴结。钼靶 X 线片示 1.5 cm×1 cm 密度增高影，周边有小毛刺，中央可见聚集细小钙化点。

7. 准备手术治疗，以下可以选择的术式，必须在术后放疗的是
   A．保留胸大、小肌的改良根治术　　B．全乳房切除术
   C．保留胸大肌的改良根治术　　D．乳腺癌根治术
   E．乳腺癌保乳术
8. 术后 10 天拟行综合治疗。决定是否可用靶向治疗（曲妥珠单抗）的肿瘤标志物是
   A．ER　　B．HER 2　　C．P53　　D．Ki67　　E．PR

（9～10 题共用题干）

女，45 岁。发现左乳腺肿物 2 周，无痛，既往无乳头溢液史。查体：左乳中央区可触及直径 1.5 cm、边界尚清、质地较硬的肿块，乳头略有内陷，无水肿，腋窝淋巴结未触及。

9. 患者最可能的诊断是
   A．乳腺纤维腺瘤　　B．乳腺导管内乳头状瘤
   C．乳腺癌　　D．乳腺增生症
   E．乳腺炎
10. 下列检查能确定诊断的是
   A．乳腺钼靶检查　　B．红外线扫描
   C．B 超　　D．穿刺或切除活检
   E．MRI

（11～12 题共用题干）

女，56 岁。右乳头间断血性溢液 1 年，触及肿物 6 个月，无疼痛不适。查体：T 36.5 ℃，P 80 次/分，BP 120/80 mmHg，腋窝可触及成团融合并固定的淋巴结。心肺腹查体未见异常。右乳头轻度内陷，按压乳晕周围可见右乳头单孔少量血性溢液，右乳乳晕深面可及 5.5 cm×4 cm 包块，质硬，边界不清，与胸壁粘连固定。

11. 为明确诊断，最可靠的检查方法是
   A．乳管镜检查　　B．乳头溢液涂片细胞学检查
   C．乳腺及腋窝超声　　D．乳腺肿物切除活检
   E．乳腺肿物穿刺活检
12. 下一步首选的治疗是
   A．术前化疗　　B．右乳单纯乳房切除术
   C．术前放疗　　D．右乳腺癌改良根治术
   E．右乳保留乳房乳腺癌切除术

二、单选题：每道考题下面有 A、B、C、D、E 五个备选答案，请从中选择一个最佳答案。

13. 下列常可提示乳腺癌的是
   A．月经周期紊乱　　B．乳房周期性胀痛
   C．乳房局限性肿痛　　D．乳房内多个小肿块
   E．乳房内单个无痛性肿块

14. 急性乳腺炎形成脓肿后切开引流，下列哪项不恰当
A．必要时做对口引流
B．切口应引流通畅
C．切口多选择按放射方向切开
D．不要分离脓肿隔膜，以防扩散
E．乳房后脓肿可做弧形切口
15. 下列情况可以行乳腺癌保乳手术的是
A．不同象限的多个病灶
B．患侧乳腺内有弥漫钙化灶
C．合并有硬皮病的患者
D．外上象限直径 2 cm 肿瘤
E．曾接受过胸部放疗的患者
16. 腋窝淋巴结群不包括
A．腋窝中央群
B．锁骨下淋巴结
C．肩胛下群
D．胸肌群
E．锁骨上淋巴结
17. 不属于乳腺癌的常见 X 线表现的是
A．粗大、散在钙化点
B．泥沙样钙化点
C．毛刺征
D．密度增高肿块影
E．肿块边界不规则
18. 乳房患病机会最多的象限是
A．外上象限　B．外下象限　C．内下象限　D．内上象限　E．中央区
19. 早期乳腺癌首选下列哪项治疗手段
A．化学治疗　B．激素治疗　C．放射治疗　D．早期手术　E．免疫疗法
20. 下列乳房肿块可能发生 6%～8%恶变的是
A．Paget 病
B．乳腺囊性增生病
C．乳腺纤维腺瘤
D．乳腺导管内乳头状瘤
E．乳瘘
21. 乳腺癌患者皮下淋巴管癌栓阻塞时，其临床表现包括
A．乳头湿疹样改变
B．乳头凹陷
C．皮肤凹陷
D．橘皮征
E．乳腺脓肿
22. 目前认为影响乳癌预后的最主要因素是
A．乳癌的分期
B．正确的乳癌综合治疗
C．乳癌的生物学特性
D．乳癌患者的年龄
E．乳癌早期诊断，早期治疗
23. 判断乳腺包块周围血供情况首选的检查方法是
A．乳腺 MRI
B．乳腺 B 超
C．钼靶 X 线平片
D．PET－CT
E．胸部 CT
24. 有关乳腺的淋巴引流途径，不恰当的是
A．锁骨下淋巴结是主要的引流区域
B．两侧乳房间皮下有交通淋巴管
C．乳房的深部淋巴网可引流到肝

D．胸大、小肌之间有引流的淋巴结
E．两侧胸骨旁淋巴结之间没有直接的淋巴交通

25．下述哪些现象不是晚期乳腺癌的表现
A．患侧手臂水肿　B．乳房及周围有广泛的皮肤水肿
C．锁骨上淋巴结转移　D．患侧腋下多个淋巴结肿大
E．炎性癌

26．急性乳腺炎的常见致病菌是
A．金黄色葡萄球菌　B．大肠埃希菌
C．变形杆菌　D．脆弱类杆菌
E．β-溶血性链球菌

27．鉴别乳腺囊实性病变宜选择哪种检查
A．乳腺钼靶　B．乳腺 B 超
C．乳腺红外热图　D．乳腺针吸细胞学检查
E．乳头溢液涂片

28．治疗乳腺纤维腺瘤的有效方法为
A．维生素 C　B．维生素 B　C．逍遥散　D．三苯氧胺　E．手术治疗

29．右乳外下象限乳腺癌，其淋巴结转移最初多见于
A．右腋窝中央组　B．右锁骨上
C．右锁骨下　D．右腋窝胸肌组
E．右胸骨旁

30．不能获得乳腺肿瘤病理学诊断的检查方法为
A．钼靶下乳腺导管造影　B．钼靶下乳腺定位穿刺
C．乳腺肿物冷冻切片　D．乳腺肿物细针穿刺涂片
E．乳头溢液涂片

31．乳腺癌患者乳腺皮肤出现“酒窝征”的原因是
A．肿瘤侵犯了腰大肌　B．肿瘤侵犯了 Cooper 韧带
C．癌细胞堵塞了局部皮下淋巴管　D．肿瘤侵犯周围腺体
E．肿瘤侵犯了局部皮肤

32．下列哪种乳腺癌的恶性程度最高
A．湿疹样癌　B．髓样癌　C．硬癌　D．黏液癌　E．炎性癌

33．乳腺的检查方法中不常用的是
A．乳头溢液　B．触诊　C．视诊　D．活组织切片　E．CT

34．有关乳癌转移的叙述，不恰当的是
A．乳癌最常见的远处转移为肺、骨、肝
B．乳癌可以不经腔静脉系统直接转移到骨骼
C．右乳房下半部癌较乳房其他部位癌转移到肝脏的机会较多
D．血行转移多发在乳癌晚期
E．乳癌的骨转移大多是多发性的

35．乳腺纤维腺瘤好发于
A．乳房外上象限　B．乳房外下象限

C. 乳房内下象限
D. 乳房内上象限
E. 乳晕区

36. 对乳腺癌治疗方案设计和预后判断最有意义的是检测前哨淋巴结的
A. 大小
B. 是否有癌转移
C. 质地
D. 数量
E. 染色的状况

37. 下列关于乳房疾病的叙述,错误的是
A. 乳腺纤维腺瘤为良性肿物,无恶变可能
B. 乳腺导管内乳头状瘤恶变率为6%~8%
C. 慢性囊性乳腺病常为多发性病变
D. 急性乳腺炎患者几乎都是产妇
E. 乳房内间质也可以发生恶性肿瘤

38. 最可能为乳腺纤维腺瘤的体征是
A. 乳腺内有多发胀痛、质韧之肿块
B. 乳腺内有红肿触痛伴波动感的包块
C. 乳腺内有单发、光滑、活动度大的肿物
D. 乳腺内有单发、质硬、活动度差的肿物
E. 乳腺内有单发囊性结节

39. 乳腺癌侵及Cooper韧带,可导致
A. 皮肤凹陷　B. 橘皮样变　C. 卫星结节　D. 铠甲状癌　E. Paget病

40. 临床发现乳头溢液而未可触及肿物时应选择的检查是
A. 乳腺钼靶
B. 乳腺B超
C. 乳腺红外热图
D. 乳腺针吸细胞学检查
E. 乳头溢液涂片

41. 下列哪项表现不属于Ⅱ期乳腺癌
A. 癌瘤尚能推动
B. 锁骨上淋巴结转移
C. 有橘皮样改变
D. 癌瘤直径不超过3 cm
E. 同侧腋窝淋巴结有转移

42. 下述哪项不是乳腺纤维腺瘤的特点
A. 与雌激素作用活跃有密切关系
B. 高发年龄是20~25岁
C. 乳房胀痛具有周期性特点
D. 月经周期对肿块的大小无影响
E. 好发于乳房外上象限,多数单发

43. 乳头鲜红色溢液最多见于
A. 早期妊娠
B. 乳腺囊性增生病
C. 乳腺纤维腺瘤
D. 乳腺导管内乳头状瘤
E. 乳癌

44. Paget病指的是
A. 导管内癌
B. 硬癌
C. 湿疹样乳腺癌
D. 炎性乳腺癌
E. 髓样癌

45. 乳腺癌中最常见的类型是
A. 非浸润性癌
B. 早期浸润性癌

C．浸润性特殊癌　　D．浸润性非特殊癌
E．炎性乳癌

46. 目前国内治疗Ⅰ、Ⅱ期乳腺癌最常用的手术方式是
A．乳腺癌根治术　　B．乳腺癌保乳术
C．乳腺癌改良根治术　　D．全乳房切除术
E．乳腺癌扩大根治术

47. WHO 关于乳腺癌 TNM 分期中 T_3 是指肿瘤直径
A．=0.5 cm　　B．=1 cm
C．>1 cm，≤2 cm　　D．>2 cm，≤5 cm
E．>5 cm

48. 乳腺癌术后选择 CMF 方案辅助化疗，一般宜选择的周期数是
A．2　　B．6
C．10　　D．14
E．8

49. 乳腺囊性增生病的临床表现最突出的特点是
A．疼痛与月经周期有关　　B．肿块呈颗粒状或结节状
C．肿块大小不一　　D．肿块质韧
E．可有乳头溢液

50. 乳腺囊性增生病表现为
A．病程较慢，乳房单个肿块，边界清楚，活动
B．病程短，乳房单个肿块，质硬，边界不清。同侧腋下淋巴结肿大
C．乳房内大小不等结节，质韧，边界不清，触痛
D．乳房内肿物，质软，边界清，挤压乳头有血性溢液
E．病程短，乳房内肿块，表面充血，热，胀痛

51. 腋窝Ⅱ组淋巴结位于
A．胸大肌外侧　　B．胸小肌外侧
C．胸大、小肌间　　D．胸大肌内侧
E．胸小肌内侧

52. 左乳腺外上象限发现一孤立无痛硬结，不移动，可能诊断为
A．乳腺囊性增生症　　B．左乳腺导管内乳头状瘤
C．左乳房脓肿　　D．左乳癌
E．左乳房结核

53. 下列选项不属于乳癌内分泌治疗的是
A．口服三苯氧胺　　B．切除肾上腺
C．切除卵巢　　D．口服大剂量甲孕酮
E．雌激素替代疗法

54. 目前确定乳腺肿块性质最可靠的方法是
A．X 线检查　　B．B 超
C．近红外线扫描　　D．液晶热图像
E．活组织病理检查

55. 乳腺癌最常见的病理类型为
A．乳头状癌 B．小叶癌 C．髓样癌 D．导管癌 E．硬癌
56. 下列有关乳腺癌叙述，哪项不恰当
A．内分泌治疗是乳腺癌治疗的一个重要组成部分
B．乳腺癌早期表现为无症状性乳房肿块
C．乳腺癌的大小决定其预后
D．乳腺癌最常见的远处转移为肺、骨、肝
E．乳腺癌发病率与雌激素水平有明显关系
57. 乳房后脓肿切开引流最好采用
A．乳房表面放射状切口 B．乳房表面横切口
C．乳晕下缘弧形切口 D．乳房下缘弧形切口
E．乳房外侧斜切口
58. 乳腺癌钼靶 X 线的表现为
A．片状或结节状致密影，和周围腺体组织密度类似
B．高密度影肿物，边缘呈毛刺状，可见小簇状、沙砾样钙化
C．密度均匀的肿物，可见圆圈及小斑片状钙化
D．密度均匀的肿物，边界较清晰、整齐
E．密度不均匀，边界不清楚
59. 乳腺癌局部表现中提示预后最差的是
A．乳头凹陷，偏向一侧 B．乳头湿疹样变
C．皮肤红肿、炎症样变 D．局部皮肤凹陷呈“酒窝征”
E．皮肤呈橘皮样变
60. 有关乳腺囊性增生症，哪项是不恰当的
A．与内分泌功能失调有关 B．中年妇女多见
C．常见于两侧乳房 D．乳房疼痛多在月经前和月经期加重
E．可见腺体组织的增生、萎缩、化生等病变
61. 下列哪项不是乳腺癌的临床表现
A．肿块生长速度较快 B．癌块表面皮肤凹陷
C．肿块表面光滑，活动度好 D．橘皮样外观
E．最早表现为无痛，单发，质硬，界限不清小肿块
62. 行乳腺钼靶检查，以下不属于乳癌的征象是
A．乳腺局部区域 3 个圆形钙化 B．高密度影周围有透亮环
C．乳腺内泥沙样钙化 D．乳腺高密度毛刺影
E．邻近高密度影的皮肤增厚凹陷
63. 乳腺癌术后是否选择内分泌治疗的主要依据是
A．是否绝经 B．病理类型
C．手术方式 D．ER、PR 表达
E．患者的愿望
64. 在发生骨转移的肿瘤中，原发病灶以下列哪项为最多见
A．前列腺癌 B．甲状腺癌

C．乳腺癌　　D．胃肠道恶性肿瘤
E．肾癌
65. 早期乳腺癌的临床表现包括
A．肿块固定，周围皮肤出现硬结　　B．患侧上肢淋巴水肿
C．肿块破溃　　D．同侧锁骨上淋巴结肿大
E．肿块表面皮肤凹陷
66. 乳腺癌扩大根治术的切除范围包括
A．乳房及同侧腋窝脂肪淋巴组织
B．乳房胸大肌、胸小肌及其筋膜
C．乳房胸大肌、胸小肌及同侧腋窝淋巴组织
D．乳房胸大肌、胸小肌及同侧腋窝、锁骨上淋巴组织
E．乳房胸大肌、胸小肌及同侧腋窝、胸骨旁淋巴组织
67. 关于乳癌的描述，不正确的是
A．肿瘤侵犯 Cooper 韧带，则产生酒窝征
B．右乳房下半部的癌，转移到肝脏的机会可能较多
C．乳癌多发部位是乳腺外上象限，因为此处乳腺组织占大部分
D．皮内皮下淋巴管被癌细胞阻塞，则产生橘皮样变
E．乳癌是外科常见的癌症，手术可以根治
68. 乳腺癌 CMF 化疗方案的药物是
A．长春新碱、甲氨蝶呤、氟尿嘧啶　　B．环磷酰胺、阿霉素、氟尿嘧啶
C．环磷酰胺、甲氨蝶呤、氟尿嘧啶　　D．长春新碱、阿霉素、氟尿嘧啶
E．长春新碱、环磷酰胺、氟尿嘧啶
69. 最常见的乳房恶性肿瘤是
A．乳腺癌　　B．乳房肉瘤
C．乳腺导管内乳头状瘤　　D．乳腺纤维腺瘤
E．乳腺囊性增生病
70. 乳房脓肿切开引流处理错误的是
A．可以做对口引流　　B．应做放射状切开
C．切开乳管充分引流　　D．乳晕下脓肿应沿乳晕边缘作弧形切口
E．深部脓肿可沿乳房下缘做弧形切口
71. 乳腺囊性增生病的主要病因是
A．雌、雄激素比例失调　　B．雌、孕激素比例失调
C．乳汁淤积　　D．细菌入侵
E．月经不规律
72. 乳腺囊性增生病的处理是
A．药物治疗　　B．放射治疗
C．肾上腺皮质激素治疗　　D．全乳腺切除
E．增生部位局部切除术
73. 预防哺乳期乳腺炎，下列不恰当的是
A．积极哺乳，避免淤乳　　B．预防性应用抗生素

C．纠正乳头内陷　　D．保护乳头皮肤，避免皮肤破损
E．经常清洗乳头

74. 乳腺囊性增生病患者，出现以下哪种情况时应考虑行乳腺单纯切除术
A．经药物治疗后，疼痛不缓解　　B．由周期性胀痛改为持续性疼痛
C．出现乳头溢液　　D．活检发现上皮细胞不典型增生活跃
E．活检证实为乳癌

75. 发生哺乳期急性乳腺炎的主要病因是
A．乳晕皮肤皲裂　　B．乳汁淤积、细菌侵入
C．乳腺组织发育不良　　D．乳汁分泌障碍
E．乳腺囊性增生病

76. 乳腺囊性增生病的最常见临床表现为
A．周期性乳房胀痛　　B．表面光滑肿块
C．皮肤红肿　　D．皮肤凹陷
E．乳头溢液

77. 急性乳腺炎的首发症状为
A．局部硬块　　B．高热
C．搏动性疼痛　　D．患侧腋窝淋巴结肿大
E．乳房肿胀疼痛

78. 乳腺具有的腺叶数大约为
A．25~30 个　　B．35~40 个　　C．45~50 个　　D．5~10 个　　E．15~20 个

79. 在乳房的物理检查中应避免
A．用手抓捏乳房及肿物，以体会肿物情况
B．用手指掌面轻按滑动检查腋窝淋巴结情况
C．先检查健侧乳房，再检查患侧
D．按一定顺序检查乳房
E．需观察乳头溢液量和色泽

80. 急性乳腺炎最多见于
A．老年女性　　B．全身抵抗力下降
C．先天乳头内陷　　D．有乳腺囊性增生症病史
E．初产妇，乳头皮肤破溃损伤

81. 关于乳腺癌，下列不正确的是
A．锁骨下淋巴结转移属远处转移
B．原位癌患者可以不行腋窝淋巴结清扫
C．雌、孕激素受体阳性的病例内分泌治疗效果好
D．乳腺癌保乳术后应接受放疗
E．Paget 病恶性程度较低

82. 出现乳头溢液的疾病不包括
A．乳腺浆细胞性乳腺炎　　B．乳腺纤维腺瘤
C．乳腺导管内乳头状瘤　　D．乳腺囊性增生病
E．乳腺导管内癌

83. 女,43 岁。左乳头溢液 10 余天。无不适症状。查体：乳房视诊无异常发现,未扪及肿块,无压痛,按压左乳晕外上方可见黄褐色溢液。门诊首选的检查是

A．热图像检查　　B．钼靶 X 线平片

C．B 超检查　　D．溢液涂片细胞学检查

E．近红外线扫描

84. 女,42 岁。右乳房内肿块 4 cm×3 cm,皮肤略回缩,基底不固定,右腋下 2.5 cm×1.5 cm 活动的淋巴结 2 个,质硬,病理证实为乳癌淋巴结转移。按国际标准,应属于

A．T_2、N_1、M_0　　B．T_1、N_1、M_0

C．T_3、N_1、M_0　　D．T_3、N_3、M_0

E．T_3、N_2、M_0

85. 乳腺癌患者的乳腺包块大小约 5 cm×5 cm,病理诊断为浸润性导管癌,查淋巴结见转移癌(8/20),肺部 X 线检查发现转移灶。此病变属于

A．Ⅳ期　　B．0 期　　C．Ⅰ期　　D．Ⅲ期　　E．Ⅱ期

86. 女,48 岁。发现右乳内上象限肿物 1 周。检查：局部可及 2 cm 大小肿物,表面皮肤凹陷,肿物质硬,表面不光滑,活动。右腋下可及 1 cm 大淋巴结,质较硬,既往患者有肺结核病史。最可能的诊断是

A．乳腺癌　　B．乳腺纤维腺瘤

C．乳房结核　　D．乳腺囊性增生病

E．乳腺导管内乳头状瘤

87. 女,45 岁。近日出现咳嗽、气急。既往于 2 年前因“乳腺癌”曾行乳腺根治术。行 CT 检查如图所示,最可能的诊断是

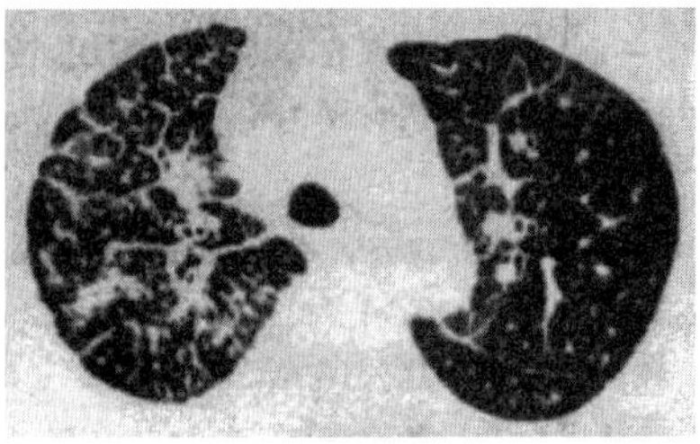

A．肺转移癌

B．乳腺癌淋巴转移

C．肺结核

D．大叶性肺炎

E．间质性肺炎

88. 女,46 岁。左侧乳腺癌最长径为 5.5 cm,腋窝扪及肿大、质硬、融合的淋巴结,颈部及锁骨上区未扪及淋巴结,术前检查未见其他远处转移征象。该病的临床 TNM 分期是

A．$T_1N_1M_0$　　B．$T_2N_1M_0$

C．$T_3N_1M_0$　　D．$T_2N_2M_0$

E．$T_3N_2M_0$

89. 女,68 岁。右乳头瘙痒 1 年,逐渐加重为刺痛、烧灼感,乳头有碎屑脱皮,轻度糜烂。首先应考虑诊断为

A．Paget 病　　B．乳腺增生症

C．乳腺导管内乳头状瘤　　D．乳腺炎

E．乳头皮肤鳞癌

90. 女,65 岁。因发现右侧乳房近乳头处包块半年来院就诊,既往体健。查体：右侧乳腺外上象限近乳头处可触及约 3 cm×1.5 cm 质硬肿物,肿物局部皮肤稍凹陷,无压痛,边界尚清,腋窝未触及明显肿大淋巴结。对明确诊断最有意义的检查项目是

A. 红外线摄影　　B. 钼靶 X 线摄影
C. B 超检查　　D. CT 检查
E. 切除或穿刺活检

91. 女,38 岁。右侧血性乳头溢液,右侧乳晕区 1 点钟位近乳头处可触及小肿物,约黄豆大小,伴压痛,质中,界限不清,压迫时可见乳头溢出血性液体,最可能的诊断是
A. 乳腺导管内增生　　B. 乳腺导管内乳头状瘤
C. 乳腺囊性增生症　　D. Paget 病
E. 乳腺脓肿

92. 女,35 岁。右乳腺癌改良根治术后,腋窝淋巴结 20 枚中有 2 枚癌转移,浸润性导管癌,直径 1.5 cm, ER 和 PR 检测均阴性。首选的辅助治疗方法是
A. 骨髓移植　　B. 化疗
C. 口服他莫昔芬　　D. 胸壁和腋窝放疗
E. 双侧卵巢切除术

93. 女,25 岁。发现右乳单发肿块 2 年,边界清楚,表面光滑,肿块活动度大,2 年来肿块无明显增大,最可能的诊断是
A. 乳腺脂肪坏死　　B. 乳腺囊性增生
C. 乳腺癌　　D. 浆细胞性乳腺炎
E. 乳腺纤维腺瘤

94. 女,45 岁。右乳无痛性肿块 1 年,肿块直径约 2 cm,右腋窝未扪及肿大淋巴结。此患者最不可能的诊断是
A. 乳腺囊性增生　　B. 急性乳腺炎
C. 乳腺癌　　D. 乳腺纤维腺瘤
E. Paget 病

95. 女,38 岁。左乳房无痛性肿物 2 月余。查体:左乳外上象限有一 1.5 cm×1.0 cm×1.0 cm 肿块,表面不光滑,界限不清,活动度尚可。明确性质最确切的检查是
A. CT　　B. 乳腺 B 超
C. 钼靶 X 线检查　　D. 红外线扫描
E. 肿物完整切除病理检查

96. 女,32 岁。发现右乳多发肿块伴疼痛 2 年,症状在月经前加重,月经后疼痛逐渐缓解、肿块消失,最可能的诊断是
A. 右侧乳癌　　B. 乳腺囊性增生病
C. 乳腺脂肪坏死　　D. 浆细胞性乳腺炎
E. 乳腺纤维腺瘤

97. 女,38 岁。左乳外上象限可扪及 3 cm×2 cm 肿块,与周围皮肤有粘连,左腋窝可扪及 1 cm 大淋巴结、活动,未触及远处淋巴结,临床活检为左乳癌。TNM 分期应为
A. $T_2N_2M_0$　　B. $T_2N_1M_0$　　C. $T_1N_1M_0$　　D. $T_3N_1M_0$　　E. $T_3N_2M_0$

98. 女,20 岁。左乳肿块 2 年,增长缓慢。查体:左乳外上象限扪及 2.5 cm 分叶肿块,质硬、光滑、边界清楚、活动、无压痛,左侧腋窝未扪及肿大淋巴结。最可能的诊断是
A. 乳腺癌　　B. 乳腺纤维腺瘤
C. 乳房肉瘤　　D. 乳腺囊性增生症

E．乳腺导管内乳头状瘤

99. 女，60 岁。偶然发现右乳外上象限 1 cm×2 cm×2 cm 肿块，质较硬，无压痛，与皮肤粘连，右腋下未及肿大淋巴结。最可能诊断为

A．乳腺囊性增生症　　B．乳腺导管内乳头状瘤

C．乳腺癌　　D．乳腺纤维腺瘤

E．乳腺结核

100. 女，40 岁。近 10 天内发生 5 次乳头血性溢液，最可能的诊断是

A．乳腺导管扩张　　B．乳腺囊性增生病

C．乳腺癌　　D．乳腺纤维腺瘤

E．乳腺导管内乳头状瘤

101. 女，30 岁。双侧乳房胀痛 3 年，并触及不规则乳房肿块，伴有触痛，月经前出现乳房胀痛，经后自行消退，应考虑为

A．乳腺肉瘤　　B．乳腺纤维腺瘤

C．乳腺癌　　D．乳腺囊性增生病

E．乳腺导管内乳头状瘤

102. 女，49 岁。发现右乳外上象限无痛、单发、质硬、边界欠清肿块，最常见的疾病是

A．纤维腺瘤　　B．乳腺癌

C．乳腺导管内乳头状瘤　　D．乳腺结核

E．乳腺炎

103. 女，38 岁。偶然发现右侧乳头溢液一天。体检：右侧乳晕下缘可以触及直径约 0.5 cm 的肿物，质韧光滑，不伴触痛；轻压肿物可见乳头少量淡红色溢液，双侧腋窝未触及肿大淋巴结，首先考虑的诊断为

A．乳癌　　B．乳腺炎

C．乳腺纤维腺瘤　　D．乳腺导管内乳头状瘤

E．乳腺囊性增生症

104. 女，70 岁。患高血压、冠心病，行右乳腺癌改良根治术，分期为 $T_2N_0M_0$，雌、孕激素受体均为阴性，手术后 2 年发现右胸壁结节，经手术切除证实为乳腺癌复发，此时应选择的治疗是

A．化学治疗　　B．放射治疗

C．内分泌治疗　　D．扩大切除右胸壁复发结节范围

E．不再继续治疗，临床密切观察

105. 女，28 岁。左乳皮肤水肿、发红 2 个月，口服抗生素未见好转。查体：T 37.0℃，左乳皮肤发红、水肿，呈“橘皮样”，乳头内陷，乳房质地变硬，无触痛，未扪及肿块。左腋下扪及多个肿大淋巴结质硬、融合，无触痛。血常规：WBC 8.0×10^9/L，N 0.67。首先考虑的诊断是

A．乳汁淤积　　B．急性乳腺炎

C．乳腺囊性增生病　　D．乳房后脓肿

E．炎性乳腺癌

106. 女，40 岁。乳晕旁 1 cm 圆形肿物，活动、边界清，挤压肿物，乳头溢出血性液体。最可能的诊断是

A．乳腺囊性增生病
B．乳腺导管内乳头状瘤
C．乳腺癌早期
D．乳腺纤维腺瘤
E．乳腺局部感染

107. 女，45岁。右乳2.5 cm×2.0 cm肿块，活动度大。穿刺细胞学诊断为乳腺癌。右侧腋窝扪及多枚肿大、质硬、融合的淋巴结，锁骨上、颈部未扪及淋巴结，检查未发现远处转移征象。该患者的临床分期是

A．$T_1N_1M_0$
B．$T_2N_1M_0$
C．$T_2N_2M_0$
D．$T_2N_2M_1$
E．$T_1N_3M_0$

108. 女，24岁。无意中发现右乳腺上方无痛性肿物，诊断为乳腺纤维腺瘤，应采取下列哪项治疗方法

A．限期手术
B．择期手术
C．中药治疗
D．立即手术
E．口服他莫昔芬治疗

109. 女，54岁。1年前洗澡时无意中扪及右侧乳房一肿块，无痛，查体：在右乳外上象限见局限性皮肤凹陷，该部位能扪及3 cm×2 cm大小肿块。此处皮肤凹陷最可能的原因是

A．癌肿浸润乳腺管
B．癌细胞填塞皮内、皮下淋巴管
C．癌肿侵犯Cooper韧带
D．乳房充血水肿
E．癌肿浸润乳腺小叶腺泡

110. 女，34岁。双侧乳房胀痛5年余。胀痛症状在月经前出现，自己在乳房触及到不规则的"包块"，来月经后症状缓解，"包块"变小，另外与情绪和疲劳有一定关系。对这种疾病的描述，错误的是

A．多在双侧乳房出现不适症状
B．癌变发生率高，视为癌前病变
C．病理形态呈多样性表现
D．常见于中年女性
E．一般认为与内分泌紊乱有关

111. 女，40岁。左乳房周期性胀痛8个月，月经前加重，月经后缓解，左侧乳房可扪及一边界不清肿块，质韧。关于该病的特点，下列分析中不正确的是

A．多见于双侧乳房
B．多见于中年妇女
C．可能恶变
D．与内分泌功能失调有关
E．手术治疗为主

112. 初产妇，25岁。确诊为急性乳腺炎。下列叙述错误的是

A．全身应用抗生素
B．饮食宜清淡，易消化，忌辛辣
C．停止患侧哺乳，以吸乳器吸出乳汁
D．炎症初期婴儿可以继续哺乳，推荐喂奶前后应清洁乳头、婴儿的口腔及乳头周围
E．已形成脓肿，应切开排脓，切口应包绕乳头呈环状

113. 女，25岁。双侧乳房胀痛1年，并触及不规则乳房肿块，伴有触痛，月经后症状有好转，诊断为

A．乳腺纤维腺瘤
B．乳腺炎
C．乳癌
D．乳腺导管内乳头状瘤
E．乳腺囊性增生症

114. 女，46岁。右乳头刺痒，伴乳晕发红、糜烂3个月。查体双侧腋窝无肿大淋巴结，乳头

分泌物涂片细胞学检查见癌细胞。该患者癌变的类型是

A. 黏液细胞癌　　B. 髓样癌

C. 鳞状细胞癌　　D. 乳头湿疹样癌

E. 大汗腺样癌

115. 女,55岁。左乳房红肿、增大1个月,进展较快,无疼痛、发热。查体:左乳房红肿,局部温度略高,发硬,但未触及包块,左腋窝有肿大淋巴结,稍硬,活动度好,无压痛。血常规正常。最可能的诊断是

A. 乳腺增生症　　B. 急性乳腺炎

C. 乳房结核　　D. 乳腺导管内乳头状瘤

E. 炎性乳腺癌

三、案例分析题:以下提供若干个案例,每个案例下设若干道考题。每道考题有多个备选答案,其中正确答案有1个或多个。选对一个答案给1个得分点,选错一个扣1个得分点,直至本题扣至0分。

(116~118题共用题干)

女,28岁。产后20天,左乳房胀痛伴发热。查体:T 38.5℃,左乳房肿胀,皮肤潮红,有触痛。

116. 最可能的诊断是

A. 炎性乳癌　　B. 乳腺脓肿

C. 急性乳腺炎　　D. 积乳症

E. 乳房脂肪液化　　F. 乳腺结核

117. 可以选用的药物有

A. 青霉素　　B. 红霉素

C. 甲硝唑　　D. 头孢菌素

E. 外敷中药　　F. 他莫昔芬

118. 该病形成的主要原因为

A. 乳汁淤积　　B. 细菌主要沿淋巴管入侵

C. 乳汁分泌过多　　D. 乳汁分泌过少

E. 哺乳期过久　　F. 哺乳期过短

(119~121题共用题干)

女,37岁。无意中发现左乳腺肿块2天。体格检查:左乳腺外上象限可触及一外形不规则肿块。

119. 有助于明确临床诊断的体征包括

A. 肿块质地坚硬　　B. 肿块与表面皮肤有粘连

C. 腋下及锁骨上未触及淋巴结　　D. 双侧乳腺大小对称

E. 肿块表面皮肤凹陷　　F. 双侧乳头内陷

G. 肿块活动度小　　H. 右侧存在副乳

120. 为迅速明确临床诊断,首选的辅助检查方法包括

A. 乳腺B超　　B. 乳腺钼靶检查

C. 腹部B超　　D. 胸片

E．穿刺病理活检
F．全身骨扫描
G．小切口切取部分肿瘤行病理活检

121．病理检查证实为乳腺癌，患者希望能够保乳。以下符合保乳的条件是

A．钼靶片上没有弥散的钙化
B．乳房体积过小
C．肿块距乳头距离为 1 cm
D．未发现远处转移征象
E．肿瘤直径为 4 cm
F．肿块与胸肌固定

（122～124 题共用题干）

女，55 岁。发现左乳房肿块半年，近日发现左腋下淋巴结肿大而来就诊，查体：左乳房外上象限可扪及一 5 cm×5 cm×4 cm 大小的肿块，质硬，活动度差，乳房皮肤表面呈橘皮样，左侧腋窝肿大淋巴结融合成块，固定。

122．首先应考虑以下哪种疾病

A．乳腺纤维腺瘤
B．乳腺癌
C．乳腺囊性增生病
D．乳房结核
E．Paget 病
F．乳腺炎

123．若穿刺活检病理确诊该病，则此病变属

A．0 期
B．Ⅰ期
C．ⅡA 期
D．Ⅲ期
E．Ⅳ期
F．ⅡB 期

124．应行哪项手术方案

A．乳癌根治切除术
B．扩大乳癌根治切除术
C．单纯左乳房切除术
D．改良乳癌根治切除术
E．术前化疗+根治手术+术后放化疗
F．内分泌治疗

（125～127 题共用题干）

女，35 岁。发现右乳包块 1 个月，查体：右乳外上一约 2.5 cm 包块，质硬，腋窝未触及肿大淋巴结。

125．发现乳房肿块后，应注意肿块的

A．大小
B．质地
C．边界
D．活动度
E．有无压痛
F．有无破溃

126．询问病史时，对诊断有帮助的是

A．家族乳腺癌病史
B．生育史
C．病毒感染史
D．过敏史
E．结婚年龄
F．月经史

127．患者按分期应属于

A．Ⅱ期
B．Ⅳ期
C．Ⅲa 期
D．Ⅲb 期
E．0 期
F．Ⅰ期

（128～132 题共用题干）

女，44 岁。发现右侧乳腺无痛性肿物 1 周入院。患者于 1 周前无意中发现左侧乳房肿物，质硬，可推动，无疼痛感，局部皮肤无红肿，无压痛，无胸闷、心悸，无咳嗽、发热、腹痛，入

院治疗。

128. 入院后应考虑哪些疾病

A. 乳腺癌
B. 乳腺囊肿
C. 急性乳腺炎
D. 慢性乳腺炎
E. 乳腺导管内乳头状瘤
F. 乳房良性肿瘤

129. 该患者入院后应予以哪些检查

A. 胸片
B. 心电图
C. 腹部 CT
D. 胸部 B 超
E. 红外线检查
F. CEA

130. 提示：患者查体见左侧乳房可扪及一个大小约 5 cm×6 cm 肿物，质硬，边界清楚，活动度好，双侧腋窝未见异常，取肿物组织活检示乳腺癌。下面哪些可作为该病诊断依据

A. 病史
B. 体格检查
C. 组织活检
D. 钼钯检查
E. 胸部 CT
F. MRI

131. 下面哪些是乳腺癌与乳腺纤维腺瘤的区别

A. 乳腺纤维腺瘤常见于青年女性
B. 乳腺纤维腺瘤大多数为圆形或椭圆形
C. 乳腺纤维腺瘤边界一般清楚，活动度大
D. 病情发展缓慢
E. 乳腺纤维腺瘤多见有乳房肿胀
F. 乳腺纤维腺瘤与月经有关

132. 该患者应行何种治疗

A. 单纯肿物切除
B. 乳癌根治术+术后化疗
C. 单纯肿物切除+术后放疗
D. 乳腺大部分切除
E. 乳癌根治术
F. 保守治疗

答案与解析

答案

1. A	2. D	3. A	4. B	5. C	6. D	7. E	8. B	9. C	10. D
11. D	12. A	13. E	14. D	15. D	16. E	17. A	18. A	19. D	20. D
21. D	22. E	23. B	24. E	25. D	26. A	27. B	28. E	29. D	30. A
31. B	32. E	33. E	34. E	35. A	36. B	37. A	38. C	39. A	40. E
41. B	42. C	43. D	44. C	45. D	46. C	47. E	48. B	49. A	50. C
51. C	52. D	53. E	54. E	55. D	56. C	57. D	58. B	59. C	60. E
61. C	62. A	63. D	64. C	65. E	66. E	67. E	68. C	69. A	70. C
71. B	72. A	73. B	74. D	75. B	76. A	77. E	78. E	79. A	80. E
81. A	82. B	83. B	84. A	85. A	86. A	87. B	88. E	89. A	90. E
91. B	92. B	93. E	94. B	95. E	96. B	97. B	98. B	99. C	100. E
101. D	102. B	103. D	104. A	105. E	106. B	107. C	108. B	109. C	110. B

111. E 112. E 113. E 114. D 115. E

116. C	117. ABDE	118. AB	119. ABEG	120. ABE
121. AD	122. B	123. D	124. E	125. ABCDE
126. ABEF	127. A	128. AEF	129. AB	130. ABCDEF
131. ABCD	132. B			

解析

1. 患者为老年女性,发现乳腺有较大肿块,活动度好,与皮肤有粘连,腋窝淋巴结肿大,且有远处骨转移,考虑诊断为乳腺癌。故本题选 A。
2. 患者腰椎 L_1、L_2 有骨质破坏征象,提示已出现了乳腺癌腰椎转移,可行姑息性单纯乳房切除术。故本题选 D。
5. 乳腺导管内乳头状瘤常有乳头溢液,溢液可为血性、暗棕色或黄色液体。若肿瘤小,常不能触及肿块。大乳腺导管乳头状瘤,可在乳晕区扪及直径为数毫米的小结节,多呈圆形、质软、可推动,轻压此肿块,常可从乳头溢出液体。故本题选 C。
6. 乳腺导管内乳头状瘤治疗以手术为主,对单发的乳腺导管内乳头状瘤应切除病变的乳管系统,治疗方式首选乳腺区段切除术。故本题选 D。
12. 术前化疗又称新辅助化疗,多用于局部晚期的病例,目的在于缩小肿瘤,提高手术成功机会及探测肿瘤对药物的敏感性。全乳房切除术适宜于原位癌、微小癌及年迈体弱不宜做根治术者。未有资料说明术前放疗用于乳腺癌治疗中。乳腺癌改良根治术和乳腺癌保乳术均适用于临床Ⅰ期、Ⅱ期的乳腺癌患者,前者为目前常用的手术术式。故本题选 A。
14. 脓肿形成后,主要的治疗措施是及时做脓肿切开引流。切口应选择做放射向切开,以避免损伤乳管而形成乳瘘;乳晕下脓肿应沿乳晕边缘做弧形切口;深部脓肿或乳房后脓肿可沿乳房下缘做弧形切口,经乳房后间隙引流之。切开后以手指分离脓肿的多房间隔,以利于引流。脓腔较大时,可在脓腔的最低部位另加切口做对口引流。故本题选 D。
16. 腋窝淋巴结群包括锁骨下淋巴结(腋项部)、中央群、肩胛下群、胸肌群、外侧群。锁骨上淋巴结不属腋窝淋巴结组。故本题选 E。
19. 对早期乳腺癌患者,手术治疗是首选,可完整切除癌肿,且尽可能保留周围的正常组织。全身情况差、主要脏器有严重疾病、年老体弱不能耐受手术者属手术禁忌。故本题选 D。
20. 乳腺导管内乳头状瘤一般属良性,恶变率为 6%~8%,起源于小乳腺导管的乳头状瘤恶变率高。故本题选 D。
23. 乳腺 B 超对囊性病变有检出优势,可以进行血供情况观察,可提高其判断的敏感性,且对肿瘤的定性诊断可提供有价值的依据。适用于致密型乳腺病变的评价,是乳房 X 线摄影检查的有效补充。故本题选 B。
24. 乳房的淋巴网甚为丰富,其淋巴液输出有 4 个途径: ①乳房大部分淋巴液流至腋窝淋巴结,部分乳房上部淋巴液可直接流向锁骨下淋巴结;②部分乳房内侧的淋巴液通过肋间淋巴管流向胸骨旁淋巴结;③两侧乳房间皮下有交通淋巴管;④乳房深部淋巴网可沿腹直肌鞘和肝镰状韧带通向肝。故本题选 E。
26. 急性乳腺炎是乳腺的急性化脓性感染,最常引起感染的微生物是金黄色葡萄球菌。故本题选 A。
29. 乳腺癌的转移途径中,淋巴转移最常见,主要途径: ①癌细胞经胸大肌外侧缘淋巴管侵入同侧腋窝淋巴结，然后侵入锁骨下淋巴结以至锁骨上淋巴结，进而可经胸导管（左）或右淋巴管侵入静脉血流而向远处转移。②癌细胞向内侧淋巴管，沿着乳内淋巴管的肋间穿支引流到胸骨旁淋巴结，继而达到锁骨上淋巴结，并可通过同样途径侵入血流。对于右乳外下象限的乳腺癌，其淋巴转移最初多见于右腋窝胸肌组。故本题选 D。

32. 炎性乳癌局部皮肤可呈现炎症样表现，包括发红、水肿、增厚、粗糙、表面温度升高。特点是发展迅速、预后差，转移广，患者常于 1 年内死亡，在乳腺癌中恶性程度最高。故本题选 E。

33. 乳房的检查包括视诊、触诊、乳头溢液检查、钼靶、B 超、活组织病理检查等，一般不采用 CT 检测。故本题选 E。

35. 乳腺纤维腺瘤是来源于乳腺小叶内纤维组织和腺上皮的良性肿瘤，好发于乳房外上象限。故本题选 A。

36. 前哨淋巴结是原发肿瘤引流区域淋巴结中的一站特殊淋巴结，是原发肿瘤发生淋巴结转移所必经的第一站淋巴结。如果前哨淋巴结无肿瘤转移，理论上原发肿瘤引流区域中其他淋巴结就不会发生肿瘤的转移。故本题选 B。

39. 随着乳腺肿瘤增大，可引起乳房局部隆起，若累及 Cooper 韧带，可使其缩短而至肿瘤表面皮肤凹陷，即"酒窝征"。若皮下淋巴管被癌细胞堵塞，引起淋巴回流障碍，出现真皮水肿，皮肤呈"橘皮样"改变。晚期癌细胞沿淋巴管、腺管或纤维组织浸润到皮内并生长，在主癌灶周围的皮肤形成散在分布的质硬结节，形成"皮肤卫星结节"，随肿瘤进展可出现肿块破溃，呈"菜花样"改变。结节较多较密时，可互相融合成片，累及的乳腺部皮肤和周围皮肤出现弥漫性硬皮病样硬结即为铠甲状癌。Paget 病表现为乳头皮肤糜烂、破溃、结痂、脱屑、伴灼痛，常伴有瘙痒感。故本题选 A。

40. 若发现仅有乳头溢液而未可触及肿物时，可行乳头溢液涂片检查，镜下观察乳头溢液内是否有癌细胞。故本题选 E。

45. 乳腺癌的病理类型包括非浸润性癌、浸润性特殊癌、浸润性非特殊癌及其他罕见癌，其中浸润性非特殊癌是乳腺癌中最常见的类型，约占 80%。故本题选 D。

46. 根据大量病例观察，认为Ⅰ、Ⅱ期乳腺癌应用根治术及改良根治术的生存率无明显差异，且改良根治术保留了胸肌，术后外观效果较好，是目前最常用的手术方式。故本题选 C。

48. 辅助化疗应在乳腺癌术后早期使用，常采用的化疗方案有 CMF、CAF、AT，治疗期以 6 个周期为宜，病情较轻者可以治疗 4 个周期。故本题选 B。

49. 乳腺囊性增生病的乳房胀痛一般于月经前明显，月经后减轻，严重者整个月经周期都有疼痛。故本题选 A。

50. 乳腺囊性增生病主要表现为一侧或双侧乳房胀痛和肿块，部分患者具有周期性。乳房胀痛一般于月经前明显，月经后减轻，严重者整个月经周期都有疼痛。体检发现一侧或双侧乳房内可有大小不一，质韧的单个或为多个的结节，可有触痛，与周围分界不清，亦可表现为弥漫性增厚。少数患者可有乳头溢液，多为浆液性或浆液血性液体。本病病程较长，发展缓慢。故本题选 C。

51. 目前，通常以胸小肌为标志将腋区淋巴结分为三组：①Ⅰ组，胸小肌外侧腋窝淋巴结。②Ⅱ组，胸小肌后方的腋窝淋巴结和胸大、小肌间淋巴结（Rotter 淋巴结）。③Ⅲ组，胸小肌内侧锁骨下淋巴结。故本题选 C。

52. 乳腺癌早期主要表现为无痛、单发的小肿块，约75%的乳腺癌发生于乳腺的外上象限。故本题选D。
55. 乳腺癌的病理类型包括导管癌、乳头状癌、小叶癌、髓样癌等，其中以导管癌最常见。乳头状癌预后较差。故本题选D。
56. 癌肿本身生物学特性是影响乳腺癌预后的最主要因素，但患者年龄、肿块大小、绝经状况、手术方式等也会一定程度上影响患者的预后。故本题选C。
57. 深部脓肿或乳房后脓肿可沿乳房下缘作弧形切口，经乳房后间隙引流脓液，可减少对乳腺小叶及乳管的损伤。乳房表面放射状切口用于引流乳腺小叶脓肿，系因乳管以乳头为中心，呈放射状分布，作放射状切口可减少对正常乳腺小叶及乳管的损伤。乳晕下脓肿应沿乳晕边缘作弧形切口。故本题选D。
62. 乳腺癌在钼靶上的表现为密度增高的肿块影，边界不规则，或呈毛刺征。有时可见钙化点，颗粒细小、密集。故本题选A。
63. 乳腺癌细胞中雌激素受体(ER)含量高者，称激素依赖性肿瘤，这些病例对内分泌治疗有效。而ER含量低者，称激素非依赖性肿瘤，这些病例对内分泌治疗反应差。故本题选D。
64. 常发生骨转移的肿瘤依次为乳腺癌、前列腺癌、肺癌和肾癌等。故本题选C。
66. 乳腺癌根治术应包括整个乳房、胸大肌、胸小肌、腋窝Ⅰ、Ⅱ、Ⅲ组淋巴结的整块切除。扩大根治术还需同时切除胸廓内动、静脉及其周围的淋巴结(即胸骨旁淋巴结)。故本题选E。
68. 乳腺癌常用的化疗方案：①AC(多柔比星+环磷酰胺)。②TC(多西他赛+环磷酰胺)。③AC-T(多柔比星+环磷酰胺序贯多西他赛)。④AC-wP(多柔比星+环磷酰胺序贯紫杉醇周疗)。⑤CAF(环磷酰胺+多柔比星+氟尿嘧啶)。⑥TAC(多西他赛+多柔比星+环磷酰胺)。⑦CMF(环磷酰胺+甲氨蝶呤+氟尿嘧啶)。故本题选C。
70. 手术切口应尽量避免损伤乳管，以减少术后乳瘘的发生率，而不是切开乳管充分引流。故本题选C。
71. 乳腺囊性增生病系雌、孕激素比例失调，使乳腺实质增生过度和复旧不全。部分乳腺实质成分中女性激素受体的质和量异常，使乳房各部分的增生程度参差不齐。故本题选B。
74. 乳腺囊性增生病如有不典型上皮增生，同时有对侧乳腺癌或有乳腺癌家族史等高危因素者，以及年龄大，肿块周围乳腺组织增生也较明显者，可作单纯乳房切除术。故本题选D。
75. 发生哺乳期急性乳腺炎的主要病因是乳汁淤积和细菌入侵。乳汁是理想的培养基，乳汁淤积将有利于入侵细菌的生长繁殖。乳头破损或皲裂，使细菌沿淋巴管入侵是感染的主要途径。故本题选B。
79. 在进行乳腺触诊时，检查者采用手指掌面而不是指尖作扪诊，不要用手指捏乳房组织。应循序对乳房外上(包括腋尾部)、外下、内下、内上各象限及中央区作全面检查。先查健侧，后查病侧。故本题选A。
80. 急性乳腺炎的主要病因是乳汁淤积和细菌入侵。乳汁是理想的培养基，乳汁淤积将有利于入侵细菌的生长繁殖。乳头破损或皲裂，使细菌沿淋巴管入侵是感染的主要途径。故本题选E。

82. 常出现乳头溢液的情况：①乳腺导管内乳头状瘤。②乳腺急慢性炎症。③乳腺囊性增生病。④乳腺癌。⑤乳管扩张症。⑥垂体肿瘤和药物等其他原因。故本题选 B。
83. 患者乳头溢液 10 余天，且按压左乳晕外上方可见黄褐色溢液，考虑乳腺导管内乳头状瘤，门诊应首选乳腺钼靶 X 线检查。故本题选 B。
84. 患者右乳房内肿块 4 cm×3 cm，为 T_2；右腋下有活动的淋巴结，为 N_1；无远处转移，为 M_0；该患者的乳腺癌分期为 $T_2N_1M_0$。故本题选 A。
86. 患者乳腺可触及肿物，且表面皮肤凹陷，考虑为肿瘤侵犯乳腺 Cooper 韧带，同时右腋下可及质硬、肿大淋巴结，考虑为乳腺癌伴同侧腋下淋巴结转移。故本题选 A。
89. 乳头 Paget 病恶性程度低，发展慢，表现为乳头皮肤糜烂、破溃、结痂、脱屑、灼痛，常伴有瘙痒感。故本题选 A。
92. 浸润性乳腺癌伴腋窝淋巴结转移者是应用辅助化疗的指征。患者 ER 和 PR 阴性，不能选用内分泌治疗，故口服他莫昔芬和双侧卵巢切除术均不可选。在保留乳房的乳腺癌手术后，放射治疗是一重要组成部分。故本题选 B。
93. 乳腺纤维腺瘤是青年女性常见的乳房肿瘤，约 75% 为单发，除肿块外，患者常无明显自觉症状。肿块增长缓慢，质似硬橡皮球的弹性感，表面光滑，易于推动。故本题选 E。
97. TNM 分期：① T（原发肿瘤），T_0 为原发癌瘤未查出；Tis 为原位癌（非浸润性导管癌及未查到乳腺肿块的乳头湿疹样癌）；癌瘤长径≤2 cm 为 T_1；2 cm<肿瘤长径≤5 cm 为 T_2；肿瘤长径>5 cm 为 T_3；T_4 癌瘤大小不计，但侵及皮肤或胸壁（肋骨、肋间肌、前锯肌），炎性乳腺癌亦属之。② N（区域淋巴结），同侧腋窝无肿大淋巴结为 N_0，同侧腋窝有肿大淋巴结为 N_1，同侧腋窝肿大淋巴结彼此融合为 N_2。③ M（远处转移），有远处转移为 M_1，无远处转移为 M_0。病理分期：① 0 期，$TisN_0M_0$。② Ⅰ期，$T_1N_0M_0$。③ Ⅱ期，$T_{0\sim1}N_1M_0$，$T_2N_{0\sim1}M_0$，$T_3N_0M_0$。④ Ⅲ期，$T_{0\sim2}N_2M_0$，$T_3N_{1\sim2}M_0$，T_4 任何 NM_0。⑤ Ⅳ期：包括 M_1 的任何 TN。故本题选 B。
98. 乳腺纤维腺瘤是青年女性常见的乳房肿瘤，除肿块外，患者常无明显自觉症状，肿块增长缓慢，质似橡皮球的弹性感，表面光滑，易于推动。患者青年女性，左乳外上象限肿块 2 年，增长缓慢，肿块质硬，光滑，边界清楚，活动，无压痛，无淋巴结肿大，应考虑乳腺纤维腺瘤。故本题选 B。
99. 乳腺癌早期表现为患侧乳房出现无痛、单发的小肿块，质硬，表面不光滑，可与皮肤粘连，不易被推动。患者为老年女性，发现乳腺单发质硬肿块，无压痛且出现皮肤粘连，考虑为乳腺癌。故本题选 C。
101. 乳腺囊性增生病常见于中年妇女，表现为一侧或双侧乳房胀痛和肿块，部分患者具有周期性，乳房胀痛一般于月经前明显，月经后减轻，严重者整个月经周期都有疼痛。体检发现一侧或双侧乳房内可有大小不一，质韧的单个或多个的结节，可有触痛，与周围分界不清，亦可表现为弥漫性增厚。故本题选 D。
102. 乳腺癌好发于乳房外上象限，早期表现为患侧乳房出现无痛、单发的小肿块，质硬，表面不光滑，边界不清，可与皮肤粘连，不易被推动。故本题选 B。
104. 患者为乳腺癌改良根治术后乳腺癌复发，且雌、孕激素受体均为阴性，不考虑内分泌治疗；患者高龄且患有高血压、冠心病，不能耐受放疗及手术，需进行化疗。故本题选 A。
108. 手术切除是目前治疗纤维腺瘤唯一有效的方法，应将肿瘤连同其包膜整块切除，以周围包裹少量正常乳腺组织为宜，肿块必须常规做病理检查。乳腺纤维腺瘤属于良性肿瘤,应选择期手术,在充分术前准备后选择合适时机进行手术。故本题选 B。

113. 乳腺囊性增生症常见于中年女性,表现为一侧或双侧乳房胀痛和肿块,部分患者具有周期性,乳房胀痛一般于月经前明显,月经后减轻,严重者整个月经周期都有疼痛。故本题选 E。

116. 急性乳腺炎是乳腺的急性化脓性感染,主要病因为乳汁淤积和细菌入侵。患者为产后哺乳期妇女,短期内出现乳房红肿伴发热、疼痛,首先考虑急性乳腺炎。故本题选 C。

117. 急性乳腺炎的治疗原则是消除感染、排空乳汁,其主要病原菌为金黄色葡萄球菌,可不必等待细菌培养的结果,应用青霉素治疗,或用耐青霉素酶的苯唑西林钠,或头孢菌素。对青霉素过敏者,则应用红霉素。也可外敷中药治疗。甲硝唑主要用于厌氧菌的感染。他莫昔芬是非甾体激素的抗雌激素药物,主要用于治疗乳腺癌和症状较重的乳腺囊性增生病。故本题选 ABDE。

118. 急性乳腺炎是乳腺的急性化脓性感染,主要病因为乳汁淤积和细菌入侵。乳汁是理想的培养基,乳汁淤积将有利于入侵细菌的生长繁殖。乳头破损或皲裂,使细菌沿淋巴管入侵是感染的主要途径。故本题选 AB。

119. 患者左乳外上象限可触及不规则肿块,首先诊断考虑为乳腺癌。ABEG 均为乳腺癌的早期临床表现。CDH 均为乳房正常表现。双侧乳头内陷多见于先天性疾病和乳腺炎。故本题选 ABEG。

120. 乳腺钼靶检查广泛用于乳腺癌的普查。乳腺 B 超对肿瘤的定性诊断可提供有价值的依据。活组织病理检查是确诊的金标准。故本题选 ABE。

121. 保乳手术的适应证:① 肿瘤为低度恶性。② 肿瘤最大直径≤3 cm。③ 钼靶 X 线未提示乳房广泛沙砾样钙化。④ 肿瘤为单发,未与皮肤和深部组织粘连。⑤ 肿瘤距乳晕≥2 cm。⑥ 乳房有适当体积,术后能保持外观效果者。⑦ 临床Ⅰ期、Ⅱ期的乳腺癌患者。⑧ 患者有保乳要求。故本题选 AD。

122. 乳腺癌是女性最常见的恶性肿瘤之一,45~50 岁发病率较高。患者乳腺肿块,质硬,活动度差,伴淋巴结肿大,且皮肤呈橘皮样改变,考虑诊断为乳腺癌。故本题选 B。

124. 术前化疗又称新辅助化疗,多用于局部晚期的病例,目的在于缩小肿瘤,提高手术成功机会及探测肿瘤对药物的敏感性。患者为Ⅲ期,无法直接进行根治手术,可考虑在新辅助化疗后寻求根治手术的开展机会。故本题选 E。

126. 查患者右乳外上象限触及一质硬包块,应首选考虑乳腺癌。乳腺是多种内分泌激素的靶器官,其中雌酮及雌二醇与乳腺癌的发病有直接关系,月经初潮年龄早、绝经年龄晚、不孕及初次足月产的年龄晚与乳腺癌发病均有关。一级亲属中有乳腺癌病史者,发病风险是普通人群的 2~3 倍。乳腺良性疾病与乳腺癌的关系尚有争论。营养过剩、肥胖、脂肪饮食,可加强或延长雌激素对乳腺上皮细胞的刺激,从而增加发病机会。环境因素及生活方式与乳腺癌的发病有一定关系。故本题选 ABEF。

129. 患者入院后应完善胸片、心电图等术前常规检查,做好手术准备。故本题选 AB。

130. 病史、体格检查以及乳腺超声、钼靶检查或 MRI 是临床诊断的重要依据。确诊乳腺癌,要通过组织活检进行病理检查。胸部 CT 可提示乳腺癌是否有胸部远处转移。故本题选 ABCDEF。

131. 纤维腺瘤常见于青年妇女,肿瘤大多为圆形或椭圆形,边界清楚,活动度大,发展缓慢,一般易于诊断。故本题选 ABCD。

132. 患者 TNM 分期为 $T_3N_0M_0$，属于乳腺癌Ⅱ期。乳腺癌是实体瘤中应用化疗最有效的肿瘤之一，化疗在整个治疗中占有重要地位。由于手术尽量去除了肿瘤负荷，残存的肿瘤细胞易被化学抗癌药物杀灭。故应行乳癌根治术+术后化疗。故本题选 B。

第三节　动 脉 性 疾 病

一、共用题干单选题：每道考题以一个小案例的形式出现，其下面都有 A、B、C、D、E 五个备选答案。请从中选择一个最佳答案。

（1~2 题共用题干）

男，66 岁。既往有冠心病，房颤史。12 小时前突发右下肢疼痛、麻木、无力，查体：一般情况可，心律绝对不齐，右股中段以下发凉，右足色苍白，右股动脉可触及，右腘以下动脉搏动未触及。

1. 诊断应考虑为
   A．动脉栓塞　　B．动脉硬化性闭塞症
   C．急性动脉血栓形成　　D．糖尿病足
   E．下肢深静脉血栓形成
2. 目前应采取下列哪项治疗措施
   A．卧床抬高患肢　　B．股动脉切开取栓术
   C．溶栓治疗　　D．高压氧疗法
   E．祛聚治疗

（3~4 题共用题干）

男，56 岁。间歇性跛行 3 年，症状加重伴右侧小腿肌肉静息痛 1 年，右足皮肤苍白、足背动脉搏动减弱，既往有高血压和高脂血症病史多年。

3. 患者最可能的诊断为
   A．大动脉炎　　B．血栓闭塞性脉管炎
   C．雷诺综合征　　D．动脉硬化性闭塞症
   E．动脉栓塞
4. 术前检查中对把握手术适应证以及选择手术方法有重要意义的项目是
   A．动脉造影检查　　B．阶段性肢体血压测定
   C．X 线片　　D．放射性核素检查
   E．电阻抗体积描记法检查

（5~6 题共用题干）

男，38 岁。吸烟 10 年，出现右下肢麻木、发凉、间歇性跛行 8 年。

5. 患者初次门诊，下列措施尤为重要的是
   A．使用抗生素　　B．使用激素
   C．使用免疫抑制剂　　D．嘱患者防止受寒
   E．嘱患者戒烟
6. 对患者施行解张试验，患肢皮温明显升高。目前哪项治疗最适宜
   A．休息、戒烟、保暖　　B．使用血管扩张药
   C．腰交感神经切除术　　D．动脉内膜剥除术

E．截肢或截趾治疗

二、单选题：每道考题下面有 A、B、C、D、E 五个备选答案，请从中选择一个最佳答案。

7. 目前得血栓闭塞性脉管炎的患者越来越多，以下不属于其病因的是
A．吸烟
B．寒冷
C．遗传因素
D．干燥环境
E．自身免疫功能紊乱
8. 能够准确判断血栓闭塞性脉管炎闭塞部位的方法是
A．肢体位置试验
B．静脉注射硫酸镁 10 mL
C．仔细检查肢体各动脉搏动情况
D．行交感神经阻滞
E．行动脉造影
9. 关于血栓闭塞性脉管炎的病理描述，错误的是
A．通常始于中小动脉，然后累及静脉，由近端向远端进展
B．病变呈节段性分布
C．活动期为血管全层非化脓性炎症
D．后期炎症消退，血栓机化，新生毛细血管形成
E．虽有侧支循环逐渐建立，但不足以代偿，因而神经、肌和骨骼等均可出现缺血性改变
10. 下列关于血栓闭塞性脉管炎的叙述，不正确的是
A．大多数患者为青壮年男性，多数有吸烟嗜好
B．患肢有不同程度的缺血性症状
C．常伴有高脂血症、糖尿病等易致动脉硬化的因素
D．患者一般有游走性浅静脉炎病史
E．患肢足背动脉或胫后动脉搏动减弱或消失
11. 血栓闭塞性脉管炎的特征是
A．没有间歇性跛行
B．游走性血栓性浅静脉炎
C．累及内脏
D．肢体皮肤正常
E．与酒精中毒有关
12. 血栓闭塞性脉管炎时
A．Trendelenburg 试验(+)
B．Perthes 试验(+)
C．Pratt 试验(+)
D．Buerger 试验(+)
E．Trendelenburg 试验(-)
13. 对动静脉瘘既可以明确诊断，又可以了解瘘口的部位、大小的检查手段是
A．指压瘘口测定
B．CT
C．动脉造影
D．B 超
E．静脉血氧含量测定
14. 动脉粥样硬化性外周血管疾病的非手术治疗不包括
A．肥胖者减轻体重
B．严格禁烟
C．不用服药
D．适当运动
E．降低血脂和血压
15. 血栓闭塞性脉管炎的主要病变部位是

A. 腋动脉、肱动脉
B. 股动脉、腘动脉
C. 四肢大血管
D. 四肢中小动静脉，以动脉为主
E. 四肢中小动静脉，以静脉为主

16. 关于血栓闭塞性脉管炎的治疗，正确的是
A. 高位结扎及剥脱术
B. 旁路转流术
C. 切开取栓术
D. 全皮下切除植皮术
E. 大网膜移植术

17. 血栓闭塞性脉管炎早期的主要临床表现是
A. 游走性血栓性静脉炎
B. 足部及小腿酸痛
C. 间歇性跛行
D. 患肢萎缩
E. 肢端青紫

18. 不属于动脉粥样硬化外周血管疾病的高危因素是
A. 高血压
B. 高脂血症
C. 吸烟
D. 糖尿病
E. 高密度脂蛋白高

19. 造成急性动脉栓塞的血栓，最常见的来源是
A. 血管源性
B. 心源性
C. 医源性
D. 肿瘤源性
E. 原因不明的特发性

20. 以缺血性静息痛为主要症状时，提示血栓闭塞性脉管炎的分期是
A. Ⅳ期
B. Ⅱb 期
C. Ⅱa 期
D. Ⅰ期
E. Ⅲ期

21. 下述哪项不属于动脉硬化性闭塞症的表现
A. 间歇性跛行
B. 患肢毛发稀疏
C. 静息痛
D. 足靴区色素沉着
E. 患肢发凉麻木

22. 下列有关动脉硬化性闭塞症临床特点的描述，错误的是
A. 病变常位于小动脉
B. 多合并高血压、高脂血症、糖尿病
C. 多见于男性
D. 一般无血栓性浅静脉炎病史
E. 发病年龄多在 45 岁以上

23. 血栓闭塞性脉管炎常见的临床症状不包括
A. 病肢远侧动脉搏动减弱
B. 间歇发作的突发性疼痛
C. 静息痛
D. 对寒冷敏感性增加
E. 局部皮肤颜色改变

24. 下列哪项是血栓闭塞性脉管炎最突出的症状
A. 患肢疼痛
B. 患肢溃疡
C. 游走性浅静脉炎
D. 患肢皮肤色泽改变
E. 患肢动脉搏动减弱

25. Buerger 试验阳性是指

A．下肢先抬高 30°后下垂，肤色由白变紫
B．下肢先抬高 30°后下垂，肤色由黄变白
C．下肢先抬高 45°后下垂，肤色由白变红
D．下肢先抬高 45°后下垂，肤色由红变黄
E．下肢先抬高 60°后下垂，肤色由黄变红

26. 动脉粥样硬化性外周血管疾病的早期症状是
A．间歇性跛行，远侧动脉搏动减弱或消失　B．心悸
C．呼吸困难　D．无法行走
E．全身疼痛

27. 关于动脉硬化性闭塞症，下列哪种说法是不恰当的
A．最常发生于冠状动脉　B．管壁内常有钙质沉积
C．病变多为节段型　D．与高血脂有密切关系
E．保守治疗主要是降低血脂，促进侧支循环形成

28. 有关血栓闭塞性脉管炎，下列哪项错误
A．主要侵袭四肢　B．早期主要是细菌感染引起
C．病变一般自动脉开始　D．受累血管发硬而缩窄
E．间歇性跛行是早期症状之一

29. 急性股动脉栓塞病程 4 小时应采用
A．肌筋膜间隔切开术　B．内膜剥脱术
C．旁路转流术　D．取栓术
E．截肢术

30. 确诊动脉粥样硬化性外周血管疾病的检查是
A．无创性血管检查　B．测心率
C．X 线平片　D．动脉造影
E．心电图

31. 能够诊断患者是动脉粥样硬化的检查不包括
A．无创性血管检查　B．血脂检查
C．X 线平片　D．动脉造影
E．体温

32. 急性动脉栓塞的临床表现除外
A．动脉搏动减弱，以至消失
B．皮肤呈苍白色，皮肤温度下降
C．往往最早出现疼痛，常伴有触痛
D．患肢远端感觉异常，甚至丧失，并可出现运动受损
E．疼痛、皮温下降及触觉障碍的平面与动脉栓塞平面均一致

33. 动脉瘤的临床表现不包括
A．搏动性包块　B．压迫症状
C．远端肢体缺血　D．瘤体破裂
E．舒张期杂音

34. 肢体抬高试验（Buerger 试验）结果阳性主要用于确诊哪种疾病

A．原发性下肢深静脉瓣膜功能不全　　B．单纯性大隐静脉曲张
C．深静脉血栓形成　　D．动静脉瘘
E．血栓闭塞性脉管炎

35. 有关血栓闭塞性脉管炎，哪项不恰当
A．病变以下肢为多　　B．病变局限于小动脉
C．为一种慢性、持续性、进行性疾病　　D．由于血栓形成而导致血管腔闭塞
E．间歇性跛行为早期症状之一

36. 下列有关急性肠系膜上动脉栓塞临床表现的描述，哪项是不恰当的
A．既往常有冠心病或房颤史　　B．剧烈腹部绞痛，药物难以缓解
C．早期即出现明显的腹膜刺激征　　D．频繁呕吐
E．可于早期出现休克

37. 雷诺综合征的临床表现是
A．好发于腹部　　B．上肢静脉扩张
C．手指颜色变化是白—紫—红　　D．桡动脉搏动消失
E．上肢血压降低

38. 男，66 岁。患冠心病多年，3 小时前突然出现双下肢剧烈疼痛，行走困难，局部皮肤苍白，查体：双下肢股动脉搏动消失，双股以下皮温低，肌力 4 级。诊断为
A．动脉硬化性闭塞症　　B．髂股动脉栓塞
C．血栓闭塞性脉管炎　　D．糖尿病性动脉闭塞
E．大动脉炎

39. 男，50 岁。行走时右小腿和足部出现间歇性疼痛 2 年余。近 2 个月夜间呈持续性疼痛，足趾呈紫黑色、干冷。有吸烟史 30 余年，每日 60 支。下列治疗措施不适合该患者的是
A．高压氧舱治疗　　B．严格戒烟
C．手术治疗　　D．热疗
E．给予止痛剂及镇静剂

40. 女，32 岁。近两年来反复出现双手手指麻木和疼痛症状，顺序性发作手部皮肤苍白、青紫、潮红。查体：心率 88 次/分，血压 115/75 mmHg，双侧桡动脉搏动正常。最可能的诊断是
A．雷诺综合征　　B．血栓闭塞性脉管炎
C．血栓性浅静脉炎　　D．损伤性动静脉瘘
E．深静脉血栓形成

41. 男，35 岁。右下肢麻木、发凉、怕冷 2 年。每行走约 1 km 需停下休息。查体：右下肢皮温较对侧低，色泽苍白，右足背动脉搏动弱。诊断考虑为
A．Buerger 病　　B．右下肢深静脉血栓形成
C．右下肢动脉硬化性闭塞　　D．Raynaud 综合征
E．右下肢血栓性浅静脉炎

42. 男，40 岁。2 年前出现左下肢行走 10 余分钟后胀痛，休息片刻缓解，再行走后疼痛又出现。无吸烟史，发病前半年左足部外伤已治愈，体格检查：左下肢皮色较苍白，左足背动脉未触及。首先考虑的诊断是
A．血栓闭塞性脉管炎　　B．动脉粥样硬化性闭塞症

C. 结节性动脉周围炎
D. 雷诺病
E. 多发性大动脉炎

43. 男,73 岁。患慢性冠状动脉供血不足 30 余年,伴心房颤动 10 年。2 小时前突然出现左下肢剧烈疼痛,开始时为大腿上部急袭性痛,触痛明显,足背动脉搏动消失,检查发现在大腿上部可触及一较明显变温带,足趾活动困难。最可能的病变部位在
A. 股总动脉 B. 腹主动脉 C. 髂总动脉 D. 髂股静脉 E. 股深静脉

44. 男,35 岁。稍长距离步行后感右小腿疼痛,肌肉抽搐而跛行,稍休息后症状消失,平时感右足发凉,怕冷,有麻木感。右足背动脉搏动减弱。应考虑
A. 深静脉血栓形成
B. 动脉栓塞
C. 动脉粥样硬化症
D. 血栓性浅静脉炎
E. 血栓闭塞性脉管炎

45. 男,40 岁。吸烟 10 年,近 2 个月双下肢出现间歇性跛行,伴患肢怕冷、麻木、刺痛,确诊为血栓闭塞性脉管炎,关于该病,叙述不正确的是
A. 患者多为男性,疾病进展缓慢
B. 早期患肢发凉、怕冷,对外界寒冷敏感
C. 多伴有游走性浅静脉炎病史
D. 出现肢体动脉搏动减弱或消失
E. 发病后戒烟对治疗帮助不大

46. 男,66 岁。突发腹痛 3 小时,不伴恶心、呕吐。2 年前曾诊断为“腹主动脉瘤”。查体:P 116 次/分, BP 70/50 mmHg,贫血貌,腹膨隆,无肌紧张,无固定压痛,肠鸣音弱。最有可能的诊断为
A. 急性肠梗阻
B. 输尿管结石梗阻
C. 急性胰腺炎
D. 腹主动脉瘤破裂
E. 上消化道出血

47. 男,42 岁。左下肢疼痛,行走后加重 3 年。早期常感患肢麻木,行走后疼痛,短暂休息可缓解,近来疼痛日益加重。吸烟 20 余年。查体:T 36.3℃,BP 100/70 mmHg。最可能的诊断是
A. 动脉硬化性闭塞症
B. 下肢静脉曲张
C. 多发性动脉炎
D. 雷诺综合征
E. 血栓闭塞性脉管炎

48. 男,30 岁。右下肢近腘窝处被刀刺伤后出现搏动性肿块,逐渐增大伴右下肢麻木,查体见右下肢苍白,腘窝部搏动性肿块,大小 5 cm×4 cm,附近有收缩期杂音,诊断为
A. 动静脉瘘
B. 腘动脉闭合性损伤
C. 腘动脉开放性损伤
D. 腘动脉假性动脉瘤
E. 皮下血肿

49. 男,55 岁。左下肢麻痛 3 年,间歇性跛行 1 年,左下肢疼痛逐渐加重,夜间疼痛更甚。吸烟史 30 年。查体:屈膝位,左小腿皮温较对侧降低,左侧足背动脉搏动消失。对该患者有助于诊断的试验是
A. Perthes 试验
B. Buerger 试验
C. Pratt 试验
D. Homans 试验
E. Trendelenburg 试验

三、案例分析题：以下提供若干个案例，每个案例下设若干道考题。每道考题有多个备选答案，其中正确答案有1个或多个。选对一个答案给1个得分点，选错一个扣1个得分点，直至本题扣至0分。

（50~53题共用题干）

男，78岁。突发左下肢冷、痛、麻木8小时。有心房颤动史。体检：左小腿中下1/3以下皮温明显降低，足部发绀，患肢无肿胀。双侧股动脉搏动可扪及，左侧腘动脉、足背动脉、胫后动脉搏动均消失，右腘动脉、足背和胫后动脉搏动良好。

50. 该患者的初步诊断是
  A．左下肢血栓闭塞性脉管炎　B．左下肢静脉血栓形成
  C．左下肢动脉栓塞　D．左下肢大隐静脉曲张
  E．雷诺综合征　F．左下肢小隐静脉曲张

51. 该患者的病变平面是
  A．足背动脉　B．股动脉
  C．腹主动脉　D．腘动脉
  E．胫前动脉　F．胫后动脉

52. 为明确诊断，需行的检查有
  A．下肢动脉造影　B．下肢静脉B超
  C．下肢动脉B超　D．下肢X线片
  E．下肢CT　F．下肢MRI

53. 应该进行何种处理方式
  A．肌筋膜间隔切开术　B．截肢术
  C．导管溶栓术　D．静脉取栓术
  E．动脉取栓术　F．肌筋膜间隔切开术+截肢术

（54~56题共用题干）

女，68岁。突发左下肢发凉、麻木、疼痛20小时。风心病史30年，心房颤动8年，合并高血压。查体：左小腿及以远肤色苍白，足趾轻度发绀，浅静脉瘪陷，膝以下皮温低。双侧股动脉（+++），左腘动脉及以远动脉未扪及，右足背、胫后动脉搏动好。

54. 初步临床诊断为
  A．动脉硬化闭塞症　B．急性左下肢动脉血栓形成
  C．急性左下肢动脉栓塞　D．急性主动脉夹层
  E．急性左下肢动脉痉挛　F．急性下肢缺血

55. 为明确诊断，首先应行的检查是
  A．左下肢动脉造影　B．左下肢动脉多普勒测压
  C．双下肢X线片　D．超声心动图
  E．双下肢动脉多普勒测压　F．左下肢静脉多普勒检查

56. 提示：患者取栓术后左下肢动脉恢复，无肿胀、麻木。出院后治疗药物是
  A．肠溶阿司匹林　B．氯吡格雷
  C．肠溶阿司匹林+华法林　D．华法林
  E．肠溶阿司匹林+氯吡格雷　F．华法林+氯吡格雷

答案与解析

答案

1. A	2. B	3. D	4. A	5. E	6. C	7. D	8. E	9. A	10. C
11. B	12. D	13. C	14. C	15. D	16. B	17. C	18. E	19. B	20. E
21. D	22. A	23. B	24. A	25. C	26. A	27. A	28. B	29. D	30. D
31. E	32. E	33. E	34. E	35. B	36. C	37. C	38. B	39. D	40. A
41. A	42. A	43. C	44. E	45. E	46. D	47. E	48. D	49. B	

50. C　51. D　52. A　53. E　54. C

55. EF　56. D

解析

1. 急性动脉栓塞的临床表现可以概括为5P，即疼痛（pain）、感觉异常（paresthesia）、麻痹（paralysis）、无脉（pulselessness）和苍白（pallor）。患者突发右下肢疼痛、麻木、无力、心律不齐等，考虑为动脉栓塞。故本题选A。
2. 凡诊断明确，尤其是大、中动脉栓塞，如果患者全身情况允许，应尽早施行切开动脉直接取栓。故本题选B。
6. 解张试验是判断血管痉挛的一种方法，患肢皮温升高越明显，考虑痉挛导致血管缺血可能性越大；如温度升高不明显，说明血管可能已经闭塞。行腰交感神经切除术可解除血管痉挛和促进侧支循环形成。故本题选C。
7. 血栓闭塞性脉管炎的相关因素可归纳为两方面：①外来因素，主要有吸烟、寒冷与潮湿的生活环境、慢性损伤和感染。②内在因素，自身免疫功能紊乱、性激素和前列腺素失调及遗传因素。故本题选D。
9. 血栓闭塞性脉管炎的病理过程：①通常始于动脉，然后累及静脉，由远端向近端进展，呈节段性分布，两段之间血管比较正常。②活动期为受累动静脉管壁全层非化脓性炎症，有内皮细胞和成纤维细胞增生；淋巴细胞浸润，中性粒细胞浸润较少，偶见巨细胞；管腔被血栓堵塞。③后期炎症消退，血栓机化，新生毛细血管形成。动脉周围广泛纤维组织形成，常包埋静脉和神经。④虽有侧支循环逐渐建立，但不足以代偿，因而神经、肌和骨骼等均可出现缺血性改变。故本题选A。
10. 血栓闭塞性脉管炎临床诊断要点：①大多数患者为青壮年男性，多数有吸烟嗜好。②患肢有不同程度的缺血性症状。③有游走性浅静脉炎病史。④患肢足背动脉或胫后动脉搏动减弱或消失。⑤一般无高血压、高脂血症、糖尿病等易致动脉硬化的因素。故本题选C。
12. 血栓闭塞性脉管炎又称Buerger病，是血管的炎性、节段性和反复发作的慢性闭塞性疾病。Buerger试验即肢体抬高试验，下肢先抬高45°后下垂，肤色由白变红即为阳性，提示患肢有严重的供血不足。Buerger试验（+）提示血栓闭塞性脉管炎。故本题选D。
13. 动脉造影检查对于较大口径的动静脉瘘，通常可以直接显示瘘口；与瘘口邻近的静脉明显扩大，几乎与动脉同时显影；瘘口远侧动脉不能全程显示。较小口径的动静脉瘘，常不能直接显示瘘口，但具有邻近瘘口的动静脉几乎同时显影的特点。故本题选C。
14. 动脉粥样硬化性外周血管疾病非手术治疗的主要目的为降低血脂和血压，稳定动脉斑块，改善血液高凝状态，扩张血管与促进侧支循环形成。处理方法：控制体重、禁烟、适量锻炼；应用抗血小板聚集及扩张血管药物，如阿司匹林、双嘧达莫、前列腺素 E_1。故本题选 C。

15. 血栓闭塞性脉管炎又称 Buerger 病，是血管的炎性、节段性和反复发作的慢性闭塞性疾病，好发于青壮年男性。病变主要侵袭四肢中、小动静脉，以下肢多见。通常始于动脉，然后累及静脉，由远端向近端进展，呈节段性分布。故本题选 D。

16. 血栓闭塞性脉管炎的手术治疗目的是重建动脉血流通道，增加肢体血供，改善缺血引起的后果。在闭塞动脉的近侧和远侧仍有通畅的动脉时，可施行旁路转流术。故本题选 B。

18. 动脉粥样硬化外周血管疾病好发于 45 岁以上的男性。高脂血症、高血压、吸烟、糖尿病、肥胖、高密度脂蛋白低下是其高危因素。故本题选 E。

19. 急性动脉栓塞的血栓来源包括心源性、血管源性、医源性，其中以心源性为最常见，如风湿性心脏病、冠状动脉硬化性心脏病及细菌性心内膜炎时，心室壁或人工心脏瓣膜上的血栓脱落等。故本题选 B。

20. 血栓闭塞性脉管炎分期：①Ⅰ期，无明显临床症状，或仅有患肢麻木、发凉；皮温降低、色泽苍白；足背动脉搏动减弱；踝/肱指数<0.9。②Ⅱ期：活动后间歇性跛行为主要症状；根据行走后出现疼痛的最大间歇性跛行距离，Ⅱa 期>200 m；Ⅱb 期<200 m；皮温降低苍白更明显；足背动脉搏动消失。③Ⅲ期：缺血性静息痛为主要症状；趾/指暗红，可有远端肢体浮肿。④Ⅳ期：症状继续加重；踝/肱指数<0.3。故本题选 E。

21. 动脉硬化性闭塞症早期症状为患肢冷感、苍白，进而出现间歇性跛行。病变局限在主-髂动脉者，疼痛在臀、髋和股部，可伴有阳痿；累及股-腘动脉时，疼痛在小腿肌群。后期，患肢皮温明显降低、色泽苍白或发绀，出现静息痛，肢体远端缺血性坏疽或溃疡。早期慢性缺血引起皮肤及其附件的营养性改变、感觉异常及肌萎缩。患肢的股、腘、胫后及足背动脉搏动减弱或不能扪及。色素沉着一般见于静脉相关疾病，如原发性静脉曲张。故本题选 D。

23. 血栓闭塞性脉管炎主要临床表现：①患肢怕冷，皮肤温度降低，苍白或发绀。②患肢感觉异常及疼痛，早期起因于血管壁炎症刺激末梢神经，后因动脉阻塞造成缺血性疼痛，即间歇性跛行或静息痛。③长期慢性缺血导致组织营养障碍改变。严重缺血者，患肢末端出现缺血性溃疡或坏疽。④患肢的远侧动脉搏动减弱或消失。⑤发病前或发病过程中出现复发性游走性浅静脉炎。故本题选 B。

28. 血栓闭塞性脉管炎确切病因尚未明确，相关因素可归纳为两方面：①外来因素，主要有吸烟、寒冷与潮湿的生活环境、慢性损伤和感染。②内在因素，自身免疫功能紊乱，性激素和前列腺素失调以及遗传因素。故本题选 B。

29. 凡诊断明确，尤其是大、中动脉栓塞，如果患者全身情况允许，应尽早施行切开动脉直接取栓；或利用 Fogarty 球囊导管取栓，不仅简化操作，缩短手术时间，而且创伤小，只要备有球囊导管都应采用该法。故本题选 D。

30. 动脉造影能显示动脉狭窄或闭塞的部位、范围、侧支及阻塞远侧动脉主干的情况，以确定诊断，指导治疗。故本题选 D。

32. 急性动脉栓塞时，疼痛起于阻塞平面处，以后延及远侧，并演变为持续性。栓塞远侧肢体的皮肤温度降低并有冰冷感觉。用手指自趾（指）端向近侧顺序检查，常可扪到骤然改变的变温带，其平面约比栓塞平面低一手宽，具有定位诊断意义。故本题选 E。

36. 肠系膜上动脉栓塞多发生于老年人，既往多有冠心病或房颤史。起病急骤、进展快，患者突发剧烈的腹部绞痛，一般药物难以缓解。较轻的腹部体征与患者严重的症状不相称，是急性肠缺血的特征性表现。一般病程进展至后期，肠绞窄继发腹腔内严重感染后才会出现较明显的腹膜炎体征。故本题选 C。

37. 雷诺综合征多见于青壮年女性，好发于手指，常为双侧性，偶可累及趾、面颊及外耳。典型症状是顺序出现苍白、青紫和潮红。故本题选 C。

41. 患者右下肢怕冷、麻木、发凉，且出现间歇性跛行，查体有皮肤温度降低，足背动脉搏动减弱，均为血栓闭塞性脉管炎的表现，血栓闭塞性脉管炎又称为 Buerger 病。故本题选 A。

48. 假性动脉瘤常由损伤、感染、炎症引起。患者刀刺伤后出现搏动性肿块且伴有收缩期杂音、下肢麻木、苍白，考虑为外伤导致的右下肢腘动脉假性动脉瘤。故本题选 D。

52. 动脉多普勒超声检查可作为筛查手段，具有快速、无创等优势。动脉造影能了解栓塞部位，远侧动脉是否通畅，侧支循环状况，是否有继发性血栓形成等情况，是明确诊断的重要手段。故本题选 A。

55. 患者考虑急性左下肢动脉栓塞，为明确诊断，应行双下肢动脉多普勒测压，明确左右下肢动脉压区别，同时行左下肢静脉多普勒检查，明确静脉内血流情况。故本题选 EF。

56. 患者取栓术后左下肢动脉恢复，无肿胀、麻木，恢复较好，房颤持续存在，应行抗凝治疗，首选华法林，需按时复查凝血。故本题选 D。

第四节　周围静脉疾病

一、共用题干单选题：每道考题以一个小案例的形式出现，其下面都有 A、B、C、D、E 五个备选答案。请从中选择一个最佳答案。

（1~3 题共用题干）

男，45 岁。左下肢静脉曲张 15 年，逐渐加重。体检：左小腿大隐静脉重度曲张，胫前凹陷性肿胀。

1. 最重要的检查是
   A．小隐静脉的功能
   B．大隐静脉瓣膜的功能
   C．深浅静脉交通支瓣膜功能
   D．深静脉通畅及其瓣膜功能
   E．静脉曲张的并发症

2. 检查方法是
   A．静脉测压
   B．Trendelenburg 试验
   C．Perthes 试验
   D．多普勒超声
   E．温度记录法

3. 了解深静脉瓣膜功能的损害程度采用
   A．曲张静脉造影
   B．直接静脉造影
   C．顺行性深静脉造影
   D．逆行性深静脉造影
   E．经穿刺腘静脉造影

（4~5 题共用题干）

男，58 岁。右小腿静脉显露伴酸胀感 12 年，站立时明显，卧后消失。检查见右小腿前内侧有团状静脉可见，足靴区有色素沉着，皮肤增厚、脱屑，内踝处有直径 2 cm 溃疡，周围有湿疹样炎症。

4. 为了解该患者是否有交通支瓣膜功能损害，应做
   A．Pratt 试验　　B．Perthes 试验
   C．Trendelenburg 试验　　D．Buerger 试验
   E．静脉测压
5. 该患者目前首选的治疗方法是
   A．大隐静脉瓣膜成形术　　B．硬化剂注射治疗
   C．大隐静脉高位结扎　　D．大隐静脉剥脱+交通支结扎
   E．处理湿疹和溃疡

（6~8 题共用题干）

男，42 岁。右侧下肢单纯性静脉曲张，近 1 年来加重，半年来右内踝上方溃疡 3 cm×3 cm。长期换药不愈。

6. 下列哪项试验是检测深静脉通畅情况的
   A．Trendelenburg 试验　　B．Buerger 试验
   C．Pratt 试验　　D．Perthes 试验
   E．Branham 试验
7. 最佳治疗方案是
   A．大隐静脉高位结扎，曲张静脉剥出，溃疡切除植皮术
   B．大隐静脉高位结扎，曲张静脉剥出
   C．局部换药，等溃疡愈合后再手术
   D．口服抗生素
   E．弹力绷带或弹力袜
8. 为了解下肢深静脉有无异常，首选的检查方法是
   A．测下肢浅静脉区　　B．测下肢温度
   C．多普勒超声检查　　D．下肢静脉造影
   E．化验静脉血

二、单选题：每道考题下面有 A、B、C、D、E 五个备选答案，请从中选择一个最佳答案。

9. 广泛的下肢深静脉血栓形成最严重的并发症为
   A．下肢溃疡　　B．肺栓塞
   C．下肢浅静脉曲张　　D．伴动脉痉挛、肢体缺血
   E．腔静脉阻塞
10. 关于下肢静脉血栓形成非手术治疗，描述错误的是
   A．卧床休息，抬高患者，适当使用利尿剂，以减轻肢体肿胀
   B．溶栓
   C．抗凝
   D．可长期使用肝素治疗

E. 使用祛聚药物能扩充血容量、稀释血液、降低黏稠度

11. 下肢静脉曲张,行 Perthes 试验是为了检查
A. 大隐静脉瓣膜功能
B. 小隐静脉瓣膜功能
C. 交通支静脉瓣膜功能
D. 深静脉瓣膜功能
E. 深静脉有无阻塞

12. 单纯性下肢静脉曲张的硬化剂注射和压迫治疗,描述错误的是
A. 利用硬化剂注入曲张静脉后引起的炎症反应使之关闭
B. 适用于下肢病变广泛的患者
C. 可作为手术的辅助疗法处理残留的曲张静脉
D. 硬化剂渗漏可造成组织炎症
E. 硬化剂渗漏可引起深静脉血栓形成

13. 下肢静脉曲张根据以下哪项表现可以判断深、浅静脉交通支瓣膜功能障碍
A. 胫前外侧出现皮肤营养性变化
B. 胫前内侧出现皮肤营养性变化
C. 胫前出现皮肤营养性变化
D. 足靴区出现皮肤营养性变化
E. 踝部出现皮肤营养性变化

14. 诊断下肢深静脉血栓形成辅助检查不包括
A. 血管无损伤性检查法
B. 尿素酶检查
C. 上行性静脉造影
D. 造影 X 线片
E. D-二聚体检查

15. 下肢静脉曲张的主要并发症是
A. 小腿溃疡
B. 深静脉血栓形成
C. 深静脉瓣膜功能不全
D. 小腿丹毒
E. 足部溃疡

16. 确定下肢静脉曲张能否手术治疗的关键性检查是
A. 浅静脉瓣膜是否闭锁不全
B. 深静脉是否通畅
C. 深、浅静脉交通支瓣膜功能是否健全
D. 小隐静脉功能有无异常
E. 曲张静脉是否出现合并症

17. 有关下肢深静脉血栓形成,描述错误的是
A. 青少年多见
B. 多见于产后、盆腔术后、外伤、晚期癌肿、昏迷或长期卧床的患者
C. 起病较急,患肢肿胀发硬、疼痛,活动后加重,常伴有发热、脉速
D. 血栓部位压痛,沿血管可扪及索状物,血栓远侧肢体或全肢体肿胀,皮肤呈青紫色,皮温降低,足背、胫后动脉搏动减弱或消失
E. 放射性纤维蛋白原试验、多普勒超声及静脉血流图检查,有助于诊断,静脉造影可确定诊断

18. 临床 Perthes 试验阳性主要是用于确诊下列哪种疾病
A. 动静脉瘘
B. 单纯性大隐静脉曲张
C. 深静脉血栓形成
D. 原发性下肢深静脉瓣膜功能不全
E. 血栓闭塞性脉管炎

19. 有关血栓性静脉炎与静脉血栓形成的区别,下列哪项是错误的

A．前者一般位于浅静脉，后者位于深静脉
B．前者局部炎症反应明显，后者局部症状明显
C．前者一般无静脉回流障碍，后者常伴有回流障碍
D．前者治疗以局部对症治疗为主，后者以凝、溶栓为主
E．前者易并发肺栓塞，后者常后遗深静脉功能不全

20. 原发性深静脉血栓形成最多见于
A．左下肢　B．左上肢　C．右上肢　D．右下肢　E．头部

21. 关于单纯性下肢静脉曲张的治疗，描述错误的是
A．非手术治疗仅能改善症状，适用于病变局限，症状轻微又不愿手术者
B．非手术治疗仅能改善症状，不适用于妊娠期发病
C．非手术治疗仅能改善症状，适用于症状虽然明显，但手术耐受力极差者
D．硬化剂注射利用硬化剂注入曲张静脉后引起的炎症反应使之关闭
E．手术治疗是根本的治疗方法，凡有症状且无禁忌证者都应手术治疗

22. 下肢静脉的解剖特点不包括
A．静脉瓣膜和静脉壁离心越远，强度越差
B．在深浅静脉交通支中不存在静脉瓣膜
C．隐股静脉连接处均有隐股静脉瓣膜
D．下肢静脉瓣膜的作用是使血液由浅至深，由下至上流动
E．静脉瓣膜缺陷是静脉瓣膜功能不全的主要原因

23. 单纯性下肢静脉曲张的病因不包括
A．静脉壁薄弱　B．静脉瓣膜缺陷
C．遗传因素　D．重体力劳动
E．长期卧位

24. 下肢深静脉血栓形成最常见的类型是
A．混合型　B．继发型　C．中央型　D．周围型　E．原发型

25. 有关单纯性下肢静脉曲张的手术治疗，错误的是
A．手术治疗是根本的治疗方法
B．凡有症状且无禁忌证者都应手术治疗
C．手术包括大隐或小隐静脉高位结扎及主干与曲张静脉剥脱术
D．手术治疗适用于妊娠期发病
E．已确定交通静脉功能不全的，可选择筋膜外、筋膜下或借助内镜做交通静脉结扎术

26. 关于下肢静脉曲张，哪项不恰当
A．病理改变在静脉壁中层的肌组织和弹力组织
B．静脉壁薄弱和静脉压增高为主要病因
C．主要发生在下肢浅静脉的大、小隐静脉
D．交通支瓣膜功能不全时，应在曲张静脉切除后将交通支结扎切断
E．曲张静脉内血的含氧量高

27. 对妊娠期妇女或一般情况较差、重要生命器官有器质性病变者，应采用何种方法治疗单纯性下肢浅静脉曲张
A．弹力袜压迫治疗

B. 口服药物治疗
C. 硬化剂注射压迫治疗
D. 大隐静脉高位结扎,剥脱主干,结扎交通支
E. 静脉瓣成形术

28. 有关单纯性下肢静脉曲张的临床表现,描述错误的是
A. 单纯性下肢静脉曲张以大隐静脉曲张为多见,单独的小隐静脉曲张较为少见
B. 以右下肢多见,但双侧下肢可先后发病
C. 主要表现为下肢浅静脉扩张、伸长、迂曲
D. 病程进展、交通静脉瓣膜破坏后可出现踝部轻度肿胀和足靴区皮肤营养性变化
E. 可以出现皮肤萎缩、脱屑

29. 下肢深静脉血栓阻塞时
A. Trendelenburg 试验(+)
B. Perthes 试验(+)
C. Buerger 试验(+)
D. Pratt 试验(+)
E. Trendelenburg 试验(-)

30. 有关下肢静脉曲张并发血栓性静脉炎的叙述,不恰当的是
A. 血栓性静脉炎局部表现为红、肿、热、痛
B. 常由于外伤诱发曲张静脉产生血栓性静脉炎
C. 日常活动时,可穿弹力袜
D. 应用抗生素控制感染
E. 待炎症反应消退后,可行手术解决浅静脉曲张

31. 根据大隐静脉曲张患者的解剖生理特点,下列哪项是判断是否手术的关键
A. Pratt 试验
B. Trendelenburg 试验
C. Perthes 试验
D. Buerger 试验
E. 毛细血管充盈试验

32. 诊断原发性下肢深静脉瓣膜功能不全最可靠的检查方法是
A. Pratt 试验
B. Buerger 试验
C. 下肢深静脉造影
D. Perthes 试验
E. Trendelenburg 试验

33. 下肢静脉曲张并发溃疡的常见部位是
A. 足背
B. 小腿下 1/3 内侧
C. 小腿下 1/3 外侧
D. 足趾
E. 小腿中 1/3 内侧

34. 下肢静脉曲张进展到晚期可能出现的并发症除外
A. 急性出血
B. 皮下淤血
C. 血栓性浅静脉炎
D. 足靴区皮肤发生溃疡
E. 下肢淋巴水肿

35. 急性深静脉血栓形成的临床表现为
A. 间歇性跛行
B. "5P"征
C. (指)趾端发黑、干性坏疽、溃疡形成
D. 搏动性肿块和杂音
E. 股青肿

36. 下肢大隐静脉瓣膜功能不全时
A. Trendelenburg 试验(+)
B. Perthes 试验(+)
C. Buerger 试验(+)
D. Pratt 试验(+)
E. Trendelenburg 试验(-)

37. 下列有关单纯性下肢静脉曲张的描述,不正确的是
A. 静脉壁薄弱、静脉瓣膜缺陷以及浅静脉内压力升高,是引起浅静脉曲张的主要原因
B. 遗传因素可导致静脉薄弱和静脉瓣膜缺陷
C. 离心愈远的静脉承受的静脉压愈高,因此曲张静脉在小腿部远比大腿部明显,而且病情的远期进展比开始阶段迅速
D. 循环血量经常超负荷,亦可造成静脉压力升高
E. 长期站立、重体力劳动、妊娠、慢性咳嗽、习惯性便秘等,可增加血柱重力,使瓣膜承受过度压力,紧密关闭

38. 下肢静脉曲张晚期的临床表现,最主要的是
A. 小腿水肿
B. 色素沉着
C. 皮肤厚硬
D. 小腿下 1/3 内侧溃疡
E. 局部瘙痒

39. 女,68 岁。因子宫内膜癌行盆腔廓清术后 3 天,诉左小腿轻度疼痛。查体:左足轻度可凹性水肿,左腓肠肌压痛且足背伸时疼痛加剧,足背动脉搏动好。最简单快速的诊断方法是
A. 血生化检查
B. 下肢动脉造影
C. 下肢静脉造影
D. 下肢血管多普勒超声检查
E. 血清肿瘤标志物检查

40. 女,60 岁。子宫颈癌行子宫切除术后 3 天,晨起时突发左小腿疼痛,左足不能着地踏平,行走时疼痛加重。查体:左小腿肿胀,深压痛,足背动脉搏动存在。首选检查为
A. 放射性核素骨扫描
B. 下肢 CT
C. 下肢 X 线平片
D. 下肢 MRI
E. 下肢超声多普勒

41. 女,40 岁。右下肢静脉曲张 15 年,长时间站立有酸胀感,近 2 年右小腿胫前皮肤颜色加深,可凹性水肿,Trendelenburg 试验(+),Perthes 试验(-),诊断可能是
A. 单纯性下肢静脉曲张
B. 原发性下肢深静脉瓣膜功能不全
C. 下肢深静脉血栓形成
D. 动静脉瘘
E. 血栓性浅静脉炎

42. 男,46 岁。左下肢酸胀沉重,小腿出现“蚯蚓状”团块 4 年。查体:血压 17.2/12.0 kPa (129/90 mmHg),右下肢正常,左小腿可见明显的静脉曲张,内踝处皮肤增厚,有色素沉着。Pratt 试验阳性。Trendelenburg 试验示松解止血带前,大隐静脉已部分充盈曲张,松解止血带后,充盈曲张更为明显,且大隐静脉自上而下逆向充盈。应考虑的诊断是
A. 大隐静脉瓣膜功能不全
B. 小隐静脉瓣膜功能不全
C. 大隐静脉瓣膜功能不全及深浅静脉间交通支瓣膜功能不全
D. 深静脉瓣膜功能不全

E．深、浅静脉间交通支瓣膜功能不全

43. 男，37 岁。患下肢静脉曲张 2 年，平卧后下肢曲张静脉消失，在腹股沟下方扎橡胶带阻断大隐静脉，然后让患者站立，曲张静脉迅速充盈，考虑诊断为

A．原发性下肢深静脉瓣膜功能不全 B．隐股静脉瓣膜功能不全

C．交通支瓣膜功能不全 D．下肢深静脉血栓形成

E．单纯性大隐静脉曲张

44. 男，78 岁。左下肢深静脉血栓。准备行非手术治疗，下列措施不恰当的是

A．使用右旋糖酐、双嘧达莫等进行祛聚治疗 B．抗凝治疗，使用肝素和华法林

C．卧床休息 1 周后，可给予尿激酶溶栓治疗 D．卧床休息 10 天左右，抬高患肢

E．起床活动时，穿弹力袜或用弹力绷带

45. 男，50 岁。右侧下肢静脉曲张已 10 年，劳动后肢体肿胀，皮炎及溃疡经久不愈，应行

A．手术治疗 B．弹性绷带包扎治疗

C．抗感染治疗 D．局部药物治疗

E．物理治疗

46. 老李是一名教师，由于长期站立患了静脉曲张，属于周围血管病，通过去医院了解有关周围血管病的知识，以下不属于周围血管病的是

A．静脉曲张 B．精索静脉曲张

C．血栓性静脉炎 D．糖尿病

E．动脉硬化闭塞症

47. 男，46 岁。右侧下肢浅表静脉曲张 5 年，长时间站立后小腿和足部出现胀痛，上述症状逐渐加重；右侧足靴区皮肤增厚粗糙，伴色素沉着。顺行性静脉造影显示大隐静脉显著扩张，深静脉通畅、呈直筒状。该患者最可能的诊断是

A．单纯性下肢静脉曲张 B．原发性下肢深静脉瓣膜功能不全

C．交通静脉瓣膜功能受损 D．下肢动静脉瘘

E．下肢深静脉血栓形成

48. 男，57 岁。因左侧腹股沟疼痛及下肢酸胀就诊，诊断为髂股静脉血栓形成，其可发生的严重致命并发症为

A．下腔静脉阻塞 B．肺栓塞

C．血栓性静脉炎 D．下肢动脉闭塞，肢体缺血坏死

E．下肢溃疡、感染致全身感染

49. 女，40 岁，教师。左下肢静脉迂曲扩张 15 年，长期站立有酸胀感，近 2 年右足靴区颜色加深，肿胀，大隐静脉瓣膜功能试验（+），深静脉通畅试验（-），诊断可能是

A．单纯性下肢静脉曲张 B．原发性下肢深静脉瓣膜功能不全

C．下肢深静脉血栓形成 D．动静脉瘘

E．血栓性浅静脉炎

50. 盆腔手术后患者卧床第 8 天下床，自觉左小腿后方疼痛，足部、踝部有水肿，用手压迫小腿肌肉两侧，同时将足部向背侧屈曲，引起腓肠肌疼痛。应考虑

A．大隐静脉血栓性静脉炎 B．小腿肌肉静脉血栓形成

C．髂静脉血栓形成 D．血栓闭塞性脉管炎

E．下肢静脉、动脉反应性痉挛

51. 男,50 岁。既往有脑血栓病史。右腹股沟疝修补术后第 5 天,卧床,体温 38 ℃,右下肢皮温升高,自股部以下较左下肢明显增粗,无明显触痛。最可能的诊断是

A. 切口感染　　B. 右下肢深静脉血栓形成

C. 右下肢蜂窝织炎　　D. 右下肢丹毒

E. 右股动脉栓塞

52. 男,50 岁。右下肢大隐静脉曲张 6 年。检查:血压 150/100 mmHg。左下肢正常,右下肢自腹股沟至踝部可见明显静脉曲张团球,个别静脉壁变薄突出,皮肤呈紫红色,软,未扪及结节。浅静脉瓣膜功能、交通支瓣膜功能及深静脉功能试验均阳性,血胆固醇 210 mg/dL。处理是

A. 有效抗菌药物治疗　　B. 高位结扎加静脉剥脱、切除术

C. 高位结扎术　　D. 硬化剂局部注射

E. 先内科治疗再考虑手术

53. 女,29 岁。妊娠 5 个月,一般情况较差,既往患有先天性心脏病,应采用哪种方法治疗单纯性下肢浅静脉曲张

A. 弹力袜压迫治疗

B. 大隐静脉高位结扎,剥脱主干,结扎交通支

C. 硬化剂注射和压迫治疗

D. 口服药物治疗

E. 腔内激光闭合术

三、案例分析题:以下提供若干个案例,每个案例下设若干道考题。每道考题有多个备选答案,其中正确答案有 1 个或多个。选对一个答案给 1 个得分点,选错一个扣 1 个得分点,直至本题扣至 0 分。

(54~56 题共用题干)

男,56 岁。双下肢浅静脉迂曲扩张多年,近 1 年来足踝部皮肤颜色发黑,伴瘙痒。

54. 为明确诊断,应首先进行的检查是

A. 下肢静脉彩色超声多普勒检查　　B. 静脉造影

C. MRI 深静脉成像　　D. Pratt 试验

E. 双下肢动脉无创血管检查　　F. 下肢静脉无创血管检查

G. 超声心动图

55. 提示:超声检查显示患者双下肢深静脉回流通畅,双股浅静脉重度反流,怀疑为原发性下肢深静脉瓣膜功能不全。为进一步明确诊断并制定手术治疗方案,最可靠的检查方法为

A. 下肢静脉超声多普勒检查　　B. 静脉造影

C. MRI 深静脉成像　　D. Perthes 试验

E. 下肢静脉核素显像　　F. Pratt 试验

56. 提示:静脉造影结果支持原发性下肢深静脉瓣膜功能不全的诊断。可行的手术方式为

A. 单纯股浅静脉瓣手术

B. 单纯大隐静脉剥脱术

C. 单纯交通支静脉结扎术

D. 股浅静脉瓣手术+大隐静脉剥脱+交通支静脉结扎术
E. 自体大隐静脉耻骨上转流术
F. 股浅静脉瓣手术+大隐静脉剥脱术
G. 股浅静脉瓣手术+交通支静脉结扎术

答案与解析

答案

1. D	2. C	3. D	4. A	5. D	6. D	7. A	8. D	9. B	10. D
11. E	12. B	13. D	14. B	15. A	16. B	17. A	18. C	19. E	20. A
21. B	22. B	23. E	24. A	25. D	26. E	27. A	28. B	29. B	30. D
31. C	32. C	33. B	34. E	35. E	36. A	37. E	38. D	39. D	40. E
41. A	42. C	43. C	44. C	45. A	46. D	47. B	48. B	49. A	50. B
51. B	52. E	53. A							

54. AF　55. B　56. D

解析

1. 对于大隐静脉曲张的患者需行 Perthes 试验和逆行性深静脉造影，以了解深静脉通畅及其瓣膜功能情况。故本题选 D。
2. Perthes 试验即深静脉通畅试验，用于检查深静脉是否通畅。患者站立，在大腿根部扎止血带，阻断大隐静脉回流，嘱患者用力踢腿或做下蹲活动 10~20 次，使小腿肌泵收缩以促进静脉血液向深静脉系统回流。若曲张的浅静脉明显减轻或消失，表示深静脉通畅；若曲张静脉不减轻，张力增高甚至出现胀痛，表示深静脉不通畅。故本题选 C。
3. 逆行性深静脉造影有助于了解深静脉的瓣膜功能。在下肢静脉逆行造影中，根据造影剂向远侧逆流的范围分为五级：0 级示瓣膜关闭功能正常；Ⅰ~Ⅱ级应结合临床表现加以判断；Ⅲ~Ⅳ级表示瓣膜关闭功能明显损害。故本题选 D。
4. Pratt 试验即交通静脉瓣膜功能试验，患者仰卧，抬高患肢，在大腿根部扎止血带，然后从足趾向上至腘窝缚缠第一根弹力绷带，再自止血带处向下，扎上第二根弹力绷带。让患者站立，一边向下解开第一根弹力绷带，一边向下继续缚缠第二根弹力绷带，如果在两根绷带之间的间隙内出现曲张静脉，即提示该处有功能不全的交通静脉。故本题选 A。
5. 诊断明确且无禁忌证者都可施行手术治疗：大隐或小隐静脉高位结扎及主干与曲张静脉剥脱术。已确定交通静脉功能不全的，可选择筋膜外、筋膜下或借助内镜作交通静脉结扎术。故本题选 D。
7. 下肢大隐静脉曲张形成慢性溃疡时，慢性溃疡不易愈合，最佳治疗措施为大隐静脉高位结扎、曲张静脉剥脱术+溃疡创面切除植皮术。故本题选 A。
8. 下肢静脉造影有助于了解深静脉的瓣膜功能。在下肢静脉逆行造影中，根据造影剂向远侧逆流的范围分为五级。0 级示瓣膜关闭功能正常；Ⅰ~Ⅱ级应结合临床表现加以判断；Ⅲ~Ⅳ级表示瓣膜关闭功能明显损害。故本题选 D。
9. 下肢深静脉血栓如脱落进入肺动脉，可引起肺栓塞，大块肺栓塞可以致死。故本题选 B。
12. 硬化剂注射和压迫疗法是利用硬化剂注入排空的曲张静脉后引起的炎症反应使之闭塞。适用于少量、局限的病变，或作为手术的辅助疗法，处理残留的曲张静脉。硬化剂渗漏可造成组织炎症、坏死或进入深静脉引起血栓形成。故本题选 B。

13. 当下肢静脉曲张患者交通支瓣膜功能障碍时，可出现踝部轻度肿胀和足靴区皮肤营养性变化如皮肤色素沉着、皮炎、湿疹、皮下脂质硬化和溃疡形成。故本题选 D。

14. 诊断下肢深静脉血栓形成常用的检查方法有血管无损伤性检查法，上行性静脉造影，造影 X 线片，D-二聚体检查。尿素酶是检查是否有幽门螺旋杆菌感染的一项检查。故本题选 B。

15. 踝周及足靴区易在皮肤损伤破溃后引起经久不愈的溃疡，愈合后常复发，是下肢静脉曲张的主要并发症。故本题选 A。

16. 深静脉阻塞，常见于深静脉血栓形成，为大隐静脉高位结扎的禁忌证，故深静脉是否通畅是下肢静脉曲张是否可采用手术治疗的关键。故本题选 B。

17. 静脉损伤、血流缓慢和血液高凝状态是造成深静脉血栓形成的三大因素，下肢深静脉血栓形成多见于产后、盆腔术后、外伤、晚期癌肿、昏迷或长期卧床的患者。并非青少年多见。故本题选 A。

22. 在下肢深、浅静脉和交通支静脉内，都有瓣膜存在。大隐静脉进入股静脉附近，小隐静脉汇入腘静脉的开口，以及深浅静脉交通支静脉内，均有较坚强的瓣膜存在。故本题选 B。

23. 静脉壁软弱、静脉瓣膜缺陷及浅静脉内压升高，是引起浅静脉曲张的主要原因。静脉壁薄弱和静脉瓣膜缺陷，与遗传因素有关。长期站立、重体力劳动、妊娠、慢性咳嗽、习惯性便秘等后天性因素，使瓣膜承受过度的压力，逐渐松弛，不能紧密关闭。循环血量经常超负荷，亦可造成压力升高，静脉扩张，而形成相对性瓣膜关闭不全。故本题选 E。

27. 非手术疗法指患肢穿医用弹力袜或用弹力绷带使曲张静脉处于萎瘪状态。避免久站、久坐，间歇抬高患肢。非手术疗法仅能改善症状，适用情况：①病变局限，症状轻微而又不愿手术者。②妊娠期患者，鉴于分娩后症状有可能消失或减轻，可暂行非手术治疗。③患者症状明显，但无法耐受手术者。故本题选 A。

28. 原发性下肢静脉曲张以大隐静脉曲张为多见，单独的小隐静脉曲张较少见；以左下肢多见，但双侧下肢可先后发病。主要临床表现为下肢浅静脉扩张、迂曲，下肢沉重、乏力感。可出现踝部轻度肿胀和足靴区皮肤营养性变化：皮肤萎缩、脱屑、瘙痒、色素沉着、皮炎、湿疹、皮下脂质硬化和溃疡形成。故本题选 B。

30. 曲张静脉易引起血栓形成及静脉周围炎，一般为无菌性炎症，常遗有局部硬结与皮肤粘连，可用抗凝及局部热敷治疗，伴有感染时应用抗生素。炎症消退后，应施行手术治疗。故本题选 D。

32. 下肢深静脉造影可明确下肢深静脉及其瓣膜功能情况。故本题选 C。

33. 长时间的下肢静脉曲张，其远端静脉压力较高，血流淤滞导致组织缺乏营养，一旦皮肤破溃可能导致难以愈合的溃疡，常并发感染。足靴区静脉压较高，又有恒定的穿通静脉，容易并发溃疡，以小腿下 1/3 内侧最常见。故本题选 B。

34. 下肢静脉曲张未及时有效治疗的并发症主要有血栓性浅静脉炎、溃疡形成以及曲张静脉破裂出血。故本题选 E。

35. 下肢深静脉血栓形成起病急、下肢突然肿胀，患肢剧烈疼痛，如病程继续进展，肢体极度肿胀，对下肢动脉造成压迫以及动脉痉挛，导致下肢动脉血供障碍，出现足背动脉和胫后动脉搏动消失，进而小腿和足背往往出现水疱，皮肤温度明显降低并呈青紫色（股青肿)。故本题选E。

36. 大隐静脉瓣膜功能试验(Trendelenburg试验)是让患者仰卧,抬高下肢使静脉排空,在大腿上部扎止血带,阻断大隐静脉;让患者站立30秒,释放止血带,观察大隐静脉曲张的充盈情况。若松解止血带前,大隐静脉空虚,松解止血带时,大隐静脉自上而下逆向充盈。提示大隐静脉瓣膜功能不全,但大隐静脉与深静脉之间的交通支瓣膜功能正常。故本题选A。

38. 长时间的下肢静脉曲张,其远端静脉压力较高,血流淤滞导致组织缺乏营养,一旦皮肤破溃可能导致难以愈合的溃疡,常并发感染。故本题选D。

39. 患者体征提示有下肢静脉血栓可能。下肢静脉造影可明确诊断,但操作较为复杂。下肢血管多普勒超声具有快速、无创等优势,为理想的筛查手段。故本题选D。

45. 患者右下肢静脉曲张多年,肢体肿胀,皮炎及溃疡经久不愈,提示静脉曲张病程进展、交通静脉瓣膜破坏。非手术疗法适用于症状轻微或手术耐力差者。对诊断明确且无禁忌证者都可施行手术治疗:大隐或小隐静脉高位结扎及主干与曲张静脉剥脱术。已确定交通静脉功能不全的,可选择筋膜外、筋膜下或借助内镜作交通静脉结扎术。故本题选A。

46. 周围血管疾病主要包括静脉曲张、精索静脉曲张、血栓性静脉炎、脉管炎、动脉硬化闭塞症、布加综合征、雷诺综合征等。故本题选D。

47. 原发性下肢深静脉瓣膜功能不全行下肢静脉顺行造影,显示深静脉全程通畅,明显扩张;瓣膜影模糊或消失,失去正常的竹节状形态而呈直筒状。故本题选B。

48. 深静脉血栓如脱落进入肺动脉,可引起肺栓塞,大块肺栓塞可以致死。故本题选B。

49. 依据患者左下肢静脉迂曲扩张,且长期站立有酸胀感表现,可诊断为单纯性下肢静脉曲张。近2年右足靴区颜色加深,肿胀提示出现色素沉着、病情进展。故本题选A。

50. 小腿肿胀且有深压痛,作踝关节过度背屈试验可致小腿剧痛,称为Homans征阳性。小腿深静脉血栓时,Homans征常为阳性,这是由于腓肠肌及比目鱼肌被动伸长时,刺激小腿全静脉而引起。结合患者有近期手术史,左小腿疼痛,足部、踝部有水肿,考虑小腿肌肉静脉血栓形成。故本题选B。

51. 静脉损伤、血流缓慢和血液高凝状态是造成深静脉血栓形成的三大因素。患者有手术史,血液处于高凝状态,术后长期卧床,静脉血流缓慢,在瓣窦内形成涡流,使瓣膜局部缺氧,引起白细胞黏附分子表达,白细胞黏附及迁移,促使血栓形成。故本题选B。

52. 深静脉功能试验阳性提示深静脉阻塞,常因深静脉血栓形成引起,为大隐静脉高位结扎的禁忌证。故应先内科治疗,深静脉通畅后再行手术治疗。故本题选E。

53. 非手术疗法是患肢穿医用弹力袜或用弹力绷带使曲张静脉处于萎瘪状态。避免久站、久坐,间歇抬高患肢。非手术疗法仅能改善症状,适用情况:①症状轻微又不愿手术者。②妊娠期发病,鉴于分娩后症状有可能消失,可暂行非手术疗法。③手术耐受力极差者。故本题选A。

54. 患者双下肢浅静脉曲张,足踝部皮肤颜色发黑,伴瘙痒。应行下肢静脉无创血管检查、下肢静脉彩色超声多普勒检查等,明确病变的位置及病因。故本题选AF。

55. 患者考虑原发性下肢深静脉瓣膜功能不全,应行静脉造影,明确病变位置及严重程度,有利于制定合理的手术方案。故本题选B。

56. 原发性下肢深静脉瓣膜功能不全诊断明确,瓣膜功能不全Ⅱ级以上者,结合临床表现的严重程度,应考虑施行深静脉瓣膜重建术。主要方法:①股浅静脉腔内瓣膜成形术。②股浅静脉腔外瓣膜成形术。③股静脉壁环形缩窄术。④带瓣膜静脉段移植术。⑤半腱肌-股二头肌袢腘静脉瓣膜代替术。结合患者双下肢浅静脉迂曲扩张等表现,具体手术方式为股浅静脉瓣手术+大隐静脉剥脱+交通支静脉结扎术。故本题选 D。

第五节　腹　外　疝

一、共用题干单选题:每道考题以一个小案例的形式出现,其下面都有 A、B、C、D、E 五个备选答案。请从中选择一个最佳答案。

(1~4 题共用题干)

男孩,3 岁。右腹股沟部有一包块 1 年余,平时平卧后可缩小,此时平卧后包块不缩小且有触痛。查体:右侧阴囊肿胀,内可触及肿块。

1. 此患儿诊断首先考虑
   A. 腹股沟直疝　　B. 腹股沟斜疝嵌顿
   C. 股疝　　D. 滑动性疝嵌顿
   E. 右侧睾丸肿瘤
2. 该患儿若采取手术治疗,术中哪项是其关键问题
   A. 鉴别是斜疝还是直疝　　B. 搞清楚疝内容物是什么
   C. 进行疝内容物回纳修补术　　D. 判断疝内容物的活力
   E. 了解水、电解质紊乱及酸碱平衡失调情况
3. 术中见疝内容物系小肠,疝环狭小,小肠不易还纳,此情况应采取的措施是
   A. 稍加压力待小肠还纳
   B. 松解内环解除压迫,判断肠管血运
   C. 行嵌顿小肠外置术,水肿消退后二期手术还纳肠管
   D. 将腹股沟韧带切断,扩大疝环后还纳肠管
   E. 切断陷窝韧带,扩大疝环后还纳肠段
4. 若患儿在术中发现疝内容物系小肠,且肠管发黑,应如何处理
   A. 坏死肠管外置术
   B. 坏死肠段切除,肠吻合复位后行疝囊高位结扎术
   C. 切开疝环,还纳肠管后行 Bassini 修补术
   D. 肠切除术后行 McVay 修补术
   E. 剖腹行肠切除吻合术

(5~7 题共用题干)

女,62 岁。既往有慢性支气管炎病史 3 年,近 1 个月咳嗽加重。左侧腹股沟肿物半年,久站后感坠胀不适。查体:站立时左腹股沟韧带下方内侧突起半球形肿物,平卧时缩小,咳嗽时无明显冲击感。

5. 应诊断为
   A. 大隐静脉曲张结节膨大　　B. 左侧股疝
   C. 左侧腹股沟斜疝　　D. 左腹股沟脂肪瘤
   E. 左腹股沟肿大淋巴结

6. 如果行手术治疗，此患者最适宜的手术方法应选择
A. McVay 法疝修补术
B. Halsted 法疝修补术
C. Ferguson 法修补术
D. 大隐静脉高位结扎术
E. 肿物切除术

7. 此患者于手术前必须
A. 肿物穿刺活检
B. 治疗慢性支气管炎
C. 高蛋白高维生素饮食
D. 卧床休息
E. 镇痛

(8~10 题共用题干)

男，57 岁。右侧腹股沟斜疝 3 年。今晨便后疝突出，不能回纳 6 小时，局部疼痛，伴恶心，无呕吐。

8. 此时首要的处理是
A. 还纳疝内容物
B. 判断有无肠梗阻症状
C. 判断是否有绞窄疝
D. 应用止痛药，解除痉挛
E. 急症手术治疗

9. 有关绞窄性疝的描述，不正确的是
A. 疝囊内有血性渗液
B. 有急性机械性肠梗阻
C. 可引起疝外被盖组织发生蜂窝织炎
D. 可引起粪瘘
E. 绞窄肠管血运障碍是先动脉后静脉

10. 手术发现肠管绞窄坏死，应采取下列哪项治疗
A. 坏死肠段切除术
B. 坏死肠段切除，加疝囊高位结扎术
C. 坏死肠段切除加疝修补术
D. 坏死肠段切除吻合、上段肠造口术
E. 坏死肠段外置

(11~12 题共用题干)

患者，年轻男性，因右侧腹股沟无痛性包块 2 年入院。查体：右腹股沟内侧肿物 2 cm×2 cm，无触痛，平卧可消失，右侧外环口直径 2 cm，松弛。

11. 此患者应首先考虑诊断
A. 睾丸鞘膜积液
B. 隐睾
C. 腹股沟淋巴结肿大
D. 腹股沟直疝
E. 腹股沟斜疝

12. 适宜的处理方法为
A. 手术治疗
B. 避免体育活动
C. 抗炎治疗
D. 继续观察
E. 加强腹肌锻炼

(13~16 题共用题干)

男，16 岁。洗澡时无意发现右腹股沟肿物，无疼痛，平卧可消失。查体：右腹股沟内侧肿物 3 cm×2 cm，无触痛，腹壁无明显缺损。

13. 此患者诊断应首先考虑
A. 腹股沟淋巴结肿大
B. 腹股沟直疝
C. 腹股沟斜疝
D. 睾丸鞘膜积液

E．隐睾

14. 体检最重要的是

A．透光试验

B．腹部有压痛及肿物

C．肿物还纳后压迫内环是否复出

D．肿物的形状

E．下肢有无感染性病灶

15. 该患者最适宜的治疗方法为

A．抗炎治疗　　B．继续观察

C．加强腹肌锻炼　　D．手术治疗

E．避免重体力活动

16. 如果选择手术治疗，手术方式应选择

A．疝成形术　　B．Ferguson 法

C．Bassini 法　　D．McVay 法

E．疝囊高位结扎术

二、单选题：每道考题下面有 A、B、C、D、E 五个备选答案，请从中选择一个最佳答案。

17. 术中鉴别直疝与斜疝主要依靠

A．精索与疝囊的关系

B．疝囊颈与腹壁下动脉的关系

C．疝块与内环的关系

D．疝块是否进入阴囊

E．是否产生嵌顿

18. 关于肠管壁疝嵌顿时易误诊的原因，下列哪项说法不正确

A．局部肿块不明显　　B．嵌顿疝内容物为大网膜

C．无肠梗阻表现　　D．不易引起绞窄

E．临床上少见

19. 下列哪项是术前鉴别斜疝与直疝最主要的依据

A．疝块的外形　　B．疝门与腹壁动脉的关系

C．疝块的大小　　D．压迫内环口疝块能否突出

E．疝块是否容易还纳

20. 腹股沟直疝的描述中，以下哪项最恰当

A．不易嵌顿　　B．多见于壮年，肥胖人

C．基底近耻骨，易入阴囊　　D．疝环较小

E．约占腹股沟疝的 20%

21. 最容易引起嵌顿的疝是

A．切口疝　　B．股疝

C．脐疝　　D．腹股沟直疝

E．腹股的斜疝

22. 腹外疝嵌顿是指

A. 疝囊颈弹性收缩将内容物卡住的腹外疝
B. 所有不能回纳的腹外疝
C. 内容物与疝囊粘连的腹外疝
D. 肠管成疝囊一部分的腹外疝
E. 经股管突出的疝

23. 关于腹股沟斜疝的处理,不恰当的是
A. 婴幼儿斜疝需行疝囊高位结扎术
B. 12 小时以内的嵌顿疝,可行手法复位
C. 1 周岁以下的婴儿可应用保守治疗
D. 疝修补术不适合绞窄性斜疝
E. 手术的目的是消除腹腔内脏突出的空间,加强腹壁薄弱区

24. 小儿 1 岁以内腹股沟斜疝,应采用的治疗方法是
A. 非手术治疗
B. 疝囊切除,高位结扎疝囊
C. Ferguson 修补法
D. Bassini 修补法
E. 成形术

25. 检查腹股沟疝时,压迫内环的部位应在
A. 肿块隆起最明显处
B. 耻骨结节外缘
C. 腹股沟韧带中点
D. 精索的前内方
E. 腹股沟韧带中点上方 2 cm

26. 男性右腹股沟疝多见的原因是
A. 未闭的鞘状突为一条细小管道
B. 鞘状突下段闭锁而上段未闭
C. 鞘状突两段闭锁而中段不闭
D. 右侧睾丸下降迟于左侧
E. 腹内斜肌弓状下缘发育不全或位置偏高

27. 腹股沟直疝最有诊断意义的临床表现是
A. 按压深环疝仍复出
B. 容易发生嵌顿
C. 疝囊颈位于腹壁下动脉外侧
D. 疝包块呈梨形
E. 最常见中年人

28. 下列可确诊腹外疝绞窄的是
A. 有无休克
B. 疝块是否有压痛
C. 疝块不能回纳的时间长短
D. 疝块是否较硬
E. 疝内容物有无血运障碍

29. 股疝最常用的手术方法是
A. Ferguson 法　B. Halsted 法　C. Bassini 法　D. Shouldice 法　E. McVay 法

30. 关于左侧腹股沟滑动性疝的描述,下列哪项不恰当
A. 膀胱可成为疝囊的一部分
B. 疝内容物不会是大网膜
C. 一般为难复性疝
D. 可发生嵌顿
E. 乙状结肠可成为疝囊的一部分

31. 腹股沟斜疝发生嵌顿的主要原因是
A. 腹壁肌肉紧张收缩内环
B. 疝环小,腹内压骤然增高
C. 疝环小,疝内容物有粘连
D. 疝环大,但疝内容物过多粘连于疝囊内不能还纳

E．肌肉紧张收缩外环

32. 成年人腹股沟管长度应为

A．2~3 cm　B．4~5 cm　C．6~7 cm　D．8~9 cm　E．10~12 cm

33. 关于滑动疝的概念，恰当的是

A．滑动疝是指乙状结肠滑入了疝囊内

B．滑动疝是指膀胱滑入了疝囊内

C．滑动疝是指肠管滑入了疝囊内

D．通常是难复性疝

E．滑动疝是指大网膜与疝囊粘连并成为疝囊壁的部分

34. 腹股沟深环位于

A．腹股沟中点上方 1 cm　B．腹股沟中点上方 2 cm

C．腹股沟中点　D．腹股沟中点下方 1 cm

E．腹股沟中点下方 2 cm

35. 股疝经股环、股管突出于

A．股三角内　B．股部小转子部位

C．腹股沟韧带上方　D．腹部卵圆窝

E．腹股沟管深环

36. 临床上最常见的腹外疝是

A．腹股沟斜疝　B．股疝

C．脐疝　D．腹股沟直疝

E．切口疝

37. 腹外疝的疝外被盖不包括

A．皮肤　B．皮下组织　C．筋膜　D．肌肉　E．腹膜壁层

38. 腹股沟管外环位于以下哪层组织上

A．腹横筋膜　B．腹横肌

C．腹内斜肌　D．腹外斜肌腱膜

E．皮下浅筋膜

39. 嵌顿疝与绞窄疝的主要鉴别要点是

A．疝块是否增大　B．有无肠梗阻表现

C．疝块不能回纳的时间长短　D．疝块是否有压痛

E．疝内容物有无血循环障碍

40. 腹外疝最常见的疝内容物是

A．盲肠　B．小肠　C．大网膜　D．阑尾　E．乙状结肠

41. 穿过股管下口的结构是

A．股动脉　B．股静脉

C．股神经　D．大隐静脉

E．子宫圆韧带或精索

42. 下列哪种疝必须急诊手术

A．股疝　B．绞窄性疝　C．难复性疝　D．易复性疝　E．滑动性疝

43. 切口疝表现为难复性疝的原因是

A．切口处有较硬的瘢痕
B．腹壁神经损伤，腹肌萎缩无力
C．疝内容物较多
D．常无壁层腹膜形成的疝囊，疝内容物常与腹壁粘连
E．疝内容物为大网膜

44. 加强腹股沟管前壁的疝修补方法是
A．Bassini 法　B．Halsted 法
C．Ferguson 法　D．McVay 法
E．Shouldice 法

45. 男，72 岁。右腹股沟区可复性肿块 4 年，不能回纳 8 小时，伴腹痛。诊断右腹股沟斜疝嵌顿，急诊手术发现嵌顿段小肠色暗，无蠕动，行部分肠切除，此时如果在高位结扎疝囊的同时行疝修补术，易导致修补失败，其主要原因是
A．术前准备不充分　B．术后患者过早起床活动
C．高龄，低蛋白血症影响伤口愈合　D．术后易发生上呼吸道感染
E．术后易发生切口感染

46. 男，80 岁。右腹股沟斜疝嵌顿 2 小时来诊，既往有可复性腹股沟斜疝病史 30 年，检查：右侧腹股沟至阴囊有约 10 cm×6 cm 嵌顿疝，张力较高，表面皮肤无红肿，首选的治疗方法是
A．试行手法复位
B．手术复位并行疝囊高位结扎术
C．手术复位并行加强腹股沟管前壁的疝修补术
D．手术复位并行无张力疝修补术
E．手术复位并行加强腹股沟管后壁的疝修补术

47. 男，25 岁。剧烈咳嗽后，突感下腹坠痛，发现右腹股沟区一核桃大小团块，质硬，有触痛，不能推动。最可能的诊断为
A．腹股沟直疝嵌顿　B．精索鞘膜积液
C．股疝嵌顿　D．腹股沟斜疝嵌顿
E．腹股沟淋巴结炎

48. 女，45 岁。1 年来久站，长时间行走时，觉左下腹部胀痛不适。查体：T 36.5 ℃，P 80 次/分，R 18 次/分。BP 120/80 mmHg，双肺呼吸音清，未闻及干湿啰音，心律齐，腹软，无压痛，立位左腹股沟韧带下方内侧突起半球形肿物，平卧时可缩小，咳嗽时无明显冲击感，压迫内环后肿物仍可复出。该患者最适宜的手术方法是
A．Shouldice 法疝修补术　B．McVay 法疝修补术
C．Bassini 法疝修补术　D．Halsted 法疝修补术
E．Ferguson 法疝修补术

49. 女，45 岁。阵发性腹痛逐渐加重伴恶心、呕吐 3 天。查体：轻度腹胀，全腹轻压痛、肠鸣音亢进，左侧腹股沟区可见直径 5 cm 的半球形包块，压痛显著，不活动，表面尚光滑。X 线腹平片显示腹部多个液气平面，最可能的诊断是
A．寒性脓肿继发感染　B．嵌顿性直疝
C．急性淋巴结炎　D．嵌顿性股疝

E．粘连性肠梗阻

50．男，56岁。右腹股沟包块5年，伴胀痛，平卧位包块不能完全回纳，同时有便秘、“消化不良”。包块部位听诊可闻及肠鸣音，手术治疗时，应特别注意不要误伤

A．腹壁下动脉　　B．精索内动脉

C．盲肠或乙状结肠　　D．精索内静脉

E．髂腹下神经和髂腹股沟神经

51．男，60岁。左腹股沟区可回复性肿块3年。体格检查时发现，左腹股沟区肿块在平卧时不能完全消失，以手按压亦难完全回纳，诊断为滑动疝，估计手术时所见

A．疝内容不可能有小肠　　B．疝内容一定有小肠

C．疝不会嵌顿　　D．疝囊壁不可能是乙状结肠

E．疝囊壁一部分是乙状结肠

52．女，51岁。1小时前因咳嗽突发右下腹疼痛，右腹股沟出现肿块，查体：全腹轻压痛，无腹肌紧张，肠鸣音亢进，右侧腹股沟韧带下方呈半球形隆起，不能回纳，有轻压痛，应采取的正确措施是

A．急症手术复位，行McVay法修补术

B．急症手术复位，行Ferguson法修补术

C．及时手法复位，密切观察

D．密切观察，病情加重及时手术

E．应用抗生素、止痛剂观察

53．男，68岁。发现右腹股沟部可复性球形肿物2年。查体：站立时腹股沟区内侧及耻骨结节外上方可见球形肿物，直径4 cm；未进入阴囊，平卧时肿块自行消失。压迫内环口肿物仍可出现。应诊断

A．右侧腹股沟斜疝　　B．右侧精索鞘膜积液

C．交通性鞘膜积液　　D．右侧腹股沟直疝

E．右侧股疝

54．男，26岁。右侧腹股沟区发现可复性肿块4年，6小时前患者发现肿块突然增大、剧烈疼痛。查体：右侧腹股沟区有6 cm×5 cm椭圆形肿块，触痛明显，腹部无压痛、反跳痛、腹肌紧张。首选的有效治疗是

A．禁食、补液　　B．手法复位

C．应用止痛或镇静剂　　D．急诊手术

E．应用抗生素

55．男，37岁。右腹股沟区可回复性肿块2年，渐增大，诊断为右腹股沟斜疝，决定手术治疗。疝囊高位结扎，手术中必须解剖出

A．疝囊颈　　B．全部疝囊　　C．疝囊体　　D．疝囊底　　E．腹膜

56．女，52岁。肥胖。右腹股沟韧带下方卵圆窝处可见3 cm×3 cm半球状突起，局部有胀痛感。平卧时突起可变小、变软，但有时不完全消失。查体：卵圆窝处咳嗽冲击感不明显。最常用的手术方式是

A．Shouldice法　　B．Halsted法　　C．Bassini法　　D．Ferguson法　　E．McVay法

57．男，48岁。左侧阴囊可复性肿块6年，无呕吐和腹痛史，来院检查诊断为腹股沟疝，下列错误的是

A. 手指探入外环口有咳嗽时冲击感
B. 肿大阴囊经透光试验为阳性
C. 疝块还纳后可探知外环口扩大
D. 阴囊肿胀可手术复位
E. 疝内容物还纳后,压迫内环,阴囊不再肿大

58. 男,65 岁。15 小时前因咳嗽而突然右下腹剧烈疼痛,右侧阴囊亦肿胀疼痛。右侧腹股沟区呈梨形隆起,不能回纳。行急诊手术治疗,术中发现嵌顿的肠管,应选择哪种手术方式
A. 无张力疝修补术
B. 疝囊高位结扎术
C. Bassini 修补术
D. 疝成型术
E. Ferguson 修补术

59. 女孩,6 个月。右侧腹股沟区域出现可复性肿块 2 个月,肿块不能回纳 6 小时,医生予以手法复位困难。目前应采用的治疗方案是
A. 继续观察
B. 疝囊高位结扎术
C. 无张力疝修补术
D. Ferguson 疝修补术
E. Bassini 疝修补术

60. 男孩,6 个月。哭闹时,右侧腹股沟隆起肿块,平静时肿块可自行消失。最佳处理方法是
A. 绷带压住腹股沟深环,观察
B. 尽早施行疝囊高位结扎术
C. 施行加强前壁的疝修补术
D. 施行加强后壁的疝修补术
E. 施行无张力疝修补术

61. 男,68 岁。右腹股沟可复性球形包块 3 年。查体:站立时右耻骨结节外上方可见一球形包块,未进入阴囊,平卧时可自行回纳,压迫腹股沟韧带中点上方 2 cm 处站立时包块复出,应诊断为
A. 右侧股疝
B. 右侧腹股沟直疝
C. 右侧腹股沟斜疝
D. 右侧精索鞘膜积液
E. 交通性鞘膜积液

62. 女,42 岁。嵌顿性股疝 6 小时,经用力按压还纳疝块后 2 小时,腹部持续性痛伴下腹压痛,肌紧张,反跳痛,肠鸣音消失。此时应考虑
A. 股疝内容物血运不佳
B. 回纳疝内容物为大网膜并坏死
C. 嵌顿疝内容物未完全还纳
D. 肠坏死穿孔腹膜炎
E. 并发附件炎

63. 男,70 岁。左侧腹股沟突出半球形包块,不降入阴囊,咳嗽冲击试验阴性,易还纳,应诊断为
A. 鞘膜积液　B. 隐睾　C. 股疝　D. 斜疝　E. 直疝

64. 男,40 岁。右腹股沟区可回复性肿块 1 年半,不可回纳 7 小时,触痛,行急诊手术。在判断嵌肠管是否发展成绞窄疝时,下列哪项是错误的
A. 肠壁失去弹性
B. 肠壁失去光泽
C. 肠壁失去完整性
D. 肠壁失去蠕动
E. 肠系膜动脉搏动消失

三、案例分析题：以下提供若干个案例，每个案例下设若干道考题。每道考题有多个备选答案，其中正确答案有 1 个或多个。选对一个答案给 1 个得分点，选错一个扣 1 个得分点，直至本题扣至 0 分。

（65～67 题共用题干）

男孩，7 个月。出生不久哭闹时右阴囊有包块，平卧安静时包块明显缩小或消失，1 小时前因哭闹包块掉出，伴呕奶、不停哭闹、精神萎靡，右阴囊可见似梨状包块。

65. 最有可能诊断是
    A. 交通性鞘膜积液　　B. 睾丸炎
    C. 嵌顿疝　　D. 睾丸发育异常
    E. 睾丸扭转　　F. 淋巴结炎
66. 最有价值的检查方法是
    A. 测定血生化　　B. 腹部 X 线片
    C. 测定白细胞计数与分类　　D. 直肠指检
    E. B 超检查　　F. CT 检查
67. 本例最有效的治疗措施是
    A. 应用镇静剂　　B. 应用止痛剂
    C. 静脉补液纠正酸碱失衡　　D. 试行手法复位
    E. 抗生素治疗　　F. 急诊手术治疗

（68～72 题共用题干）

男，36 岁。因右侧腹股沟区可复性肿物 1 周入院，患者一周前腹股沟出现一肿物，肿物多在站立时出现，咳嗽或步行时，可出现疼痛感，当时未予以重视，未行处理，1 周来患者症状无改善。

68. 根据病史和查体，患者可能为哪些疾病
    A. 腹股沟直疝　　B. 腹股沟斜疝
    C. 睾丸鞘膜积液　　D. 睾丸肿物
    E. 精索鞘膜积液　　F. 股疝
69. 患者应予以哪些检查
    A. 透光试验　　B. 腹部立位平片
    C. 腹部 B 超　　D. CT
    E. 体格检查　　F. 核素检查
70. 提示：患者进一步行透光试验及疝囊造影提示为腹股沟斜疝。腹股沟斜疝与睾丸鞘膜积液的鉴别要点是
    A. 睾丸鞘膜积液所形成肿块完全局限在阴囊内
    B. 睾丸鞘膜积液做透光试验多为(+)
    C. 睾丸鞘膜积液难以扪及实质性睾丸
    D. 睾丸鞘膜积液站立时肿物出现，平卧后消失
    E. 腹股沟斜疝多伴疼痛
    F. 是否有反复发作史
71. 关于斜疝说法正确的是
    A. 由腹股沟管突出，可进入阴囊　　B. 回纳疝块后压住深环，肿物可不突出

C．精索在疝囊后方
D．疝囊颈在腹壁下动脉外侧
E．斜疝嵌顿机会多
F．回纳疝块后压住浅环，疝可不突出

72. 行疝囊修补术，哪些是禁忌证
A．长期咳嗽
B．大量腹水
C．心力衰竭
D．全身急性感染
E．急性肝炎
F．小于 1 岁的儿童
G．嵌顿疝

答案与解析

答案

1. B	2. D	3. B	4. B	5. B	6. A	7. B	8. C	9. E	10. B
11. E	12. A	13. C	14. C	15. D	16. B	17. B	18. B	19. D	20. A
21. B	22. A	23. B	24. A	25. E	26. D	27. A	28. E	29. E	30. B
31. B	32. B	33. D	34. B	35. D	36. A	37. E	38. D	39. E	40. B
41. D	42. B	43. D	44. C	45. E	46. D	47. D	48. B	49. D	50. C
51. E	52. A	53. D	54. D	55. A	56. E	57. B	58. B	59. B	60. A
61. B	62. D	63. E	64. C						

65. C　66. B　67. D　68. ABEF　69. AE
70. ABC　71. ABCDE　72. ABCDE

解析

1. 嵌顿性疝通常发生在斜疝，临床上表现为疝块突然增大，平卧或用手推送不能使疝块回纳。肿块紧张发硬，且有明显触痛。患儿腹股沟部包快不缩小且有触痛，说明是腹股沟斜疝发生嵌顿。故本题选 B。
2. 手术的目的在于正确判断疝内容物的活力，然后根据病情确定处理方法。故本题选 D。
3. 疝内容物系小肠，需观察肠管血运情况，判断肠管是否坏死，对可疑肠管应耐心观察，以免肠管还纳入腹腔后发生坏死。故本题选 B。
4. 小肠肠管发黑说明发生绞窄坏死，应切除坏死肠段并进行一期吻合，高位结扎疝囊。因手术区污染重，不宜做修补术，以免补片感染而致修补失败。故本题选 B。
5. 股疝多见于 40 岁以上妇女，女性骨盆较宽大、联合肌腱和腔隙韧带较薄弱，以致股管上口宽大松弛而易发病。疝块往往不大，常在腹股沟韧带下方卵圆窝处表现为一半球形的突起，由于疝囊颈较小，咳嗽冲击感也不明显。故本题选 B。
6. 股疝容易嵌顿，一旦嵌顿又可迅速发展为绞窄性疝。因此，股疝诊断确定后，应及时手术治疗。最常用的手术是 McVay 修补法，此法不仅能加强腹股沟管后壁而用于修补腹股沟疝，同时还能堵住股环而用于修补股疝。故本题选 A。
7. 长期排尿困难，长期慢性咳嗽是导致腹股沟疝的高危因素，需对相关疾病进行治疗，否则容易出现疝术后复发或对侧疝再发。术前有感染性疾病的，需要经过严格内科治疗控制炎症后再考虑手术。患者有慢性支气管炎病史，近来咳嗽加重，术前应内科治疗。故本题选 B。
8. 患者右侧腹股沟斜疝 3 年，今晨便后疝突出，不能回纳 6 小时，局部疼痛，伴恶心，考虑为疝内容物嵌顿。疝一旦嵌顿，自行回纳的机会较少；多数患者的症状逐步加重。如不及时处理，将会发展成为绞窄性疝，可因肠穿孔、腹膜炎等严重并发症而危及生命。故嵌顿疝最重要的是要判断有无绞窄疝存在。故本题选 C。

9. 嵌顿性疝发生绞窄即出现血运障碍时，肠管嵌顿如不及时解除，肠壁及其系膜受压情况不断加重，先压迫静脉，后压迫动脉，使动脉血流减少，最后导致完全阻断。故本题选 E。

10. 嵌顿性疝如发生绞窄坏死，应切除坏死肠段并进行一期吻合，凡施行肠切除吻合术的患者，因手术区污染，在高位结扎疝囊后，一般不宜作疝修补术，以免因感染而致修补失败。故本题选 B。

11. 腹股沟斜疝患者一般仅有轻度坠胀感。肿块呈梨形，可进入阴囊或阴唇。在站立、咳嗽或排便时肿块突出增大，平卧时肿块可全部或部分回纳入腹腔。患者年轻男性，有右侧腹股沟肿块，平卧可消失，考虑腹股沟斜疝。故本题选 E。

12. 腹股沟斜疝最有效的治疗方法是手术修补。故本题选 A。

13. 腹股沟斜疝患者一般仅有轻度坠胀感。肿块呈梨形，可进入阴囊或阴唇。在站立、咳嗽或排便时肿块突出增大，平卧时肿块可全部或部分回纳入腹腔。患者青少年男性，右腹股沟无痛性肿物，平卧可消失，腹壁无明显缺损，考虑诊断为腹股沟斜疝。故本题选 C。

14. 斜疝经腹股沟管突出，直疝经直疝三角突出，故回纳疝块后压住内环口，斜疝的疝块不再突出，而直疝的疝块仍可突出。故本题选 C。

15. 无特殊情况，腹股沟斜疝最有效的治疗方法是手术修补。故本题选 D。

17. 术中鉴别直疝与斜疝主要依靠疝囊颈与腹壁下动脉的关系。斜疝疝囊颈位于腹壁下动脉外侧，直疝疝囊颈位于腹壁下动脉内侧。故本题选 B。

18. 有时嵌顿的内容物仅为部分肠壁，局部肿块不明显，系膜侧肠壁及其系膜并未进入疝囊，肠腔并未完全梗阻，故不易引起绞窄，这种疝称为肠管壁疝或 Richter 疝，临床上少见。故本题选 B。

19. 术前鉴别斜疝与直疝最主要的依据是压迫内环口疝块能否突出。斜疝经腹股沟管突出，直疝经直疝三角突出，故回纳疝块后压住内环口，斜疝的疝块不再突出，而直疝的疝块仍可突出。故本题选 D。

20. 腹股沟直疝常见于年老体弱者，由直疝三角突出，疝块呈半球形，基底宽，且疝环较大，不进入阴囊，不易发生嵌顿。直疝的发病率远较斜疝为少，占腹股沟疝的 4.2%。故本题选 A。

21. 在腹内压增高的情况下，对着股管上口的腹膜，被下坠的腹内脏器推向下方，经股环向股管突出而形成股疝。由于股管几乎是垂直的，疝块在卵圆窝处向前转折时形成一锐角，且股环本身较小，周围又多坚韧的韧带，因此股疝容易嵌顿。在腹外疝中，股疝嵌顿者最多，高达 60%。故本题选 B。

22. 疝囊颈较小而腹内压突然增高时，疝内容物可强行扩张囊颈而进入疝囊，随后因囊颈的弹性收缩，又将内容物卡住，使其不能回纳，这种情况称为嵌顿性疝。故本题选 A。

23. 腹股沟斜疝一旦嵌顿，须立即施行紧急手术，以防止疝内容物坏死并解除伴发的肠梗阻，术中仔细判断疝内容物的活性。嵌顿疝手法复位适应证：①嵌顿时间在 3～4 小时以内，局部压痛不明显，也无腹部压痛或腹肌紧张等腹膜刺激征者。②年老体弱或伴有其他较严重疾病而估计肠袢尚未绞窄坏死者。故本题选 B。

24. 一岁以下婴幼儿可暂不手术。因为婴幼儿腹肌可随躯体生长逐渐强壮，疝有自行消失的可能。可采用棉线束带或绷带压住腹股沟管深环，防止疝块突出并给发育中的腹肌以加强腹壁的机会。故本题选 A。

25. 在腹股沟中点上方 2 cm、腹壁下动脉外侧处，男性精索和女性子宫圆韧带穿过腹横筋膜而造成一个卵圆形裂隙，即为腹股沟管深环（内环或腹环）。故本题选 E。
26. 右侧睾丸下降比左侧略晚，鞘突闭锁也较迟，故右侧腹股沟疝较多。故本题选 D。
27. 腹股沟直疝最有诊断意义的临床表现是按压深环疝仍突出。直疝经直疝三角突出，故回纳疝块后压住内环口，直疝的疝块仍可突出。故本题选 A。
28. 肠管嵌顿如不及时解除，肠壁及其系膜受压情况不断加重可使动脉血流减少，最后导致完全阻断，即为绞窄性疝。此时肠系膜动脉搏动消失，肠壁逐渐失去其光泽、弹性和蠕动能力，最终变黑坏死。故本题选 E。
29. 股疝容易嵌顿，一旦嵌顿可迅速发展为绞窄性疝。因此，股疝诊断确定后，应及时手术治疗。股疝最常用的手术方法为 McVay 修补法。此法不仅能加强腹股沟管后壁而用于修补腹股沟疝，同时还能堵住股环而用于修补股疝。故本题选 E。
30. 有少数病程较长的疝，因内容物不断进入疝囊时产生的下坠力量将囊颈上方的腹膜逐渐推向疝囊，尤其是髂窝区后腹膜与后腹壁结合得极为松弛，更易被推移，以至盲肠（包括阑尾）、乙状结肠或膀胱随之下移而成为疝囊壁的一部分，这种疝称为滑动性疝，也属难复性疝。因难复性疝的疝内容物多数是大网膜，所以滑动性疝的疝内容物也有可能是大网膜。故本题选 B。
31. 嵌顿性疝通常发生在斜疝，强力劳动或排便等腹内压骤增是其主要原因。腹股沟斜疝是指疝囊经过腹壁下动脉外侧的腹股沟管内环突出，向内、向下、向前斜行经过腹股沟管，再穿出腹股沟管浅环，并可进入阴囊。由于斜疝的疝环小，在腹内压骤然增高时可导致腹股沟斜疝发生嵌顿。故本题选 B。
32. 腹股沟管位于腹前壁、腹股沟韧带内上方，大体相当于腹内斜肌、腹横肌弓状下缘与腹股沟韧带之间的空隙。成年人腹股沟管的长度为 4～5 cm。故本题选 B。
33. 有少数病程较长的疝，因内容物不断进入疝囊时产生的下坠力量将囊颈上方的腹膜逐渐推向疝囊，尤其是髂窝区后腹膜与后腹壁结合得极为松弛，更易被推移，以至盲肠（包括阑尾）、乙状结肠或膀胱随之下移而成为疝囊壁的一部分这种疝称为滑动性疝，也属难复性疝。故本题选 D。
34. 在腹股沟中点上方 2 cm、腹壁下动脉外侧处，男性精索和女性子宫圆韧带穿过腹横筋膜而造成一个卵圆形裂隙，即为腹股沟管深环（内环或腹环）。故本题选 B。
35. 股疝是指疝囊通过股环、经股管向卵圆窝突出的疝。故本题选 D。
36. 斜疝是最多见的腹外疝，发病率占全部腹外疝的 75%～90%；或占腹股沟疝的 85%～95%。故本题选 A。
37. 疝囊是壁腹膜的憩室样突出部。疝外被盖是指疝囊以外的各层组织。故本题选 E。
38. 腹外斜肌腱膜纤维在耻骨结节上外方形成一三角形的裂隙，即腹股沟管浅环（外环或皮下环）。故本题选 D。
39. 疝内容物有无血循环障碍是鉴别嵌顿疝与绞窄疝的主要依据。故本题选 E。
40. 疝内容物是进入疝囊的腹内脏器或组织，以小肠为最多见，大网膜次之。故本题选 B。
41. 股管是一个狭长的漏斗形间隙，长 1～1.5 cm，内含脂肪、疏松结缔组织和淋巴结。股管的下口为卵圆窝，卵圆窝是股部深筋膜上的一个薄弱部分，覆有一层薄膜，称为筛状板。

它位于腹股沟韧带内侧端的下方，下肢大隐静脉在此处穿过筛状板进入股静脉。故本题选 D。

42. 肠管嵌顿如不及时解除，肠壁及其系膜受压情况不断加重，可使动脉血流减少，最后导致完全阻断，即为绞窄性疝。此时肠系膜动脉搏动消失，肠壁逐渐失去其光泽、弹性和蠕动能力，最终变黑坏死。故绞窄性疝一经确诊，需紧急手术。故本题选 B。

43. 多数切口疝无完整疝囊，疝内容物常可与腹膜外腹壁组织粘连而成为难复性疝，有时还伴有不完全性肠梗阻。故本题选 D。

44. 加强或修补腹股沟管前壁的方法以 Ferguson 法最常用。它是在精索前方将腹内斜肌下缘和联合腱缝至腹股沟韧带上，目的是消灭腹内斜肌弓状下缘与腹股沟韧带之间的空隙。适用于腹横筋膜无显著缺损、腹股沟管后壁尚健全的病例。Bassini 法、McVay 法、Shouldice 法、Halsted 法均为加强或修补腹股沟管后壁的方法。故本题选 C。

45. 凡施行肠切除吻合术的患者，因手术区污染，在高位结扎疝囊后，一般不宜作疝修补术，以免因感染而致修补失败。故本题选 E。

46. 嵌顿性疝需要紧急手术治疗，以防止疝内容物坏死并解除伴发的肠梗阻。患者有可复性腹股沟斜疝病史 30 年，疝块张力较高，表面皮肤无红肿，提示手术区没有明显污染，可以做无张力疝修补术。故本题选 D。

47. 青年患者在咳嗽后突然下腹坠痛，出现腹股沟区包块，考虑为腹股沟疝形成。患者腹股沟包块质硬，不能推动，有触痛，考虑为嵌顿性疝。腹股沟直疝极少发生嵌顿，最可能的诊断为腹股沟斜疝嵌顿。故本题选 D。

48. 股疝多见于 40 岁以上的妇女，疝块往往不大，常在腹股沟韧带下方卵圆窝处表现为一半球形的突起。由于疝囊颈较小，咳嗽冲击感也不明显。股疝最常用的手术是 McVay 法疝修补术，此法不仅能加强腹股沟管后壁而用于修补腹股沟疝，同时还能堵住股环而用于修补股疝。Shouldice、Bassini 法、Halsted 法均用于加强或修补腹股沟管后壁。Ferguson 法用于加强腹股沟管前壁。故本题选 B。

50. 中年男性患者，右腹股沟包块、伴胀痛，可排除睾丸鞘膜积液，提示为腹股沟疝；包块部位听诊可闻及肠鸣音，提示疝内容物为肠管，平卧位包块不能完全回纳，同时有便秘、“消化不良”等表现，应诊断为右侧滑动疝。滑动疝临床上较少见，手术时易将滑入疝囊的盲肠或乙状结肠误认为是疝囊的一部分而被切开，因此，手术治疗时，应特别注意不要误伤盲肠或乙状结肠。故本题选 C。

51. 有少数病程较长的疝，因内容物不断进入疝囊时产生的下坠力量将囊颈上方的腹膜逐渐推向疝囊，尤其是髂窝区后腹膜与后腹壁结合得极为松弛，更易被推移，以至盲肠（包括阑尾）、乙状结肠或膀胱随之下移而成为疝囊壁的一部分。这种疝称为滑动疝，也属难复性疝。故本题选 E。

52. 患者为中年女性，因咳嗽突发右下腹疼痛，右侧腹股沟韧带下方出现一半球形肿块，故诊断为右侧股疝。股疝容易嵌顿，一旦嵌顿又可迅速发展为绞窄性疝。因此，股疝诊断确定后，应及时手术治疗。股疝最常用的手术是 McVay 修补法。此法不仅能加强腹股沟管后壁而用于修补腹股沟疝，同时还能堵住股环而用于修补股疝。故本题选 A。

53. 患者包块位于腹股沟区，考虑诊断为腹股沟疝。包块未进入阴囊，压迫内环口肿物仍可出现，诊断为右侧腹股沟直疝。故本题选 D。

54. 患者右侧腹股沟区发现可复性肿块 4 年，考虑为腹股沟疝。患者肿块突然增大、剧烈疼痛提示嵌顿性疝。嵌顿性疝一经确诊,应立即手术治疗。故本题选 D。

55. 疝囊高位结扎术需显露疝囊颈,予以高位结扎、贯穿缝扎或荷包缝合,然后切去疝囊。故本题选 A。

56. 患者为中年女性,右腹股沟韧带下方卵圆窝处可见 3 cm×3 cm 半球状突起,且咳嗽冲击感不明显,故诊断为股疝。股疝最常用的手术是 McVay 修补法,此法不仅能加强腹股沟管后壁而用于修补腹股沟疝,同时还能堵住股环而用于修补股疝。故本题选 E。

57. 交通性鞘膜积液与腹股沟斜疝的主要鉴别依据是透光试验,交通性鞘膜积液透光试验阳性,腹股沟斜疝透光试验阴性。故本题选 B。

58. 患者诊断为嵌顿疝,且疝内容物为肠管,因手术区污染,在高位结扎疝囊后,一般不宜作疝修补术,以免因感染而致修补失败。故本题选 B。

59. 右侧腹股沟区域出现可复性肿块 2 个月,提示为腹股沟疝。肿块不能回纳 6 小时,复位困难,提示可能为嵌顿性疝,为避免嵌顿绞窄应行手术治疗。婴幼儿的腹肌在发育中可逐渐强壮而使腹膜壁加强,单纯疝囊高位结扎术常能获得满意效果,无需进行修补术。故本题选 B。

60. 一岁以下婴幼儿可暂不手术。因为婴幼儿腹肌可随躯体生长逐渐强壮,疝有自行消失的可能。可采用棉线束带或绷带压住腹股沟管深环,防止疝块突出并给发育中的腹肌以加强腹壁的机会。故本题选 A。

61. 患者为老年男性,且回纳疝块后压住内环,疝块仍可突出,考虑为腹股沟直疝。腹股沟直疝从直疝三角发出,不会进入阴囊,极少发生嵌顿。故本题选 B。

62. 疝一旦嵌顿,自行回纳的机会较少;多数患者的症状逐步加重。如不及时处理,将会发展成为绞窄性疝,可因肠穿孔、腹膜炎等严重并发症而危及生命。患者有明显腹膜刺激征,考虑为股疝嵌顿后肠管缺血坏死、穿孔致腹膜炎。故本题选 D。

63. 患者老年男性,左侧腹股沟突出半球形包块,不降入阴囊,咳嗽冲击试验阴性,易还纳,考虑诊断为直疝。鞘膜积液表现为阴囊肿大,不能还纳。隐睾好发年龄为婴幼儿,不会表现为半球形包块。股疝好发于中老年妇女,从股管而不是腹股沟突出。斜疝多见于儿童和青壮年,可进入阴囊,咳嗽冲击试验常为阳性,不易还纳。故本题选 E。

64. 在扩张或切开疝环、解除疝环压迫的前提下,凡肠管呈紫黑色,失去光泽和弹性,刺激后无蠕动和相应肠系膜内无动脉搏动者,即可判定为肠坏死。故本题选 C。

65. 患儿右阴囊有包块,平卧安静时包块明显缩小或消失,考虑为腹股沟斜疝;2 小时前因哭闹包块掉出,伴呕奶、不停哭闹、精神萎靡,提示可能发生嵌顿。首先考虑诊断为嵌顿疝。故本题选 C。

66. 患儿考虑诊断为嵌顿疝。此时行腹部 X 线片检查,若显示肠胀气、阶梯状气液平等肠梗阻征象有助于明确诊断。故本题选 B。

67. 嵌顿疝手法复位指征:①嵌顿时间在 3~4 小时以内,局部压痛不明显,也无腹部压痛或腹肌紧张等腹膜刺激征者。②年老体弱或伴有其他较严重疾病而估计肠袢尚未绞窄坏死者。故本题选 D。

68. 睾丸鞘膜积液、睾丸肿物所呈现的肿块完全局限在阴囊内。腹股沟疝、股疝、精索鞘膜积液均可出现腹股沟肿物。故本题选 ABEF。

69. 鞘膜积液透光试验阳性,体格检查可明确腹股沟疝分型。故本题选 AE。

70. 睾丸鞘膜积液所形成肿块完全局限在阴囊内,透光试验多为(+),难以扪及实质性睾丸。

交通性鞘膜积液站立时肿物出现，平卧后消失。易复性斜疝除腹股沟区有肿块和偶有胀痛外，并无其他症状。故本题选 ABC。

71. 疝囊经过腹壁下动脉外侧的腹股沟管深环（内环）突出，向内、向下、向前斜行经过腹股沟管，再穿出腹股沟管浅环（皮下环），并可进入阴囊，称为腹股沟斜疝，回纳疝块后压住内环口，斜疝的疝块不再突出。精索在斜疝疝囊后方。嵌顿性疝通常发生在斜疝，强力劳动或排便等腹内压骤增是其主要原因。故本题选 ABCDE。

72. 长期咳嗽、大量腹水会导致腹压升高，不宜行疝囊修补术。心力衰竭、全身急性感染、急性肝炎患者全身情况较差，不宜行手术治疗。故本题选 ABCDE。

第六节　腹 部 损 伤

一、共用题干单选题：每道考题以一个小案例的形式出现，其下面都有 A、B、C、D、E 五个备选答案。请从中选择一个最佳答案。

（1~3 题共用题干）

男，45 岁。8 个月前骑电动车时摔倒，上腹部被车把撞伤并疼痛，经治疗后缓解。6 个月前觉上腹部逐渐隆起，伴上腹饱胀，近日来常恶心、呕吐。查体：上腹部可触及直径约 10 cm 包块，无肌紧张、压痛、反跳痛。

1. 应首选的检查是

A. 腹部 CT　　B. 腹部 B 超
C. 立位腹部 X 线平片　　D. 腹部 MRI
E. 胃镜

2. 影像学检查提示该患者上腹部 10 cm×10 cm 囊性肿物，最有可能的诊断是

A. 腹部后血肿　　B. 膈疝
C. 肝左叶囊肿　　D. 胰腺假性囊肿
E. 十二指肠憩室

3. 该患者最合适的手术方式是

A. 腹膜后血肿清除术　　B. 膈疝修补术
C. 肝左叶囊肿开窗术　　D. 胰腺囊肿内引流术
E. 十二指肠憩室修补术

（4~6 题共用题干）

男，20 岁。因刀刺伤入院，急诊行 X 线检查，发现腹膜后积气。

4. 最可能的诊断是

A. 胰腺损伤　　B. 十二指肠破裂
C. 小肠破裂　　D. 结肠破裂
E. 胃破裂

5. 十二指肠损伤较多见的部位于

A. 水平部　　B. 降部+水平部
C. 降部　　D. 球部+水平部
E. 升部

6. 十二指肠损伤后，下列哪项是 X 线检查的典型表现

A. 膈下积气　　B. 胃受压右移
C. 腹膜后积气　　D. 左膈抬高
E. 胃结肠间距增大

(7~8 题共用题干)

男,62 岁。自 5 米高坠落半小时,自述口渴。查体:P 98 次/分,R 35 次/分,BP 128/95 mmHg。表皮多处擦伤,腹部略隆起。腹部 B 超提示肝、脾被膜不连续,腹腔内有游离积液。

7. 该患者诊断为腹外伤,肝脾破裂。行脾切除、肝破裂修补术,并给予中心静脉插管补液。术后 7 天突然寒战,体温 39.5 ℃,无尿频、尿痛,无腹痛、腹泻。查体:腹部听诊未见异常,腹部切口愈合良好,无压痛。该患者发热的最可能原因是
A. 脾床感染　　B. 腹腔脓肿
C. 肝脓肿　　D. 导管相关性感染
E. 坠积性肺炎

8. 对本次发热应首先采取的措施是
A. 应用抗生素　　B. 拔除中心静脉导管
C. 脓肿穿刺引流　　D. 对症退热治疗
E. 应用糖皮质激素治疗

(9~11 题共用题干)

男,20 岁。8 小时前左侧腹被木棍击伤,腹痛渐加重,伴恶心,呕吐,伤后无大、小便。查体:强迫体位,腹式呼吸减弱,全腹肌紧张,压痛,反跳痛以左脐旁为著。移动性浊音(+),肠鸣音消失,心率 110 次/分,血压 110/70 mmHg(14.7/9.3 kPa),体温 38.5 ℃,WBC 15×10^9/L。

9. 以下各项检查,可能为阴性结果的是
A. 腹部 B 超　　B. 立位腹部 X 线平片
C. 选择性血管造影　　D. 腹部 CT
E. 腹腔穿刺

10. 下列各项处理,不是必需的是
A. 开放静脉　　B. 密切观察病情变化
C. 留置尿管　　D. 胃肠减压
E. 尽快输全血

11. 其最可能的诊断与最适合的治疗是
A. 结肠破裂——结肠修补+造瘘　　B. 输尿管断裂——肾造瘘+输尿管吻合
C. 肾破裂——破裂修补术　　D. 脾破裂——脾切除术
E. 腹壁挫伤——观察

二、单选题:每道考题下面有 A、B、C、D、E 五个备选答案,请从中选择一个最佳答案。

12. 对于肝破裂出血的肝外伤治疗,不恰当的是
A. 绝对卧床　　B. 症状不明显,出血少的应观察
C. 出现出血征象时大量输血　　D. 边输血,边手术
E. 控制出血后,立即处理肝损伤,尽快结束手术

13. 腹部钝性损伤后,下列不属于剖腹探查适应证的是
A. 输血后休克又出现
B. 腹腔穿刺抽出不凝血液
C. 肠鸣音消失,轻度腹胀伴骨盆骨折
D. 腹腔内有游离气体
E. 有腹膜刺激征
14. 脾破裂术前最重要的治疗措施是
A. 止痛
B. 补充血容量
C. 控制感染
D. 应用止血药
E. 补充营养
15. 对腹部闭合性损伤伴休克,腹穿抽出粪样液体者应
A. 立即手术治疗
B. 胃肠减压,输液,抗炎治疗
C. 需待休克好转后方能手术
D. 积极治疗休克,如休克仍不好转,则在继续抗休克的同时进行手术探查
E. 观察腹部情况 12 小时后,再考虑是否行手术治疗
16. 腹部闭合性损伤,未明确诊断时,下述错误的观察或处理是
A. 绝对卧床休息
B. 禁饮食,输液
C. 注射吗啡止痛
D. 定时测定血压,脉搏
E. 反复检查腹部体征
17. 关于空腔脏器的损伤,错误的是
A. 临床表现主要为腹膜刺激征
B. 腹部 X 线透视常有膈下游离气体
C. 腹腔穿刺可得到胃肠内容物或胆汁
D. 小肠损伤机会最少
E. 结肠损伤时腹膜炎可不明显
18. 闭合性腹外伤患者观察期间不应做下面哪项
A. 不随意搬动患者
B. 注射止痛剂,减轻患者痛苦
C. 禁食水
D. 应用广谱抗生素
E. 补充血容量,防止休克
19. 在诊断闭合性腹部外伤合并内出血中以下哪项最重要
A. 左季肋部挫伤合并肋骨骨折
B. 血红蛋白 80 g/L,红细胞 2.5×10^{12}/L
C. 左上腹明显压痛及肌紧张
D. 腹腔穿刺抽出不凝固血液
E. 血压 80/60 mmHg,脉搏 110 次/分
20. 腹部闭合性损伤诊断的关键在于首先确定有无
A. 腹痛
B. 恶心、呕吐
C. 内脏损伤
D. 腹壁损伤
E. 腹膜后血肿
21. 腹部损伤来急诊的患者腹腔抽出不凝血,应诊为
A. 腹膜后血肿
B. 误穿入血管
C. 实质脏器破裂
D. 前腹壁血肿
E. 空腔脏器破裂
22. 腹部最易损伤的空腔脏器是
A. 结肠　B. 胃　C. 小肠　D. 直肠　E. 十二指肠

23. 腹部闭合性损伤造成胃、空肠、回肠穿孔,修补顺序是
A. 空肠、胃、回肠
B. 回肠、空肠、胃
C. 胃、空肠、回肠
D. 回肠、胃、空肠
E. 根据穿孔大小决定修补顺序

24. 腹部闭合性损伤患者,最有价值的症状体征是
A. 腹部压痛
B. 腹膜刺激征
C. 肠鸣音亢进
D. 肠鸣音减弱
E. 恶心,呕吐

25. 下列不属于肝脏闭合性损伤特点的是
A. 多见于肝脏膈面
B. 可致胆道出血
C. 常合并其他脏器损伤
D. 常无腹膜刺激征
E. 较易引起低血容量性休克

26. 外伤性脾下极小裂伤,其最佳手术方式是
A. 脾修补术
B. 脾切除术
C. 脾部分切除术
D. 脾动脉结扎术
E. 明胶海绵堵塞

27. 腹部损伤的急救,下列不正确的是
A. 先抢救威胁生命的情况
B. 腹壁伤口宜及早妥善包扎
C. 肠管脱出要立即送回腹腔
D. 疑有腹内脏器损伤禁用吗啡类镇痛药
E. 对已休克的伤员不宜过多搬动

28. 关于空腔脏器损伤,下列不正确的是
A. 临床表现主要为腹膜炎体征
B. 腹部X线透视常见膈下游离气体
C. 腹腔穿刺可抽出胃肠内容物或胆汁
D. 小肠损伤机会最多
E. 十二指肠球部损伤时,腹膜炎体征不明显

29. 腹部闭合性损伤患者,腹部X线平片发现腹膜后积气,最可能的损伤部位是
A. 横结肠
B. 乙状结肠
C. 直肠上段
D. 十二指肠球部
E. 十二指肠水平部

30. 腹部外伤伴有内出血休克,最重要的处理原则是
A. 补充液体
B. 给予镇静药
C. 使用血管活性物质
D. 控制感染
E. 抗休克并及时手术探查

31. 腹部闭合性损伤时,其哪项表现不支持内脏受损
A. 有明显的腹膜刺激征
B. 早期出现休克征象
C. 腹部出现移动性浊音
D. 呕血、便血或尿血
E. 肝浊音界正常

32. 下述严重肝破裂的处理原则,不恰当的是
A. 清除坏死组织
B. 完全止血
C. 充分引流
D. T管引流胆总管
E. 单纯缝合创面

33. 十二指肠降段腹膜后部分外伤性破裂典型临床表现是
A．全腹痛，明显腹膜刺激征，移动性浊音（+）
B．全腹痛，轻度腹膜刺激征
C．全腹痛，明显腹膜刺激征，肝浊音界消失
D．右下腹和腰背部痛，明显腹膜刺激征，肝浊音界消失
E．右上腹和腰背部痛，无明显腹膜刺激征
34. 关于腹膜后血肿的临床特点，错误的是
A．因血肿压迫腹膜后神经及胃肠蠕动功能受抑制，可出现明显腹胀
B．肾、胰腺、十二指肠及横结肠损伤，均可发生腹膜后出血
C．腹膜后为疏松结缔组织，出血后血液可在腹膜后间隙广泛蔓延并形成血肿
D．腹膜后血肿是腹部及盆腔损伤所致，以骨盆骨折最为多见
E．单纯腹膜后血肿，继发感染者多见
35. 有关骨盆骨折引起腹膜后巨大血肿的处理，以下哪种方法最为恰当
A．剖腹探查，清除血肿，彻底止血
B．剖腹探查，结扎双侧髂内动脉
C．抗生素治疗
D．可采取保守治疗，严密观察生命体征
E．局部穿刺抽血，固定骨盆骨折
36. 外伤性腹膜后巨大血肿易发生
A．机械性肠梗阻
B．单纯性肠梗阻
C．麻痹性肠梗阻
D．痉挛性肠梗阻
E．绞窄性肠梗阻
37. 男，42 岁。出租车司机。因车祸被方向盘挤压后 3 小时就诊。自觉上腹部疼痛，向右肩及腰部放射。X 线平片示腹膜后花斑状改变，诊断考虑为
A．胰腺断裂
B．十二指肠破裂
C．肝破裂
D．右肾损伤
E．胆囊破裂
38. 男，25 岁。腹部被倒墙压伤，中腹部剧痛伴呕吐 3 小时。血压 120/86 mmHg，体温 38 ℃；腹胀、肌紧张，压痛、反跳痛阳性，肠鸣音消失。最可能是下列哪项诊断
A．腹壁挫伤
B．腹膜后血肿
C．肝破裂
D．小肠破裂
E．右肾挫伤
39. 男，42 岁。腹部撞伤 3 小时，持续性腹痛，未排尿。查体：T 37.5 ℃，P 110 次/分，BP 90/60 mmHg，腹式呼吸受限，腹稍胀，全腹肌紧张，压痛（+），腹部移动性浊音（+），肠鸣音消失。实验室检查：Hb 100 g/L，WBC 12×10^9/L。最佳治疗方案是
A．抗休克治疗
B．急症剖腹探查
C．广谱抗生素治疗观察
D．胃肠减压观察
E．导尿，留置尿管观察
40. 男，32 岁。腹部撞击伤后 3 小时腹痛。查血压 75/45 mmHg，心率 102 次/分，血红蛋白 110 g/L。目前最恰当的诊断措施为
A．X 线腹部立位平片
B．腹部 B 超
C．诊断性腹腔穿刺
D．选择性动脉造影

E．查血淀粉酶

41. 男，45 岁。腹部撞伤后脐周痛 2 小时，呈持续性，伴恶心，无呕吐，腹部范围迅速扩大。查体：P 126 次/分，BP 146/90 mmHg，全腹肌紧张，压痛和反跳痛阳性，肠鸣音消失。准备剖腹探查。手术治疗的原则不包括

A．尽量分离粘连组织
B．处理原发病灶
C．关腹前用生理盐水反复冲洗腹腔
D．留置引流管，保证引流通畅
E．术后禁食并胃肠减压

42. 男，34 岁。腹部刀伤 2 小时。剖腹探查发现肝部分破裂，胃、肠破裂，横结肠破裂，膀胱破裂，首先应行

A．小肠破裂修补术
B．胃破裂修补术
C．横结肠造瘘术
D．膀胱破裂修补术
E．肝破裂修补术

43. 男，19 岁。右上腹被汽车撞伤 2 小时。查体：P 138 次/分，BP 80/60 mmHg，面色苍白，四肢厥冷，腹肌紧张，压痛及反跳痛阳性，肠鸣音减弱。实验室检查：Hb 85 g/L，WBC 2.8×10^9/L。最有可能的诊断是

A．小肠破裂
B．胃破裂
C．结肠损伤
D．肝破裂
E．十二指肠和胰损伤

44. 男，35 岁。上腹部被撞击，觉右上腹及背部疼痛，呕吐物为血性，X 线检查示腹膜后积气，应考虑诊断为

A．十二指肠损伤
B．右半结肠损伤
C．胆囊破裂
D．肝破裂
E．右肾挫伤

45. 男，35 岁。3 周前上腹部被自行车把撞伤。近 5 天来上腹持续性胀痛，餐后加重，伴恶心呕吐。查体：体温 38.5 ℃，上腹偏左明显膨隆，可扪及边界不清的痛性肿块，不活动。首选的检查应当是

A．X 线胸腹部透视
B．胃肠道钡餐透视
C．纤维十二指肠镜检查
D．腹部 B 超检查
E．腹腔动脉造影

46. 男，42 岁。前胸部被撞伤，X 线检查可见左第 9、10 肋骨骨折。2 天后突发休克，最可能的原因是

A．脾破裂　B．气胸　C．肝破裂　D．胃破裂　E．结肠破裂

47. 男，30 岁。2 小时前车祸伤及腹部，急诊入院。查体：痛苦面容，意识模糊，皮肤黏膜苍白，腹部压痛、反跳痛、腹肌紧张，血压 85/60 mmHg，心率 120 次/分。正确处理措施是

A．抗休克治疗，观察疗效
B．抗休克治疗的同时剖腹探查
C．强心
D．立即剖腹探查
E．立即注射升压药

48. 男，36 岁。车祸后 20 分钟出现休克，腹穿检查提示腹腔内大量积血，留置尿管尿液呈淡血色，无血块；急诊超声显示脾破裂，左肾被膜下血肿 2 cm×2 cm。以下处理最为正确的是

A．积极抗休克同时急诊行脾切除和肾切除术
B．积极抗休克同时急诊行脾切除并修补肾脏，防止肾继续出血
C．积极抗休克同时急诊脾切除术，肾保守治疗
D．积极抗休克同时急诊肾切除术
E．积极抗休克同时急诊肾修补术

49. 男，34 岁。腹部砸伤 4 小时，查体见四肢湿冷，腹肌紧张，全腹压痛、反跳痛，有移动性浊音，肠鸣音消失，该患者目前应进行的处理不包括
A．诊断性腹腔穿刺　　B．密切监测基本生命征
C．补充血容量，抗休克治疗　　D．给予止痛和镇静剂
E．抗感染治疗

50. 男，30 岁。腹部挤压伤后 6 小时。查体：体温 38.2 ℃，脉率 88 次/分，血压 110/80 mmHg，腹部有压痛，无反跳痛，肠鸣音可闻及，以下处理措施哪项最不合理
A．腹部 B 超检查　　B．腹部穿刺检查
C．密切观察腹部体征及生命体征变化　　D．禁食及输液治疗
E．尽快剖腹探查，以防延误治疗

51. 一体操运动员，练习时翻高低杠折腹，突然上腹疼痛，两小时后疼痛加剧，疼痛主要位于右上腹，且有对应部位背部疼痛，曾有血性呕吐物，X 线见腹膜后有气体，应考虑诊断
A．肝破裂　　B．胆囊破裂
C．右肾破裂　　D．十二指肠破裂
E．腹膜后血管破裂

答案与解析

答案

1. B	2. D	3. D	4. B	5. B	6. C	7. D	8. B	9. C	10. E
11. A	12. E	13. C	14. B	15. D	16. C	17. D	18. B	19. D	20. C
21. C	22. C	23. B	24. B	25. D	26. A	27. C	28. E	29. E	30. E
31. E	32. E	33. E	34. B	35. D	36. C	37. B	38. D	39. B	40. C
41. A	42. E	43. D	44. A	45. D	46. A	47. B	48. C	49. D	50. E
51. D									

解析

1. 患者 8 个月前上腹部被车把撞伤，考虑胰腺损伤可能。6 个月前觉上腹部逐渐隆起，伴上腹饱胀，近日来常恶心、呕吐。上腹部可触及直径约 10 cm 包块，超声可发现胰腺回声不均和周围积血积液，且经济、方便，为首选检查。胃镜是食管、胃、十二指肠疾病的重要检查手段，对诊断胰腺疾病意义不大。腹部 CT、立位腹部 X 线平片、腹部 MRI 对胰腺疾病有一定的诊断意义，但不作为首选检查。故本题选 B。

2. 影像学检查提示该患者上腹部 10 cm×10 cm 囊性肿物，结合患者上腹部外伤史、临床表现和影像学检查，应诊断为胰腺假性囊肿。腹膜后血肿最常见腹痛，血肿巨大或伴有渗入腹膜腔者可有腹肌紧张和反跳痛、肠鸣音减弱或消失。脐疝的主要临床表现是脐部可见球形或半球形可复性肿物。肝左叶囊肿可触及右上腹肿块和肝大。绝大部分的十二指

肠憩室无症状，少数表现为上腹部疼痛、恶心、嗳气、在饱食后加重。故本题选 D。

3. 胰腺囊肿内引流术为胰腺假性囊肿的手术方式。腹膜后血肿清除术、膈疝修补术、肝左叶囊肿开窗术、十二指肠憩室修补术均不是胰腺假性囊肿的手术方法。故本题选 D。

4. 患者有明确外伤史，且 X 线显示腹膜后积气。十二指肠为腹膜后空腔脏器，其破裂穿孔可引起腹膜后积气。胃、小肠、结肠穿孔均引起腹腔内游离气体。胰腺为实质脏器，其损伤不会引起积气，故考虑诊断为外伤导致的十二指肠破裂。故本题选 B。

5. 十二指肠的大部分位于腹膜后，损伤的发生率比胃低，约占腹部创伤的 1.16%。损伤较多见于十二指肠的降部、水平部（50%以上）。故本题选 B。

6. 十二指肠为腹膜后空腔脏器，其穿孔可引起腹膜后积气，X 线腹部平片可见腰大肌轮廓模糊，有时可见腹膜后呈花斑状改变（积气）并逐渐扩展。故本题选 C。

7. 患者术后 7 天突然寒战，体温 39.5 ℃，且无尿频、尿痛，无腹痛、腹泻。查体：腹部听诊未见异常，腹部切口愈合良好，无压痛。故排除泌尿系统和腹部的感染，考虑中心静脉导管相关性感染。故本题选 D。

8. 考虑中心静脉导管相关性感染，则导管是感染的源头，需要立即拔除。故本题选 B。

9. 患者左腹明确外伤史，结合腹痛、恶心、呕吐，大小便停止，全腹肌紧张，压痛，反跳痛以左脐旁为著，及移动性浊音（+），肠鸣音消失，白细胞升高等表现，考虑诊断为内脏器官破裂导致腹腔积血，需行腹部 B 超、CT、X 线、腹腔穿刺等明确诊断，由于目前出血位置不清，选择性血管造影可能为阴性结果。故本题选 C。

10. 患者目前血压 110/70 mmHg、心率 110 次/分，尚可，暂无输血指征，且一般不考虑输全血，应选择输注红细胞制品。故本题选 E。

11. 患者左腹部有明确外伤史，反跳痛以左脐旁为著，且大小便停止，移动性浊音（+），血压及心率尚可，故最可能的诊断是结肠破裂，除少数裂口小，腹腔污染轻，全身情况良好的患者，可以考虑一期修补或一期切除吻合（尤其是右半结肠）外，大部分患者先采用肠造口术或肠外置术处理，待 3~4 周后患者情况好转时，再行关闭瘘口。故本题选 A。

12. 轻度肝实质裂伤，血流动力学指标稳定，或经补充血容量后保持稳定的伤员，可在严密观察下进行非手术治疗。生命体征经补充血容量后仍不稳定或需大量输血才能维持血压者，表明仍有活动性出血，应尽早手术。手术治疗的基本要求是确切止血，彻底清创，消除胆汁溢漏，建立通畅的引流。术中应尽量控制出血，探明肝破裂情况后，对损伤的肝进行清创。故本题选 E。

13. 剖腹探查手术的指征：①全身情况有恶化趋势，出现口渴、烦躁、脉率增快，或体温及白细胞计数上升，或红细胞计数进行性下降。②腹痛和腹膜刺激征进行性加重或范围扩大。③肠鸣音逐渐减弱、消失或腹部逐渐膨隆。④膈下有游离气体，肝浊音界缩小或消失，或者出现移动性浊音。⑤积极抗休克后病情未见好转或继续恶化。⑥消化道出血。⑦腹腔穿刺抽出气体、不凝血、胆汁、胃肠内容物等。⑧直肠指诊有明显触痛。故本题选 C。

14. 临床上所见的脾破裂，约 85%为真性破裂，破裂部位较多见于脾上极及膈面，有时在裂口对应部位有肋骨骨折，破裂如发生在脏面，尤其是邻近脾门者，有脾蒂撕裂的可能，若出现此种情况，出血量很大，患者可迅速发生休克，抢救不及时可致死亡。故脾破裂术前应补充血容量，纠正休克。故本题选 B。

15. 腹部闭合性损伤伴休克，且腹穿抽出粪样液体，考虑为肠道破裂，应积极纠正休克，如休克仍不好转，则在抗休克的同时进行手术剖腹探查。故本题选 D。

16. 禁用吗啡等止痛，以免掩盖病情。若胰腺炎导致的疼痛，吗啡会使 Oddi 括约肌痉挛，致使症状加重。故本题选 C。
17. 开放性损伤中常见的受损内脏依次是肝脏、小肠、胃、结肠、大血管等；闭合性损伤中依次是脾脏、肾脏、小肠、肝脏、肠系膜等。胰腺、十二指肠、膈、直肠等由于解剖位置较深，损伤发生率较低。故在空腔脏器损伤中，小肠发生率较高。故本题选 D。
18. 在发生创伤后，不宜随意搬动患者，以免造成额外损伤。注射止痛药物易掩盖病情，妨碍对病因的诊断。患者腹部外伤后，应禁食禁饮，防止胃肠道穿孔时加重腹腔污染的可能，并应积极补充血容量，防治休克，预防性应用广谱抗生素。故本题选 B。
19. 诊断性腹腔穿刺和腹腔灌洗术阳性率可达 90%以上，对于判断腹腔内脏器官有无损伤和哪类器官损伤有很大帮助。诊断性腹腔穿刺如果抽出不凝血，提示实质性器官破裂所致内出血。因腹膜的去纤维作用而使血液不凝固。故本题选 D。
20. 闭合性损伤诊断中需要仔细判断是否有内脏损伤，如不能及时确诊，可能贻误手术时机而导致严重后果。故本题选 C。
21. 诊断性腹腔穿刺如果抽出不凝血，提示实质性器官破裂所致内出血。因腹膜的去纤维作用而使血液不凝固。故本题选 C。
22. 开放性损伤中常见的受损内脏依次是肝脏、小肠、胃、结肠、大血管等；闭合性损伤中依次是脾脏、肾脏、小肠、肝脏、肠系膜等。胰腺、十二指肠、膈、直肠等由于解剖位置较深，损伤发生率较低。故无论是开放性还是闭合性损伤，最易损伤的空腔脏器是小肠。故本题选 C。
23. 若腹部闭合性损伤造成多处空腔脏器破裂穿孔，其修补顺序应从容易污染的区域（含细菌量大的远端肠管）到相对污染轻的区域，即回肠、空肠、胃。故本题选 B。
24. 腹部闭合性损伤包括空腔脏器破裂和实质脏器破裂。空腔脏器破裂如胃肠道、胆道、膀胱等破裂的主要临床表现是局限性或弥漫性腹膜炎。若实质脏器破裂内出血，进一步刺激腹膜也会导致腹膜刺激征。脾损伤后一般腹膜刺激征不严重，其他情况腹膜刺激征多较严重。故本题选 B。
25. 肝外伤后可能有胆汁溢出，可出现明显的腹痛和腹膜刺激征。故本题选 D。
26. 脾脏修补术适用于脾破裂伤，创面较整齐者。手术要求细致，止血彻底，术后严密观察，防止内出血。故本题选 A。
27. 因胸腹部外伤造成肠管脱出体外时，若将外脱的肠管送回腹腔，极易造成严重感染而危及生命。应在脱出的肠管上覆盖消毒纱布或消毒布类保护，再用干净的碗或盆扣在伤口上，用绷带或布带固定，迅速送医院抢救。故本题选 C。
28. 十二指肠损伤发生在腹腔内部分，且胰腺、胆道均开口于十二指肠，破裂后可有胰液和胆汁流入腹腔而早期引起腹膜炎，故十二指肠球部损伤时，会有典型的压痛、反跳痛、肌紧张。故本题选 E。
29. 十二指肠损伤较多见于水平部和降部，二者均位于腹膜后，故十二指肠损伤早期 X 线平片可见腹膜后积气。故本题选 E。
30. 腹部外伤伴有内出血休克，考虑为内脏破裂出血，应尽快在抗休克的同时进行腹部探查手术，以明确诊断并及时处理。故本题选 E。
31. 腹部损伤后如发现下列情况之一者，应考虑有腹内脏器损伤：①早期出现休克，尤其是出血性休克征象。②有持续性甚至进行性加重的腹部疼痛，伴恶心、呕吐等消化道症状。③明显腹膜刺激征。④气腹表现。⑤腹部出现移动性浊音。⑥便血、呕血或尿血。⑦直肠指诊发现前壁有压痛或波动感，或指套染血。腹部损伤患者如发生顽固性休克，首先考虑腹部内脏伤所致，其次考虑是否有其他部位的合并伤。故本题选 E。

32. 严重肝破裂可能有胆汁溢出，故可出现明显的腹痛和腹膜刺激征，单纯缝合创面不能解决胆汁等引起的严重腹膜炎。故本题选 E。

33. 腹膜后十二指肠破裂，早期症状体征多不明显，如有下述情况应提高警惕：右上腹或腰部持续性疼痛且进行性加重，可向右肩及右睾丸放散；右上腹及右腰部有明显的固定压痛；腹部体征相对轻微而全身情况不断恶化；有时可有血性呕吐物；血清淀粉酶升高；X 线腹部平片可见腰大肌轮廓模糊，有时可见腹膜后呈花斑状改变（积气）并逐渐扩展；胃管内注入水溶性碘剂可见外溢；CT 或 MRI 显示腹膜后及右肾前间隙有气泡；直肠指检有时可在骶前扪及捻发音，提示气体已达到盆腔腹膜后间隙。故本题选 E。

34. 外伤性腹膜后血肿多系高处坠落、挤压、车祸等所致腹膜后脏器（胰、肾、十二指肠）损伤，或骨盆或下段脊柱骨折和腹膜后血管损伤所引起。出血后，血液可在腹膜后间隙广泛扩散形成巨大血肿，还可渗入肠系膜间。横结肠为腹膜内位器官，其损伤不引起腹膜后出血。故本题选 B。

35. 骨盆骨折引起的后腹膜血肿一般会自行停止，盲目切开会引起更多、难以控制的出血。故本题选 D。

36. 巨大的腹膜后血肿可刺激、压迫腹腔内神经或神经丛，引起肠蠕动减弱从而导致麻痹性肠梗阻。痉挛性肠梗阻较少见，可见于急性肠炎、肠道功能紊乱或慢性铅中毒患者。机械性肠梗阻指机械性因素致肠腔狭小或不通，使肠内容物不能通过，是临床上最常见的类型，多由于术后或慢性炎症导致的肠粘连、肿瘤压迫、肠套叠、肠道寄生虫病等因素所致。单纯性肠梗阻指仅有肠内容物通过受阻，而无肠管血运障碍的肠梗阻；绞窄性肠梗阻指肠管发生血运障碍的肠梗阻，可有肠坏死、穿孔，外伤性硬膜外血肿不会引起肠管血运障碍。故本题选 C。

37. 腹膜后十二指肠破裂会有右上腹或腰部持续性疼痛且进行性加重，可向右肩及右睾丸放散，X 线腹部平片可见腰大肌轮廓模糊，有时可见腹膜后呈花斑状改变（积气）并逐渐扩展。故本题选 B。

38. 患者腹部有明确外伤史，伴中腹疼痛，肠鸣音消失，且腹膜刺激征阳性，考虑为小肠破裂。腹壁挫伤、右肾挫伤和腹膜后血肿不会导致肠鸣音消失和腹膜刺激征阳性。肝破裂可能导致腹膜刺激征阳性，但不会出现肠鸣音消失。故本题选 D。

39. 剖腹探查适应证：①全身情况有恶化趋势，出现口渴、烦躁、脉率增快，或体温及白细胞计数上升，或红细胞计数进行性下降。②腹痛和腹膜刺激征进行性加重或范围扩大。③肠鸣音逐渐减弱、消失或腹部逐渐膨隆。④膈下有游离气体，肝浊音界缩小或消失，或者出现移动性浊音。⑤积极抗休克后病情未见好转或继续恶化。⑥消化道出血。⑦腹腔穿刺抽出气体、不凝血、胆汁、胃肠内容物等。⑧直肠指诊有明显触痛。故本题选 B。

40. 诊断性腹腔穿刺术和腹腔灌洗术阳性率可达 90%以上，对于判断腹腔内脏有无损伤和哪类脏器损伤有很大帮助。患者有明确的腹部外伤史，目前血压较低，考虑为腹腔实质脏器破裂出血，应行腹腔穿刺，如抽出不凝血，则诊断明确。故本题选 C。

41. 该患者腹部撞伤后脐周疼痛 2 小时，呈持续性，伴恶心，全腹肌紧张，压痛和反跳痛阳性（腹膜刺激征），肠鸣音消失。综合患者的症状和体征，应考虑腹部脏器损伤，需剖腹探查。处理原发病灶、关腹前用生理盐水反复冲洗腹腔、留置引流管,保证引流通畅、术后禁食并胃肠减压均为手术原则。不可分离粘连组织,因为一旦感染会导致扩散。故本题选 A。

42. 剖腹探查原则上应先处理出血性损伤,后处理空腔器官破裂伤;对于空腔器官破裂伤,应先处理污染重的损伤,后处理污染轻的损伤。患者剖腹探查发现肝部分破裂,胃、肠破裂,横结肠破裂,膀胱破裂,因肝脏破裂出血时出血量较大,短期内会导致休克,故应紧急处理。故本题选 E。

43. 该患者右上腹被汽车撞伤,心率快,血压低,血红蛋白低,白细胞低,且面色苍白,四肢厥冷,提示失血性休克,因受伤部位在右上腹,考虑为肝破裂出血。患者有腹肌紧张,压痛及反跳痛阳性,肠鸣音减弱的体征,考虑肝破裂伴有较大肝内胆管断裂。故本题选 D。

44. 十二指肠为腹膜后空腔脏器,其穿孔可引起腹膜后积气。胃、小肠、结肠穿孔均引起腹腔内游离气体。胆囊损伤、肝破裂、肾挫伤不会引起积气,故考虑诊断为十二指肠损伤。故本题选 A。

45. 上腹部被自行车把撞伤是胰腺损伤的常见原因,患者 3 周后上腹持续性胀痛,伴恶心、呕吐,左上腹部膨隆,可扪及痛性、不活动的肿块,提示胰腺假性囊肿。为明确诊断,首选的检查是腹部 B 超检查。腹部 B 超检查可以了解假性囊肿的大小、位置及其与周围器官的毗邻关系,有助于患者的诊断和进一步治疗。故本题选 D。

46. 患者有明确的外伤史,X 线检查见左第 9、10 肋骨骨折,而脾脏紧邻左第 9、10 肋骨,2 天后患者突发休克,考虑为延迟性脾破裂。故本题选 A。

47. 青年男性患者,腹部外伤后,腹膜刺激征阳性,血压低,心率快,皮肤黏膜苍白,提示患者腹腔内出血导致休克,可能存在腹腔内脏器损伤,应在抗休克的同时剖腹探查,以明确损伤器官,彻底控制出血。故本题选 B。

48. 该患者外伤后迅速出现休克,且急诊超声显示脾破裂,提示严重脾破裂伴出血性休克,严重的脾破裂出血比较凶猛,往往难以修复,应立即行脾切除术。该患者肾脏的损伤只表现为被膜下的血肿,属于肾挫伤,不必做特殊处理,可保守治疗。故本题选 C。

49. 患者腹部外伤后不宜使用止痛和镇静剂,以免掩盖病情影响诊断。密切监测基本生命征、补充血容量抗休克治疗、抗感染治疗都是正确的初步治疗措施,诊断性腹腔穿刺可进一步了解受损脏器。故本题选 D。

50. 患者腹部挤压伤后,生命体征平稳,腹部有压痛,未出现腹膜刺激征,肠鸣音可闻及,考虑暂未合并内脏出血,可完善如 B 超、腹部穿刺等相关检查明确诊断,禁食及输液治疗,密切观察腹部体征及生命体征变化,暂不行剖腹探查。故本题选 E。

51. 患者疼痛位于右上腹,并向背部放射,伴血性呕吐,X 线显示腹膜后有积气,而十二指肠为腹膜后空腔脏器,其破裂穿孔可引起腹膜后积气,且疼痛伴有放射痛。故本题选 D。

第七节 急 腹 症

一、共用题干单选题:每道考题以一个小案例的形式出现,其下面都有 A、B、C、D、E 五个备选答案。请从中选择一个最佳答案。

(1~3 题共用题干)

男,32 岁。餐后 1 小时突发上腹部剧痛,很快扩散至右下腹,疼痛呈持续性,无放射,伴有恶心、呕吐。发病3小时后来院就诊。体检：血压16/9 kPa(120/70 mmHg)，腹平，全腹压痛，反跳痛，肌紧张，以右上腹及中上腹为甚，肝浊音界不清，肠鸣音微弱。

1. 患者行立位腹平片检查：膈下见游离气体，应考虑诊断为
   A. 肝破裂
   B. 结肠肝曲肿瘤破裂
   C. 乙状结肠穿孔
   D. 胆囊穿孔
   E. 胃、十二指肠溃疡穿孔
2. 患者腹膜炎的性质属于
   A. 细菌性腹膜炎
   B. 化学性腹膜炎
   C. 渗出性腹膜炎
   D. 毒素性腹膜炎
   E. 化脓性腹膜炎
3. 首选的治疗方案是
   A. 穿刺引流
   B. 胃肠减压，补液观察
   C. 支持治疗
   D. 镇静，止痛
   E. 即行剖腹探查术

(4~5题共用题干)

男，56岁。上腹部隐痛，进食后疼痛加重25年，此次进食后半小时突然上腹剧痛，迅速波及全腹，2小时后来诊。查体：头出冷汗，面色苍白。P 96次/分，BP 130/95 mmHg，R 28次/分，T 35.8℃。全腹有压痛和肌紧张，WBC 9.5×10^9/L，N 0.80。

4. 下列哪一种病可能性最大
   A. 急性化脓性阑尾炎
   B. 肝脓肿穿破
   C. 胃十二指肠溃疡穿孔
   D. 急性胆囊炎
   E. 急性胆管炎
5. 最恰当的处理是
   A. 腹穿置管引流术
   B. 急做腹部B超检查
   C. 急做上消造影检查
   D. 急诊剖腹探查作胃大部切除术
   E. 补液密切观察

(6~8题共用题干)

男，45岁。3小时前突发中上腹剧烈疼痛呈“刀割样”，查体发现全腹胀，全腹有压痛，反跳痛，以剑突下偏右以及右下腹最明显，全腹肌紧张。移动性浊音(±)。

6. 初步考虑是
   A. 急性阑尾炎
   B. 急性胃十二指肠溃疡穿孔
   C. 急性胆囊炎
   D. 急性肠炎
   E. 急性胰腺炎
7. 下列哪项是此时最具诊断价值的检查方法
   A. 右上腹部B超
   B. 右下腹部B超
   C. 腹部X线平片
   D. 腹腔穿刺，涂片检查
   E. 血、尿淀粉酶测定
8. 如明确诊断，应采取下列哪项处理措施
   A. 选择有针对性的抗菌药物
   B. 给予解痉止痛药物
   C. 给予抑制胃酸分泌的药物
   D. 观察病情的变化

E．立即手术

二、单选题：每道考题下面有 A、B、C、D、E 五个备选答案，请从中选择一个最佳答案。

9．有关腹腔诊断性穿刺，下列不正确的是
A．可根据受伤和病变部位决定在左侧或右侧腹部穿刺
B．抽出暗红色不凝固血或浑浊液体说明有脏器损伤或病变
C．对腹胀明显的患者易穿破肠壁，应引起注意
D．抽出血液迅速凝固说明穿入血管或血肿
E．抽不出液体能除外内脏损伤的可能

10．下列急性阑尾炎继发局限性腹膜炎的处理方法，不正确的是
A．应早期手术　　B．术中尽量吸净腹腔内液体
C．用甲硝唑冲洗病灶　　D．盲肠缝合不牢固时，可放置引流
E．引流管放置 7~10 天

11．以下诊断溃疡病急性穿孔的依据，最有意义的是
A．溃疡病史　　B．突起脐周剧痛，转移至右下腹
C．腹痛剧烈　　D．膈下出现游离气体
E．腹部剧痛数小时后缓解，表明病情好转

12．急腹症诊断不明的处理，错误的是
A．严密观察，定时反复检查　　B．禁用泻药及灌肠
C．可以适当地用吗啡止痛　　D．在观察过程中防治休克
E．应用抗生素，控制感染

13．考虑诊断为下列哪种急腹症时，不应进行诊断性腹腔穿刺
A．腹部闭合性损伤　　B．原发性腹膜炎
C．腹腔内出血　　D．低位完全性机械性肠梗阻
E．继发性腹膜炎

14．腹部空腔脏器破裂最主要的临床表现是
A．胃肠道症状　　B．腹膜刺激征
C．全身感染症状　　D．气腹征
E．肠麻痹

15．最常出现发冷、发热的外科急腹症是
A．绞窄性肠梗阻　　B．急性化脓性阑尾炎
C．急性梗阻性化脓性胆管炎　　D．急性胰腺炎
E．溃疡病穿孔

16．女，27 岁。已婚，急性腹膜炎后 7 天，体温升至 38.9℃，自觉全身不适，食欲差，大便次数增多并有里急后重感，今天出现膀胱刺激征，最简便的检查手段是
A．腹部 B 超检查　　B．肛门镜检查
C．腹腔穿刺　　D．后穹隆穿刺
E．直肠前壁穿刺

17．男，64 岁。突发上腹痛 3 小时，持续性，由上腹扩展到全腹，伴恶心、呕吐。查体：P 110 次/分，BP 138/98 mmHg。呼吸浅快，腹胀，腹肌紧张，压痛和反跳痛阳性。肝浊音界消

失，肠鸣音消失。下列术前处理措施最重要的是

A．补液
B．胃肠减压
C．应用抗生素
D．半卧位
E．吸氧

三、案例分析题：以下提供若干个案例，每个案例下设若干道考题。每道考题有多个备选答案，其中正确答案有1个或多个。选对一个答案给1个得分点，选错一个扣1个得分点，直至本题扣至0分。

（18～22题共用题干）

男，42岁。饱餐后上腹部剧痛6小时，伴恶心、呕吐，呕吐物为胃内容物，吐后腹痛更加剧，如刀割样。查体：体温37.8℃，脉搏124次/分，血压80/50 mmHg，呼吸25次/分，痛苦面容，巩膜轻度黄染，腹胀，全腹肌紧张，压痛及反跳痛，上腹部为重，肠鸣音消失，肝浊音区存在，移动性浊音阳性，右下腹穿刺得淡红色血性液体。白细胞 12×10^9/L，血淀粉酶3 200 U/L，血脂肪酶1 600 U/L，血钙1.5 mmol/L。

18. 此患者最有可能的诊断是
A．消化性溃疡穿孔
B．急性梗阻性化脓性胆管炎
C．急性弥漫性腹膜炎
D．重症急性胰腺炎
E．急性绞窄性肠梗阻
F．低血容量性休克
G．SIRS

19. 此患者目前需要的治疗有
A．禁食、胃肠减压
B．输液、纠正休克
C．解痉镇痛
D．抑制胰液分泌
E．肠外营养支持
F．氧气吸入
G．广谱高效抗生素治疗
H．纠正休克同时准备急诊手术开腹探查

20. 为了进一步明确诊断和病情的严重程度，目前需要的检查有
A．血常规，动脉血气分析
B．查肝肾功能、电解质
C．腹部增强CT
D．腹部超声
E．MRCP
F．上消化道造影
G．胸腹部X线片
H．腹腔压力测定

21. 提示：此患者进一步治疗后病情缓解不明显，同时影像学检查发现胆囊、胆总管结石。需要的治疗是
A．广谱高效抗生素治疗
B．急诊手术胆囊切除、胆管引流
C．经皮经肝胆囊穿刺引流术
D．十二指肠乳头切开取石/引流术
E．腹腔穿刺引流
F．急诊胰腺坏死组织清除引流术

22. 提示：治疗2周后病情稳定，无发热、腹痛，无恶心、呕吐。B超检查发现左上腹囊性肿物，直径8 cm。下一步治疗方案是
A．禁食、肠外营养
B．抑制胰腺外分泌药物治疗
C．观察6周后复查CT
D．继续抗生素治疗预防感染
E．进食，无病情变化停用药物治疗
F．开腹手术切除囊肿，胃肠吻合术

G. 经皮穿刺引流术

(23~25 题共用题干)

男，50 岁。骤发剧烈上腹痛，伴腹胀、恶心、呕吐 1 天。患者于发病当天无明显诱因突然发作剧烈腹痛，初起时觉剑突下偏右呈发作性胀痛，腹痛迅速波及全腹部转成持续性、刀割样剧烈疼痛，并向后背放射，伴恶心、呕吐，吐出胃内容物。发病以来未曾排便及排气，12 小时前腹痛加重并出现烦躁不安，憋气，伴体温升高故来急诊。3 年前查体发现胆囊结石，未予治疗。既往无类似腹痛，无溃疡病史。查体：T 38.9℃，BP 110/80 mmHg，P 110 次/分，R 32 次/分。全身皮肤及巩膜可疑黄染，全腹膨隆，伴明显肌紧张及广泛压痛、反跳痛，移动性浊音(±)，肠鸣音弱。辅助检查：Hb 96.1 g/L，WBC 18.9×10^9/L、AST 211 U/L、BUN 9.9 mmol/L、TBil 30 μmol/L、DBil 12 μmol/L、血钙 1.75 mmol/L。卧位腹部平片示肠管充气扩张，肠间隙增宽。B 超：肝回声均匀，未发现异常病灶，胆囊 7 cm×3 cm×2 cm 大小，壁厚 0.4 cm，内有多发强光团，回声后有声影，胆总管直径 0.9 cm，胰腺形态失常，明显肿大，尤其以胰头、胰体明显，胰周多量液性暗区，胰管增粗。

23. 该患者的诊断应为

A. 急性弥漫性腹膜炎
B. 上消化道穿孔
C. 急性胰腺炎
D. 胆囊炎
E. 胆石症
F. 慢性阑尾炎急性发作

24. 需进一步进行的检查是

A. 静脉肾盂造影
B. 血尿淀粉酶
C. 腹腔穿刺，腹水常规及淀粉酶测定
D. 上消化道造影
E. 腹部 CT
F. 阑尾造影

25. 应进行下述哪些治疗

A. 密切观察病情，有感染征象时，可手术探查
B. 立即剖腹探查
C. 适当应用抗生素及生长抑素类制剂
D. 大剂量应用抗生素
E. 禁食，胃肠减压
F. 阑尾切除术

(26~30 题共用题干)

男，30 岁。近 5 年来反复出现上腹部疼痛，尤以饱食后明显。今日出现右上腹剧痛，5 小时后来院就诊。检查：生命体征平稳，腹部平坦，全腹压痛及反跳痛，腹肌紧张呈板状腹，移动性浊音可疑。

26. 此患者首先应该做下列哪项检查

A. 腹部 B 超
B. 上消化道造影
C. 肛门指诊
D. 腹部 X 线平片
E. 胃镜检查
F. 腹部 CT

27. 提示：患者腹部 X 线平片提示膈下游离气体，白细胞 15.2×10^9/L。该患者最可能诊断为

A. 胃溃疡穿孔
B. 十二指肠溃疡穿孔
C. 输尿管结石
D. 急性出血坏死性胰腺炎
E. 阑尾炎穿孔
F. 急性肠梗阻

28. 恰当的处理方法包括

A. 留置胃管，持续胃肠减压
B. 胃大部切除术

C．穿孔修补，高选择性迷走神经切断术　　D．积极术前准备
E．抗感染、补液治疗　　F．全胃切除术

29. 提示：患者术中探查发现胃窦部有 2.5 cm 大小溃疡，质硬，其中部有约 0.6 cm 穿孔，决定行胃大部切除，毕Ⅱ式吻合式。胃大部切除手术后早期的并发症包括
A．吻合口出血　　B．低血糖综合征
C．倾倒综合征　　D．贫血
E．十二指肠残端破裂　　F．胃排空障碍

30. 提示：患者术后 10 天出现发热，体温波动于 38～40 ℃，无其他伴随症状。下列哪些检查有助于诊断
A．血常规、肝功能　　B．X 线胸片
C．血培养　　D．腹腔 B 超检查
E．痰培养　　F．胃镜检查

答案与解析

答案

1. E　2. B　3. E　4. C　5. D　6. B　7. C　8. E　9. E　10. C
11. D　12. C　13. D　14. D　15. C　16. D　17. D
18. CDFG　19. ABCDEFG　20. ABCDEGH　21. ADE　22. CE
23. ACDE　24. BCE　25. ACE　26. D　27. A
28. ABDE　29. AEF　30. ABCDE

解析

1. “板状腹”和 X 线检查见膈下游离气体是溃疡穿孔的典型表现。患者餐后突发持续性腹痛，腹膜炎体征以右上腹及中上腹为甚，结合患者恶心、呕吐消化道症状，考虑为胃、十二指肠溃疡穿孔。故本题选 E。

4. 患者上腹部隐痛，进食后疼痛加重 25 年，考虑患者有胃十二指肠溃疡病史，餐后突发上腹剧痛且迅速波及全腹，全腹有压痛和肌紧张，考虑为胃十二指肠溃疡穿孔。故本题选 C。

5. 胃大部切除术的手术适应证为胃十二指肠溃疡保守治疗无效或者并发穿孔、出血、幽门梗阻、癌变者。故本题选 D。

6. 患者中上腹呈“刀割样”疼痛，查体有腹膜刺激征，为典型的胃十二指肠溃疡穿孔表现。故本题选 B。

7. 胃十二指肠溃疡穿孔时，消化道内气体进入腹腔，腹部 X 线平片可显示膈下游离气体。故本题选 C。

9. 腹腔诊断性穿刺抽不到液体，并不完全排除内脏损伤的可能性，应继续严密观察，必要时可重复穿刺，或改行腹腔灌洗术。故本题选 E。

10. 急性阑尾炎继发局限性腹膜炎时，为防止形成弥漫性腹膜炎，应及早手术。术中不宜冲洗病灶，防止炎症扩散，引起弥漫性腹膜炎。故本题选 C。

12. 用吗啡止痛会掩盖患者的体征，延误病情。故本题选 C。

13. 低位完全性机械性肠梗阻时，由于大部分肠管梗阻，肠内容物充盈，肠内压增高导致肠

壁缺血、水肿,此时穿刺易导致肠壁损伤。故本题选 D。

14. 气腹征即立位 X 线检查可见膈下新月状游离气体影。空腔脏器破裂,消化道内的气体进入腹腔,导致气腹征。单纯空腔脏器破裂以腹膜炎为主要临床表现,上消化道器官破裂穿孔腹膜刺激尤为严重。但空腔器官破裂早期,有时没有腹膜炎表现,而在 48 小时或 72 小时后才出现,尤其是下消化道器官破裂。故本题选 D。

15. 急性梗阻性化脓性胆管炎在外科急腹症中最常出现发冷、发热,其典型临床表现为 Reynolds 五联征,包括腹痛、寒战高热、黄疸、休克、神经中枢系统受抑制的表现。故本题选 C。

16. 患者已婚青年女性,急性腹膜炎后腹泻,且出现膀胱刺激征,考虑盆腔并发感染,排空膀胱后经直肠或阴道后穹隆穿刺得脓液可确诊。故本题选 D。

17. 患者腹痛由上腹扩展到全腹,腹膜刺激征阳性,肝浊音界消失,肠鸣音消失,消化道症状明显,提示腹腔空腔脏器穿孔,导致腹膜炎。消化道穿孔引起急性腹膜炎术前采取半卧位为最重要的措施,可引流内容物进入腹腔最低处,便于炎症局限,使腹膜炎不扩散。故本题选 D。

18. 患者全腹肌紧张,压痛及反跳痛提示弥漫性腹膜炎。患者淀粉酶、脂肪酶升高,提示胰腺炎。脉搏加快、血压低提示低血容量性休克。SIRS 即全身炎症反应综合征,具备以下 4 点中的至少 2 点可诊断:①体温 >38 ℃或 <36 ℃。②心率 >90 次/分。③呼吸 >20 次/分或 $PaCO_2<32.33$ mmHg。④血白细胞计数 $>12\times10^9$/L 或 $<4\times10^9$/L。故本题选 CDFG。

19. 重症胰腺炎非手术治疗的原则:减少胰腺分泌,防止感染,防止病情进展,包括液体复苏、维持水电解质平衡和加强监护;禁食、胃肠减压;抑酸治疗和抑制胰液分泌;镇痛解痉;营养支持、预防和治疗感染。故本题选 ABCDEFG。

20. 胰腺炎的检查:①实验室检查,胰酶测定、血常规、血糖测定、肝肾功能、电解质、血气分析等。②影像学检查,超声、增强 CT、MRI、MRCP。胸腹部 X 线片可鉴别是否合并消化道穿孔。腹腔压力测定有助于诊断腹腔间隔室综合征。中心静脉压测定了解休克变化。不可行上消化道造影,若存在消化道穿孔,则加重腹膜炎。故本题选 ABCDEGH。

21. 患者有胆囊胆总管结石,提示胆源性胰腺炎,其治疗方法为在广谱抗生素治疗的同时,应在十二指肠镜下行 Oddi 括约肌切开取石及鼻胆管引流、腹腔穿刺引流。故本题选 ADE。

22. B 超检查发现左上腹囊性肿物考虑为胰腺假性囊肿,观察 6 周后复查 CT。无发热、腹痛,无恶心、呕吐提示患者胃肠道功能恢复,可进食,无病情变化可停用药物治疗。故本题选 CE。

23. 患者初起时觉剑突下偏右呈发作性胀痛后迅速波及全腹,查体有腹膜刺激征,考虑急性弥漫性腹膜炎。腹部平片未见膈下游离气体,且患者无溃疡病史,暂不考虑上消化道穿孔。B 超检查:胆囊 7 cm×3 cm×2 cm 大小,壁厚 0.4 cm,内有多发强光团,回声后有声影,胆总管直径 0.9 cm;胰腺形态失常,明显肿大,尤其以胰头、胰体明显,胰周多量液性暗区,胰管增粗。提示急性胰腺炎、胆囊炎、胆石症。故本题选 ACDE。

24. 结合患者病史、体征及相关检查,考虑主要诊断为急性胰腺炎,故应进一步检查血尿淀粉酶、腹腔穿刺,腹水常规及淀粉酶测定、胰腺 CT,以明确诊断。故本题选 BCE。

25. 患者全身症状重应密切观察病情,有感染征象时,可手术探查。应用生长抑素类制剂抑制胰液分泌，针对性使用抗生素。患者有恶心、呕吐等消化道症状，且停止排气排便，故予禁食，胃肠减压。故本题选 ACE。

28. 患者为青年男性，一般情况良好，穿孔时间短。胃大部切除术手术适应证为胃、十二指肠溃疡保守治疗无效或者并发穿孔、出血、幽门梗阻、癌变者。应积极术前准备，抗感染、补液治疗，术后留置胃管，持续胃肠减压。故本题选 ABDE。

30. 患者术后 10 天出现发热，考虑感染，血常规、肝功能、X 线胸片、血培养、腹腔 B 超检查、痰培养均应检查，有利于明确诊断，指导后续治疗。感染期间不考虑行侵入性检查。故本题选 ABCDE。

第八节　腹膜、网膜和腹膜后间隙疾病

一、共用题干单选题：每道考题以一个小案例的形式出现，其下面都有 A、B、C、D、E 五个备选答案。请从中选择一个最佳答案。

（1~2 题共用题干）

男，14 岁。急性阑尾炎伴局限性腹膜炎，行阑尾切除术后 1 周，感腹胀，肛门部有下坠感。体温 38.5 ℃，白细胞 16×10^9/L。

1. 最可能的诊断为

A．阑尾残株炎　　B．化脓性门静脉炎

C．肠瘘　　D．盆腔脓肿

E．合并肛周感染

2. 为明确诊断，首先应做

A．腹腔 B 超　　B．腹部平片

C．粪便常规检查　　D．直肠指诊

E．钡剂灌肠造影

（3~4 题共用题干）

女，32 岁。曾发热 39 ℃，咳嗽 1 周，2 天来腹痛、腹胀，有广泛轻压痛、反跳痛和肌紧张，肠鸣音少而弱。腹腔穿刺抽出稀薄无臭味的脓液。

3. 诊断上首先应考虑

A．肺脓肿破裂　　B．梅克尔憩室穿孔

C．阑尾穿孔　　D．原发性腹膜炎

E．肠伤寒穿孔

4. 下列治疗措施错误的是

A．大剂量应用抗生素　　B．监测生命体征及腹部体征

C．积极手术　　D．输液、维持水电解质及酸碱平衡

E．禁食和胃肠减压

二、单选题：每道考题下面有 A、B、C、D、E 五个备选答案，请从中选择一个最佳答案。

5. 下列哪项是判断急性化脓性腹膜炎的主要体征

A．压痛和反跳痛　　B．肠鸣音减弱

C．腹胀加重　　D．频繁呕吐

E．腹痛加重

6. 有关急性腹膜炎,下列哪项是错误的

A．有持续性腹痛
B．恶心,呕吐
C．腹肌紧张,压痛及反跳痛
D．有移动性浊音
E．肠鸣音亢进

7. 急性腹膜炎发生严重休克的主要因素是

A．大量毒素吸收
B．毒素吸收和血容量减少
C．中毒性心肌炎
D．大量液体丧失于腹腔
E．急性呼吸衰竭

8. 急性弥漫性腹膜炎时,病情恶化的征象是

A．脉搏减慢
B．脉搏加快、体温下降
C．体温升高
D．恶心、呕吐
E．腹部压痛减轻

9. 急性化脓性腹膜炎的常见病因,下列哪项是错误的

A．溃疡病急性穿孔
B．急性阑尾炎穿孔
C．肠管损伤破裂
D．直肠下段损伤
E．腹内脏器炎症的扩散

10. 继发性腹膜炎最常见下列哪种病原菌

A．大肠埃希菌
B．肠球菌
C．金黄色葡萄球菌
D．粪链球菌
E．厌氧脆弱类杆菌

11. 关于盆腔脓肿错误的是

A．盆腔腹膜吸收毒素能力较强
B．全身中毒症状轻
C．可出现直肠或膀胱刺激症状
D．腹部检查多无阳性发现
E．可经后穹隆穿刺抽脓

12. 关于继发性腹膜炎的叙述,错误的是

A．可发生于腹腔内急性炎症
B．可发生于肝硬化腹腔积液患者
C．可发生于腹腔内脏器穿孔
D．可发生于腹腔内脏器的损伤破裂
E．可发生于手术污染

13. 急性腹膜炎腹痛的特点是

A．疼痛阵发加剧
B．患者转侧不安
C．指不出确切部位
D．原发病灶处最显著
E．解粪便后减轻

14. 急性化脓性腹膜炎的手术指征不包括

A．中毒症状明显,有休克表现
B．非手术治疗无效
C．观察 12 小时症状,体征加重
D．弥漫性腹膜炎无局限趋势
E．原发性腹膜炎

15. 急性腹膜炎患者若无休克,应采取的体位是

A．半卧位
B．平卧位
C．侧卧位
D．头高脚低位

E．坐位

16. 原发性腹膜炎与继发性腹膜炎的主要区别点是
A．是儿童或是成人患者
B．是第一次发病或多次发病
C．致病细菌的种类不同
D．腹腔有无原发病灶
E．患者全身抵抗力的好坏

17. 继发性腹膜炎的腹痛特点包括
A．阵发性全腹痛
B．逐渐加重的阵发性腹痛
C．持续全腹痛,原发部位显著
D．高热后全腹痛
E．疼痛与进食有关

18. 在急性腹膜炎的情况下,下列原因最常引起早期发热的是
A．胃、十二指肠溃疡穿孔
B．急性阑尾炎、胆囊炎穿孔
C．实质脏器破裂
D．结肠破裂早期
E．代谢性酸中毒

19. 继发性腹膜炎最常见的病因是
A．上消化道穿孔
B．急性胆囊炎穿孔
C．急性阑尾炎穿孔
D．急性胰腺炎
E．绞窄性肠梗阻

20. 急性腹膜炎的病因中,哪项不恰当
A．绞窄性肠梗阻,细菌通过坏死肠壁进入腹腔
B．腹内脏器急性炎症扩散到腹腔
C．消化道穿孔,消化液进入腹腔
D．肺部的急性感染,细菌通过血流到达腹腔
E．女性泌尿系统感染,含有细菌的尿液渗入腹腔

21. 继发性腹膜炎有休克表现,应首选哪种治疗方法
A．积极抗休克,如休克不能纠正,不考虑手术
B．积极抗休克,如休克纠正,则用非手术治疗
C．积极抗休克的同时进行手术
D．立即手术
E．积极抗休克,如休克不能纠正,应延缓手术

22. 急性化脓性腹膜炎的非手术治疗指征不包括
A．原发性腹膜炎
B．已有局限趋势
C．早期尚未扩散
D．急性输卵管炎所致腹膜炎
E．急性坏死性胰腺炎所致腹膜炎

23. 以下不会由膈下脓肿引发的是
A．反应性胸腔积液
B．胸膜炎
C．脓胸
D．脓毒症
E．大量腹腔积液

24. 原发性腹膜炎的病原菌最多为
A．溶血性链球菌或变形杆菌
B．溶血性链球菌或肺炎链球菌
C．大肠埃希菌或厌氧类杆菌
D．肺炎链球菌或变形杆菌

E．多种细菌的混合感染

25. 急性腹膜炎早期呕吐原因是

A．胃肠痉挛
B．肠梗阻
C．肠麻痹
D．神经性呕吐
E．反射性呕吐

26. 下述体征不是诊断急性化脓性腹膜炎所必需的是

A．全腹压痛及反跳痛
B．肠鸣音减弱或消失
C．腹式呼吸减弱
D．腹肌紧张
E．右胸下肝浊音区缩小或消失

27. 急性弥漫性腹膜炎伴有气腹最常见于

A．阑尾炎穿孔
B．十二指肠后壁损伤
C．美克尔憩室穿孔
D．急性胃十二指肠溃疡穿孔
E．外伤性回肠末段穿孔

28. 关于急性腹膜炎手术指征的叙述，错误的是

A．无论原发性腹膜炎或继发性腹膜炎，一经确诊均应行手术治疗
B．经非手术治疗 12 小时症状、体征加重
C．中毒症状明显，伴有休克表现
D．继发于急性出血坏死性胰腺炎的弥漫性腹膜炎
E．弥漫性腹膜炎无局限趋势

29. 关于急性化脓性腹膜炎的特点，正确的是

A．主要的临床表现是腹痛，体征为腹部压痛、腹肌紧张
B．常继发于腹腔实质脏器破裂
C．多由腹壁软组织的严重感染引起
D．一般采取非手术治疗
E．致病菌以溶血性链球菌多见

30. 腹腔内液体至少为多少时，腹腔穿刺能抽出液体

A．10 mL
B．50 mL
C．100 mL
D．200 mL
E．500 mL

31. 腹腔炎症引起肩部疼的原因是

A．炎症刺激后腹膜
B．炎症刺激引起肺及胸膜炎症
C．炎症引起纵隔炎
D．炎症刺激膈肌
E．炎症扩散至肩部

32. 急性弥漫性腹膜炎观察 2 小时后病情无缓解，腹胀加重，但病因仍难以肯定，最适宜的处理措施是

A．立即进行剖腹探查
B．补液，纠正脱水、酸中毒
C．禁食、胃肠减压
D．应用大剂量有效抗生素
E．解痉、止痛

33. 以下不属于膈下脓肿临床症状的是

A．弛张热
B．脓肿部位短暂性剧痛

C. 呃逆
D. 患侧胸部下方呼吸音减弱或消失
E. 局部皮肤凹陷性水肿

34. 男,33 岁。急性腹膜炎术后 7 天。发热,为弛张热,伴乏力、盗汗、食欲减退,右上腹、肋下持续性钝痛,深呼吸及咳嗽时疼痛加重。腹部 B 超及 CT 示肝右叶上方、膈肌下见 6 cm×4 cm 液气平面,诊断性穿刺可抽出脓液。最常用的抗生素是
A. 半合成青霉素
B. 克林霉素
C. 第二代头孢菌素
D. 氨基糖苷类
E. 第三代头孢菌素

35. 女,13 岁。全腹疼痛 18 小时,体温 38 ℃,全腹压痛,轻度肌紧张和反跳痛,肠鸣音消失;1 周前曾有上呼吸道感染病史。腹穿抽出 5 mL 稀薄无臭味的脓液。首先应考虑
A. 消化性溃疡穿孔
B. 胆囊穿孔
C. 原发性腹膜炎
D. 急性胰腺炎
E. 阑尾炎穿孔

36. 女孩,4 岁。1 周来低热、咳嗽。突然全腹痛 15 小时,呕吐频繁,吐出物为胃内容物。查体:体温 39 ℃,烦躁不安,心肺未见异常;腹胀,无肠型,全腹压痛、反跳痛,腹肌紧张,肠鸣音消失。血常规示 WBC 21.0×10^9/L。腹腔穿刺抽出无臭稀薄脓液。该患者最可能的诊断是
A. 结核性腹膜炎
B. 急性胃肠炎
C. 原发性腹膜炎
D. 梅克尔憩室炎
E. 急性阑尾炎

37. 男,25 岁。10 天前因"胃溃疡出血"行"胃大部切除术",5 天前体温开始升高,呈弛张热,下腹坠胀,里急后重,排黏液样稀便。最可能的诊断是
A. 倾倒综合征
B. 消化不良
C. 迷走神经切断后腹泻
D. 盆腔脓肿
E. 并发肠炎

38. 女,40 岁。突发上腹痛、恶心 8 小时。疼痛由局部逐渐波及全腹,伴发热。既往十二指肠溃疡病史 20 年。查体:T 38.4 ℃,P 104 次/分,R 26 次/分,BP 110/70 mmHg。肺呼吸音清,未闻及干湿啰音,心律齐。全腹肌紧张,压痛和反跳痛阳性,肠鸣音消失。对这种疾病的描述,错误的是
A. 保守治疗无效后需剖腹探查
B. 若诊断和治疗延误易致中毒性休克
C. 常常伴有代谢性碱中毒
D. 继发性腹膜炎较原发性腹膜炎多见
E. 大多数合并麻痹性肠梗阻

39. 女,20 岁。因阑尾炎穿孔行阑尾切除术。术后第 4 天起持续性发热伴寒战,有时呃逆及右上腹痛,查体:右肺底呼吸音弱,腹部透视,右肠活动受限,肋膈角少量积液,白细胞 20×10^9/L。最可能的诊断是
A. 右下肺炎
B. 右下肺不张
C. 右侧胸膜炎
D. 右膈下脓肿
E. 肝脓肿

40. 男,31 岁。5 天前因十二指肠球部溃疡行毕Ⅱ式胃大部切除术,今晨突然右上腹部剧痛、腹胀、恶心,呕吐少量血性液体,查体:腹肌紧张,伴压痛、反跳痛,右侧显著。血常

规：Hb 120 g/L，WBC 11.2×10^9/L，N 0.85，PLT 112×10^9/L。最可能的诊断是

A．十二指肠残端破溃　　B．胃肠吻合口漏
C．急性胰腺炎　　D．胆囊穿孔
E．应激性溃疡穿孔

41. 男，50 岁。十二指肠溃疡穿孔 20 小时。入院施行穿孔修补术后 6 天，体温 38 ℃，腹痛、腹胀，大便次数增多，有黏液，里急后重，最大的可能是

A．急性肠梗阻　　B．假膜性脓肿
C．盆腔脓肿　　D．细菌性痢疾
E．并发门静脉炎

42. 女，20 岁。因低热、腹痛诊断为结核性腹膜炎。近日来呕吐、腹胀，未解粪便。查体：肠鸣音亢进。最可能的并发症是

A．肠梗阻　　B．肠穿孔
C．中毒性肠麻痹　　D．肠出血
E．腹腔脓肿

43. 男，60 岁。阑尾切除术后第 6 天起上腹隐痛，伴发热、寒战，体温高达 39.5 ℃，无腹泻。右下胸叩痛，呼吸音减弱；腹稍胀，右上腹压痛，腹肌软，未及肿块，肠鸣音不亢进。最可能的诊断是

A．右侧肺炎　　B．右侧肺不张
C．膈下脓肿　　D．盆腔脓肿
E．小肠梗阻

44. 男，30 岁。胃溃疡穿孔行胃大部切除术后 5 天，出现右上腹钝痛及发热，最高体温 38.5 ℃。腹部 X 线透视见右侧膈肌升高，随呼吸活动受限，肋膈角模糊。最可能的诊断是

A．胃排空障碍　　B．急性胆囊炎
C．急性细菌性肝脓肿　　D．膈下脓肿
E．吻合口漏

45. 女，31 岁。腹胀 1 个月，伴低热、盗汗、关节痛。查体：腹部膨隆，柔韧感，全腹压痛和反跳痛，移动性浊音阳性。腹水为渗出液。最可能诊断为

A．肝硬化失代偿期　　B．结核性腹膜炎
C．腹膜间皮瘤　　D．腹腔转移癌
E．巨大卵巢囊肿

三、案例分析题：以下提供若干个案例，每个案例下设若干道考题。每道考题有多个备选答案，其中正确答案有 1 个或多个。选对一个答案给 1 个得分点，选错一个扣 1 个得分点，直至本题扣至 0 分。

（46～48 题共用题干）

男，29 岁。右侧腹痛 2 小时入院，扩散至全腹部 2 小时急诊就医，体检：脉搏 100 次/分，体温 37 ℃，呼吸 24 次/分，血压 120/75 mmHg，心肺未发现异常，腹肌紧张，全腹有压痛和反跳痛，肠鸣音低弱，移动性浊音可疑。血常规：WBC 13.2×10^9/L，N 0.82。

46. 弥漫性腹膜炎非手术疗法，以下哪些原则是正确的

A．无休克情况的患者都平卧

B．禁食至腹膜炎控制为止
C．一般应予以胃肠减压
D．严重患者应予以输血浆、白蛋白、全血，以防止低蛋白血症或贫血
E．每日需要热量达3 000～4 000 kcal
F．一般应用庆大霉素和克林霉素一起控制混合感染，甲硝唑控制厌氧菌
G．可运用止痛药

47．关于弥漫性腹膜炎鉴别诊断，说法正确的是
A．腹胀，腹平片见多个气液平面可确诊为急性肠梗阻
B．急性腹痛，恶心，呕吐，发热，腹部压痛，不排除急性胃肠炎
C．尿常规有 WBC 和 RBC 可确定为急性肾盂肾炎
D．女性患者有急性下腹痛，腹部压痛，肛查触及盆腔有压痛可判断为急性盆腔炎
E．急性胰腺炎早期腹痛明显，但不一定有腹膜刺激征
F．腹腔内大量出血可出现腹痛，腹胀，肠鸣音减弱，腹膜刺激征明显

48．一般因腹膜炎剖腹探查，以下哪些原则是正确的
A．清除腹腔内的异物为主要目的
B．腹腔探查应全面彻底，分离所有粘连
C．为避免切口以后裂开，一般以横切口为佳
D．手术切口做在原发灶附近
E．腹膜炎严重应切除原发病灶
F．为达到引流通畅的目的，必须将腹腔内假膜和纤维蛋白清除
G．腹腔污染严重时，可用大量生理盐水冲洗腹腔
H．术后一般放置引流物

答案与解析

答案

1. D	2. D	3. D	4. C	5. A	6. E	7. D	8. B	9. D	10. A
11. A	12. B	13. D	14. E	15. A	16. D	17. C	18. B	19. C	20. E
21. C	22. E	23. E	24. B	25. E	26. E	27. D	28. A	29. A	30. C
31. D	32. A	33. B	34. E	35. C	36. C	37. D	38. C	39. D	40. B
41. C	42. A	43. C	44. D	45. B					

46. BCDEF　　47. ABDEF　　48. ADEFGH

解析

1. 急性腹膜炎治疗过程中，如阑尾穿孔或结直肠手术后，出现体温升高、典型的直肠或膀胱刺激症状，如里急后重、肛门部有下坠感、大便频而量少、有黏液便、尿频、排尿困难等，应想到盆腔脓肿。故本题选 D。
2. 盆腔脓肿时，腹部检查多无阳性发现。直肠指检可发现肛管括约肌松弛，在直肠前壁可触及向直肠腔内膨出、有触痛、有时有波动感的肿物。故本题选 D。
3. 患者表现为腹痛、腹胀，有广泛轻压痛、反跳痛和肌紧张，提示有腹膜炎；结合腹腔穿刺抽出稀薄无臭味的脓液，最可能为原发性腹膜炎。故本题选 D。

5. 腹部压痛、腹肌紧张和反跳痛即腹膜刺激征是腹膜炎的典型体征。故本题选 A。
8. 脉搏加快、体温下降是腹膜炎病情恶化的征象之一。故本题选 B。
10. 引起继发性腹膜炎的细菌主要是胃肠道内的常驻菌群，以大肠埃希菌最为多见，其次为厌氧拟杆菌、链球菌、变形杆菌等。故本题选 A。
11. 因盆腔腹膜面积小，吸收毒素能力较低，全身中毒症状亦较轻。盆腔脓肿可在急性腹膜炎治疗过程中，如阑尾穿孔或结直肠手术后，出现体温升高、典型的直肠或膀胱刺激症状，如里急后重、大便频而量少、有黏液便、尿频、排尿困难等。腹部检查多无阳性发现。直肠指检可发现肛管括约肌松弛，在直肠前壁可触及向直肠腔内膨出、有触痛、有时有波动感的肿物。故本题选 A。
12. 自发性腹膜炎是腹腔的细菌大量繁殖导致的腹膜炎，如肝硬化并发腹水、肾病、猩红热或营养不良等机体抵抗力低下时，肠腔内细菌即有可能通过肠壁进入腹膜腔，发生细菌移位导致腹膜炎。故本题选 B。
14. 急性化脓性腹膜炎的手术指征：①经非手术治疗 6~8 小时后（一般不超过 12 小时），腹膜炎症状及体征不缓解反而加重者。②腹腔内原发病严重，如胃肠道穿孔或胆囊坏疽、绞窄性肠梗阻、腹腔内脏器损伤破裂、胃肠道手术后短期内吻合口漏所致的腹膜炎。③腹腔内炎症较重，有大量积液，出现严重的肠麻痹或中毒症状，尤其是有休克表现者。④腹膜炎病因不明确，且无局限趋势者。故本题选 E。
15. 急性腹膜炎患者一般取半卧位，以促使腹腔渗出液流向盆腔，减少吸收并减轻中毒症状，有利于局限和引流；且可促使腹内脏器下移，腹肌松弛，减轻因腹胀挤压膈肌而影响呼吸和循环。故本题选 A。
16. 原发性腹膜炎腹腔内无原发病灶。继发性腹膜炎常由腹腔脏器炎症，穿孔或损伤破裂及手术后等引起。故本题选 D。
17. 阵发性腹痛能自行缓解可能是不完全性肠梗阻或单纯肠痉挛的表现。逐渐加重的阵发性腹痛是肠梗阻的表现。继发性腹膜炎的患者表现为持续性腹痛，原发部位疼痛最明显。发热后持续腹痛则不能排除原发性腹膜炎的情况。进食后疼痛缓解多见于未穿孔的消化道溃疡。故本题选 C。
18. 急性阑尾炎、胆囊炎穿孔的主要临床表现为发热。故本题选 B。
19. 腹腔内脏器炎症扩散是急性继发性腹膜炎的常见原因，最常见的是急性阑尾炎穿孔，其次是胃十二指肠溃疡穿孔、急性胆囊炎穿孔、急性出血坏死性胰腺炎、肠梗阻所致肠坏死。故本题选 C。
20. 绞窄性肠梗阻，细菌通过坏死肠壁进入腹腔和肺部的急性感染，细菌通过血流到达腹腔属于原发性腹膜炎感染途径。腹内脏器急性炎症扩散到腹腔和消化道穿孔，消化液进入腹腔属于继发性腹膜炎感染途径。女性泌尿系统感染一般不会导致急性腹膜炎。故本题选 E。
23. 膈下脓肿由于周围纤维化，包裹使得炎症局限，对腹膜的刺激性小，不会产生大量腹腔积液。小的膈下脓肿经非手术治疗可被吸收。较大的脓肿，因长期感染可使身体消耗以至衰竭。膈下感染可引起反应性胸腔积液，或经淋巴途径蔓延到胸腔引起胸膜炎，也可穿入胸腔引起脓胸。个别的可穿透结肠形成内瘘而“自家”引流。脓肿腐蚀消化道管壁可引起消化道反复出血、肠瘘或胃瘘。如患者的机体抵抗力低下可发生脓毒症。故本题选 E。

24. 原发性腹膜炎又称为自发性腹膜炎,即腹腔内无原发性病灶。致病菌多为溶血性链球菌、肺炎链球菌或大肠埃希菌。故本题选 B。
25. 腹膜受到刺激,可引起反射性恶心、呕吐,吐出物多是胃内容物。发生麻痹性肠梗阻时可吐出黄绿色胆汁,甚至棕褐色粪水样内容物。故本题选 E。
29. 腹痛是急性化脓性腹膜炎最主要的临床表现,表现为腹部压痛、反跳痛及肌紧张的腹膜刺激征。故本题选 A。
31. 腹腔炎症可刺激膈肌,通过膈神经的反射,引起肩部牵涉痛。故本题选 D。
32. 急性化脓性腹膜炎的手术指征:①经非手术治疗 6~8 小时后(一般不超过 12 小时),腹膜炎症状及体征不缓解反而加重者。②腹腔内原发病严重,如胃肠道穿孔或胆囊坏疽、绞窄性肠梗阻、腹腔内脏器损伤破裂、胃肠道手术后短期内吻合口漏所致的腹膜炎。③腹腔内炎症较重,有大量积液,出现严重的肠麻痹或中毒症状,尤其是有休克表现者。④腹膜炎病因不明确,且无局限趋势者。故本题选 A。
33. 膈下脓肿一旦形成,可出现明显的全身及局部症状。①全身症状:发热,初为弛张热,脓肿形成以后呈持续高热,也可为中等程度的持续发热。脉率增快,舌苔厚腻。逐渐出现乏力、衰弱、盗汗、厌食及消瘦。②局部症状:脓肿部位可有持续的钝痛,深呼吸时加重。疼痛常位于近中线的肋缘下或剑突下。脓肿刺激膈肌可引起呃逆。膈下感染可引起胸膜反应,出现胸腔积液,重者可累及肺而发生盘状肺不张,患者可有咳嗽、胸痛等症状。有季肋区叩痛,严重时出现局部皮肤凹陷性水肿,皮温升高。右膈下脓肿可使肝浊音界扩大。病侧胸部下方呼吸音减弱或消失。经大量应用抗生素治疗者,局部症状和体征多不典型。故本题选 B。
34. 继发性腹膜炎大多为混合感染,致病菌主要为大肠埃希菌、肠球菌和厌氧菌,在选择抗生素时,应考虑致病菌的种类,第三代头孢菌素足以杀死大肠埃希菌而无耐药性。该患者考虑为继发性腹膜炎引起膈下脓肿,抗生素治疗首选第三代头孢菌素。
38. 结合患者病史、体征,诊断考虑为十二指肠溃疡穿孔伴继发性腹膜炎。急性腹膜炎时,大量的液体渗出到腹腔内,细菌及其产物(内毒素)刺激患者的细胞防御机制,激活许多炎性介质,使组织和细胞受到损伤,导致细胞代谢障碍,易出现代谢性酸中毒。故本题选 C。
39. 患者阑尾切除术后出现寒战发热、腹痛、呃逆等表现,且 X 线透视可见患侧膈肌升高,随呼吸活动受限或消失,肋膈角模糊、积液,考虑为膈下脓肿。故本题选 D。
40. 中年男性患者,十二指肠球部溃疡行毕Ⅱ式胃大部切除术 5 天,突然右上腹部剧痛、腹胀、恶心,呕吐少量血性液体,查体:腹膜刺激征阳性,右侧显著。白细胞及中性粒细胞升高,提示存在感染,结合患者症状、体征和相关检查,考虑诊断为胃肠吻合口漏引起的继发性腹膜炎。故本题选 B。
42. 结核性腹膜炎临床表现主要为倦怠、发热、腹痛与腹胀等,可引起肠梗阻、肠穿孔和形成瘘管等并发症。患者有呕吐、腹胀和停止排便表现,且听诊肠鸣音亢进,考虑并发症为肠梗阻。故本题选 A。
44. 膈下脓肿表现为发热,脓肿部位持续性钝痛,深呼吸时加重。X 线透视可见患侧膈肌升高,随呼吸活动受限或消失,肋膈角模糊、积液。患者胃大部切除术后 5 天出现右上腹钝痛及发热,结合腹部 X 线透视征象,最可能为膈下脓肿。故本题选 D。
45. 患者腹膜刺激征阳性,且有低热、盗汗、关节痛等结核杆菌感染表现,考虑为结核性腹膜炎。故本题选 B。

46. 弥漫性腹膜炎的非手术治疗：①体位，一般取半卧位。②禁食、胃肠减压。③纠正水、电解质紊乱。④应用抗生素。⑤补充热量和营养支持。⑥镇静、止痛、吸氧。已经确诊、治疗方案已确定及手术后的患者，可用哌替啶类止痛剂。但诊断不清或需进行观察的患者，暂不能用止痛剂，以免掩盖病情。故本题选 BCDEF。

47. 尿常规中有 WBC 和 RBC 不能确定为急性肾盂肾炎，如尿路结石合并感染尿常规中也可有 WBC 和 RBC。其余选项说法均正确。故本题选 ABDEF。

48. 腹膜炎剖腹探查以彻底清洁腹腔为主要目的。手术切口应根据原发病变的脏器所在部位而定，如不能确定原发病变源于哪个脏器，则以右旁正中切口为好，开腹后可向上下延长，如曾作过腹部手术，可经原切口或在其附近作切口。腹膜炎严重时应切除原发病灶。腹腔内有脓苔、假膜和纤维蛋白分隔时，应予清除以利引流。腹腔污染严重时，可用甲硝唑及生理盐水冲洗腹腔至清洁。术后一般放置引流物。故本题选 ADEFGH。

第九节　胃、十二指肠疾病

一、共用题干单选题：每道考题以一个小案例的形式出现，其下面都有 A、B、C、D、E 五个备选答案。请从中选择一个最佳答案。

（1~2 题共用题干）

男，40 岁。溃疡病史 5 年，突发呕血 2 小时入院，患者出现冷汗、脉搏细速、呼吸浅促，血压下降至 80/40 mmHg。

1. 估计出血量很可能为

A．400~500 mL　　B．500~600 mL
C．600~700 mL　　D．700~800 mL
E．>800 mL

2. 需紧急进行下列哪项处理

A．抗休克治疗　B．继续观察　C．抗感染　D．立位腹平片　E．B 超

（3~5 题共用题干）

男，62 岁。反复发作左上腹痛 10 年，多为夜间、饥饿时发作，上腹胀痛伴呕吐 1 天，吐后症状缓解。查体：左上腹压痛，振水音阳性。

3. 最可能诊断为

A．急性肠炎　　B．溃疡病并发幽门梗阻
C．溃疡病穿孔　　D．慢性胆囊炎急性发作
E．慢性胰腺炎

4. 以下紧急处理不正确的是

A．腹穿　　B．胃肠减压
C．补液　　D．禁食
E．急诊行胃镜检查

5. 进一步的处理是

A．尽早手术治疗　　B．定期胃镜复查
C．抗生素治疗　　D．长期静脉营养

E. 长期禁食

(6~8 题共用题干)

男,30 岁。餐后突发右上腹及剑突下痛,放射到右肩及后背部,2 小时后疼痛剧烈,伴恶心,并吐出所进食物,仍不缓解,急诊就医。数年胃病史及胆石症病史,间有胆绞痛发作,查体:痛苦病容,体温 37.2℃,呼吸 28 次/分,浅快,律齐。全腹胀,上腹肌紧张,压痛、反跳痛(+)。移动性浊音(±),白细胞 12×10^9/L,血红蛋白 125 g/L,尿淀粉酶 400 U/L(温氏法正常值 32 U/L)。

6. 下列初步诊断中,不可能的是
   A. 胃十二指肠溃疡穿孔
   B. 急性胆囊炎
   C. 急性肠梗阻
   D. 急性胰腺炎
   E. 急性胃肠炎
7. 排除该项诊断的最主要根据是
   A. 患者有持续腹痛
   B. 尿淀粉酶轻度升高
   C. 上腹部存在肌紧张、反跳痛
   D. 患者体温轻度高
   E. 患者有腹胀
8. 为了确立诊断,可选择的检查不包括
   A. 急诊 B 超检查
   B. 立位腹部平片检查
   C. 血淀粉酶检查
   D. 诊断性腹腔穿刺检查
   E. 急诊上消化道钡餐检查

(9~11 题共用题干)

男,53 岁。间断发作上腹部疼痛 15 年,近 1 个月来出现呕吐症状并逐渐加重,呕吐物为隔夜宿食,有酸臭味,量大,无胆汁。病后体重减轻 8 kg。

9. 为患者查体最可能出现下列哪项体征
   A. 腹部有胃型及蠕动波
   B. 口唇苍白
   C. 左侧锁骨上淋巴结可触及肿大
   D. 肛门指诊检查直肠前窝可触及有肿块
   E. 腹部触诊发现肿物
10. 下列哪项检查方法最有诊断意义
   A. 胃液酸度分析
   B. 胃液脱落细胞学检查
   C. 胃镜检查
   D. B 超检查
   E. CT 检查
11. 最急需安排下列哪项化验检查
   A. 血电解质水平和酸碱平衡状况
   B. 肝功能检查
   C. 肿瘤标志物
   D. 凝血功能
   E. 肾功能检查

二、单选题:每道考题下面有 A、B、C、D、E 五个备选答案,请从中选择一个最佳答案。

12. 胃癌患者出现以下哪项临床表现应考虑发生了远处转移
   A. 上腹部触及肿块
   B. 腹腔积液
   C. 贫血
   D. 消瘦
   E. 直肠指诊触及盆腔肿块

13. 下列情况不能行胃癌根治手术的是
A. 子宫直肠窝转移
B. 肝十二指肠韧带内淋巴结转移
C. 脾门部淋巴结转移
D. 癌组织浸润胰尾部时
E. 癌组织浸润横结肠时

14. 关于胃溃疡穿孔的处理，下列哪项是错误的
A. 腹膜炎严重宜行单纯修补术
B. 一旦确诊后，应尽早手术治疗
C. 饱餐后穿孔宜手术治疗
D. 穿孔合并大出血宜手术治疗
E. 空腹穿孔后压痛仅局限在右上腹，可暂不手术

15. 胃十二指肠溃疡外科手术的绝对适应证是
A. 溃疡病穿孔
B. 应激性溃疡
C. 瘢痕性幽门梗阻
D. 胃后壁溃疡
E. 溃疡病出血

16. 关于胃癌淋巴结转移，哪项不恰当
A. 一般情况下，胃癌淋巴结转移按淋巴引流顺序进行
B. 早期胃癌无淋巴结转移
C. 淋巴结转移是胃癌主要转移途径
D. 胃癌转移至左锁骨上淋巴结是通过胸导管转移的
E. 胃癌通过肝圆韧带淋巴管转移至脐周

17. 胃溃疡最常见的位置是
A. 胃前壁
B. 胃后壁
C. 胃大弯及胃底
D. 胃小弯近贲门处
E. 胃窦小弯侧

18. 胃十二指肠溃疡穿孔最主要的临床表现包括
A. 腹式呼吸减弱
B. 突发的剧烈腹痛
C. 恶心、呕吐
D. 肠鸣音消失
E. 发热

19. 胃和空肠吻合手术后吻合口溃疡最多见于哪个部位
A. 吻合口边缘空肠侧
B. 吻合口部位
C. 吻合口边缘胃侧
D. 吻合口对侧空肠壁
E. 胃与空肠联合溃疡

20. 下列哪项不属于胃癌癌前病变
A. 胃溃疡
B. 胃息肉
C. 慢性萎缩性胃炎
D. 胃酸缺乏症
E. 慢性浅表性胃炎

21. 关于消化性溃疡的治疗，正确的说法是
A. 需长期应用黏膜保护剂以降低溃疡复发率
B. 为降低复发率，需长期服用质子泵抑制剂
C. 只要内镜证实溃疡已经愈合，溃疡就不会复发
D. 根除幽门螺杆菌可以降低溃疡复发率
E. 有消化道出血的溃疡患者必须长期为此治疗

22. 当行胃大部切除术(Billroth Ⅰ式)后出现吻合口梗阻时,呕吐物为
A. 呕吐物为食物,无胆汁
B. 呕吐物为胆汁,无食物
C. 呕吐物既有胆汁,又有食物
D. 呕吐物呈酸臭味,有宿食
E. 无呕吐

23. 行胃高选择性迷走神经切断术时,作为保留分支标志的是其
A. 胃前支 B. 胃后支 C. 肝胆支 D. "鸦爪"支 E. 腹腔支

24. 关于胃十二指肠溃疡出血的手术指征,以下情况不恰当的是
A. 正在进行药物治疗中出现大出血
B. 不久前曾发生过大出血
C. 出血甚剧,短期出现休克
D. 60 岁以上老年人
E. 十二指肠溃疡出血,上腹痛剧者

25. 符合十二指肠球后溃疡临床特征的是
A. 多发生在十二指肠球部后壁
B. 易导致幽门梗阻
C. 易并发出血
D. 易发生癌变
E. 临床症状多不明显

26. 下列哪项是胃大部切除术术后早期的并发症
A. 吻合口出血
B. 低血糖综合征
C. 倾倒综合征
D. 贫血
E. 术后腹泻

27. 关于胃空肠吻合术后输出袢梗阻的叙述,哪项不恰当
A. 主要是机械因素造成
B. 临床表现特点是呕吐物含大量胆汁
C. 治疗以非手术为主
D. 持续时间一般在 7~10 天
E. 手术探查的目的是解除机械性梗阻的原因

28. 早期胃癌,最主要是指
A. 直径≤5 cm
B. 局限于黏膜和黏膜下层
C. 局限于胃窦内
D. 无淋巴结转移
E. 病理分化程度极高

29. 下列不属于特殊型胃癌的是
A. 未分化癌
B. 鳞状细胞癌
C. 腺鳞癌
D. 类癌
E. 印戒细胞癌

30. 胃、十二指肠溃疡出血的主要症状、体征是
A. 上腹部可有明显压痛
B. 上腹部疼痛加剧
C. 肠鸣音减少或消失
D. 移动性浊音阳性
E. 黑便或呕血

31. 下列胃大部切除术后并发症,再次手术治疗的适应证不包括
A. 胃肠吻合口破裂
B. 急性完全性输入段梗阻
C. 十二指肠残端破裂
D. 吻合口梗阻
E. 输出段梗阻

32. 胃大部切除术后早期并发症是
A. 吻合口溃疡
B. 胃排空延迟

C. 贫血　D. 碱性反流性胃炎
E. 残胃癌

33. 下列哪项是胃癌最主要的转移方式
A. 血行转移　B. 腹腔种植
C. 淋巴转移　D. 直接蔓延
E. 医源性转移

34. 残胃癌发生在胃良性病变施行胃大部切除术后至少
A. 1 年　B. 2 年　C. 4 年　D. 5 年　E. 10 年

35. 胃大部切除术后引起上消化道出血的常见原因不包括
A. 术中止血不彻底　B. 吻合口部分黏膜坏死脱落造成出血
C. 术中旷置的溃疡再次出血　D. 吻合口缝线处感染,侵蚀血管
E. 术后未用止血药

36. 胃周淋巴结主要分为
A. 3 群 16 组　B. 2 群 16 组　C. 3 群 6 组　D. 2 群 2 组　E. 4 群 16 组

37. 胃溃疡最少见的并发症是
A. 癌变　B. 呕血　C. 幽门梗阻　D. 穿孔　E. 黑便

38. 左锁骨上淋巴结转移癌的原发部位常见于
A. 乳腺　B. 胃　C. 食管　D. 甲状腺　E. 肝

39. 溃疡外科手术治疗的适应证是
A. 疑有癌变　B. 周期性发作
C. 年龄<45 岁　D. 溃疡直径<1 cm
E. 幽门螺杆菌反复感染

40. 胃癌的好发部位于
A. 胃窦部　B. 胃体部　C. 胃底部　D. 胃小弯侧　E. 贲门区

41. 应激性溃疡发病基础不包括
A. 重度烧伤　B. 慢性胃炎　C. 颅内手术　D. 重度创伤　E. 脓毒血症

42. 十二指肠溃疡急性穿孔最常见于下列哪个部位
A. 胃幽门的前壁　B. 十二指肠球部后壁
C. 胃窦部　D. 十二指肠球部前壁
E. 胃幽门管

43. 胃十二指肠溃疡引起大出血的原因是
A. 胃窦部黏膜炎性糜烂渗血　B. 溃疡侵及胰腺引起大出血
C. 溃疡基底的动脉被侵蚀破裂　D. 胃十二指肠壁微血管不断渗血
E. 胃酸作用使渗血不易凝固

44. 胃、十二指肠溃疡不需外科手术治疗的情况是
A. 胃、十二指肠瘢痕性幽门梗阻
B. 胃、十二指肠溃疡急性穿孔,腹腔污染严重
C. 溃疡恶变
D. 36 岁男性患者,因十二指肠溃疡引起严重腹痛
E. 复合溃疡,经正规内科治疗无效

45. 胃黏膜分泌盐酸的壁细胞主要分布于
A. 胃底和贲门
B. 胃底和胃体
C. 胃体和胃窦
D. 胃窦和幽门
E. 胃底和胃窦
46. 胃肠道手术切开前要用纱布垫加以保护,其主要目的是
A. 避免胃肠道受损伤
B. 防止水分蒸发过多
C. 防止或减少污染
D. 防止术后腹胀
E. 防止术后急性胃扩张
47. 以下关于倾倒综合征的叙述,哪项是不对的
A. 是胃大部切除术后并发症之一
B. 主要因高渗食物快速进入十二指肠或空肠内引起
C. 胃切除范围较大时容易发生
D. 饭后平卧可以减轻症状
E. 毕Ⅰ式手术术后多见
48. 对早期胃癌诊断最有价值的方法是
A. X 线钡餐胃肠造影
B. 纤维胃镜检查
C. 脱落细胞检查
D. 超声检查
E. 血 CEA 检测
49. 胃癌跳跃式淋巴结转移的常见部位是
A. 右锁骨上
B. 左锁骨上
C. 右颈部
D. 左颈部
E. 左颌下
50. 毕Ⅰ式胃大部切除术后并发症不包括
A. 胃肠吻合口瘘
B. 吻合口梗阻
C. 残胃癌
D. 十二指肠残端破裂
E. 胃出血
51. 十二指肠溃疡手术适应证不包括
A. 有穿孔史,溃疡呈活动性
B. 病史长,发作频繁
C. 反复多次大出血
D. 胰源性溃疡
E. 年龄在 45 岁以上,不能排除恶变
52. 胃癌诊断明确后,已不适宜行胃癌根治术且预后差的是
A. 合并完全性幽门梗阻
B. 胃大弯癌肿已与横结肠粘连
C. 持续性粪隐血阳性
D. 合并中等量癌性腹水
E. 进展期胃癌
53. 胃癌血行转移最常转移至
A. 胰
B. 肺
C. 肝
D. 骨骼
E. 盆腔
54. 十二指肠球部前壁溃疡最常发生的并发症是
A. 穿孔
B. 幽门梗阻
C. 胆囊炎
D. 胰腺炎
E. 出血
55. 初次诊断活动期十二指肠溃疡,下列治疗最适合的是
A. 联合应用两种胃黏膜保护剂
B. 促动力剂 H_2 受体拮抗剂
C. 质子泵抑制剂+胃黏膜保护剂

D．质子泵抑制剂+胃黏膜保护剂+两种抗生素
E．抗酸剂
56. 有关胃癌扩散转移途径，下列错误的是
A．可血行转移到肝脏　　B．可转移到脐周淋巴结
C．可转移到左侧锁骨上淋巴结　　D．可种植到盆底
E．不会转移到卵巢
57. 对胃酸低，全身情况差的老年人，诊断为瘢痕性幽门梗阻，应采取下列哪项治疗方式
A．迷走神经切断术加幽门成形术　　B．迷走神经切断术
C．输血，输液，加强营养　　D．胃空肠吻合术
E．高选择性迷走神经切断术
58. 溃疡病致瘢痕性幽门梗阻最典型的临床表现是
A．呕吐　　B．腹胀　　C．消瘦　　D．贫血　　E．脱水
59. 消化道穿孔的临床特点不包括
A．突然剧烈腹痛，呕吐　　B．必有胃、十二指肠溃疡病史
C．板样腹，压痛、反跳痛、肌紧张　　D．肠鸣音减弱或消失
E．多数患者立位 X 线检查可见膈下游离气体
60. 十二指肠溃疡的腹痛规律是
A．疼痛—排便—缓解　　B．疼痛—排便—加重
C．进食—疼痛—缓解　　D．疼痛—进食—缓解
E．持续性腹痛
61. 患者贫血、消瘦 4 个月，大便隐血试验强阳性，上腹隐约触及一包块，为明确诊断，首选哪项检查
A．胃镜检查　　B．胃液脱落细胞学检查
C．立位 X 线腹部平片　　D．腹腔穿刺涂片检查
E．腹部 B 超
62. 男，48 岁。经胃镜和病理活检确诊为胃癌。术中探查发现胃窦部直径 4 cm 的肿块，肿物已经侵出浆膜层，并与肝左外叶及横结肠形成局部浸润，胃大弯和胃小弯侧淋巴结肿大，此时最适合的手术方式是
A．立即关腹，术后应用联合化疗　　B．行联合脏器切除术
C．行单纯胃大部切除术　　D．行全胃切除术
E．行横结肠切除术
63. 男，65 岁。上腹不适、腹胀 1 个月，胃镜检查为胃癌，术中检查发现胃窦部 5 cm×5 cm×6 cm 肿块，与胰腺浸润固定，肝脏左外叶可及单个转移结节。恰当的处理为
A．胃癌根治术加左肝外叶切除　　B．胃癌扩大根治术
C．肿瘤局部切除　　D．关腹后化疗
E．胃空肠吻合后化疗
64. 男，47 岁。胃大部切除术（毕Ⅱ式吻合）术后第 4 天，体温 39.4 ℃，呼吸急促，右上腹疼痛并向右肩部放射。查体：右上腹明显压痛伴肌紧张，肝上界位于右侧锁骨中线第 4 肋间。白细胞 $13.2\times10^9/L$。X 线显示右膈抬高，活动减弱，右侧肋膈角消失，膈下未见游离气体。该患者可能存在的并发症是

A．右下肺炎
B．急性化脓性胆囊炎
C．肝脓肿
D．急性胰腺炎
E．十二指肠残端破裂

65. 男，38 岁。上腹疼痛 6 年。餐前痛，伴泛酸，近日疼痛加重，且呈持续性向腰背部放射，有时低热。胃肠钡餐示十二指肠球部变形。WBC 11×10^9/L，N0.78。诊断首先考虑为
A．慢性胃炎
B．胃溃疡
C．胃癌
D．十二指肠穿透性溃疡
E．胃黏膜脱垂

66. 女，50 岁。“胃溃疡”病史 5 年，近期经常呕吐隔夜宿食，进一步的处理是
A．加大抗溃疡病药物用量
B．加服抗幽门螺杆菌药物
C．输液
D．行迷走神经切断术
E．行胃大部切除术

67. 男，56 岁。间断黑粪伴消瘦 4 个月。上腹痛多年。最具诊断价值的检查是
A．质子泵抑制剂试验治疗
B．腹部 CT 检查
C．^{13}C 尿素呼气试验
D．胃镜及活检病理检查
E．腹部 B 超检查

68. 男，62 岁。因胃溃疡行胃大部切除术后 22 年。近半年来进食后上腹胀，偶有恶心，无呕吐。近 2 个月大便发黑，消瘦，乏力。查体：舟状腹，剑突下触及 6 cm×4 cm 包块，稍硬，活动，轻压痛。首先应考虑
A．溃疡复发
B．术后输入袢梗阻
C．术后输出袢梗阻
D．残胃癌
E．十二指肠残端破裂

69. 男，32 岁。胃大部切除术（毕Ⅱ式、近端空肠对小弯）术后 10 天，上腹部胀满，进食后加重，伴上腹部疼痛及恶心、呕吐，吐出物为胆汁样液体，不含食物，量较多。查体：上腹略饱满，轻压痛。最可能的原因是
A．吻合口梗阻
B．输出袢梗阻
C．胃排空延迟
D．倾倒综合征
E．输入袢梗阻

70. 男，64 岁。上腹痛半年，无规律，服抗酸药无效，3 天前黑便 1 次。半年来体重下降 6 kg，为确诊应首选何种检查方法
A．上消化道造影
B．胃镜
C．CT
D．B 超
E．便隐血试验

71. 女，40 岁。3 个月来饥饿时感上腹痛，进食缓解，有时反酸。查体：剑突下偏右压痛。可能的疾病是
A．胃溃疡
B．十二指肠球炎
C．十二指肠溃疡
D．浅表性胃炎
E．应激性溃疡

72. 男，35 岁。因十二指肠球部溃疡行胃大部切除术后 6 年，出现上腹部不适、反酸。可以除外下列哪项诊断

A．溃疡复发　B．反流性胃炎
C．应激性溃疡　D．残胃慢性胃炎
E．残胃癌

73. 男，38 岁。因十二指肠溃疡大出血急诊行胃大部切除毕Ⅱ式，术后第 5 天突感右上腹剧痛，向右放射，伴高热，呼吸急促。体检见右上腹明显压痛，伴肌紧张，未扪及肿块，肝浊音界存在。胸腹透视见右膈肌抬高，活动减弱，右肋膈角模糊，膈下未见游离气体。白细胞计数 $24\times10^9/L$。最可能的诊断是
A．急性胰腺炎　B．急性胆囊炎
C．右下肺炎　D．右膈下感染
E．十二指肠残端破裂

74. 男，45 岁。上腹隐痛，便隐血阳性，钡餐见胃窦小弯侧黏膜纹理紊乱，胃壁僵直，首先考虑是
A．慢性胃炎　B．胃溃疡
C．胃癌　D．胃淋巴肉瘤
E．萎缩性胃炎

75. 男，46 岁。胃镜检查发现胃小弯侧 1.2 cm×1.0 cm 浅表溃疡，病理诊断为腺癌。手术切除标本病理示病变累及黏膜层及黏膜下层，小弯侧有 2 个淋巴结转移。应诊断为
A．中期胃癌　B．早期胃癌
C．小胃癌　D．进展期胃癌
E．晚期胃癌

76. 男，60 岁。患胃溃疡多年，近年来上腹痛发作频繁，出现无规律，体重减轻，营养不良，胃钡餐透视见有龛影，该患者最需要进行下列哪项检查
A．腹部 B 超　B．胃酸测定
C．胃镜和病理学检查　D．粪便隐血试验
E．ERCP

77. 女，54 岁。因胃癌行胃癌根治术，术后病理示癌肿为隆起型，深及黏膜下层，直径约 5 cm，淋巴结转移为 N_2，该患者属于
A．早期胃癌（Ⅰ型）　B．早期胃癌（Ⅱ型）
C．进展期胃癌（Ⅰ型）　D．进展期胃癌（Ⅱ型）
E．进展期胃癌（Ⅲ型）

78. 男，40 岁。顽固性十二指肠溃疡 2 年，拟行手术治疗，该患者可选择的手术方式不包括
A．毕Ⅰ式胃大部切除术　B．毕Ⅱ式胃大部切除术
C．迷走神经干切断术　D．选择性迷走神经切断术
E．高选择性迷走神经切断术

79. 男，50 岁。1 个月上腹胀满不适，餐后稍轻，明显反酸，恶心，呕吐，查体：腹部见蠕动波，触之有振水音。可能为
A．十二指肠球部溃疡并幽门梗阻　B．胃体溃疡并幽门梗阻
C．慢性胃体炎并幽门梗阻　D．慢性胃窦炎并幽门梗阻
E．胃角溃疡并幽门梗阻

80. 男，50 岁。上腹部隐痛不适 1 年，近 2 个月来加剧；入院查体腹平坦，上腹有轻压痛，未

触及肿物，大便隐血试验(+)，上消化道造影检查显示胃窦部小弯侧黏膜纹理紊乱，胃壁僵硬，未见明显充盈缺损。该患者首先应考虑下列哪种情况

A．胃癌 B．胃黏膜脱垂
C．胃溃疡 D．慢性胃窦炎
E．萎缩性胃炎

81．男，49岁。胃窦部巨大溃疡直径2 cm，经内科治疗4周无效，拟行手术，首选手术方式为

A．胃大部切除术，毕Ⅰ式 B．胃大部切除术，毕Ⅱ式
C．高选择性迷走神经切断术 D．全胃切除术
E．胃楔形切除术

82．女，40岁。反复发作性上腹疼痛4年，多次于夜间痛醒，进食后疼痛可暂时缓解。突发上腹剧痛2小时，入院查体：体温37.9℃，全腹压痛，腹肌紧张，移动性浊音(±)，肠鸣音消失。实验室检查：WBC 11×10^9/L，血清淀粉酶160 U/L(Somogyi法)。该患者最可能的诊断是

A．高位急性阑尾炎 B．溃疡病穿孔
C．急性胰腺炎 D．急性胆囊炎
E．绞窄性肠梗阻

83．女，40岁。十二指肠球部溃疡多年，近2月来食后上腹胀满，呕吐，吐宿食。查体：消瘦，脱水征，上腹稍膨隆，偶见胃型，有振水音，治疗应首先选择

A．急诊胃大部切除术
B．胃肠减压，补液，温盐水洗胃后行胃大部切除术
C．使用抗酸，解痉药治疗
D．选择性迷走神经切除+幽门成形术
E．补液，洗胃继续观察

84．男，40岁。6小时前发生十二指肠壶腹(球部)溃疡前壁穿孔，以下症状及体征，不应出现的是

A．全腹压痛及肌紧张 B．肠鸣音亢进
C．肝浊音界消失 D．呼吸浅快，腹肌呈板样
E．发热及白细胞计数上升

85．男，37岁。间断上腹部疼痛伴反酸、剑突下烧灼感半年余，夜间及空腹时明显，进食后可缓解，突发恶心呕吐12小时，呕吐物为咖啡渣样物，伴黑便。查体：轻度贫血貌，上腹部轻压痛，余(-)，腹平片未见异常。考虑最可能的诊断为

A．消化性溃疡出血 B．胆道出血
C．食管静脉曲张破裂出血 D．胃癌出血
E．应激性溃疡出血

三、案例分析题：以下提供若干个案例，每个案例下设若干道考题。每道考题有多个备选答案，其中正确答案有1个或多个。选对一个答案给1个得分点，选错一个扣1个得分点，直至本题扣至0分。

(86~88题共用题干)

男，41岁。胃溃疡行毕Ⅱ式胃大部切除术后5天，出现上腹膨胀感和呕吐，呕吐物含大

量胆汁。

86. 可能的原因是

A. 术后胃滞留
B. 术后胃肠吻合口梗阻
C. 术后输出袢空肠梗阻
D. 术后胃肠吻合口输入袢梗阻
E. 术后麻痹性肠梗阻
F. 胃空肠吻合口瘘

87. 关于上述可能原因,说法正确的是

A. 属于早期并发症
B. 属于晚期并发症
C. 可能是由于术后肠粘连所致
D. 可能是结肠后方式系膜压迫肠管所致
E. 发生机制是碱性肠液反流至残胃
F. 发生机制可能与残胃黏膜萎缩有关

88. 常见的处理办法包括

A. 禁食、胃肠减压
B. 胃镜下球囊扩张术
C. 立即手术探查
D. 观察1周,如症状不缓解,手术探查
E. 观察4~6周,如症状不缓解,再手术探查
F. 静脉补充营养

(89~91题共用题干)

男,55岁。间歇发作上腹部疼痛18年,加重1周入院。患者于15年前出现上腹部隐痛,进食后可缓解,当时未予以重视,患者近1周前出现上腹部疼痛加重,伴呕吐症状,呕吐物为宿食,量多,未见血块,无黑便,无咳嗽、气促、发热,体重减轻2 kg。

89. 该患者主要考虑的诊断有

A. 肿瘤
B. 幽门梗阻
C. 肝癌
D. 溃疡性出血
E. 慢性胃炎
F. 肝炎
G. 直肠癌

90. 患者腹部可见胃蠕动波,上腹部有压痛,反跳痛,可扪及剑突下有一包块,可闻及振水音,心肺未见异常。消化道钡餐示胃内24 h后有钡剂残留,胃镜示幽门口狭窄,肿瘤标志物(-)。该患者应诊断为

A. 胃癌
B. 幽门梗阻
C. 溃疡性穿孔
D. 溃疡性出血
E. 慢性胃炎
F. 肠梗阻
G. 肝炎

91. 诊断依据有

A. 消化道钡餐示24小时后有钡剂残留
B. 胃镜幽门口狭窄
C. 腹部有压痛
D. 查体发现胃蠕动波
E. 临床症状
F. 患者为男性

(92~95题共用题干)

男,60岁。十二指肠溃疡病史10年,几乎每年发作一次,自觉今年格外重,今日晨起突然腹痛难忍,呈刀割样,上腹开始,很快扩散至全腹,来诊,见患者面色苍白,冷汗,肢体发凉,BP 105/90 mmHg,脉搏90次/分,查体时患者表情痛苦,不敢深呼吸,全腹压痛,反跳痛,肌紧张明显。

92. 考虑该患者是

A. 急性胰腺炎
B. 急性阑尾炎

C．胃十二指肠溃疡急性穿孔
D．急性梗阻性化脓性胆管炎
E．急性胆囊炎
F．急性胃肠炎

93．为确诊，宜做下列哪项检查
A．立位腹部平片
B．血常规检查
C．血清淀粉酶测定
D．B超检查
E．肛门指诊
F．腹部CT

94．患者如拍立位腹部平片，出现下述哪种征象，有助于前述诊断
A．无明显异常表现
B．左膈升高，胃受压右移，胃结肠间距增宽
C．腰大肌阴影消失
D．见多数液平面和气胀肠袢
E．膈下见半月形的游离气体影
F．见结肠袋形

95．宜如何处理
A．半卧位休息
B．胃肠减压
C．输液
D．全身给抗生素
E．手术治疗
F．进食

（96～99题共用题干）

男，60岁。腹痛，呕吐，停止排气排便2天。查体：腹胀，肠鸣音亢进。血白细胞$12\times10^9/L$，血清钾3.2 mmol/L，血清钠136 mmol/L，血清氯99 mmol/L。

96．患者电解质紊乱为
A．低钾血症
B．高钾血症
C．低钠血症
D．高钠血症
E．低氯血症
F．高氯血症

97．患者心电图检查可能出现的异常是
A．T波降低
B．QT间期缩短
C．出现U波
D．P波下降
E．ST段抬高
F．ST段压低

98．对此电解质紊乱的治疗是
A．补钾
B．利尿
C．给予高渗盐水
D．给予低渗盐水
E．给予等渗盐水
F．给予葡萄糖盐水

99．该患者在纠正电解质紊乱时要保证
A．尿量大于3 mL/h
B．尿量大于5 mL/h
C．尿量大于10 mL/h
D．尿量大于20 mL/h
E．尿量大于30 mL/h
F．尿量大于40 mL/h

（100～103题共用题干）

女，42岁。反复发作上腹部饥饿痛和夜间痛6年，3小时前出现黑便2次，总量200 mL，血压、脉搏平稳。

100．初步诊断原发病为

A．胃炎　　B．胃溃疡
C．结肠或直肠癌　　D．十二指肠溃疡
E．十二指肠憩室　　F．胰腺炎
G．痔　　H．胃癌

101．适宜的治疗措施包括
A．补液治疗　　B．应用抗生素
C．应用抑酸剂　　D．行急诊手术治疗
E．给予止血药　　F．放置胃管
G．禁食、禁水

102．若患者经保守治疗后，最终进行胃大部切除手术。术后恢复顺利。若患者 59 岁时开始反复出现上腹胀痛、间断排黑便，4 个月体重减轻 10 kg。可能的诊断是
A．术后代谢综合征　　B．倾倒综合征
C．吻合口狭窄　　D．残胃癌
E．慢性胆囊炎　　F．碱性反流性胃炎

103．为明确诊断，应做的检查是
A．腹部 B 超检查　　B．大便隐血检查
C．钡剂灌肠　　D．胃镜检查
E．胰岛素试验　　F．腹部 CT

答案与解析

答案

1. E	2. A	3. B	4. A	5. A	6. E	7. C	8. E	9. A	10. C
11. A	12. E	13. A	14. B	15. C	16. B	17. E	18. B	19. D	20. E
21. D	22. A	23. D	24. E	25. C	26. A	27. D	28. B	29. E	30. E
31. D	32. B	33. C	34. D	35. E	36. E	37. A	38. B	39. A	40. A
41. B	42. D	43. C	44. D	45. B	46. C	47. E	48. B	49. B	50. D
51. E	52. D	53. C	54. A	55. D	56. E	57. D	58. A	59. B	60. D
61. A	62. B	63. E	64. E	65. D	66. E	67. D	68. D	69. B	70. B
71. C	72. C	73. E	74. C	75. B	76. C	77. A	78. A	79. A	80. A

81. A	82. B	83. B	84. B	85. A
86. C	87. ACD	88. AEF	89. ABE	90. B
91. ABDE	92. C	93. A	94. E	95. ABCDE
96. A	97. ACF	98. A	99. F	100. D
101. ACEFG	102. D	103. BD		

解析

1. 溃疡病大出血短期内出血超过 800 mL，患者可表现为烦躁不安、脉搏细速、呼吸急促、四肢湿冷，出现明显的休克表现。故本题选 E。
2. 患者溃疡病出血至休克时，应及时补充血容量、抗休克治疗。故本题选 A。
3. 患者反复发作左上腹痛 10 年，多为夜间、饥饿时发作，考虑为十二指肠溃疡。现患者上

腹胀痛伴呕吐1天，吐后症状缓解，查体见左上腹压痛，振水音阳性，考虑为幽门梗阻。故本题选B。

4. 患者考虑诊断为十二指肠溃疡伴幽门梗阻，先行保守治疗，放置胃管，进行胃减压和引流。高渗温盐水洗胃，以减轻胃壁水肿。同时补充液体、电解质，维持酸碱平衡和营养。急诊胃镜检查有助于明确诊断。腹腔穿刺常用于腹腔内脏破裂穿孔、出血等疾病。故本题选A。
5. 患者考虑诊断为十二指肠溃疡伴幽门梗阻，如保守治疗症状未能缓解，可考虑手术治疗，手术目的是解除梗阻、消除病因，应行胃大部切除术。故本题选A。
6. 患者餐后突发疼痛，有腹膜刺激征，可考虑胃十二指肠溃疡穿孔。胆石症病史，间有胆绞痛发作，可考虑急性胆囊炎。尿淀粉酶400 U/L可考虑急性胰腺炎。餐后出现急症，恶心、呕吐等可考虑肠梗阻。急性胃肠炎不出现上腹肌紧张，反跳痛等。故本题选E。
7. 急性胃肠炎不会导致上腹部反跳痛及肌紧张。故本题选C。
8. 若存在胃十二指肠穿孔，造影剂可流入腹膜，加重腹膜炎。故本题选E。
9. 患者既往反复上腹痛病史，现出现进行性加重的呕吐症状，且呕吐物为隔夜宿食，无胆汁，考虑为胃十二指肠溃疡瘢痕性幽门梗阻，最可能出现的体征是腹部胃型及蠕动波。故本题选A。
10. 患者考虑诊断为胃十二指肠溃疡瘢痕性幽门梗阻，且患者病后体重明显下降，不能排除溃疡恶变，需行纤维胃镜及活组织病理检查明确诊断。故本题选C。
11. 患者体重明显下降，提示合并营养不良，且患者有进行性加重的呕吐症状，常伴脱水及低氯低钾性碱中毒，需急查血电解质水平和酸碱平衡状况。故本题选A。
12. 当胃癌组织浸润至浆膜外后，肿瘤细胞脱落并种植在腹膜和脏器浆膜上，形成转移结节。直肠前凹的转移癌，直肠指检可以发现。故本题选E。
13. 转移性胃癌在没有出血、穿孔、梗阻等合并症的情况下应采取以化学治疗为主的综合治疗手段。子宫直肠窝转移因病变范围太大，只能行姑息手术，辅以放化疗等。故本题选A。
14. 胃十二指肠溃疡穿孔有可能自行闭合或经非保守治疗而闭合，尤其是青年患者，不一定需要立即手术。故本题选B。
16. 淋巴转移是胃癌的主要转移途径，进展期胃癌的淋巴转移率高达70%左右，侵及黏膜下层的早期胃癌淋巴转移率近20%。胃癌的淋巴结转移通常是循序渐进，即先由原发部位经淋巴网向胃周淋巴结转移（1~6组），继之癌细胞随支配胃的血管，沿血管周围淋巴结向心性转移，并可向更远重要血管周围转移（7~16组）；但有时也可发生跳跃式淋巴转移，终末期胃癌可经胸导管向左锁骨上淋巴结转移，或经肝圆韧带转移至脐部。故本题选B。
17. 胃溃疡多发生在小弯，常见于胃角处，也见于胃窦和胃体，大弯侧溃疡较为少见。十二指肠溃疡多见于球部，前壁比较常见。故本题选E。
18. 胃十二指肠溃疡穿孔的典型表现为突发上腹部剧痛，呈“刀割样”，腹痛迅速波及全腹。故本题选B。
19. 胃空肠吻合术后最易发生溃疡的部位是吻合口对侧的空肠壁。故本题选D。
20. 易发生胃癌的胃疾病包括胃息肉、胃溃疡、慢性萎缩性胃炎及胃部分切除后的残胃。胃腺瘤的癌变率在10%~20%，直径超过2 cm时癌变机会加大。萎缩性胃炎常伴有肠上皮化生或黏膜上皮异型增生，可发生癌变。胃大部切除术后残胃黏膜发生慢性炎症改变，可能在术后 15~25 年发展为残胃癌。5%的胃溃疡可恶变为癌。胃酸缺乏症导致胃酸减少，幽门螺杆菌等大量繁殖，亦有癌变可能。故本题选 E。

21. 幽门螺杆菌感染是胃溃疡的重要致病因素，根除幽门螺杆菌可降低复发率。故本题选 D。

22. 吻合口梗阻多见于吻合口过小或吻合时内翻过多，加上术后吻合口水肿所致。因胆管开口位于吻合口下，胆汁无法进入胃内，胃内容物中无胆汁和宿食。故本题选 A。

23. 胃高选择性迷走神经切断术是切断前后迷走神经分布至胃底、胃体的分支，保留胃窦的"鸦爪"支。故本题选 D。

24. 胃十二指肠溃疡出血的手术指征：①经积极保守治疗无效者。②出血速度快，短期内出现休克症状者。③高龄患者伴有动脉硬化，出血自行停止可能性小。④经过保守治疗出血已停止，但短期内可能再次出血者。故本题选 E。

25. 十二指肠球后溃疡指发生在十二指肠降段、水平段的溃疡。多位于十二指肠降段的初始部及乳头附近，溃疡多在后内侧壁。疼痛可向右上腹及背部放射。严重的炎症反应可导致胆总管引流障碍，出现梗阻性黄疸等。对药物治疗反应差，较易并发出血。十二指肠球后溃疡不易导致幽门梗阻、不易发生癌变、临床症状明显。故本题选 C。

26. 胃大部切除术的术后早期并发症：①术后出血，包括胃或十二指肠残端出血、吻合口出血等。②术后胃瘫。③术后胃肠壁缺血坏死、吻合口破裂或漏。④十二指肠残端破裂。⑤术后肠梗阻。故本题选 A。

27. 输出袢梗阻多见于术后肠粘连或结肠后方式系膜压迫肠管所致。患者表现为上腹部饱胀不适，严重时有呕吐，呕吐物含胆汁。恢复时间不定，一般短则 2~3 周，长者 4~6 周，大部分可保守治疗恢复，手术治疗应慎重。故本题选 D。

28. 早期胃癌指病变仅限于黏膜或黏膜下层，不论病灶大小或有无淋巴结转移。故本题选 B。

29. 胃癌的组织学分型分为普通型和特殊型。普通型包括乳头状腺癌、管状腺癌、低分化腺癌、黏液腺癌、印戒细胞癌；特殊型包括腺鳞癌、鳞癌、类癌、未分化癌等。胃癌绝大部分为腺癌。故本题选 E。

30. 胃、十二指肠溃疡出血的临床表现与出血量及速度相关，出血量少者可仅有黑便，出血量大且速度快者可伴呕血，且色泽红。故本题选 E。

31. 吻合口梗阻多见于吻合口过小或吻合时内翻过多，加上术后吻合口水肿所致。处理方法是胃肠减压，消除水肿。经保守治疗后症状通常可以缓解，如保守方法失败，需要再次手术。故本题选 D。

32. 胃大部切除术后早期并发症：①术后出血。②术后胃瘫：以胃排空障碍为主的综合征。③术后胃肠壁缺血坏死、吻合口破裂或漏。④十二指肠残端破裂。⑤术后肠梗阻。故本题选 B。

33. 胃癌的转移与扩散途径包括直接浸润、血行转移、淋巴转移和腹膜种植转移。淋巴转移是胃癌的主要转移途径，进展期胃癌的淋巴转移率高达 70%左右，侵及黏膜下层的早期胃癌淋巴转移率近 20%。故本题选 C。

34. 残胃癌是指因良性疾病行胃大部切除术后 5 年以上，残胃出现原发癌，发生率约 2%。故本题选 D。

36. 胃周淋巴结分成16组,主要有4群。①腹腔淋巴结群：主要引流胃小弯上部淋巴液。②幽门上淋巴结群：主要引流胃小弯下部淋巴液。③幽门下淋巴结群：主要引流胃大弯下部淋巴液。④胰脾淋巴结群：主要引流胃大弯上部淋巴液。故本题选E。
37. 胃溃疡的并发症：①出血,是上消化道出血中最常见的原因。②穿孔,是胃溃疡最严重的并发症,可溃破入腹腔引起弥漫性腹膜炎、穿透于周围实质性脏器、穿破入空腔器官形成瘘管。③幽门梗阻。④癌变,反复发作、病程持续时间长的胃溃疡癌变风险高,胃溃疡一般不发生癌变。黑便是胃溃疡的临床表现而不是并发症。故本题选A。
38. 胃癌的淋巴结转移通常是循序渐进,即先由原发部位经淋巴网向胃周淋巴结(1~6组)转移,继之癌细胞随支配胃的血管,沿血管周围淋巴结向心性转移,并可向更远重要血管周围转移(7~16组);但有时也可发生跳跃式淋巴转移,终末期胃癌可经胸导管向左锁骨上淋巴结转移,或经肝圆韧带转移至脐部。故本题选B。
39. 消化性溃疡手术治疗的指征：①并发消化道大出血经药物、胃镜及血管介入治疗无效时。②急性穿孔、慢性穿透溃疡。③瘢痕性幽门梗阻,内镜治疗无效。④胃溃疡疑有癌变。故本题选A。
40. 胃癌好发部位以胃窦部为主,约占一半,其次是胃底贲门部约占1/3,胃体较少。故本题选A。
41. 应激性溃疡的病因包括中度、重度烧伤,颅脑损伤、颅内手术或颅脑病变、其他中毒创伤或大手术、重度休克、严重全身感染等;慢性胃炎不是应激性溃疡的发病基础。故本题选B。
42. 十二指肠溃疡穿孔多发生在球部前壁,而胃溃疡穿孔多见于胃小弯。故本题选D。
43. 胃十二指肠溃疡出血是溃疡基底因炎症腐蚀到血管,导致破裂出血,通常多为动脉性出血。十二指肠溃疡出血多位于球部后壁,胃溃疡出血多位于小弯。故本题选C。
44. 消化性溃疡的手术指征：①并发消化道大出血经药物、胃镜及血管介入治疗无效时。②急性穿孔、慢性穿透溃疡。③瘢痕性幽门梗阻,内镜治疗无效。④疑有癌变。故本题选D。
45. 胃黏膜由黏膜上皮、固有膜和黏膜肌层组成。黏膜层含有大量胃腺,主要分布在胃底和胃体。胃腺包括壁细胞、主细胞、黏液细胞,其中壁细胞主要分泌盐酸和抗贫血因子,是维持pH的主要分泌细胞。故本题选B。
46. 手术时胃肠道内容物一般较少,但仍属有菌环境,手术切开前用纱布垫加以保护,主要是防止胃肠道内容物污染腹腔,造成感染。故本题选C。
47. 胃大部切除术后,由于失去了幽门的节制功能,导致胃内容物排空过快,产生一系列临床症状,称为倾倒综合征,多见于毕Ⅱ式吻合。故本题选E。
48. 纤维胃镜检查能够直接观察胃黏膜病变的部位和范围,并可以对可疑病灶钳取小块组织作病理学检查,是诊断胃癌的最有效方法。故本题选B。
49. 胃癌的主要转移途径是淋巴结转移,可发生跳跃式淋巴转移,以经胸导管向左锁骨上淋巴结转移常见。故本题选B。
50. 毕Ⅰ式是胃与十二指肠吻合,毕Ⅱ式为十二指肠断端缝闭,胃和空肠吻合。十二指肠残端破裂见于十二指肠残端处理不当或毕Ⅱ式输入袢梗阻。故本题选D。
51. 消化性溃疡的手术指征：①并发消化道大出血经药物、胃镜及血管介入治疗无效时。②急性穿孔、慢性穿透溃疡。③瘢痕性幽门梗阻,内镜治疗无效。④胃溃疡疑有癌变。

十二指肠溃疡一般不发生癌变。故本题选 E。

52. 转移性胃癌在没有出血、穿孔、梗阻等合并症的情况下应采取以化学治疗为主的综合治疗手段。癌性腹水的出现提示腹腔内转移,不适宜手术。故本题选 D。

53. 血行转移指胃癌细胞进入门静脉或体循环向身体其他部位播散,形成转移灶。常见转移的器官有肝、肺、胰、骨骼等,以肝转移为多。故本题选 C。

54. 急性穿孔是胃十二指肠溃疡的常见并发症,十二指肠溃疡穿孔多发生在球部前壁。故本题选 A。

55. 活动期十二指肠溃疡应首先抗幽门螺杆菌治疗。目前倡导的联合方案为含有铋剂的四联方案,即 1 种 PPI+2 种抗生素和 1 种铋剂,疗程 10~14 天。故本题选 D。

56. 胃癌的扩散与转移途径包括直接浸润、淋巴转移、血行转移、腹膜种植转移。女性患者胃癌可形成卵巢转移性肿瘤,称 Krukenberg 瘤。故本题选 E。

57. 瘢痕性幽门梗阻是外科手术治疗的绝对适应证,手术目的是解除梗阻、消除病因,首选胃大部切除术。若患者为老年患者、全身情况较差或合并其他严重内科疾病而无法耐受者,可行胃空肠吻合术以解除患者的幽门梗阻。故本题选 D。

58. 胃十二指肠溃疡瘢痕性幽门梗阻主要表现为腹痛和反复呕吐,呕吐物为宿食,有腐败酸臭味,不含胆汁。故本题选 A。

59. 消化道穿孔常见于有胃、十二指肠溃疡病史的患者,但严重的腐蚀性胃炎、腹部外伤或有服用阿司匹林等非甾体抗炎药或皮质激素病史等也可导致消化道穿孔。故本题选 B。

60. 部分消化性溃疡患者有与进餐相关的节律性上腹痛,餐后痛多见于胃溃疡(GU),饥饿痛或夜间痛、进餐缓解多见于十二指肠溃疡(DU)。故本题选 D。

61. 进展期胃癌最常见的症状是体重减轻(约 60%)和上腹痛(50%),另有贫血、食欲缺乏、厌食、乏力,可在上腹部扪及肿块;若为溃疡型胃癌,出血时可引起呕血或黑便,继之出现贫血。胃镜活组织病理检查可确诊并明确病理类型。故本题选 A。

62. 患者术中发现肿物已经侵出浆膜层,并与肝左外叶及横结肠形成局部浸润,胃大弯和胃小弯侧淋巴结肿大,考虑为胃癌晚期伴转移。扩大的胃癌根治术适用于胃癌侵及邻近组织或脏器,如包括胰体、尾及脾的根治性胃大部切除或全胃切除;有肝、结肠等邻近脏器浸润可行联合脏器切除术。故本题选 B。

63. 患者胃癌伴胰腺、肝脏转移,属晚期胃癌,且肿瘤固定,已无法切除。但胃窦部肿物巨大,易引起幽门梗阻,故行姑息性手术治疗,即胃空肠吻合术以避免梗阻。对于不可切除性、复发性或姑息手术后等胃癌晚期患者,化疗可能有减缓肿瘤的发展速度,改善症状等效果。故本题选 E。

64. 十二指肠残端破裂见于十二指肠残端处理不当或毕Ⅱ式输入袢梗阻。表现为上腹部剧烈疼痛,伴发热,腹部检查有腹膜刺激体征,腹腔穿刺可得腹腔液含胆汁。患者毕Ⅱ式吻合术后,右上腹痛伴发热,且腹膜刺激征阳性,考虑十二指肠残端破裂。故本题选 E。

65. 十二指肠溃疡主要表现为饥饿痛或夜间痛、进餐缓解,部分病例可表现上腹胀、上腹部不适、厌食、嗳气、反酸等消化不良症状。患者有餐前痛、反酸表现,且胃肠钡餐十二指肠球部变形,考虑十二指肠溃疡。患者疼痛持续性向腰背部放射,提示可能已出现穿透性溃疡。故本题选 D。

66. 胃十二指肠溃疡瘢痕性幽门梗阻主要表现为腹痛和反复呕吐,呕吐物为宿食,有腐败酸臭味。患者有“胃溃疡”病史 5 年,近期经常呕吐隔夜宿食,考虑胃十二指肠溃疡瘢痕性幽门梗阻,应行胃大部切除术以解除梗阻,消除病因。故本题选 E。

67. 上腹痛呈慢性病程,可达数年或 10 余年是消化道溃疡的特点之一。该患者上腹痛多年,考虑有消化道溃疡。结合患者年龄,间断黑粪伴消瘦,考虑可能并发癌变。胃镜及活检病理检查为首选检查方法。故本题选 D。

68. 因良性疾病行胃大部切除术后 5 年以上,残胃出现原发癌称为残胃癌,临床症状为进食后饱胀伴贫血、体重下降。患者胃大部切除术后 22 年,近期出现进食后上腹胀,大便发黑,消瘦,剑突下触及包块,最可能为残胃癌。溃疡复发不出现剑突下包块。输入袢梗阻、输出袢梗阻多有呕吐。十二指肠残端破裂可见上腹部剧痛,伴腹膜刺激征。故本题选 D。

69. 毕Ⅱ式吻合术后可能会发生输入袢梗阻和输出袢梗阻。急性输入袢梗阻由于梗阻近端为十二指肠残端,易发生肠绞窄。患者表现为上腹部剧烈腹痛伴呕吐。呕吐物不含胆汁。上腹部常可扣及包块。输出袢梗阻多见于术后肠粘连或结肠后方式系膜压迫肠管所致。患者表现为上腹部饱胀不适,严重时有呕吐,呕吐物含胆汁。故本题选 B。

70. 患者为老年男性,上腹痛半年,抗酸治疗无效,伴有黑便、体重明显下降表现,应考虑胃癌可能。胃镜取活检病理检查为首选检查方法。故本题选 B。

71. 患者表现为饥饿痛,且进食后缓解,为典型的十二指肠溃疡表现。故本题选 C。

72. 应激性溃疡是患者在遭到外界突变情况下,胃黏膜表现的急性病变,患者术后 6 年无诱因出现上述症状,不属于应激性溃疡。故本题选 C。

73. 十二指肠残端破裂见于十二指肠残端处理不当或毕Ⅱ式输入袢梗阻,患者上腹部剧烈疼痛,伴发热,腹部检查有腹膜刺激体征。根据题干,考虑为十二指肠残端破裂。故本题选 E。

74. 早期胃癌多无明显症状,有时出现上腹部不适,进食后饱胀、恶心等非特异性的上消化道症状。随着病情发展,患者出现上腹疼痛加重、食欲缺乏、乏力、消瘦、体重减轻、便血等。X 线征象主要有龛影、充盈缺损、胃壁僵硬胃腔狭窄、黏膜皱襞的改变等。胃十二指肠良性溃疡的疼痛通常具有规律性,而胃癌的疼痛没有规律性。故本题选 C。

75. 早期胃癌指病变仅限于黏膜或黏膜下层,不论病灶大小或有无淋巴结转移。癌灶直径在 10 mm 以下称小胃癌,5 mm 以下为微小胃癌。故本题选 B。

76. 患者有多年胃溃疡病史,近期发作频繁且无规律,伴体重减轻,结合胃钡餐透视见有龛影表现,考虑为胃溃疡恶变,需行胃镜和病理学检查以明确诊断。故本题选 C。

77. 早期胃癌指病变仅限于黏膜或黏膜下层,不论病灶大小或有无淋巴结转移。癌灶直径在 10 mm 以下称小胃癌,5 mm 以下为微小胃癌。早期胃癌根据病灶形态可分三型:Ⅰ型为隆起型,癌灶突向胃腔;Ⅱ型为表浅型,癌灶比较平坦没有明显的隆起与凹陷;Ⅲ型为凹陷型,表现为较深的溃疡。该患者为早期胃癌Ⅰ型。故本题选 A。

78. 毕Ⅰ式胃大部切除术多适用于胃溃疡。对十二指肠溃疡较大,炎症、水肿较重,瘢痕、粘连较多的患者,残胃与十二指肠吻合有一定张力,行毕Ⅰ式胃大部切除术比较困难,易导致胃切除范围不够,增加术后溃疡复发的机会。故本题选 A。

79. 胃十二指肠溃疡并幽门梗阻主要表现为腹痛和反复呕吐。患者初期症状表现为上腹部胀和不适,阵发性上腹部痛,同时伴有嗳气、恶心。随着症状加重,出现腹痛和呕吐,呕吐物为宿食,有腐败酸臭味,不含胆汁。上腹部可见胃型,晃动上腹部可闻"振水声"。患者进食后疼痛缓解,提示十二指肠溃疡。考虑可能为十二指肠球部溃疡并幽门梗阻。

故本题选 A。

80. 早期胃癌多无明显症状，有时出现上腹部不适，进食后饱胀、恶心等非特异性的上消化道症状。随着病情发展，患者出现上腹疼痛加重、食欲缺乏、乏力、消瘦、体重减轻、便血等。患者有上腹不适，轻压痛，且大便隐血试验(+)表现，结合上消化道造影检查显示胃窦部小弯侧黏膜纹理紊乱，胃壁僵硬，考虑为胃癌。故本题选 A。

81. 胃大部切除术适用于胃十二指肠溃疡保守治疗无效或者并发穿孔、出血、幽门梗阻、癌变者。毕Ⅰ式是胃与十二指肠吻合，它比较符合原来的生理状况，但要注意吻合口不得有张力。如果吻合前判断有张力，应选择毕Ⅱ式或 Roux-en-Y 术式。毕Ⅰ式胃大部切除术多适用于胃溃疡。故本题选 A。

82. 饥饿痛或夜间痛、进餐后缓解多见于十二指肠溃疡。患者突发上腹剧痛，查体有板状腹、腹膜刺激征阳性、淀粉酶不高，考虑诊断为十二指肠溃疡穿孔。故本题选 B。

83. 患者有多年十二指肠球部溃疡病史，现有进食后上腹胀满、呕吐宿食，查体上腹部见胃型且有振水音，考虑为十二指肠球部溃疡合并幽门梗阻，其处理原则：先行保守治疗，放置胃管，进行胃减压和引流。高渗温盐水洗胃，以减轻胃壁水肿。同时补充液体、电解质，维持酸碱平衡和营养。如保守治疗症状未能缓解，多为瘢痕性幽门梗阻，需手术治疗。故本题选 B。

84. 十二指肠球部溃疡前壁穿孔，胃肠道内容物流出，引起急性继发性腹膜炎，表现为全腹肌紧张、压痛、反跳痛，板状腹，发热及白细胞计数上升。出现肠麻痹而使肠蠕动减少、肠鸣音减弱或消失。可有呼吸浅快，脉搏细速、出冷汗、血压下降等休克征兆。由于肠内气体进入肝区，肝浊音界消失或减小。故本题选 B。

85. 呕吐物为咖啡渣样，多提示为上消化道出血。患者间断上腹部疼痛伴反酸、剑突下烧灼感，饥饿痛、夜间痛，进食后缓解，考虑为十二指肠溃疡。胆道出血呕吐物常有胆汁。患者无基础病如肝硬化，排除食管静脉曲张破裂出血。十二指肠溃疡一般不发生恶变，胃癌可能性小。患者无明确应激因素致应激性溃疡。故本题选 A。

86. 毕Ⅱ式手术后输出袢梗阻为早期并发症之一，多见于术后肠粘连或结肠后方式系膜压迫肠管所致。患者表现为上腹部饱胀不适，严重时有呕吐，呕吐物含胆汁。故本题选 C。

88. 术后输出袢空肠口梗阻应予禁食、胃肠减压，同时加强营养支持，观察 4~6 周，如症状不缓解，再行手术探查。故本题选 AEF。

89. 患者为中老年男性，间歇上腹痛多年，可考虑溃疡、胃炎。患者近一周上腹痛加重，呕吐宿食，考虑溃疡并发梗阻。患者近期体重减轻明显，考虑肿瘤可能。故本题选 ABE。

90. 患者间歇发作上腹部疼痛，餐后缓解，考虑为十二指肠溃疡。近期腹痛加重，呕吐隔夜宿食，腹部可见胃蠕动波，胃内有振水音，胃镜示幽门狭窄，符合瘢痕性幽门梗阻的诊断。肿瘤标志物阴性提示为良性梗阻性病变。故本题选 B。

92. 十二指肠溃疡穿孔后，有强烈刺激性的胃酸、胆汁、胰液等消化液和食物流入腹腔，引起化学性腹膜炎。患者有十二指肠溃疡病史多年，现突发刀割样腹痛，出现面色苍白、四肢发凉、血压低等休克表现，腹膜刺激征阳性，考虑十二指肠溃疡急性穿孔伴继发性腹膜炎。故本题选 C。

93. 立位腹部平片见膈下新月状游离气体影为胃肠道穿孔的特征性表现。故本题选 A。

95. 患者考虑为十二指肠溃疡急性穿孔伴继发性腹膜炎。其非手术治疗：①体位，一般取半卧位。②禁食、胃肠减压。③纠正水、电解质紊乱。④应用抑酸药物。⑤应用抗生素。⑥补充热量和营养支持。⑦吸氧等。手术治疗包括单纯穿孔缝合术和胃大部切除术。故本题选 ABCDE。

96. 血清钾的正常值为 3.5～5.5 mmol/L，患者血清钾 3.2 mmol/L，可诊断为低钾血症。血清钠的正常值为 135～155 mmol/L、血清氯的正常值为 96～108 mmol/L。故本题选 A。

97. 低钾血症典型心电图改变为早期出现 ST 段压低、T 波降低、增宽或倒置，随后出现 QT 间期延长和 U 波，严重者出现 P 波幅度增高、QS 增宽、室上性或室性心动过速、房颤。故本题选 ACF。

98. 低钾血症的治疗原则为积极处理造成低钾血症的病因。补钾主要是根据血清钾浓度、是否存在低钾的症状和体征以及是否有钾持续丢失而进行。轻度低钾血症者可鼓励其进食含钾丰富的食物，如橘子、香蕉、咖啡等，或以口服氯化钾为佳。无法进食患者需经静脉补给，补钾量可参考血钾浓度降低程度，每天补钾 40～80 mmol 不等。故本题选 A。

99. 补钾治疗时的注意事项：①见尿补钾原则，尿量>40 mL/h 再补钾。②静滴浓度<0.3%，不能静脉推注。③静滴速度<1.5 g/h。④每日补钾量不超过 15 g，可以口服补钾。故本题选 F。

100. 反复发作的上腹部饥饿痛和夜间痛为十二指肠溃疡的典型表现。故本题选 D。

101. 患者考虑为十二指肠溃疡，出现黑便，考虑并发溃疡性出血。胃十二指肠溃疡出血的治疗措施：①补充血容量。②禁食水、放置胃管。③药物治疗，静脉或肌注血凝酶、静脉输注 H_2 受体阻断剂或质子泵抑制剂以抑制胃酸。④胃镜治疗。⑤手术治疗，保守治疗无效时需手术。故本题选 ACEFG。

102. 胃大部切除术后远期并发症包括倾倒综合征、碱性反流性胃炎、溃疡复发、营养性并发症、残胃癌。良性疾病行胃大部切除术后 5 年以上，残胃出现原发癌称为残胃癌，发生率约 2%。多数患者残胃癌发生在前次因良性病变行胃大部切除术后 10 年以上。患者 42 岁行胃大部切除手术，59 岁时开始反复出现上腹胀痛、间断排黑便，4 个月体重减轻 10 kg，考虑为残胃癌。故本题选 D。

103. 因患者有间断黑便，应做大便隐血检查。胃镜检查能够直接观察胃黏膜病变的部位和范围，并可以对可疑病灶钳取小块组织作病理学检查，是诊断胃癌的最有效方法。故本题选 BD。

第十节　小肠、结肠疾病

一、共用题干单选题：每道考题以一个小案例的形式出现，其下面都有 A、B、C、D、E 五个备选答案。请从中选择一个最佳答案。

（1～3 题共用题干）

男，65 岁。间断左上腹痛，腹泻、便秘交替，偶有血便 1 年。近 1 周来进食后即感腹部不适，大便次数明显增多，其中混有未消化的食物。查体：剑突下偏左侧可触及一直径 3 cm 的质硬肿块，形状不规则。

1. 为确诊，首先应做哪项检查

A．上消化道造影　　B．胸部 X 线片

C．钡剂灌肠造影　　D．乙状结肠镜

E．腹部 B 超

2. 最可能的诊断是

A．克罗恩病

B．溃疡性结肠炎

C．胃癌和结肠癌

D．脾曲结肠癌并胃-结肠瘘形成

E．胃癌

3. 最适宜的治疗措施应为

A．右半结肠切除

B．横结肠切除

C．左半结肠切除+胃部分切除

D．右半结肠切除+全胃切除

E．全结肠切除+全胃切除

（4~6 题共用题干）

男，60 岁。便血 10 天，伴腹痛，粪便习惯改变，有里急后重感，纤维结肠镜检查并活检诊断为乙状结肠癌。

4. 对判断预后和复发最有意义的肿瘤标记物是

A．AFP　B．CEA　C．CA19－9　D．CA125　E．CA－50

5. 针对最常发生远处转移的器官，首先注意检查

A．脑　B．肺　C．骨　D．肝　E．胰

6. 根据术后病理报告癌肿侵及浆膜层，系膜根部淋巴结 2/5 转移，术后常用化疗方案为

A．阿霉素

B．表阿霉素

C．5－FU+顺铂

D．顺铂

E．紫杉醇

（7~8 题共用题干）

男，68 岁。腹胀，大便带有脓血 2 个月。查体：腹平、软，左腹部可及肿块。

7. 下列哪项检查有诊断价值

A．腹腔穿刺

B．腹部 B 超

C．直肠指诊

D．钡剂灌肠造影

E．血癌胚抗原测定

8. 若诊断为降结肠癌，手术应切除的范围包括

A．横结肠左侧部、降结肠、乙状结肠及系膜和淋巴结

B．横结肠左侧部、降结肠及其系膜及淋巴结

C．降结肠、乙状结肠及其系膜

D．降结肠及其系膜

E．横结肠、降结肠及其系膜

（9~10 题共用题干）

男，21 岁。因饱餐后活动，突感中腹部剧烈疼痛，阵发加重，伴呕吐，未排气、排便，查体：腹部隆起，压痛明显，肠鸣音亢进。

9. 最可能的诊断是

A．溃疡穿孔

B．急性胰腺炎

C．急性胆囊炎

D．小肠扭转

E．胆道蛔虫症

10. 下一步检查方法是

A．血尿淀粉酶检查
B．上消化道钡餐造影
C．腹部立位平片
D．B 超检查
E．血管造影

二、单选题：每道考题下面有 A、B、C、D、E 五个备选答案，请从中选择一个最佳答案。

11．关于肠梗阻的呕吐，以下说法不正确的是
A．结肠梗阻是低位梗阻，一般很晚才出现呕吐
B．高位小肠梗阻呕吐出现早，呕吐物为胃内容物
C．低位小肠梗阻呕吐出现早而且频繁
D．麻痹性肠梗阻呈溢出性呕吐
E．绞窄性肠梗阻呕吐物为血性

12．大肠癌最多见的发生部位是
A．直肠和乙状结肠
B．盲肠
C．升结肠
D．降结肠
E．横结肠

13．粘连性肠梗阻最常见于
A．结核性腹膜炎
B．腹腔手术后
C．先天发育异常
D．胎粪性腹膜炎
E．肠系膜淋巴结炎

14．粘连性肠梗阻多属于
A．绞窄性机械性肠梗阻
B．单纯性机械性肠梗阻
C．麻痹性肠梗阻
D．血运性肠梗阻
E．痉挛性肠梗阻

15．急性持续性腹痛，阵发性加剧并伴休克，最可能是
A．输尿管结石
B．单纯性机械性肠梗阻
C．急性阑尾炎
D．绞窄性肠梗阻
E．胆道蛔虫病

16．低位肠梗阻与高位肠梗阻不同之处主要在
A．以腹胀为主
B．有无血便
C．以呕吐为主
D．肛门无排气、排便
E．有无腹膜炎

17．肠扭转最易发生的部位为
A．胃　B．盲肠　C．直肠　D．十二指肠　E．小肠

18．下述哪项不是结肠癌根治术的禁忌证
A．癌肿固定
B．腹膜多发转移结节
C．大量癌性腹腔积液
D．锁骨上淋巴结转移
E．左肝外叶孤立转移结节

19．不能作为克罗恩病长期维持治疗的药物是
A．糖皮质激素
B．5-氨基水杨酸
C．柳氮磺吡啶
D．奥沙拉嗪

E．巴柳氮

20. 腹腔穿刺抽出血性液体，臭气重，最可能的诊断是
A．急性水肿性胰腺炎
B．急性化脓性胆囊炎
C．腹膜后血肿
D．完全性绞窄性肠梗阻
E．宫外孕破裂

21. 属于动力性肠梗阻病因的是
A．假性肠梗阻
B．先天性肠道闭锁
C．肿瘤压迫肠管
D．慢性铅中毒
E．蛔虫梗阻

22. 小儿肠套叠，可采用空气灌肠复位，但其时间限制在起病后不超过
A．8 小时　B．12 小时　C．24 小时　D．36 小时　E．48 小时

23. 肠扭转的典型腹部 X 线平片表现为
A．鱼刺征
B．阶梯征
C．马蹄状巨大的双腔充气肠袢
D．多处液气平
E．膈下游离气体

24. 有关肠梗阻的全身病理生理变化，不恰当的是
A．血容量减少
B．血液浓缩
C．失水后失盐，混合性脱水，代谢酸中毒
D．大量呕吐，丢失胃液易产生酸中毒
E．毒素吸收致毒血症，全身中毒、休克

25. 临床最常见的肠梗阻病因是
A．粘连及束带压迫
B．神经抑制
C．毒素刺激
D．血运障碍
E．遗传性疾病

26. 结肠癌的好发部位最多见于
A．横结肠
B．升结肠
C．盲肠
D．降结肠
E．乙状结肠

27. 麻痹性肠梗阻不常见的临床症状是
A．腹胀
B．呕吐
C．排便排气停止
D．阵发性绞痛
E．肠鸣音减弱

28. “鹅卵石样”病变见于
A．结肠癌
B．结肠扭转
C．结肠憩室
D．克罗恩病
E．溃疡性结肠炎

29. 绞窄性肠梗阻的体征不包括
A．呕吐物为血性液
B．腹部有孤立胀大的肠袢
C．全腹膨胀
D．有腹膜刺激征或固定压痛
E．疼痛为持续性，阵发加重

30. 急性肠梗阻不会出现的变化是

A．代谢性酸中毒
B．代谢性碱中毒
C．肠壁变薄，肠腔压力升高，肠腔因气体和液体的积聚而膨胀
D．肠壁代偿性肥厚
E．肠壁血运障碍

31．盲肠癌手术切除范围是
A．右半结肠及其系膜和淋巴结
B．右半结肠及末端回肠以及所属系膜及淋巴结
C．盲肠及回肠末端及其系膜和淋巴结
D．盲肠及升结肠及其系膜和淋巴结
E．右半结肠、横结肠以及所属系膜及淋巴结

32．有肠绞窄的机械性肠梗阻临床征象表现为
A．剧烈的阵发性腹痛，肠鸣音亢进
B．腹部明显隆起、对称
C．呕吐物、胃肠减压液内有胆汁
D．腹部X线检查见孤立、突出的胀大肠袢，随时间而改变位置
E．有明显腹膜刺激征

33．绞窄性肠梗阻最易发生的酸碱失衡类型属于
A．代谢性酸中毒　　B．代谢性碱中毒
C．呼吸性碱中毒　　D．呼吸性酸中毒
E．呼吸性酸中毒和代谢性碱中毒

34．关于肠梗阻的腹痛描述，以下错误的是
A．绞窄性肠梗阻为持续性腹痛
B．血运性肠梗阻为剧烈的腹部绞痛，哌替啶可缓解
C．机械性肠梗阻表现为阵发性绞痛
D．麻痹性肠梗阻为胀痛
E．结肠梗阻表现为胀痛

35．需要紧急手术的肠梗阻是
A．肠扭转　　B．粘连性肠梗阻
C．不全性肠梗阻　　D．蛔虫性肠梗阻
E．肿瘤引起的肠梗阻

36．克罗恩病的手术指征不包括
A．肠内瘘　　B．慢性肠穿孔
C．发热、腹痛、体重下降　　D．肠管狭窄
E．持续出血

37．下列哪项是我国成人肠梗阻最常见的原因
A．肠粘连　　B．肠套叠　　C．肠扭转　　D．腹内疝　　E．肠肿瘤

38．阑尾残株炎所致的肠梗阻是
A．动力性肠梗阻　　B．粘连性肠梗阻
C．单纯性肠梗阻　　D．肠扭转

E．粪石梗阻

39. 下列哪项不是溃疡性结肠炎的手术适应证

A．中毒性巨结肠　　B．肠穿孔

C．癌变　　D．暴发型溃疡性结肠炎

E．脓肿和瘘管形成

40. 机械性肠梗阻患者腹部平片显示下列何种变化时，应考虑绞窄性肠梗阻的可能

A．扩张肠段黏膜呈鱼刺状　　B．扩张肠段呈梯形排列

C．近端肠段扩张，远端肠段未见气体　　D．孤立肠段扩张且较固定

E．肠袢扩张，可见气液平面

41. 乙状结肠癌最早出现的临床表现是

A．腹部隐痛　　B．排便习惯改变

C．恶心呕吐　　D．腹内肿块

E．消瘦、贫血

42. 以下不属于急性肠系膜上静脉血栓形成的主要因素是

A．门静脉高压症　　B．腹腔感染

C．真性红细胞增多症　　D．心房颤动

E．口服避孕药

43. 左侧结肠癌合并急性肠梗阻时，最合理的手术方法应是

A．局部肠段切除术

B．回肠直肠吻合术

C．癌近端肠管捷径术

D．先行结肠造口术，以后再行二期根治性左半结肠切除术

E．即刻行左半结肠根治性切除术

44. 根据病史和X线表现，下列除了哪项可以诊断为肠梗阻

A．腹部"阶梯状"排列的扩张肠袢

B．腹部平片显示多个气液平面及积气肠袢

C．空肠黏膜显示"鱼骨刺"状

D．孤立、胀大的肠袢不因时间而改变位置

E．2岁以下幼儿的小肠内有气体

45. 下列导致肠梗阻的原因，不考虑立即手术治疗的是

A．成年人肠套叠　　B．急性肠系膜上动脉血管闭塞

C．小肠粘连　　D．小肠扭转

E．回盲部肿瘤

46. 引起机械性肠梗阻的原因不包括

A．蛔虫　　B．铅中毒

C．肿瘤　　D．术后肠粘连

E．炎症性肠炎

47. 回盲型肠套叠约占各种类型肠套叠的

A．50%　　B．60%　　C．80%　　D．75%　　E．70%

48. 老年人发生肠梗阻最常见的原因是

A. 肠管扭转
B. 肠管血运障碍
C. 肠粘连
D. 肠套叠
E. 肠道肿瘤

49. 肠梗阻的诊断中最重要的是确定
A. 梗阻原因
B. 肠壁血运有无障碍
C. 肠梗阻部位高低
D. 梗阻程度
E. 肠梗阻发生速度

50. 在肠梗阻非手术治疗中，下述观察项目最重要的是
A. 腹膜刺激征
B. 脉搏增快
C. 腹胀较前明显
D. 肠鸣音较前减弱
E. 腹痛加重

51. 盲肠癌患者最少见的合并症是
A. 缺铁性贫血
B. 大肠梗阻
C. 右下腹包块
D. 急性阑尾炎
E. 原因不明的低热和消瘦

52. 结肠憩室好发于下列哪个部位
A. 降结肠
B. 横结肠
C. 乙状结肠
D. 升结肠
E. 直肠

53. 关于克罗恩病，以下不正确的是
A. 常合并肠腔狭窄，肠梗阻
B. 病变以回肠末端多见
C. 病变呈跳跃性
D. 很少合并肛周肛管感染
E. X 线钡灌肠可见“鹅卵石”征

54. 肠梗阻的四大共同表现是
A. 腹痛、肠型、呕吐、便闭
B. 便闭、呕吐、腹胀、腹痛
C. 便闭、腹痛、腹胀、肠音亢进
D. 便闭、腹痛、肠音减弱、腹胀
E. 腹痛、便闭、肠型、腹胀

55. 关于溃疡性结肠炎，以下哪项是不恰当的
A. 急性溃疡性结肠炎可合并中毒性巨结肠
B. 90%以上直肠均被累及
C. 病变累及肠壁全层
D. 病变呈连续性蔓延
E. 病理上无肉芽肿形成

56. 下列除哪项外，均说明肠管已无生机
A. 肠壁已失去张力和蠕动能力
B. 肠管麻痹、扩大，对刺激无收缩反应
C. 肠壁已呈黑色
D. 局部系膜血管无搏动
E. 用等渗盐水纱布热敷及 1%普鲁卡因作肠系膜根部封闭后肠管恢复蠕动，由暗红转为淡红色

57. 机械性肠梗阻与动力性肠梗阻的主要区别在于早期
A. 有无腹痛、腹胀及肛门停止排便排气
B. 有无绞痛、腹胀和肠鸣音变化

C．呕吐是否剧烈且频繁
D．有无休克
E．有无酸碱失衡、电解质紊乱

58. 结肠癌最早出现下列哪项症状
A．贫血
B．腹部肿块
C．排便习惯改变
D．腹部隐痛
E．肠梗阻症状

59. 有关小儿肠套叠的描述中，哪项是不恰当的
A．多有果酱样大便
B．常发生于 2 岁以内小儿
C．小儿常表现为阵发性哭闹
D．绝大多数与肠管本身病变有关
E．腹部多可扪及腊肠形、光滑、压痛肿块

60. 短肠综合征的典型临床特点不包括
A．易并发吻合口溃疡
B．易发生胆囊结石
C．神经、肌肉兴奋性严重减低
D．易形成泌尿系结石
E．合并骨质疏松

61. 以下哪种疾病与结肠癌关系最密切
A．回盲部结核
B．家族性结肠息肉病
C．溃疡性结肠炎
D．血吸虫性肉芽肿
E．克罗恩病

62. 以下哪项为低位小肠梗阻的临床特点
A．排便、排气停止，腹胀、呕吐明显，可以吐粪
B．腹痛、呕吐不明显，无排便、排气停止
C．排便、排气停止，无呕吐，腹痛轻微，无腹胀
D．无腹胀，有腹痛、呕吐，排便、排气停止
E．以腹痛和腹胀为主，无呕吐，无排气、排便停止

63. 结肠癌经淋巴转移最先至
A．右锁骨上淋巴结
B．结肠旁淋巴结
C．腹主动脉旁淋巴结
D．左锁骨上淋巴结
E．肠系膜根部淋巴结

64. 男，70 岁。粪便中带血 2 年，逐渐消瘦，查体：面色苍白，腹软，右侧腹部可触及一约 5 cm×4 cm 大小肿块，较硬、触之痛。则该患者可能为
A．右侧结肠癌
B．克罗恩病
C．肠结核
D．阿米巴肠病
E．溃疡性结肠炎

65. 男，58 岁。间断性腹部胀痛 2 个月，贫血，体检发现右侧腹部肿物，活动。最有意义的检查为
A．腹部 B 超
B．立位腹部平片
C．纤维结肠镜检查
D．选择性肠系膜上动脉造影
E．便隐血试验

66. 男，72 岁。乙状结肠癌根治术后 2 天，剧烈咳嗽后切口全层裂开，最佳处理为
A．麻醉下用不锈钢丝全层缝合切口

B. 用干净治疗巾覆盖内脏，伤口情况稳定后再择期修复

C. 麻醉下逐层缝合切口

D. 立即回纳内脏，以后择期修复

E. 用抗生素覆盖创面

67. 男，32 岁。左下腹痛 2 个月。伴腹泻，粪便为黄稀便，时有黏液血便，每日 3 次。查体：T 36.5 ℃，P 80 次/分，R 18 次/分，BP 120/80 mmHg。双肺呼吸音清，未闻及干湿啰音，心率齐，腹软，左下腹轻压痛，无反跳痛。结肠镜检查：直肠、乙状结肠黏膜弥漫充血、水肿，粗颗粒样改变，多发糜烂及浅溃疡。最可能的诊断是

A. 结肠癌

B. 克罗恩病

C. 慢性结肠炎

D. 溃疡性结肠炎

E. 肠结核

68. 男，42 岁。排便次数增多 3 个月余，大便不成形，间有脓血便，并伴有明显的里急后重。经内科药物治疗 1 个月，上述症状无好转，体重减轻 3 kg。最可能的诊断是

A. 急性菌痢

B. 过敏性结肠炎

C. 乙状结肠癌

D. 结肠息肉

E. 肠结核

69. 男，55 岁。2 天前弯腰搬运东西时出现下腹痛，随后出现肛门停止排便排气，无呕吐。既往有多年便秘病史。查体：全腹胀，左下腹尤甚，未扪及腹内肿块，肠鸣音亢进，直肠指检阴性。盐水灌肠只能进入 200 mL。首先考虑下列哪项诊断

A. 小肠急性扭转

B. 结肠肿瘤性梗阻

C. 乙状结肠扭转

D. 肠套叠

E. 肠系膜血管栓塞

70. 男，20 岁。阵发性腹部绞痛伴呕吐，肛门停止排便、排气 3 天，腹胀 2 天，腹痛加剧且间歇期仍感剧痛，2 年前曾行阑尾切除术。查体：右侧腹部较左侧膨隆，明显压痛、反跳痛、肌紧张，肠鸣音低、少。诊断为

A. 绞窄性肠梗阻

B. 阑尾残株炎

C. 麻痹性肠梗阻

D. 粘连性单纯性肠梗阻

E. 急性化脓性腹膜炎

71. 女，35 岁。腹泻、食欲减退、乏力、发热 5 月余。粪便为黄色糊状，无黏液及脓血，3～5 次/天，体温 37.5～38 ℃。发病以来体重减轻约 8 kg。最可能的诊断是

A. 阿米巴肠病

B. 结肠癌

C. 溃疡性结肠炎

D. 肠结核

E. 克罗恩病

72. 女，36 岁。腹部胀痛、呕吐、停止排气排便 6 天，1 年前曾行阑尾切除术，腹部立位平片示右下腹可见 2 个气液平面，应诊断为

A. 粘连性肠梗阻

B. 溃疡性结肠炎

C. 克罗恩病

D. 阑尾残株炎

E. 胆囊炎

73. 女，46 岁。近 2 个月来有不明原因的少量脓血黏液及稀软便，5～6 次/d，腹胀，有时可闻及亢进肠鸣音，左下腹可扪及一质硬、固定、椭圆形包块。应诊断考虑为

A．溃疡性结肠炎　　B．慢性痢疾
C．过敏性结肠炎　　D．结肠息肉
E．乙状结肠癌

74. 男,30 岁。间断中上腹疼痛 3 小时,伴呕吐。腹部 X 线平片如图。考虑诊断为

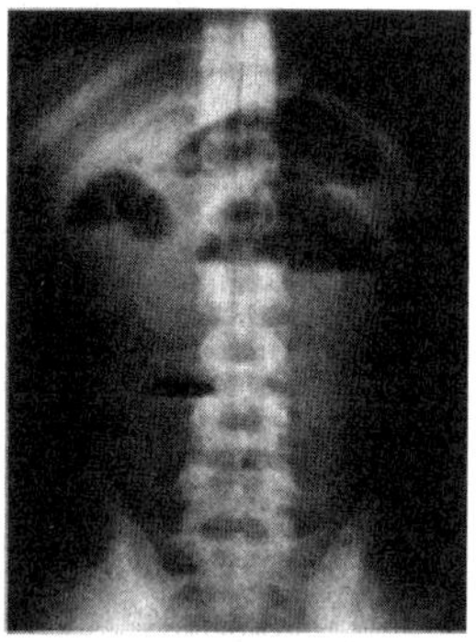

A．泌尿系统阳性结石　　B．急性肠梗阻
C．消化道穿孔　　D．急性胰腺炎
E．肝破裂

75. 女,32 岁。2 年来反复腹痛腹泻,粪便为糊状,无脓血。结肠镜检查发现升结肠近回盲部纵行溃疡,溃疡周围黏膜呈鹅卵石样,病变呈节段性分布,病变间黏膜正常,最可能的诊断是
A．肠结核　　B．阿米巴病
C．结肠癌　　D．克罗恩病
E．血吸虫病

76. 男,60 岁。左侧腹部隐痛 2 个月,大便次数增多,5~6 次/天,有黏液及脓血。查体：左腹部似可触及包块,有轻压痛,最有诊断意义的检查是
A．血癌胚抗原检查　　B．B 超检查
C．乙状结肠镜检查　　D．全消化道造影
E．血常规+便隐血

77. 女,50 岁。左侧腹胀、腹痛,粪便不成形,每日 3~4 次,有脓血。查体：左下腹似可扪及包块,边界不清。为明确诊断,首选的检查是
A．B 超　　B．CT
C．CEA　　D．直肠指诊、结肠镜
E．粪便隐血试验

78. 女,35 岁。阵发性腹痛 4 天,伴有恶心、呕吐,起病以来肛门未排便排气,3 年前因胆囊结石行胆囊切除术,正值月经中期。查体：脉搏 120 次/分,血压 90/60 mmHg,腹饱满,右侧腹部较对侧膨隆,有压痛、反跳痛及肌紧张。右下腹腔穿刺抽出少量暗红色液体。血红蛋白 110 g/L。最可能的诊断是
A．急性阑尾炎穿孔,腹膜炎　　B．宫外孕,输卵管妊娠破裂
C．卵巢囊肿蒂扭转　　D．绞窄性肠梗阻
E．十二指肠溃疡穿孔

79. 男,70 岁。腹部绞痛伴腹胀 4 小时,腹部 X 线平片显示马蹄状巨大的双腔充气肠袢;钡剂灌肠见直肠上段钡剂受阻,钡影尖端呈“鸟嘴”形。最可能的诊断是
A．乙状结肠扭转　　B．直肠癌
C．小肠扭转　　D．乙状结肠癌
E．溃疡性结肠炎

80. 男,48 岁。反复右下腹隐痛 5 年,大小便正常,查体：体温正常,腹部未及肿物,右下腹固定点轻压痛,无反跳痛、肌紧张。为明确诊断,进一步的检查是
A．上消化道造影　　B．胃镜
C．B 超　　D．结肠镜

E．钡剂灌肠

81. 男，12 岁。间歇性反复发作腹痛 3~4 年，常伴有呕吐，呕吐物或含胆汁或为胃内容物，但可自行缓解，自幼营养情况欠佳，考虑最可能是下列哪项诊断

A．肠痉挛
B．肠蛔虫症
C．过敏性紫癜(腹型)
D．肠旋转不良
E．慢性肠套叠

82. 女，48 岁。慢性腹泻 3 年，粪便每日 3~4 次，伴有少量黏液，多次粪便致病菌培养阴性。纤维结肠镜检查见直肠与降结肠充血、水肿，有少数散在分布的浅溃疡。拟诊为溃疡性结肠炎。首选的治疗方案为

A．氟哌酸口服
B．泼尼松口服
C．柳氮磺吡啶口服
D．甲硝唑保留灌肠
E．氢化可的松保留灌肠

83. 女，65 岁。上腹不适 2 个月，伴大便次数增多和排暗红色便。查体：腹平软，中上腹可触及一直径 3.5 cm 的肿物，化验：血红蛋白 60 g/L，大便隐血(+)。最可能的诊断是

A．胃癌
B．横结肠癌
C．胆囊癌
D．壶腹周围癌
E．肝癌

84. 男，70 岁。乏力、厌食、体重减轻半年入院，查体：右侧腹部可触及 8 cm×5 cm 肿块，血常规：血红蛋白 72 g/L，该患者最可能的诊断是

A．乙状结肠癌　B．升结肠癌　C．阑尾类癌　D．横结肠癌　E．降结肠癌

85. 男，47 岁。因肠梗阻行剖腹探查术，发现梗阻为结肠肝曲肿瘤所致，梗阻近侧肠管壁水肿不严重，肝脏未见异常，应选择的手术方式是

A．盲肠造口术
B．回肠横结肠吻合术
C．回肠造口术
D．根治性右半结肠切除，回肠横结肠吻合术
E．根治性右半结肠切除，回肠造口术

86. 男，78 岁。早餐后突感脐周和上腹部绞痛，当时患者脸色苍白，大汗淋漓，1 小时后疼痛减轻，右下腹有压痛，不久出现全腹膨隆，肠鸣音消失，明显休克体征。1 个月前有心肌梗阻病史。最可能是下列哪项诊断

A．急性盲肠憩室炎
B．横结肠癌
C．急性胆囊炎
D．肠系膜上动脉栓塞
E．急性阑尾炎并穿孔

87. 男，40 岁。近 2 年反复发作阵发性疼痛，发作时患者腹部可触及包块，伴恶心、呕吐，数小时后缓解。最可能的原因是

A．肠扭转
B．肠道肿瘤
C．肠套叠
D．肠粘连
E．粪便堵塞

88. 男，36 岁。十二指肠溃疡穿孔修补术后 5 天，腹胀痛不适，恶心，停止排气排便，查体：全腹胀，未见肠型，全腹压痛尤其以右下腹明显，轻度肌紧张，肠鸣音消失。血常规：白细

胞 11×10^9/L,中性粒细胞 86%。腹部 X 线平片:肠腔积气并可见小液气平面。应考虑为

A. 急性阑尾炎　　B. 十二指肠溃疡穿孔
C. 粘连性肠梗阻　　D. 麻痹性肠梗阻
E. 弥漫性腹膜炎

89. 男,56 岁。阵发性腹痛 6 天,伴恶心、腹胀 2 天入院,无发热。查体:腹膨隆,见肠型,肠鸣音亢进,有气过水声。腹部平片见腹中部扩张,小肠呈"阶梯状"液平,结肠内少量积气。可能的诊断是

A. 结肠梗阻　　B. 低位小肠梗阻
C. 高位小肠梗阻　　D. 乙状结肠扭转
E. 结肠癌

90. 女,45 岁。大便习惯改变半年余,粪便变细,黏液血便 1 个月。结合图像,最可能的诊断为

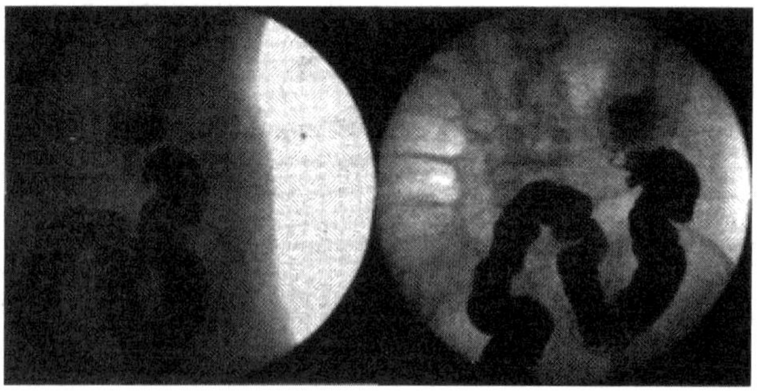

A. 肠扭转　　B. 肠套叠
C. 降结肠癌　　D. 肠穿孔
E. 降结肠炎

91. 男,50 岁。阵发性腹痛,腹胀,呕吐,无排便排气 5 天,2 年前有阑尾手术史,查体:腹膨隆,可见肠型,有压痛,肠鸣音亢进。腹部 X 线平片见中下腹部小肠有数个液气平面,盲肠、升结肠肠腔扩张。下列各病中以哪种可能性最大

A. 机械性肠梗阻　　B. 麻痹性肠梗阻
C. 高位小肠梗阻　　D. 低位小肠梗阻
E. 绞窄性肠梗阻

92. 男,65 岁。贫血、低热 2 个月,钡剂灌肠示升结肠占位,肠腔狭窄成细线状。剖腹探查发现升结肠 6 cm 肿块,肝脏多个转移结节。最佳处理是

A. 不做处理,直接关腹　　B. 升结肠肿块活检
C. 肝脏结节活检　　D. 升结肠肿块和肝脏结节活检
E. 切除升结肠肿块,肝脏结节活检

93. 男婴,9 个月,体重 9 kg。哭闹 15 小时,有规律性,伴呕吐,排果酱样便 2 次,腹部触及包块,大便镜检蛔虫卵(+)。最可能的诊断是

A. 细菌性痢疾　　B. 蛔虫性肠梗阻
C. 肠道肿瘤　　D. 肠套叠

E．过敏性紫癜

三、案例分析题：以下提供若干个案例，每个案例下设若干道考题。每道考题有多个备选答案，其中正确答案有1个或多个。选对一个答案给1个得分点，选错一个扣1个得分点，直至本题扣至0分。

（94~96题共用题干）

男，25岁。腹痛2天急诊入院。患者于48小时前突然发作全腹痛，以右下腹更明显，为阵发性绞痛，伴有肠鸣音，多次呕吐，开始为绿色物，以后呕吐物有粪臭味。2天来未进食，亦未排便排气，尿少，自觉发热。3年前曾作过阑尾切除术。查体：急性病容，神志清楚，血压100/60 mmHg，脉搏132次/分，体温37.5℃，皮肤无黄染，干燥，弹性差。心肺正常，腹膨隆，未见肠型，全腹触诊柔软，广泛轻压痛，无反跳痛，未触及肿块，肝脾不大，肠鸣音高亢，有气过水音。辅助检查：血红蛋白160 g/L，白细胞10.6×10^9/L，尿常规阴性。腹部透视有多个液平面。

94. 患者的诊断为

A．大网膜扭转
B．急性肠梗阻（机械性、粘连性、低位）
C．上消化道穿孔
D．肠扭转
E．肠系膜血管血栓形成
F．慢性胰腺炎急性发作

95. 可作为诊断依据的有

A．有腹部手术史
B．男，25岁
C．腹部透视有多个液平面
D．腹胀、呕吐，停止排便与排气
E．急性阵发性腹痛，伴肠鸣音亢进
F．神志清楚

96. 该病的治疗原则有

A．禁食，胃肠减压
B．营养支持治疗
C．输液，纠正脱水及酸中毒
D．抗生素治疗
E．手术治疗
F．抗真菌治疗

（97~99题共用题干）

男，56岁。消瘦乏力2个月，腹部持续隐痛及排便次数增加1周，便中带血2次。查体：贫血貌，腹稍胀，全腹软，右上腹轻压痛，无肌紧张，未及肿块，肠鸣音正常。

97. 最可能的诊断是

A．慢性肠套叠
B．肠结核
C．结肠癌
D．慢性肠炎
E．直肠梗阻
F．慢性阑尾炎

98. 为明确诊断，首选的检查是

A．肛门指诊
B．血清CEA
C．纤维结肠镜
D．立位腹部X线平片
E．腹部CT
F．腹部超声

99. 提示：剖腹探查发现结肠肝曲肿胀。手术切除范围为

A．左半横结肠、升结肠、盲肠和15~30 cm回肠末段
B．包括肝曲和脾曲的整个横结肠，包括胃肠韧带的淋巴结组
C．横结肠、升结肠、盲肠、回肠末段和相应系膜、胃第6组淋巴结

D．横结肠、升结肠和盲肠
E．仅切除病变部位即可
F．横结肠和升结肠

答案与解析

答案

1. A	2. D	3. C	4. B	5. D	6. C	7. D	8. A	9. D	10. C
11. C	12. A	13. B	14. B	15. D	16. A	17. E	18. E	19. A	20. D
21. D	22. E	23. C	24. D	25. A	26. E	27. D	28. D	29. C	30. D
31. B	32. E	33. A	34. B	35. A	36. C	37. A	38. C	39. D	40. D
41. B	42. D	43. D	44. E	45. C	46. B	47. C	48. E	49. B	50. A
51. B	52. C	53. D	54. B	55. C	56. E	57. B	58. C	59. D	60. C
61. B	62. A	63. B	64. A	65. C	66. A	67. D	68. C	69. C	70. A
71. D	72. A	73. E	74. B	75. D	76. C	77. D	78. D	79. A	80. D
81. D	82. C	83. B	84. B	85. D	86. D	87. C	88. D	89. B	90. C
91. A	92. E	93. D							

94. B　　95. ACDE　　96. ACDE　　97. C　　98. C
99. C

解析

4. 血清癌胚抗原（CEA）和糖类抗原 19-9（CA19-9）分别在约 45%和 30%的结肠癌患者中升高，对结肠癌的特异性诊断意义不大，用于术后判断预后和复发更有价值。故本题选 B。
5. 结肠癌的转移方式为血行转移、淋巴转移、直接浸润和种植转移。由于结肠静脉血回流经门静脉系统进入肝脏，因此，肝脏是血行转移最先发生且最常见的器官，其次是肺与骨组织。故本题选 D。
6. 化疗在结肠癌综合治疗中是外科治疗后又一重要治疗措施。结肠癌常用的化疗方案：①顺铂联合氟尿嘧啶类药物，CF 方案（顺铂/5-FU），XP（顺铂/卡培他滨），SP（顺铂/TS-1）。②奥沙利铂联合氟尿嘧啶类药物，FOLFOX（奥沙利铂/CF/5-FU），XELOX（奥沙利铂/卡培他滨），SOL（奥沙利铂/TS-1）。③紫杉烷类联合氟尿嘧啶类药物，紫杉醇或多西紫杉醇联合 5-FU 或卡培他滨或 TS-1。故本题选 C。
11. 高位小肠梗阻的呕吐出现较早，呕吐较频繁，吐出物主要为胃及十二指肠内容物。低位小肠梗阻的呕吐出现较晚，初为胃内容物，后期的呕吐物为积蓄在肠内并经发酵腐败呈粪样的肠内容物。若呕吐物呈棕褐色或血性，是肠管血运障碍的表现，考虑绞窄性肠梗阻。麻痹性肠梗阻时，呕吐多呈溢出性。故本题选 C。
13. 肠粘连和腹腔内粘连带可分先天性和后天性两种。先天性者较少见，可因发育异常或胎粪性腹膜炎所致；后天性者多见，常由于腹腔内手术、炎症、创伤、出血、异物等引起。临床上以手术后所致的粘连性肠梗阻为最多。故本题选 B。
15. 绞窄性肠梗阻特点：①发病急，进展快，呈持续性剧烈腹痛。②呕吐物呈棕褐色或血性。③有明显腹膜刺激征和全身炎症反应。④腹部不对称隆起或触及孤立胀大肠袢。⑤可出现全身中毒症状及休克。⑥积极非手术治疗无效。⑦腹部 X 线片示孤立胀大肠袢不随时间而改变位置，有假肿瘤状影或肠间隙增宽。⑧移动性浊音可呈阳性。故本题选 D。

16. 根据肠梗阻发生的部位，可分为低位和高位肠梗阻。高位肠梗阻腹胀不明显，但有时可见胃型。低位肠梗阻及麻痹性肠梗阻腹胀显著，遍及全腹。故本题选 A。

17. 肠扭转是一段肠袢及其系膜沿其系膜长轴扭转 360°~720°而造成的闭袢型肠梗阻。大多数肠扭转发生在小肠，但乙状结肠扭转也不罕见。故本题选 E。

19. 克罗恩病的药物治疗：①水杨酸类柳氮磺吡啶和 5-氨基水杨酸，适用于慢性期和轻、中度活动期患者。②糖皮质激素，常用于中、重症或暴发型患者；对不能耐受口服者，可静滴氢化可的松或甲泼尼龙，14 天后改口服泼尼松维持。通常在急性发作控制后尽快停用。③其他药物，如免疫球蛋白等免疫增强剂。故本题选 A。

22. 肠套叠时，应用空气或钡剂灌肠，不仅是诊断方法，也是一种有效的治疗方法，适用于回盲型或结肠型的早期，若病期已超过 48 小时，应行手术治疗。故本题选 E。

24. 高位肠梗阻时，由于大量呕吐，丢失大量的胃酸和氯离子，出现代谢性碱中毒；低位小肠梗阻丢失大量的碱性消化液及组织灌注不良，酸性代谢产物剧增，可引起严重的代谢性酸中毒。故本题选 D。

27. 麻痹性肠梗阻的肠壁肌呈瘫痪状态，没有收缩蠕动，因此无阵发性腹痛，只有持续性胀痛或不适。听诊时肠鸣音减弱或消失。故本题选 D。

28. 克罗恩病的病变可局限于肠管的一处或多处，呈节段性分布。炎症波及肠壁各层，浆膜面充血水肿、纤维素渗出；病变黏膜增厚，可见裂隙状深溃疡，黏膜水肿突出表面呈鹅卵石样改变。故本题选 D。

29. 绞窄性肠梗阻的临床表现：①发病急，进展快，呈持续性剧烈腹痛。②呕吐物呈棕褐色或血性。③有明显腹膜刺激征和全身炎症反应。④腹部不对称隆起或触及孤立胀大肠袢。⑤可出现全身中毒症状及休克。⑥积极非手术治疗无效。⑦腹部 X 线片示孤立胀大肠袢不随时间而改变位置，有假肿瘤状影或肠间隙增宽。⑧移动性浊音可呈阳性。故本题选 C。

31. 右半结肠切除术适用于盲肠、升结肠、结肠肝曲的癌肿。切除范围包括右半横结肠以近及回肠末段和相应系膜、胃第 6 组淋巴结，回肠与横结肠端端或端侧吻合。故本题选 B。

35. 肠扭转是一种较严重的机械性肠梗阻，可在短时期内发生肠绞窄、坏死。若不能得到及时正确的处理，将有较高的死亡率。及时的手术治疗，将扭转的肠袢回转复位可降低死亡率，更可减少小肠大量切除后的短肠综合征。故本题选 A。

36. 克罗恩病手术适应证为肠狭窄梗阻、腹腔脓肿、肠内瘘或肠外瘘、游离性肠穿孔、不可控制的肠道出血、癌肿形成、肛周病变或内科治疗无效者，儿童生长发育迟缓者亦应考虑手术干预。故本题选 C。

39. 溃疡性结肠炎的外科指征包括中毒性巨结肠、穿孔、出血、难以忍受的结肠外症状（坏疽性脓皮病、结节性红斑、肝功能损害、眼并发症和关节炎）及癌变。另外，因结、直肠切除是治愈性的治疗，当患者出现顽固性的症状而内科治疗无效时可考虑手术治疗。故本题选 D。

41. 排便习惯与粪便性状的改变常为结肠癌最早出现的症状。多表现为排便次数增加、腹泻、便秘、粪便中带血、脓液或黏液。故本题选 B。

42. 肠系膜上动脉栓塞的栓子多来自心脏,如心肌梗死后的附壁血栓、心瓣膜病、心房颤动、心内膜炎等。肠系膜上静脉血栓形成可继发于腹腔感染、肝硬化门静脉高压致血流淤滞、真性红细胞增多症、高凝状态(如口服避孕药)、外伤或手术造成血管损伤等。故本题选 D。

44. 一般在肠梗阻发生 4~6 小时,X 线检查即显示出肠腔内气体;可见气胀肠袢和液平面。肠梗阻的部位不同,X 线表现也各有其特点:空肠黏膜的环状皱襞在肠腔充气时呈鱼骨刺状;回肠扩张的肠袢多,可见阶梯状的液平面;结肠胀气位于腹部周边,显示结肠袋形。故本题选 E。

50. 肠梗阻最主要的临床症状为腹痛、呕吐、腹胀、停止排气排便四大症状。肠梗阻的非手术治疗:①胃肠减压。②纠正水、电解质紊乱和酸碱失衡。③防治感染。④其他治疗。在非手术治疗时,主要观察项目为腹膜刺激征,即腹部压痛、反跳痛及肌紧张。若存在腹膜刺激征,常提示肠梗阻发展到无法保守治疗的阶段,需要手术解除梗阻。故本题选 A。

53. 克罗恩病可侵及胃肠道的任何部位,最多见于回肠末段,可同时累及小肠和结肠,病变肠袢间及与周围组织、器官常粘连,或因溃疡穿透而形成内瘘、外瘘,可引起肛周肛管感染。故本题选 D。

55. 溃疡性结肠炎病变多局限在黏膜层和黏膜下层,肠壁增厚不明显,表现为黏膜的大片水肿、充血、糜烂和溃疡形成。故本题选 C。

57. 机械性肠梗阻是常见的肠梗阻类型,腹痛性质为阵发性绞痛,可见肠型和蠕动波,早期腹胀可不显著。麻痹性肠梗阻无阵发性绞痛等肠蠕动亢进的表现,相反是肠蠕动减弱或消失,腹胀显著,肠鸣音微弱或消失。故本题选 B。

60. 短肠综合征患者早期最主要的临床表现为腹泻、水和电解质失衡,以及营养不良。腹泻导致进行性脱水、血容量降低,水、电解质紊乱和酸碱失衡。钙、镁不足可引起肌肉兴奋性增强和手足抽搐,长期缺乏可引起骨质疏松和骨骼疼痛。肠抑胃多肽的减少不仅加重腹泻,并可发生消化道溃疡。由于钙与脂肪酸相结合排出,草酸盐不能与钙结合而被吸收从尿中排出,可以反复出现泌尿系草酸盐结石,影响肾功能。由于长期应用肠外营养、胆盐减少,容易造成胆道结石。故本题选 C。

61. 家族性肠息肉病又称家族性腺瘤性息肉病,是常染色体显性遗传病,其特点是婴幼儿期并无息肉,常开始出现于青年时期,癌变的倾向性很大。直肠及结肠常布满腺瘤,极少累及小肠。如不治疗,几乎所有患者都将发展为结直肠癌,平均癌变年龄约 39 岁。故本题选 B。

64. 排便习惯与粪便性状的改变常为结肠癌最早出现的症状,多表现为排便次数增加、腹泻、便秘、粪便中带血、脓液或黏液。患者便中带血 2 年,有消瘦、贫血貌,且查体右侧腹部触及一质硬、有触痛的包块,考虑为结肠癌。故本题选 A。

65. 患者有腹痛、贫血、右侧腹部肿块表现,应考虑右半结肠癌,纤维结肠镜检查可在镜下发现病灶并取病理活检。故本题选 C。

67. 溃疡性结肠炎是发生在结、直肠的一种弥漫性的炎症性病变。它可发生在结、直肠的任何部位,其中以直肠和乙状结肠最为常见。病变多局限在黏膜层和黏膜下层,肠壁增厚不明显,表现为黏膜的大片水肿、充血、糜烂和溃疡形成。临床上以血性腹泻为最常见的早期症状,多为脓血便,腹痛表现为轻到中度的痉挛性疼痛,少数患者因直肠受累而引起里急后重。故本题选 D。

68. 患者有排便习惯和大便性状改变，且内科治疗无效，患者近期体重减轻明显，考虑结肠癌。故本题选 C。

70. 患者既往有腹部手术史，目前症状为腹痛、腹胀、呕吐、停止排气排便，考虑为肠梗阻。患者查体右侧腹部膨隆，伴压痛、反跳痛、肌紧张，即腹膜刺激征阳性，肠鸣音低，且患者剧烈腹痛，间歇期并不缓解，考虑为绞窄性肠梗阻。故本题选 A。

71. 肠结核患者多呈低热、盗汗、乏力、消瘦、食欲减退等结核病的全身症状，有腹泻或腹泻和便秘交替出现，除非病变侵犯结肠，一般粪便不带黏液和脓液。此患者临床表现均符合上述特点，考虑为肠结核。故本题选 D。

72. 患者有腹痛、腹胀、呕吐、停止排气排便，且腹平片可见右下腹液气平面，考虑为肠梗阻；患者有腹部手术史，考虑为粘连性肠梗阻。故本题选 A。

75. 克罗恩病可侵及胃肠道的任何部位，最多见于回肠末段，可同时累及小肠和结肠；起病常较缓慢，病史较长，腹泻、腹痛、体重下降是其常见症状，可见黏液血便；病变可局限于肠管的一处或多处，呈节段性分布；病变黏膜增厚，可见裂隙状深溃疡，黏膜水肿突出表面呈鹅卵石样改变。故本题选 D。

76. 结肠癌的主要临床表现：①排便习惯与粪便性状改变。②腹痛。③腹部肿块。④肠梗阻症状。⑤贫血、消瘦、乏力等全身症状。患者左侧腹痛，伴排便习惯改变，有黏液及脓血便，且左腹部似可触及包块，有轻压痛，考虑诊断为结肠癌，乙状结肠镜检查及活组织病理检查可明确诊断。故本题选 C。

78. 腹痛、腹胀、呕吐、停止排气排便为肠梗阻的典型临床表现，既往有腹部手术史为粘连性肠梗阻的常见原因，但患者查体见右侧腹部较对侧膨隆，有压痛、反跳痛及肌紧张，即腹膜刺激征阳性，且右下腹腔穿刺抽出少量暗红色液体，考虑为绞窄性肠梗阻。故本题选 D。

97. 患者有腹痛、排便习惯与粪便性状的改变，且有消瘦、乏力、贫血等全身症状表现，考虑结肠癌。故本题选 C。

98. 患者考虑为结肠癌，应行纤维结肠镜明确诊断。故本题选 C。

99. 右半结肠切除术适用于盲肠、升结肠、结肠肝曲的癌肿。切除范围包括右半横结肠以近及回肠末段和相应系膜、胃第 6 组淋巴结，回肠与横结肠端端或端侧吻合。故本题选 C。

第十一节 阑尾疾病

一、共用题干单选题：每道考题以一个小案例的形式出现，其下面都有 A、B、C、D、E 五个备选答案。请从中选择一个最佳答案。

（1~3 题共用题干）

某孕妇，孕 38 周。右上腹痛 1 周，查体见右上腹轻度压痛，无反跳痛，WBC 12×10^9/L，腹部 B 超未见明确异常。

1. 此时可能的诊断是

A．急性胃肠炎　　B．急性阑尾炎

C．泌尿系统结石　　D．急性胆囊炎

E．急性胰腺炎

2. 合理的处置方式是
   A．尽快手术
   B．抗炎保守治疗
   C．保胎，保守治疗
   D．终止妊娠
   E．立即行剖宫产术
3. 如病情发生在临产期，且全身感染症状重，如何处理最为合理
   A．在抗炎的基础上，引产
   B．经腹剖宫产，同时切除病灶
   C．先切除病灶，再行引产
   D．先行引产，然后考虑手术切除病灶
   E．按正常分娩程序生产，以后择期手术

（4~6 题共用题干）

女，22 岁。突发腹痛 12 小时。腹痛呈持续性，先以脐部为主，后固定于右下腹，逐渐加重，伴恶心，无呕吐。查体：T 37.5 ℃，P 100 次/分，R 22 次/分，BP 110/70 mmHg。痛苦面容，双肺未闻及啰音，心律齐。腹软，右下腹压痛，无反跳痛，Murphy 征阴性，肝脾肋下未触及，肠鸣音减弱。血常规：Hb 120 g/L，WBC 13×10^9/L，N 0.85，PLT 200×10^9/L。拟行手术治疗。

4. 如腰大肌试验阳性，则术中阑尾最可能的位置是
   A．盆位
   B．回肠前位
   C．盲肠后位
   D．盲肠下位
   E．回肠后位
5. 如该患者为妊娠期，以下处理不正确的是
   A．手术切口需偏高
   B．围手术期应加用黄体酮
   C．临产期可行剖宫产同时切除阑尾
   D．常规放置引流管
   E．术后使用广谱抗生素
6. 该患者术后 10 天，排便、排尿频繁，伴里急后重感。体温 38.5 ℃. 直肠指诊在直肠前壁触及有波动感的包块，触痛明显。最主要的治疗方法是
   A．充分引流
   B．温盐水灌肠
   C．应用抗生素
   D．热水坐浴
   E．物理透热

（7~9 题共用题干）

女，36 岁。急性化脓性阑尾炎，阑尾切除术后 1 周，伤口愈合良好。发热，下腹胀痛，大便次数多，6~8 次/天，内有黏液，伴有里急后重及尿频、尿急。查体：体温 39.2 ℃，腹略胀，下腹轻度压痛。

7. 此患者应诊断为
   A．阑尾残株炎
   B．肠粘连
   C．肠道菌群失调
   D．膀胱炎
   E．盆腔脓肿
8. 此时简单直接的检查手段是
   A．直肠指诊
   B．腹腔穿刺
   C．腹部 X 线平片
   D．腹部 CT
   E．血培养及尿常规
9. 此患者的处理原则是

A．禁食、输液、抗炎治疗
B．抗炎
C．经直肠或阴道引流
D．抗炎+理疗
E．开腹探查，经腹引流

（10～11题共用题干）

男，34岁。阑尾切除术后1个月，右下腹疼痛3天，伴发热，体温38℃，无大便性状改变。查体：右下腹切口无红肿，右下腹压痛，无包块。WBC $13\times10^9/L$。

10. 初步诊断是
A．结肠癌
B．盆腔脓肿
C．阑尾残株炎
D．粘连性肠梗阻
E．溃疡性结肠炎

11. 治疗方案是
A．急诊手术探查盆腔引流术
B．加强抗感染治疗
C．回肠造口术
D．结肠癌根治术
E．回盲部切除术

（12～16题共用题干）

男，25岁。4小时前大量进食后出现上腹部疼痛，并逐渐转移至脐周，入院前曾呕吐一次，呕吐物为胃内容物。入院查体：T 38℃，腹部压痛不显著，双肾区无叩痛。腹部平片见盲肠扩张并见气液平面。

12. 最可能的诊断是
A．输尿管结石
B．急性肠梗阻
C．急性阑尾炎
D．胃、十二指肠溃疡穿孔
E．急性胆囊炎

13. 为进一步确诊，应进行的检查不包括
A．血管造影
B．尿常规
C．腹部B超
D．直肠指诊
E．血常规

14. 经过检查后，诊断仍不明确，此时应采取的治疗方法是
A．观察随诊
B．对症给予止吐及止痛药物
C．抗生素并补液治疗
D．应用生长抑素
E．剖腹探查

15. 入院4小时后，腹痛转移至右下腹，并出现右下腹麦氏点压痛，此时首选的治疗手段是
A．继续观察
B．抗生素保守治疗
C．对症处理
D．手术切除
E．切开冲洗引流

16. 该病最常见的转归不包括
A．炎症消退
B．炎症局限
C．慢性阑尾炎
D．弥漫性腹膜炎
E．结肠小肠炎

二、单选题：每道考题下面有 A、B、C、D、E 五个备选答案，请从中选择一个最佳答案。

17. 阑尾肿胀明显，镜下见阑尾黏膜溃疡面深达肌层及浆膜层，管壁有小脓肿形成的是
    A．急性单纯性阑尾炎　　B．急性化脓性阑尾炎
    C．坏疽性及穿孔性阑尾炎　　D．阑尾周围脓肿
    E．慢性阑尾炎
18. 下列有关阑尾假黏液瘤的说法，不恰当的是
    A．切除阑尾假黏液瘤时，最主要的是要完整切除
    B．假黏液瘤可转移到肝脏
    C．阑尾假黏液瘤为真性肿瘤，可种植腹腔
    D．广泛腹膜假黏液瘤应尽量切除，减小肿瘤体积
    E．腹腔化疗对假黏液瘤疗效不确切
19. 胃肠道类癌最好发于下列哪个部位
    A．小肠　　B．十二指肠　　C．阑尾　　D．结肠　　E．直肠
20. 急性阑尾炎最常见的症状是
    A．肠功能紊乱　　B．发热　　C．腹痛　　D．腰痛　　E．呕吐
21. 阑尾炎时，阑尾穿孔的原因是
    A．血运障碍　　B．细菌入侵
    C．淋巴集结坏死　　D．管腔梗阻合并管壁坏死
    E．管壁肌肉收缩
22. 造成阑尾管腔阻塞从而诱发急性阑尾炎的最常见原因是
    A．阑尾肿瘤压迫　　B．食物残渣进入阑尾管腔
    C．阑尾壁淋巴滤泡增生　　D．蛔虫进入阑尾管腔
    E．粪石阻塞管腔
23. 慢性阑尾炎诊断的要点中，最重要的是
    A．右下腹有固定位置的压痛点　　B．右下腹反复疼痛
    C．钡灌肠造影阑尾不充盈　　D．典型的急性阑尾炎发作史
    E．除外阑尾周围肿瘤等病变
24. 急性阑尾炎直肠指诊，直肠前壁有触痛，并有波动感，提示
    A．合并内痔　　B．并发盆腔脓肿
    C．盆位阑尾　　D．盲肠后位阑尾
    E．合并前列腺炎
25. 关于急性阑尾炎临床表现的描述，正确的是
    A．都有转移性腹痛
    B．肝下区阑尾炎不会引起血尿
    C．坏疽性阑尾炎呈持续性腹痛
    D．阑尾穿孔后腹痛可暂时减轻，体温下降
    E．出现轻度黄疸表明同时合并胆管结石
26. 阑尾炎手术后可以出现以下并发症，不包括
    A．腹腔出血　　B．粪瘘
    C．肠梗阻　　D．阑尾残株炎

E. 阑尾腺癌

27. 急性阑尾炎的最典型的症状是

A. 恶心、呕吐
B. 乏力、头痛
C. 腹肌紧张
D. 转移性右下腹痛
E. WBC 升高

28. 关于小儿急性阑尾炎，叙述错误的是

A. 病情发展快且重
B. 右下腹体征明显
C. 穿孔率高
D. 并发症及死亡率较高
E. 宜早期手术

29. 急性阑尾炎时查体腰大肌试验阳性，提示

A. 阑尾位置偏后
B. 阑尾位置高
C. 阑尾位置低
D. 证实阑尾炎的诊断
E. 阑尾偏前

30. 慢性阑尾炎最主要的体征包括

A. 结肠充气试验阳性
B. 经常出现右下腹局限性压痛
C. 直肠指诊直肠右前方触痛
D. 转移性右下腹痛
E. 腰大肌试验阳性

31. 急性阑尾炎时判断阑尾靠近闭孔内肌的体征是

A. 右下腹麦氏点固定压痛
B. 结肠充气试验阳性
C. 腹肌紧张度增加
D. 腰大肌试验阳性
E. 闭孔内肌试验阳性

32. 单纯性阑尾炎的腹痛性质是

A. 刀割痛
B. 压榨性痛
C. 剧痛
D. 跳痛
E. 隐痛

33. 老年急性阑尾炎的临床特点是

A. 阑尾容易缺血、坏死
B. 腹痛、恶心明显
C. 常有寒战、高热
D. 右下腹压痛明显
E. 显著腹肌紧张

34. 急性阑尾炎最常见的并发症为

A. 化脓性门静脉炎
B. 肝脓肿
C. 局限性腹膜炎
D. 弥漫性腹膜炎
E. 脓毒血症

35. 急性阑尾炎容易发生阑尾坏死、穿孔的主要原因是

A. 阑尾开口较小
B. 阑尾蠕动较缓而弱
C. 阑尾系膜短易屈曲扭转
D. 阑尾淋巴丰富
E. 阑尾动脉系终末支，易致血运障碍

36. 下述哪项不是急性阑尾炎手术治疗的适应证

A. 老年、小儿、妊娠患者的急性阑尾炎
B. 阑尾穿孔并弥漫性腹膜炎者
C. 化脓性或坏疽性阑尾炎者
D. 慢性阑尾炎反复急性发作者

E．单纯性阑尾炎，症状、体征较轻者

37. Obturator 征阳性表明

A．阑尾位置高
B．阑尾位置偏后
C．阑尾偏前
D．阑尾偏内
E．阑尾位置低

38. 阑尾动脉来源于

A．右结肠动脉
B．中结肠动脉
C．肠系膜下动脉
D．肠系膜上动脉
E．回结肠动脉

39. 阑尾周围脓肿非手术治疗治愈，择期行阑尾切除的时间是治愈后

A．1 周　B．2 周　C．1 个月　D．2 个月　E．3 个月

40. 婴幼儿较少患阑尾炎的原因是

A．婴幼儿盲肠位置高
B．婴幼儿阑尾腔呈漏斗状
C．婴幼儿大网膜短而薄
D．婴幼儿阑尾壁淋巴组织增生少
E．婴幼儿阑尾血管纤细

41. 下列哪项不符合妊娠合并阑尾炎特点及处理原则

A．疼痛位置不典型
B．以保守治疗为主
C．炎症易扩散
D．可导致流产
E．腹膜刺激征不明显

42. 盆位阑尾急性炎症时主要症状为

A．腹胀　B．腹痛　C．肠麻痹　D．发热　E．里急后重

43. 处理阑尾断端不宜采用的是

A．单纯结扎
B．结扎加荷包缝合包埋
C．单纯荷包缝合包埋
D．包埋加系膜脂肪覆盖
E．断端直接用石炭酸烧灼

44. 阑尾与盲肠位置关系中，最常见的是

A．阑尾位于盲肠顶端
B．阑尾位于盲肠的前外侧
C．阑尾位于盲肠的后内侧
D．阑尾位于盲肠的前内侧
E．阑尾位于盲肠的后外侧

45. 阑尾解剖位置的体表投影应当是

A．通过脐横线与右锁骨中线的交点
B．脐与右髂前上棘连线的中内 1/3 处
C．脐与右髂前上棘连线的中外 1/3 处
D．右腹股沟中点与脐连线的中外 1/3 处
E．脐与右髂前上棘连线的中点处

46. 行阑尾切除术时，寻找阑尾基底部最常用的方法是

A．从髂窝寻找
B．沿结肠带向回盲部寻找
C．用手指探查阑尾尖端
D．切开盲肠外侧腹膜寻找
E．沿盲肠外侧寻找

47. 急性阑尾炎临床症状发生的顺序一般为

A. 先低热,后上腹部痛,再右下腹疼痛
B. 先恶心,后上腹部痛,再右下腹疼痛
C. 先上腹部痛,后恶心或呕吐,再右下腹痛
D. 先发热,后恶心呕吐,再右下腹疼痛
E. 无明确的顺序

48. 急性阑尾炎早期上腹部和脐周疼痛的原因是
A. 内脏功能紊乱
B. 腹膜炎症刺激
C. 内脏神经反射
D. 合并急性胃肠炎
E. 胃肠道反射性痉挛

49. 急性阑尾炎最常见的原因为
A. 阑尾血运差
B. 异位阑尾
C. 阑尾腔内梗阻
D. 阑尾系膜过短
E. 阑尾壁淋巴组织丰富

50. 下列哪项是诊断急性阑尾炎最有意义的体征
A. 右下腹固定压痛
B. 闭孔内肌试验
C. 腰大肌试验
D. 结肠充气试验
E. 肛门指检

51. 急性化脓性阑尾炎的主要病理变化是
A. 阑尾管壁各层有小脓肿形成
B. 炎症侵及黏膜及黏膜下层
C. 阑尾壁血液循环障碍
D. 阑尾管壁坏死
E. 腹腔内脓性液体

52. 女,25 岁。2 小时前出现上腹部疼痛,伴恶心,无呕吐,在诊断急性阑尾炎上具有重要意义的是
A. 脐周有压痛
B. 压痛固定在右下腹
C. 发热
D. 白细胞升高
E. 脐周与右下腹均有压痛

53. 男,38 岁。阑尾切除术后 5 天,体温 38.5 ℃,伤口红肿,有波动感,首先应进行下列哪项处理
A. 大剂量抗生素治疗
B. 拆除切口缝线,敞开伤口
C. B 超检查
D. 物理治疗
E. 继续观察

54. 女,25 岁。阑尾切除术后 3 天,突发高热 39 ℃,无腹痛,应首先做的检查是
A. 查看伤口
B. 化验白细胞
C. B 超
D. 腹部 X 线片
E. 血培养

55. 男,28 岁。急性化脓性阑尾炎接受阑尾切除术后 5 小时,再次出现腹痛,伴烦躁、焦虑。查体:T 37.8℃, P 130 次/分,BP 80/60 mmHg,面色苍白,皮肤湿冷,双肺呼吸音清,未闻及啰音,腹胀,全腹轻度压痛,轻度肌紧张,未闻及肠鸣音。该患者首先要注意排除的危急情况是
A. 术后出血
B. 肠瘘
C. 粘连性肠梗阻
D. 盆腔脓肿
E. 切口裂开

56. 男,13 岁。脐周痛 12 小时,伴恶心,无呕吐,转移至右下腹 4 小时。查体:体温 38 ℃,右下腹明显压痛、反跳痛。白细胞计数为 $18\times10^9/L$,首选的治疗是
A. 给予抗生素,继续观察　　B. 给予镇痛药
C. 物理降温　　D. 急诊手术
E. 口服肠道抗生素
57. 男,27 岁。腹痛伴呕吐 10 小时,起初疼痛在脐周,继而右下腹,疼痛逐渐加重,既往无腹痛与便血史,查体:全腹肌紧张,有明显压痛和反跳痛,麦氏点压痛明显,肠鸣音减弱,腹穿抽出脓性液体。最可能的诊断是
A. 克罗恩病　　B. 肠套叠坏死
C. 肠伤寒穿孔　　D. 阑尾炎穿孔
E. 溃疡性结肠炎
58. 女,26 岁。转移性右下腹痛 5 天,体温 37 ℃,右下腹肌稍紧张,可触及 8 cm×5 cm 包块伴压痛,下列不合适的处理是
A. 中药辅助治疗　　B. 可食流质饮食
C. 抗生素应用　　D. 行阑尾切除术
E. 针灸或理疗
59. 男,30 岁。转移性右下腹痛 36 小时,出现寒战、黄疸,体温 39.2 ℃,诊断应考虑急性阑尾炎并发
A. 急性黄疸型肝炎　　B. 急性胆囊炎
C. 肝脓肿　　D. 门静脉炎
E. 化脓性胆管炎
60. 男,20 岁。急性阑尾炎术后第 1 天禁食,下列哪种溶液不应静脉补充
A. 水分 2 000~2 500 mL　　B. 5%碳酸氢钠 1 000 mL
C. 氯化钾 3 g　　D. 氯化钠 4 g
E. 葡萄糖 150 g
61. 男,25 岁。晨起觉脐周疼痛,伴恶心。午后觉右下腹明显疼痛,不能忍受。查体:T 38.0 ℃,BP 110/80 mmHg,右下腹肌紧张、压痛、反跳痛阳性。该患者最有可能的诊断为
A. 十二指肠溃疡穿孔　　B. 肠系膜上动脉栓塞
C. 急性肠梗阻　　D. 急性阑尾炎
E. 急性胆囊炎
62. 男,18 岁。因右下腹疼痛 5 天,伴发热 3 天就诊。查体:右下腹压痛,可触及包块 3 cm×3 cm,白细胞 $15\times10^9/L$,初步诊断为
A. 急性肠梗阻　　B. 盲肠癌
C. 回盲部结核　　D. 阑尾周围脓肿
E. 克罗恩病
63. 男,35 岁。因急性阑尾炎穿孔,行阑尾切除手术后 5 天,仍有腹胀、腹痛,体温 38.5 ℃,粪便 4~6 次/天,有下坠感。首选的检查是
A. 查看切口　　B. 腹部 B 超
C. 粪便常规检查　　D. 直肠指检
E. 血常规检查

64. 男,16 岁。因阑尾炎穿孔术后持续发热 2 周。右上腹及右肋缘下疼痛,并向右肩部放射,摄片示右侧胸腔积液。考虑诊断是

A. 腹腔感染
B. 右膈下脓肿
C. 右肺部感染
D. 阑尾残株炎
E. 肠间脓肿

65. 男,70 岁。腹部疼痛 6 天,以右下腹为重,伴呕吐。检查:急性病容,右下腹饱满压痛,肌紧张,血 WBC $14.5 \times 10^9/L$,腹部透视可见少量气液平面。最可能的诊断为

A. 阑尾周围脓肿
B. 急性肠梗阻
C. 急性胰腺炎
D. 急性胆囊炎
E. 急性化脓性胆管炎

66. 女孩,6 岁。腹痛 4 天,脐周疼痛,逐渐加重。伴呕吐 6 次,为胃内容物,中量。初起低热,后为高热达 39 ℃。腹泻,每日 4~5 次,为黄色黏液便。查体:腹胀,双下腹肌紧张(+),压痛(+),肠鸣音活跃。B 超检查示右下腹低回声至无回声区域,范围 6 cm×8 cm×8 cm 大小。最可能的诊断是

A. 阑尾脓肿
B. 卵巢肿瘤
C. 脐尿管囊肿
D. 肠系膜囊肿
E. 卵黄管囊肿

67. 女,60 岁。上腹胀痛伴恶心、呕吐 2 天,右下腹痛阵发加剧、腹胀半天。查体:T 38.3℃,P 120 次/分,BP 150/90 mmHg。全腹压痛(+),右下腹明显,有肌紧张,肝浊音界存在,未闻及肠鸣音。实验室检查:WBC $13.0 \times 10^9/L$,N 0.88。右下腹穿刺抽出黄色混浊液体 3 mL,镜检白细胞(++)。最可能的诊断是

A. 消化性溃疡穿孔并发弥漫性腹膜炎
B. 绞窄性肠梗阻
C. 阑尾炎穿孔并发弥漫性腹膜炎
D. 伤寒肠穿孔并发弥漫性腹膜炎
E. 重症急性胰腺炎

68. 女,50 岁。中腹部疼痛 12 小时、扩散至全腹 2 小时,查右下腹部有压痛,反跳痛及肌紧张,腹透(-),化验:WBC $21.0 \times 10^9/L$,N 87%,尿中红细胞 2~4 个/HP,最可能考虑的诊断为

A. 急性胰腺炎
B. 右侧输卵管妊娠破裂
C. 急性胆囊炎
D. 右侧输尿管结石
E. 急性阑尾炎穿孔

69. 成人阑尾切除术后 1 天出现烦躁、剧烈腹痛,心率 112 次/分,血压 90/60 mmHg,腹胀全腹压痛,肠鸣音弱。为除外腹腔内出血首要的检查是

A. B 超
B. CT
C. MRI
D. 腹腔穿刺
E. 立位腹平片

70. 女孩,8 岁。腹痛伴呕吐、发热 3 天,诊断为急性阑尾炎。实施阑尾切除术,术中发现阑尾暴露困难,与周围组织粘连紧密,应选择的手术方案是

A. 逆行阑尾切除术
B. 阑尾黏膜切除术

C．阑尾内翻结扎术　　D．盲肠部分切除术
E．腹腔引流术

71．女，20 岁。转移性右下腹痛 5 天。体温 38.5 ℃。右下腹肌稍紧张，可触及一 8 cm×5 cm 包块，压痛明显。目前不宜采取的治疗措施是
A．全身支持治疗　　B．可食少量流质饮食
C．选用敏感广谱抗生素　　D．行阑尾切除术
E．卧床休息

72．男，28 岁。上腹部隐痛不适，伴恶心，无呕吐，6 小时后疼痛扩展至右肋腹，并逐渐加剧，无放射痛，腹痛后不思进食。查体：体温 37.2 ℃，右肋腹部有固定压痛，肌紧张、反跳痛，未扪及肿块。直肠指检阴性，巩膜无黄染。首先应考虑的诊断为
A．急性阑尾炎（高位）　　B．急性胆囊炎
C．右侧输尿管结石　　D．溃疡病穿孔
E．右侧肾盂肾炎

73．女，30 岁。转移性右下腹痛 5 天，加重伴畏寒、发热 2 天，查体：全腹肌紧张，有明显压痛和反跳痛，麦氏点压痛明显，肠鸣音消失。腹腔穿刺抽出脓性液体，细菌培养结果最有可能的是
A．粪链球菌　　B．铜绿假单胞菌
C．变形杆菌　　D．金黄色葡萄球菌
E．大肠埃希菌

74．女，32 岁。近 20 天来一直在用皮质类固醇激素治疗，拟在近 3~5 天内做阑尾切除术，对于激素应采取
A．逐渐减量
B．减半给药
C．立刻停药
D．术前 3 天开始每日给 50 mg，肌注，手术日给 100 mg，肌注
E．术前 3 天开始每日给 100 mg，肌注，手术日给 200 mg，肌注

75．女，25 岁。妊娠 5 个月，因转移性右下腹痛 2 小时就诊。诊断为急性阑尾炎，不宜采用的治疗措施是
A．行阑尾切除术　　B．围手术期加用黄体酮
C．手术切口应偏低　　D．尽量不用腹腔引流
E．可应用广谱抗生素

三、案例分析题：以下提供若干个案例，每个案例下设若干道考题。每道考题有多个备选答案，其中正确答案有 1 个或多个。选对一个答案给 1 个得分点，选错一个扣 1 个得分点，直至本题扣至 0 分。

（76~78 题共用题干）

女，32 岁。无明显诱因出现下腹部疼痛 14 小时，呈持续性、阵发性加重，伴恶心，无呕吐、腹泻、发热等。曾在门诊化验白细胞 12.2×10^9/L，中性粒细胞 0.85，自发病以来，精神尚可，无血尿、有少量排气，排黄色稀便 2 次，量不多。6 个月前曾有类似发作史，经抗炎对症治疗后好转。末次月经为 10 天前。体温 36.8 ℃，脉搏 88 次/分，呼吸 20 次/分，血压

130/70 mmHg。腹部平坦,腹式呼吸存在,未见手术瘢痕,未见胃肠型、蠕动波。右下腹压痛,轻度肌紧张,轻度反跳痛,未及明显肿物。肝脾肋缘下未触及,肝肾区无叩痛,移动性浊音(-)。肠鸣音4~5次/分。结肠充气试验(+),闭孔内肌试验(-),腰大肌试验(-)。血WBC $15.2\times10^9/L$,中性粒细胞0.83。

76. 初步临床诊断最可能是
A. 急性胆囊炎
B. 回盲部肿瘤
C. 急性肠系膜淋巴结炎
D. 胃十二指肠溃疡穿孔
E. 右侧输尿管结石
F. 慢性阑尾炎急性发作
G. 宫外孕破裂出血

77. 若行手术治疗,切口应选择
A. 上腹正中切口
B. 左下腹经腹直肌切口
C. 右下腹经腹直肌探查切口
D. 下腹正中切口
E. 右下腹麦氏点切口
F. 右侧肋缘下切口

78. 手术常见的并发症有
A. 吻合口瘘
B. 肠瘘
C. 肾衰竭
D. 腹腔脓肿
E. 阑尾残株炎
F. 呼吸衰竭
G. 应激性溃疡出血
H. 切口感染

(79~81题共用题干)

男,18岁。因转移性右下腹痛12小时入院,诊断为"急性阑尾炎",当晚行阑尾切除术,病理为坏疽性阑尾炎。自术后次晨起,患者表现为腹痛,烦躁不安,未解小便。查体:面色较苍白,皮肤湿冷,心率110次/分,脉搏较弱,血压10.67/8 kPa(80/60 mmHg),腹稍胀,全腹压痛,轻度肌紧张,肠鸣音减弱。

79. 根据该患者目前情况,应考虑为何种可能
A. 术后肠麻痹
B. 术后疼痛所致
C. 术后尿潴留
D. 术后腹腔内出血
E. 机械性肠梗阻
F. 粘连性肠梗阻

80. 为明确诊断,最好选择采取以下哪种措施
A. 继续观察病情变化
B. 腹部X线检查
C. 腹部B超检查
D. 诊断性腹腔穿刺
E. 导尿
F. 腹部CT检查

81. 诊断明确后,应采取何种治疗方法
A. 镇静、止痛治疗
B. 留置导尿管
C. 输液、抗休克
D. 持续胃肠减压
E. 剖腹探查
F. 输血治疗

(82~85题共用题干)

女,35岁。转移性右下腹痛10小时,并恶心、呕吐,呕吐物为胃内容,量少,并发热,体温约38.2℃,脉搏98次/分,右下腹压痛、反跳痛,肌紧张,腰大肌试验阳性,血白细胞为$12\times10^9/L$,中性90%,尿常规示白细胞8~10个/HP,红细胞2~3个/HP。

82. 该患者诊断考虑是

A．急性胆囊炎　　B．急性胃炎
C．急性阑尾炎　　D．急性胰腺炎
E．输尿管结石　　F．右侧卵巢蒂扭转

83. 该患者最佳治疗方法为
A．观察　　B．急诊行手术治疗
C．抗感染补液　　D．中药治疗
E．对症治疗　　F．输血

84. 该患者可能出现的最严重并发症为
A．门静脉炎　　B．肠梗阻
C．化脓性腹膜炎　　D．腹腔脓肿
E．水、电解质紊乱　　F．腹腔出血

85. 该患者手术后最常出现的并发症为
A．肠粘连梗阻　　B．肠瘘
C．腹腔残余脓肿　　D．腹腔出血
E．切口感染　　F．门静脉炎

（86~88 题共用题干）

男，5 岁。因发热 20 小时，腹痛 8 小时急诊入院。腹痛部位不能准确描述，呈间歇性痛，伴呕吐胃内容物 2 次，解糊状大便 1 次。查体：T 39.2℃，P 94 次/分，R 30 次/分，急性热病容，扁桃体Ⅱ度肿大充血。腹部微饱满，触诊右侧中下腹有肠管积气感，右下腹麦氏点偏内有深压痛，多次检查该压痛部位固定，疼痛轻，无肌紧张及反跳痛，未扪及包块，肠鸣音 5~6 次/分，音调略高。入院急查血常规：WBC 11.4×10^9/L，中性粒细胞 64%，淋巴细胞 36%。

86. 该患儿的入院诊断为
A．急性胃肠炎　　B．急性阑尾炎
C．肠道蛔虫症　　D．急性肠系膜淋巴结炎
E．急性肠梗阻　　F．上呼吸道感染

87. 入院后急诊行腹部 B 超检查提示，右下腹肠系膜有数个 1~2 cm 大小的肿大淋巴结样结构，下一步处理应采用
A．禁食、补液　　B．急诊手术腹腔探查
C．观察治疗　　D．单种抗生素静脉滴注
E．流质饮食　　F．腹腔镜微创腹腔探查

88. 经住院治疗，次日患儿腹痛加重，T 38.8℃，右下腹压痛，伴明显肌紧张及反跳痛，肠鸣音减少。进一步处置应为
A．禁食、补液
B．急诊手术腹腔探查
C．继续观察治疗
D．继续观察，加用 2~3 种抗生素及加强抗感染治疗
E．急诊行腹部 CT 检查，明确诊断
F．加用甲硝唑抗感染

答案与解析

答案

1. B	2. A	3. B	4. C	5. D	6. A	7. E	8. A	9. C	10. C
11. B	12. C	13. A	14. C	15. D	16. E	17. B	18. B	19. C	20. C
21. D	22. C	23. D	24. B	25. C	26. E	27. D	28. B	29. A	30. B
31. E	32. E	33. A	34. C	35. E	36. E	37. E	38. E	39. E	40. B
41. B	42. E	43. E	44. C	45. C	46. B	47. C	48. C	49. C	50. A
51. A	52. B	53. B	54. A	55. A	56. D	57. D	58. D	59. D	60. B
61. D	62. D	63. D	64. B	65. A	66. A	67. C	68. E	69. D	70. E
71. D	72. A	73. E	74. D	75. C					

76. F	77. CE	78. BDEH	79. D	80. D
81. CE	82. C	83. B	84. A	85. E
86. BDF	87. ACD	88. ABF		

解析

17. 急性单纯性阑尾炎镜下表现为阑尾各层均有水肿和中性粒细胞浸润,黏膜表面有小溃疡和出血点。急性化脓性阑尾炎镜下表现为阑尾黏膜的溃疡面加大并深达肌层及浆膜层,管壁各层有小脓肿形成,腔内亦有积脓。故本题选 B。

18. 阑尾假黏液瘤是阑尾分泌黏液的细胞在腹腔内种植形成,具有恶性肿瘤的特点,但不发生淋巴结和肝脏转移。治疗主张彻底切除或需反复多次手术处理。故本题选 B。

19. 阑尾类癌起源于阑尾的嗜银细胞。阑尾类癌约占胃肠道类癌的 45%,占阑尾肿瘤的 90%,阑尾是消化道类癌的最常见部位。故本题选 C。

22. 阑尾管腔阻塞是急性阑尾炎最常见的病因,而阑尾管腔阻塞的最常见原因是淋巴滤泡的明显增生,多见于年轻人。肠石也是阻塞的原因之一。异物、炎性狭窄、食物残渣、蛔虫、肿瘤等则是较少见的病因。故本题选 C。

23. 大多数慢性阑尾炎由急性阑尾炎转变而来,既往常有急性阑尾炎发作病史。其他选项均不是慢性阑尾炎特有。故本题选 D。

24. 腹腔脓肿是阑尾炎未经及时治疗的后果,在阑尾周围形成的阑尾周围脓肿最常见,也可在腹腔其他部位形成脓肿,常见部位有盆腔、膈下或肠间隙等处。直肠指诊发现直肠前壁有触痛,并有波动感,考虑并发盆腔脓肿。故本题选 B。

26. 阑尾切除术后并发症:①出血,阑尾系膜的结扎松脱,引起系膜血管出血。②切口感染,是最常见的术后并发症。③粘连性肠梗阻。④阑尾残株炎。⑤粪瘘。故本题选 E。

27. 急性阑尾炎典型的腹痛发作始于上腹,逐渐移向脐部,数小时(6~8 小时)后转移并局限在右下腹,多数患者具有这种典型的转移性腹痛的特点。故本题选 D。

28. 小儿急性阑尾炎的临床特点:①病情发展较快且较重,早期即出现高热、呕吐等症状。②右下腹体征不明显、不典型,但有局部压痛和肌紧张,是小儿阑尾炎的重要体征。③穿孔率较高,并发症和死亡率也较高。故本题选 B。

29. 腰大肌试验阳性指患者左侧卧,使右大腿后伸,引起右下腹疼痛者为阳性。说明阑尾位于腰大肌前方,盲肠后位或腹膜后位。故本题选 A。

33. 老年人对疼痛感觉迟钝,腹肌薄弱,防御机能减退,所以主诉不强烈、体征不典型,临床表现轻而病理改变却较重,体温和白细胞升高均不明显,容易延误诊断和治疗。又由于老年人动脉硬化,阑尾动脉也会发生改变,易导致阑尾缺血坏死。故本题选 A。
38. 阑尾动脉系回结肠动脉的分支,是一种无侧支的终末动脉,当血运障碍时,易导致阑尾坏死。阑尾静脉与阑尾动脉伴行,最终回流入门静脉。故本题选 E。
39. 阑尾周围脓肿非手术疗法治愈后其复发率很高,故应在治愈后 3 个月左右择期手术切除阑尾,相比急诊手术效果好。故本题选 E。
40. 新生儿阑尾呈漏斗状,不易发生由淋巴滤泡增生或者肠石所致阑尾管腔阻塞,故新生儿急性阑尾炎很少见。故本题选 B。
41. 妊娠期急性阑尾炎的特点:①盲肠和阑尾被增大的子宫推挤向右上腹移位,压痛部位也随之上移。②腹壁被抬高,炎症阑尾刺激不到壁腹膜,所以使压痛、肌紧张和反跳痛均不明显。③大网膜难以包裹炎症阑尾,腹膜炎不易被局限而易在腹腔内扩散,引起弥漫性腹膜炎导致流产。妊娠期急性阑尾炎治疗以早期阑尾切除术为主。故本题选 B。
42. 盆位阑尾炎,炎症刺激直肠和膀胱,引起排便、里急后重症状。故本题选 E。
43. 阑尾根部的处理:在距盲肠 0.5 cm 处用钳轻轻钳夹阑尾后用丝线或肠线结扎阑尾,再于结扎线远侧 0.5 cm 处切断阑尾,残端用碘酒、酒精涂擦处理。于盲肠壁上缝荷包线将阑尾残端埋入。近年来也有主张阑尾根部单纯结扎,不做荷包埋入缝合。也可做 8 字缝合,将阑尾残端埋入同时结扎。最后,在无张力下再将系膜绑扎在盲肠端缝线下覆盖加固。阑尾残端用石炭酸烧灼后,石炭酸对机体刺激大,必须用乙醇再处理,而且残端必须结扎封闭,否则引起肠瘘。故本题选 E。
50. 右下腹压痛是急性阑尾炎最常见的重要体征。压痛点通常位于麦氏点,可随阑尾位置的变异而改变,但压痛点始终在一个固定的位置上。发病早期腹痛尚未转移至右下腹时,右下腹便可出现固定压痛。故本题选 A。
52. 急性阑尾炎典型的腹痛发作始于上腹,逐渐移向脐部,数小时后转移并局限在右下腹,称为转移性右下腹疼痛,多数患者具有这种表现。右下腹压痛是急性阑尾炎最常见的重要体征。压痛点通常位于麦氏点,可随阑尾位置的变异而改变,但压痛点始终在一个固定的位置上。发病早期腹痛尚未转移至右下腹时,右下腹便可出现固定压痛。故本题选 B。
53. 阑尾切除术后切口感染的临床表现包括术后 2~3 日体温升高,切口胀痛或跳痛,局部红肿、压痛等。其处理原则为可先行试穿抽出脓液,或于波动处拆除缝线,排出脓液,放置引流,定期换药,短期可治愈。故本题选 B。
54. 切口感染是阑尾切除术后最常见的并发症,临床表现为手术后 2~3 日体温升高,切口胀痛或跳痛,局部有红肿、压痛。患者阑尾切除术后 3 天突发高热,且无腹痛,考虑术后并发切口感染,故应及时查看伤口,做相应处理。故本题选 A。
56. 患儿出现转移性右下腹痛,伴压痛、反跳痛,白细胞明显升高,考虑诊断为急性阑尾炎。急性阑尾炎一旦确诊,应早期行阑尾切除术。故本题选 D。
57. 患者为青年男性,有转移性右下腹痛表现且麦氏点压痛明显,考虑为急性阑尾炎,全腹肌紧张,压痛和反跳痛即腹膜刺激征阳性,腹腔穿刺抽出脓液,考虑阑尾穿孔致弥漫性腹膜炎。克罗恩病主要表现为腹泻、腹痛、体重下降,腹痛常位于右下腹或脐周,可见黏液血便,无腹膜刺激征。肠套叠主要表现为腹痛、血便和腹部包块。肠伤寒穿孔见于已确诊为伤寒的患者，表现为突然发生右下腹痛，短时间内扩散至全腹，伴有呕吐、腹胀、脉快、体温下降等。溃疡性结肠炎主要表现为反复发作的腹泻、黏液脓血便和腹痛，常有里急后重，便后腹痛缓解。故本题选 D。

58. 转移性右下腹痛，有腹膜刺激症状，考虑为急性阑尾炎，患者右下腹可触及巨大包块，故考虑为阑尾周围脓肿，一经诊断即应在超声引导下穿刺抽脓冲洗或置管引流，或必要时手术切开引流。中药治疗阑尾周围脓肿有较好效果，可选择应用。阑尾周围脓肿应在治愈后 3 个月左右择期手术切除阑尾。故本题选 D。
61. 患者出现恶心、转移性右下腹痛表现，故考虑为急性阑尾炎，查体右下腹有腹膜刺激征阳性体征，考虑阑尾穿孔致局限性腹膜炎。故本题选 D。
66. 患儿出现脐周疼痛，呕吐胃内容物，腹泻，伴发热，腹膜刺激征阳性，肠鸣音活跃，考虑诊断为急性阑尾炎，且 B 超提示右下腹低回声至无回声，考虑为脓肿形成。故本题选 A。
68. 患者出现转移性右下腹痛表现，且白细胞明显升高，考虑为急性阑尾炎，查体右下腹腹膜刺激征阳性，故考虑阑尾穿孔导致。当阑尾炎刺激输尿管时可在尿中检测到少量红细胞。故本题选 E。
69. 阑尾切除术后并发症包括出血，切口感染，粘连性肠梗阻，阑尾残株炎，粪瘘。为除外腹腔内出血，腹腔穿刺为最简便可行的检查。故本题选 D。
75. 妊娠期急性阑尾炎治疗以早期阑尾切除术为主。妊娠后期的腹腔感染难以控制，更应早期手术。围术期应加用黄体酮。手术切口需偏高，操作要轻柔，以减少对子宫的刺激。尽量不用腹腔引流。术后使用广谱抗生素。加强术后护理。临产期的急性阑尾炎如并发阑尾穿孔或全身感染症状严重时，可考虑经腹剖宫产术，同时切除病变阑尾。故本题选 C。
79. 患者出现烦躁、无尿、皮肤湿冷、心率快、血压低等休克症状，且患者腹痛、腹胀，查体有腹膜刺激征，再结合患者手术史，考虑诊断为术后腹腔内出血。阑尾切除术后的并发症包括出血，主要因阑尾系膜的结扎松脱，引起系膜血管出血。表现为腹痛、腹胀和失血性休克等症状。故本题选 D。
80. 诊断性腹腔穿刺可以明确腹腔积液的性质，有助于损伤部位和损伤性质的确定。若腹腔内抽出大量血性液体，则可以确定术后腹腔内出血的诊断。故本题选 D。
81. 阑尾切除术后一旦发生出血表现，应立即输血补液，紧急再次手术止血。故本题选 CE。

第十二节　肛管、直肠疾病

一、共用题干单选题：每道考题以一个小案例的形式出现，其下面都有 A、B、C、D、E 五个备选答案。请从中选择一个最佳答案。

（1~3 题共用题干）

男，45 岁。近 2 个月有脓血便。腹部体检未及阳性体征。直肠指诊可及一肿物下缘，质较硬，指套带血。

1. 最可能的疾病为

A．直肠癌　　B．溃疡性结肠炎

C．内痔　　D．直肠内脱垂

E．粪块梗阻

2. 下列哪项检查对患者的诊断无意义
   A. 粪便常规及培养
   B. 直肠镜检查
   C. X 线钡剂灌肠检查
   D. 肝脏超声
   E. 盆腔 CT
3. 直肠镜检查发现距肛门 8 cm 肿物，占据肠腔 1/3，病理为高分化腺癌。恰当的手术方式为
   A. 经肛门直肠内局部切除
   B. Miles 手术
   C. Dixon 手术
   D. Bacon 手术
   E. 放射治疗

（4~6 题共用题干）

男，46 岁。粪便带血 1 年，血色鲜红，便中滴鲜血，患者自诉在便秘或饮酒后便血更甚，有头昏和贫血，但无疼痛不适，肛门外观有皮赘。

4. 如经直肠指检未发现肿块，则进一步处理的原则是
   A. 对症处理，密切定期门诊随访
   B. 肛门镜检查
   C. 钡剂灌肠 X 线平片
   D. B 超检查
   E. 纤维结肠镜检查
5. 检查时最可能发现的是
   A. 直肠指检指套血染
   B. 肛门镜检查见有内痔核
   C. 肛门口外见有肛裂及前哨痔
   D. 钡剂灌肠发现乙状结肠肿瘤
   E. 肛门外口见明显外痔核
6. 如肛门镜检查确诊为Ⅱ度内痔出血，经纤维结肠镜检查除外大肠肿瘤，则最佳治疗方案是
   A. 手术切除
   B. 行内痔核硬化剂治疗
   C. 服用轻泻药，保持粪便通畅
   D. 减少饮酒及进食刺激性食物
   E. 采用高锰酸钾每天坐浴

（7~9 题共用题干）

女，35 岁。因寒战、发热 2 天余入院，近 2 天来自觉下腹坠胀，排便时感不适，便意不尽。入院查体：T 38.5 ℃，神志清，精神差，直肠指诊于直肠前壁触及压痛肿块，有波动感。

7. 为进一步确诊，该患者下步应行的检查是
   A. 直肠肿块穿刺
   B. 直肠超声
   C. 腹部 CT
   D. 腹部平片
   E. 直肠镜
8. 检查结果阳性，患者最可能的诊断为
   A. 肛周脓肿
   B. 骨盆直肠间隙脓肿
   C. 内痔
   D. 直肠息肉
   E. 直肠癌
9. 病变位置较高，应选择的手术方式是
   A. 肛门镜下直肠壁切开引流
   B. 肛周皮肤切开引流
   C. Dixon 手术
   D. 直肠镜下套扎术
   E. 挂线疗法

（10～11题共用题干）

男，50岁。间歇性便血10余年，近1个月持续便血，量多，常呈喷射状，感头晕，肛诊齿状线上黏膜呈较大的串珠形隆起。

10. 应诊断为
A. 外痔 B. 内痔 C. 混合痔 D. 直肠癌 E. 直肠息肉

11. 应选择哪种治疗为佳
A. 注射疗法
B. 冷冻疗法
C. 胶圈套扎疗法
D. 手术切除
E. 坐浴

二、单选题：每道考题下面有A、B、C、D、E五个备选答案，请从中选择一个最佳答案。

12. 有关直肠淋巴引流的描述，下列正确的是
A. 沿直肠上动脉到肠系膜上动脉旁淋巴结
B. 经直肠上动脉旁淋巴结入髂内淋巴结
C. 直肠上、下两组淋巴网之间无相互吻合支
D. 经坐骨肛管间隙淋巴结入髂内淋巴结
E. 经会阴部入腹股沟淋巴结，然后到髂内淋巴结

13. 距肛缘4～5 cm的直肠癌，最常用的手术方式是
A. 直肠前切除术
B. 经腹直肠癌切除，远端封闭，近端造瘘术
C. 经腹会阴联合直肠癌根治术
D. 拉下式直肠癌切除术
E. 经直肠镜肿瘤切除术

14. 以便血为主诉就诊的患者，一般均应做直肠指诊，不包括
A. 直肠肿瘤 B. 肛瘘 C. 内外痔 D. 直肠脱垂 E. 肛裂

15. 临床上最常见的直肠肛管周围脓肿是
A. 坐骨肛管间隙脓肿
B. 骨盆直肠间隙脓肿
C. 肛管括约肌间隙脓肿
D. 肛门周围脓肿
E. 直肠后间隙脓肿

16. 下列关于齿状线的描述，错误的是
A. 齿状线是直肠和肛管的交界线
B. 胚胎时期齿状线是内、外胚层的交界处
C. 齿状线上、下的血管来源不同
D. 齿状线又称为白线
E. 齿状线以上黏膜无疼痛感

17. 直肠长度为
A. 5～10 cm B. 12～15 cm C. 16～20 cm D. 21～25 cm E. 26～30 cm

18. 直肠癌最主要的转移途径是
A. 腹腔内播散
B. 淋巴转移
C. 肠腔内种植转移
D. 直接蔓延

E．血行转移

19. 关于肛管直肠周围脓肿手术治疗的描述，恰当的是
A．坐骨肛管间隙脓肿可行放射状切口
B．切口不选在有红、肿、压痛或波动的最明显位置
C．排便后用 1∶5000 高锰酸钾溶液坐浴并更换敷料
D．不能切除切口边缘的皮肤和皮下组织
E．为避免损伤括约肌，手术切口要尽量小

20. 患者大便变细，便意频繁，首先应行下列哪项检查
A．X 线钡剂灌肠检查　B．纤维结肠镜检查
C．粪便培养加药物敏感试验　D．直肠指检
E．乙状结肠镜检查

21. 直肠肛管交界的齿状线在临床上的重要性是
A．齿状线上的直肠有神经反射弧　B．齿状线上的直肠易受感染
C．齿状线上下血液供应、神经、淋巴引流各异　D．齿状线、肛管容易受伤
E．齿状线下是外括约肌所在部位

22. 直肠外脱垂最常用下列哪种检查方法
A．肛门镜检　B．患者蹲下做排便动作
C．钡剂灌肠造影　D．直肠指诊
E．排粪造影

23. 供应直肠、肛管的动脉中，最重要的是
A．直肠下动脉　B．直肠上动脉
C．骶正中动脉　D．肛管动脉
E．阴部内动脉

24. 便血患者必须进行直肠指诊的目的是
A．诊断外痔　B．诊断内痔
C．排除肿瘤　D．排除炎症
E．确诊肛瘘

25. Miles 手术适应证是
A．肿瘤下缘距肛门 10 cm 以上　B．下缘距肛门 5～10 cm
C．肿瘤直径 3 cm 以内　D．肿瘤下缘距肛门 5 cm 以内
E．肿瘤直径 5 cm 以上

26. 排便时，间歇性带血，并有肿物脱出肛门外，排便完自行还纳，诊断为
A．Ⅱ度内痔　B．外痔
C．直肠息肉　D．Ⅲ度内痔
E．直肠黏膜部分脱垂

27. 混合痔是指
A．环形内痔　B．痔与肛瘘同时存在
C．痔与肛旁脓肿同时存在　D．内痔、外痔在不同位置同时存在
E．齿状线附近由痔内静脉与痔外静脉丛之间彼此吻合相通形成

28. 结肠镜检查最易发生的危险是

A．直肠大出血
B．大便失禁
C．内痔出血
D．结、直肠破裂穿孔
E．癌细胞种植转移

29．下列解剖结构中，不以齿状线为分界的是
A．直肠上动脉与直肠下动脉
B．直肠上静脉丛与直肠下静脉丛
C．直肠与肛管的淋巴引流
D．局部的交感、副交感神经与阴部神经
E．直肠上静脉与直肠下静脉、肛管静脉

30．痔核一般多发生在
A．截石位12、6、9点处
B．截石位3、7、11点处
C．胸膝位12、6、9点处
D．胸膝位3、6、9点处
E．胸膝位3、7、11点处

31．肛瘘常继发于
A．结核
B．肛裂切除术后
C．痔注射疗法后
D．肛管直肠周围脓肿
E．肛裂及血栓性外痔切除术后

32．直肠癌切除术能否保留肛门，主要取决于
A．肿瘤有无远处转移
B．肿瘤的病理类型
C．肿瘤是否已侵犯肠管周围
D．肿瘤距肛门的距离
E．直肠及乙状结肠的长度

33．肛瘘行挂线疗法的最大优点是
A．不会造成肛门失禁
B．不会发生急性感染
C．操作简单
D．出血少
E．皮肤切口不会粘合

34．直肠肛管手术的常用体位是
A．左侧卧位
B．截石位
C．膝胸位
D．右侧卧位
E．半俯卧位

35．下列关于肛瘘的描述，正确的是
A．肛瘘不与肛周皮肤相通
B．肛瘘多为结核菌感染所致
C．肛瘘主要侵犯直肠
D．肛瘘最常见的类型是肛管括约肌间型
E．肛瘘只能自愈

36．排便时和便后肛门剧痛并带少量鲜血的疾病有
A．肛管直肠周围脓肿
B．直肠息肉
C．肛裂
D．混合痔
E．血栓性外痔

37．肛垫下移学说是近年来逐渐成熟的有关痔病因的学说，肛管血管垫的组成不包括
A．静脉窦
B．平滑肌
C．静脉
D．结缔组织
E．外括约肌

38．肛瘘手术中影响手术效果的关键步骤在于

A．要广泛切除瘘管周围瘢痕组织
B．切除瘘管后应一期缝合
C．正确找出内口，根据与括约肌关系选择术式
D．必须用探针穿入肛管造成内口再切开
E．麻醉选择

39．有关痔的治疗，不恰当的是
A．血栓性外痔可用手术切开取出血栓，术后换药
B．手术疗法适用于单纯较大的内痔及环状痔
C．注射疗法适用于混合痔、外痔及有感染的内痔
D．枯痔疗法适用于出血的内痔和反复脱出不易回纳的内痔
E．单纯性外痔一般不手术

40．早期坐骨直肠窝脓肿切开引流的指征包括
A．体温升高　B．伴有排尿困难
C．局部发红，触痛明显　D．局部有波动
E．白细胞总数及中性粒细胞增高

41．患者排便后肛门处剧烈疼痛，并出现一个圆形肿块，较硬，压痛明显。应诊断为
A．内痔脱出嵌顿　B．直肠息肉脱出
C．肛裂并前哨痔　D．血栓性外痔
E．肛周脓肿

42．下列直肠与腹膜关系的叙述，正确的是
A．直肠为腹腔外肠道　B．直肠上 1/3 被腹膜覆盖
C．直肠中 1/3 前面有腹膜　D．直肠下 1/3 两侧有腹膜覆盖
E．直肠中 1/3 两侧有腹膜覆盖

43．肉眼血便可见于下列疾病，除了
A．直肠癌　B．直肠息肉
C．肛裂　D．肠套叠
E．外痔

44．腹膜返折以上直肠癌早期淋巴转移的主要途径是
A．向侧方淋巴结转移　B．向腹股沟淋巴结转移
C．向髂内淋巴结转移　D．向直肠上动脉旁淋巴结转移
E．向直肠下动脉旁淋巴结转移

45．无痛性便血，排便时无肿块脱出，直肠指诊的主要目的是
A．除外肛裂　B．了解直肠内有无出血
C．了解内痔的程度　D．除外直肠癌及息肉
E．了解直肠内有无合并炎症

46．直肠癌行保肛手术时，应重视保护直肠下段，此措施最主要的意义在于
A．保留电解质吸收功能　B．保留葡萄糖吸收功能
C．保留黏液分泌功能　D．保留水吸收功能
E．保留正常排便反射

47．下述哪项不是内痔的临床症状

A．里急后重、脓血便
B．经常便血
C．痔块脱出疼痛
D．肛门部潮湿
E．疼痛与大便不尽感

48. 一般认为直肠癌向下浸润距离不超过距肿瘤边缘
A．1 cm
B．2~3 cm
C．4~5 cm
D．5~6 cm
E．6 cm 以上

49. 关于直肠肛管的解剖，下列错误的是
A．齿状线以上是黏膜，以下是皮肤
B．齿状线以上由直肠上，下动脉供应
C．齿状线以下的静脉丛属直肠下静脉丛
D．齿状线以下的淋巴回流到腹股沟淋巴结
E．齿状线以上的直肠黏膜受阴部内神经支配

50. 关于肛裂的描述，正确的是
A．老年人发病率高
B．常伴发大出血
C．最常见于膝胸位肛门 12 点处
D．应以手术治疗为主
E．多因慢性腹泻发生

51. 有关直肠癌的扩散与转移，下列哪项说法不恰当
A．直肠癌很少直接种植在腹膜上
B．血行转移的概率与癌肿的恶性程度有关
C．直肠癌主要的扩散途径是淋巴转移
D．癌肿浸润肠壁一圈约需 6 个月
E．直肠癌向上可沿腹主动脉周围淋巴结转移

52. 下列受损伤对肛管括约功能影响最大的是
A．肛提肌
B．内括约肌
C．外括约肌的深部
D．外括约肌的皮下部
E．肛管直肠环

53. 下述哪项不是痔形成的因素
A．无静脉瓣
B．直肠上、下静脉丛畸形
C．静脉壁薄弱，结缔组织萎缩缺乏支持
D．腹压增高
E．直肠肛管慢性感染

54. 直肠癌生长绕肠壁一周需多长时间
A．3~6 个月
B．6~12 个月
C．12~18 个月
D．18~24 个月
E．24 个月以上

55. 坐骨直肠间隙脓肿早期切开引流的指征是
A．体温升高
B．白细胞数升高
C．局部有波动
D．局部发红，触痛明显
E．伴有排尿困难

56. 男，51 岁。脓血便半年余，纤维结肠镜发现距肛门 11 cm 处直肠前壁有一肿物，直径 1 cm，基底宽，病理证实为直肠息肉恶性变，手术方式应选择
A．经肛门局部切除术
B．腹会阴联合直肠癌根治术

C．经腹直肠癌切除术　　D．乙状结肠造瘘术
E．骶后径路局部切除术

57．男，30 岁。因肛周剧痛伴发热 3 天来诊。查体：肛门旁右侧红肿、触痛明显、有波动感。正确的处理是
A．痔切除　　B．肛裂切除
C．切开引流　　D．结肠造口
E．局部温水坐浴

58．男，36 岁。肛门右侧胀痛、排便时疼痛加剧伴发热 4 天。查体：肛门右侧红肿，指压痕(+)。应采取的处理是
A．静脉滴注抗生素　　B．减少活动，卧床休息
C．坐浴热敷　　D．镇痛
E．穿刺有脓后切开引流

59．男，60 岁。大便性状改变伴便后带血 1 年，体重减轻。钡剂灌肠结果如图。应诊断为

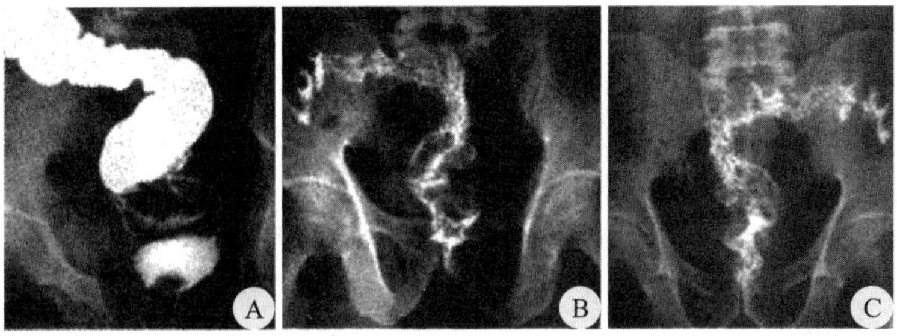

A．溃疡性结肠炎　　B．克罗恩病
C．直肠癌　　D．结肠癌
E．阑尾炎

60．女，50 岁。因便血 2 个月来诊。直肠镜检查发现距肛缘 4 cm 直肠前壁有 2 cm×2 cm 肿块，取活检病理检查为直肠乳头状腺癌，最佳的手术方式是
A．经肛门局部切除术　　B．骶后径路局部切除术
C．腹会阴联合直肠癌根治术　　D．经腹直肠癌切除、骶前吻合术
E．经腹直肠癌切除、近端造口、远端封闭手术

61．男，38 岁。肛门持续性剧烈疼痛 3 天，局部有肿物突出，无便血。查体：体温 36.5 ℃，肛门齿状线旁有 0.7 cm 直径的肿物，稍硬，呈暗紫色，触痛。最可能的诊断是
A．肛门周围皮下脓肿　　B．肛裂
C．直肠息肉　　D．内痔脱出
E．血栓性外痔

62．女，66 岁。因大便带血并便形改变半年入院，入院诊断为直肠癌，为确定治疗方案，应行的最适宜检查是
A．钡剂灌肠　　B．腹部 CT
C．全消化道钡餐　　D．腹部超声
E．腹部 MRI

63．男，37 岁。出现会阴部持续性疼痛，伴发热，疼痛逐渐加重，并出现排尿困难、里急后重，

直肠指诊因剧烈疼痛不满意,WBC 16.0×10^9/L。最可能的诊断是

A. 肛门周围脓肿　　B. 坐骨肛管间隙脓肿

C. 肛裂　　D. 血栓性外痔

E. 肛瘘

64. 男,25岁。肛门胀痛,排尿困难5天。畏寒,高热,肛门外观无异常,直肠指检:肛管左侧局限性隆起,压痛明显,可诊断为

A. 骨盆直肠间隙脓肿　　B. 肠后间隙脓肿

C. 坐骨肛管间隙脓肿　　D. 前列腺脓肿

E. 直肠黏膜下脓肿

65. 男,24岁。因肛周持续性剧痛伴低热3天就诊。检查发现肛旁明显红肿,有硬结。诊断应为

A. 肛周脓肿　　B. 直肠后间隙脓肿

C. 骨盆直肠间隙脓肿　　D. 坐骨肛管间隙脓肿

E. 高位肌间脓肿

66. 男孩,7岁。便血,排便时可见单个、鲜红色樱桃样肿物脱出,便后可自行回纳。应首先考虑的是

A. 肛瘘　　B. 内痔

C. 直肠息肉　　D. 血栓性外痔

E. 肛管直肠周围脓肿

67. 男,30岁。肛门口圆形紫色硬结2天,疼痛剧烈,最好的治疗方法为

A. 坐浴　　B. 局部封闭

C. 应用抗生素　　D. 局部注射硬化剂

E. 血栓性外痔剥离术

68. 男,45岁。过去10年经常粪便带血,无其他症状。近1年便血加重,便后不适,需立即进行的有效诊断方法是

A. X线钡剂灌肠检查　　B. 直肠指诊

C. 纤维结肠镜检查　　D. 乙状结肠镜检查

E. 常规体检及化验

69. 女,36岁。门诊诊断为肛裂,查体发现肛门外"前哨痔",肛乳头肥大水肿,之前未行任何治疗,则其治疗方法不包括

A. 坐浴　　B. 扩肛

C. 口服液体石蜡　　D. 局部理疗

E. 肛裂切除术

70. 男,40岁。间断便血2周。行纤维结肠镜检查发现横结肠息肉,广基底,直径约2 cm,组织活检经病理证实为管状绒毛状腺瘤。下一步应采取的措施是

A. 结肠镜电灼圈套切除　　B. 开腹行局部肠管切除吻合手术

C. 无需处理　　D. 定期随访密切观察

E. 行全结肠切除、末端回肠直肠吻合

71. 男,47岁。便鲜血1个月,血与便不混,大便1次/天。应首选的检查是

A. 大便常规镜检　　B. 直肠指诊及肛门镜检查

C. 乙状结肠镜　　D. 结肠镜

E．钡剂灌肠

72. 女，40 岁。粪便次数增多，带血 2 个月，伴便意频繁，粪便变形，变细，粪便隐血（-），直肠指诊：距肛门 8 cm 触到一肿物约 3 cm×3 cm 大小，尚可活动，指套上有血迹。病理诊断为直肠腺癌，对其最主要的治疗方法为

A．放疗　　B．化疗
C．根治性手术　　D．中药治疗
E．激光烧灼

73. 男，72 岁。大便秘结半年，后逐渐大便变细，近 4 个月来反复脓血样便，3~4 次/天，经治疗稍缓解。5 天前开始未排便，伴呕吐，不能进食。查体：全腹胀，对称，肠鸣音不亢进，未扪及肿块，肛查未扪及肿块。结肠镜检：距肛门 11 cm 可见环形狭窄，呈菜花样外观，肠镜不能通过。最可能是下列哪项诊断

A．直肠息肉　　B．直肠癌
C．乙状结肠癌　　D．溃疡性结肠炎
E．直肠炎伴瘢痕狭窄

74. 男，40 岁。排便后肛门外剧烈疼痛，并出现一触痛性明显的肿块，最可能的诊断是

A．内痔脱出嵌顿　　B．直肠息肉脱出
C．肛周脓肿　　D．血栓性外痔
E．肛裂并前哨痔

75. 男，25 岁。近 1 周因便秘出现便血，为鲜红色血，伴便时剧烈疼痛，最有可能的诊断为

A．内痔　　B．混合痔
C．肛裂　　D．直肠息肉
E．早期直肠癌

76. 男，38 岁。肛周皮下有一深部脓肿，一端向体表穿破，另一端向直肠穿孔，不断有脓、粪液流出，此管道应称为

A．空洞　　B．溃疡　　C．蜂窝织炎　　D．窦道　　E．瘘管

77. 男，48 岁。便血，门诊检查首选的检查方法是

A．肛门镜检查　　B．直肠指检
C．直肠镜检查　　D．纤维结肠镜检查
E．腹部 B 超

78. 男，80 岁。被诊断为直肠癌，近日常腹痛，排便困难，要求手术治疗，则采取下列哪个术式为宜

A．腹会阴联合直肠癌根治术　　B．经腹腔直肠癌切除术
C．乙状结肠造口术　　D．Hartmann 手术
E．拉下式直肠癌切除术

79. 男，27 岁。近 1 周间断便鲜红血，伴肛门部坠胀感，首先应选

A．大便隐血检查　　B．直肠指诊
C．乙状结肠镜检查　　D．纤维结肠镜检查
E．血常规

80. 男，68 岁。排便习惯改变 3 个月，便中带血 1 周。查体：浅表淋巴结未触及肿大，腹平软，未触及包块，移动性浊音（-），肠鸣音正常。直肠指检：直肠前壁距肛缘 4 cm 菜花状

肿物，侵及直肠 1/4 周径，肿物直径 2 cm，指套染血。为明确诊断及选择治疗方式，最佳的辅助检查是

A．腹部 MRI　B．腹部 CT　C．腹部 B 超　D．直肠镜　E．结肠镜

81. 男，35 岁。近 3 天来便后肛门外脱出一肿物，疼痛剧烈，排便、坐、走、咳嗽等均感疼痛而致坐卧不安。最可能的诊断是

A．肛管癌脱出　B．血栓性外痔
C．直肠脱垂　D．混合痔
E．直肠息肉脱出

三、案例分析题：以下提供若干个案例，每个案例下设若干道考题。每道考题有多个备选答案，其中正确答案有 1 个或多个。选对一个答案给 1 个得分点，选错一个扣 1 个得分点，直至本题扣至 0 分。

（82～84 题共用题干）

男，48 岁。大便带血 1 年，呈滴状，色鲜红。便秘或饮酒后便血更甚。胸膝位检查：肛门外观有皮赘。诊断首先考虑内痔。

82. 为证实诊断，针对性最强的检查是

A．直肠镜检查　B．肛门镜检查
C．X 线钡剂灌肠　D．直肠指检
E．纤维结肠镜检查　F．腹部 B 超

83. 确诊为Ⅱ度内痔，下列治疗方法最佳的是

A．注射硬化剂治疗　B．胶圈套扎术
C．冷冻治疗　D．切除缝合术
E．高锰酸钾液坐浴　F．红外线凝固疗法

84. 内痔的主要预防措施是

A．克服不节制饮酒及辛辣刺激食物的生活习惯
B．避免久坐、久站
C．定时排便，防止便秘
D．坚持做提肛运动
E．多吃蔬菜和水果
F．定期坐浴

（85～87 题共用题干）

男，52 岁。近 2 个月来粪便次数增多，有肛门坠胀感及里急后重，粪便变细。常有黏液血便，经抗生素治疗症状可缓解，但不久又复发，且呈进行性加重。

85. 首先应进行的检查是

A．直肠指诊　B．钡剂灌肠检查
C．腹部 CT　D．直（乙状结）肠镜检
E．B 超检查　F．腹部 MRI

86. 若经病理检查证实为直肠腺癌，肿瘤下缘距肛门约 12 cm。最佳手术方式应选择

A．Miles 手术　B．乙状结肠造口术
C．Hartmann 手术　D．Dixon 手术

E. 局部切除　　F. 姑息性手术

87. 若诊断为直肠癌后行手术治疗,术后定期随访内容一般包括
A. 血常规　　B. 生化检查
C. 肿瘤标志物　　D. 胸片
E. 超声　　F. CT
G. 结肠镜检查

答 案 与 解 析

答案

1. A　2. A　3. C　4. B　5. B　6. B　7. A　8. B　9. A　10. B
11. A　12. D　13. C　14. E　15. D　16. D　17. B　18. B　19. C　20. D
21. C　22. B　23. B　24. C　25. D　26. A　27. E　28. D　29. A　30. B
31. D　32. D　33. A　34. B　35. D　36. C　37. E　38. C　39. C　40. D
41. D　42. C　43. E　44. D　45. D　46. E　47. A　48. B　49. E　50. C
51. D　52. E　53. B　54. D　55. C　56. C　57. C　58. E　59. C　60. C
61. E　62. B　63. B　64. C　65. A　66. C　67. E　68. B　69. E　70. B
71. B　72. C　73. B　74. D　75. C　76. E　77. B　78. C　79. B　80. E
81. B
82. B　83. B　84. ABCDEF　85. A　86. D
87. ABCDEFG

解析

2. 直肠癌患者可行直肠镜检查、X线钡剂灌肠检查以明确肿块的部位和大小,盆腔CT、肝脏超声评估腹部其他脏器情况。粪便常规及培养常用于消化道感染的诊断,对直肠癌诊断意义不大。故本题选A。

3. Dixon手术适用于距齿状线5 cm以上的直肠癌,也有更近距离行Dixon手术者。根治原则要求肿瘤远端距切缘至少2 cm;低位直肠癌至少1 cm。只要肛门外括约肌和肛提肌未受累,保证环周切缘阴性的前提下,均可行结肠-直肠低位吻合(Dixon手术)或结肠-肛管超低位吻合。患者直肠镜发现距肛门8 cm的高分化腺癌,占据肠腔1/3,可以行Dixon手术。故本题选C。

12. 直肠肛管的淋巴引流以齿状线为界,分上、下两组。①上组在齿状线以上,有三个引流方向:向上沿直肠上动脉到肠系膜下动脉旁淋巴结,这是直肠最主要的淋巴引流途径;向两侧经直肠下动脉旁淋巴结引流到盆腔侧壁的髂内淋巴结;向下穿过肛提肌至坐骨肛管间隙,沿肛管动脉、阴部内动脉旁淋巴结到达髂内淋巴结。②下组在齿状线以下,有两个引流方向:向下外经会阴及大腿内侧皮下注入腹股沟淋巴结,然后到髂外淋巴结;向周围穿过坐骨直肠间隙沿闭孔动脉旁引流到髂内淋巴结。故本题选D。

13. 经腹会阴联合直肠癌根治术(Miles手术)适用于距肛门5 cm以内的直肠癌。故本题选C。

14. 肛裂行肛门检查时,常会引起剧烈疼痛,故一般不常规做直肠指诊,如需要可在局麻下进行。故本题选E。

15. 肛门周围脓肿在直肠肛管周围脓肿中最常见,常位于肛门后方或侧方皮下间隙,又称肛周皮下间隙脓肿。故本题选 D。
17. 直肠长度 12~15 cm,以腹膜返折为界分为上段直肠和下段直肠。故本题选 B。
18. 直肠癌扩散与转移方式包括直接蔓延、淋巴转移、血行转移、种植转移。淋巴转移是直肠癌主要的扩散途径。上段直肠癌向上沿直肠上动脉、肠系膜下动脉及腹主动脉周围淋巴结转移。下段直肠癌(以腹膜返折为界)向上方和侧方转移为主。故本题选 B。
20. 直肠癌的表现:①直肠刺激症状。便意频繁,排便习惯改变;便前肛门有下坠感、里急后重、排便不尽感,晚期有下腹痛。②肠腔狭窄症状。癌肿侵犯致肠管狭窄,初时大便进行性变细,当造成肠管部分梗阻后,有腹痛、腹胀、肠鸣音亢进等不全性肠梗阻表现。③癌肿破溃出血症状。④癌肿侵犯周围组织或转移远处器官引起相应症状。多数直肠肿物能在直肠指诊时触及。对于排便习惯及大便性状改变的患者,首选直肠指检。故本题选 D。
21. 齿状线是直肠与肛管的交界线。胚胎时期,齿状线是内、外胚层的交界处。故齿状线上、下的血管、神经及淋巴来源都不同,是重要的解剖学标志,并在临床上有其重要性。故本题选 C。
22. 结、直肠及肛管常见的检查体位包括左侧卧位、膝胸位、截石位、蹲位。其中蹲位适用于检查直肠脱垂、Ⅲ度内痔和下段息肉。故本题选 B。
23. 齿状线以上的动脉主要来自肠系膜下动脉的终末支-直肠上动脉(痔上动脉),其次为来自髂内动脉的直肠下动脉和骶正中动脉。齿状线以下的血液供应来自肛管动脉。直肠上动脉是最重要的一支。故本题选 B。
26. 内痔的分度:①Ⅰ度,便时带血、滴血或喷射状出血,便后出血可自行停止,无痔脱出。②Ⅱ度,常有便血,排便时有痔脱出,便后可自行还纳。③Ⅲ度,偶有便血、排便或久站、咳嗽、劳累、负重时痔脱出,需用手还纳。④Ⅳ度,偶有便血,痔脱出不能还纳或还纳后又脱出。故本题选 A。
27. 内痔通过丰富的静脉丛吻合支和相应部位的外痔相互融合为混合痔。故本题选 E。
31. 大部分肛瘘由直肠肛管周围脓肿引起,脓肿自行破溃处或切开引流处形成外口,位于肛周皮肤。故本题选 D。
36. 肛裂患者有典型的临床表现,即疼痛、便秘和出血。疼痛多剧烈,有典型的周期性:排便时由于肛裂病灶内神经末梢受刺激,立刻感到肛管烧灼样或刀割样疼痛,称为排便时疼痛;便后数分钟可缓解,称为间歇期;随后因肛门括约肌收缩痉挛,再次剧痛,此期可持续半小时到数小时,临床称为括约肌挛缩痛。故本题选 C。
38. 肛瘘的手术治疗原则是将瘘管切开或切除,形成敞开的创面,促使愈合。手术的关键是明确瘘管行程和内口位置,尽量减少肛门括约肌的损伤,防止肛门失禁,同时避免瘘的复发。故本题选 C。
43. 外痔的主要临床表现是肛门不适、潮湿不洁,有时有瘙痒。如发生急性血栓形成时,可伴有肛门剧痛,但不出现便血。其余各项均可有肉眼血便。故本题选 E。
47. 内痔的主要临床表现是出血和脱出。间歇性便后出鲜血是内痔的常见症状。未发生血栓、嵌顿、感染时内痔无疼痛,部分患者可伴发排便困难。内痔的好发部位为截石位 3、7、11 钟点位。因便后出鲜血,故肛门部会有潮湿感。故本题选 A。
51. 癌肿首先直接向肠壁深层浸润性生长,向肠壁纵轴浸润发生较晚。癌肿浸润肠壁一圈约需 1.5~2 年。故本题选 D。

56. 经腹直肠癌切除术（Dixon 手术）是目前应用最多的直肠癌根治术，适用于距齿状线 5 cm 以上的直肠癌，也有更近距离行 Dixon 手术者。患者肿瘤位于肛门 11 cm 处，直径 1 cm，基底宽，需采用 Dixon 手术即经腹直肠癌切除术。故本题选 C。

57. 肛周脓肿的主要症状为肛周持续性跳动性疼痛，全身感染性症状不明显。病变处明显红肿，有硬结和压痛，脓肿形成可有波动感，穿刺易抽出脓液。患者肛周剧痛伴发热 3 天。查体见肛门旁右侧红肿、触痛明显、有波动感，故考虑为肛周脓肿。脓肿切开引流是治疗直肠肛管周围脓肿的主要方法。故本题选 C。

61. 血栓性外痔表现为肛周暗紫色卵圆形肿物，表面皮肤水肿、质硬、急性期触痛压痛明显。患者查体见肛门齿状线旁肿物，稍硬，呈暗紫色，触痛，均符合血栓性外痔的表现。故本题选 E。

62. 对于直肠癌患者，腹部 CT 可以了解直肠癌盆腔扩散情况，有无侵犯膀胱、子宫和盆壁等，是术前常用检查方法。故本题选 B。

64. 坐骨肛管间隙脓肿表现为发病时患侧出现持续性胀痛，逐渐加重，继而为持续性跳痛，排便或行走时疼痛加剧，可有排尿困难和里急后重；全身感染症状明显，如头痛、乏力、发热等；局部触诊或直肠指检时病侧有深压痛，甚至波动感。故本题选 C。

67. 血栓性外痔表现为肛周暗紫色卵圆形肿物，表面皮肤水肿、质硬、急性期触痛压痛明显，故此患者诊断为血栓性外痔，血栓性外痔剥离术用于治疗血栓性外痔。在局麻下将痔表面的皮肤梭形切开，摘除血栓，伤口内填入油纱布，不缝合创面。故本题选 E。

68. 我国直肠癌 75%以上为低位直肠癌，可在直肠指诊时触及。直肠指诊可查出癌肿的部位、距肛缘的距离及癌肿的大小、范围、活动度、与周围脏器的关系等。直肠癌患者常表现为便血、粪便习惯改变、粪便变形等症状，故此患者需立即进行的有效诊断方法是直肠指诊。故本题选 B。

69. 急性或初发的肛裂可用坐浴和润便的方法治疗；慢性肛裂可用坐浴、润肠通便加以扩肛的方法；经久不愈、非手术治疗无效、且症状较重者可采用手术治疗。故本题选 E。

70. 息肉手术切除的适应证：①息肉较大，内镜切除困难。②息肉有癌变，侵及黏膜下层深层，考虑腹腔镜或开腹手术切除。患者发现横结肠息肉，广基底，直径约 2 cm，病理提示管状绒毛状腺瘤，存在恶变可能，故治疗上宜行息肉肠段局部切除术。故本题选 B。

72. 直肠癌主要治疗手段包括手术、放疗和化疗，手术是直肠癌的主要治愈方法。姑息治疗适用于无法进行治愈性手术的晚期直肠癌，原则是尽量解除痛苦、改善生活质量、延长生命。故本题选 C。

73. 直肠癌的主要临床表现：①直肠刺激症状，便意频繁，排便习惯改变，便前肛门有下坠感、里急后重、排便不尽感，晚期有下腹痛。②癌肿破溃出血症状，大便表面带血及黏液，甚至有脓血便。③肠腔狭窄症状，癌肿侵犯致肠管狭窄，初时大便进行性变细，当造成肠管部分梗阻后，有腹痛、腹胀、肠鸣音亢进等不全性肠梗阻表现。④癌肿侵犯周围组织或转移远处器官引起相应症状，侵犯前列腺、膀胱，可出现尿频、尿痛、血尿；侵犯阴道，可出现阴道异常分泌物；侵犯骶前神经可出现骶尾部剧烈持续性疼痛。患者出现排便习惯与大便性状改变、肠梗阻症状，且结肠镜检查见直肠内有菜花样狭窄，故考虑为直肠癌。故本题选 B。

80. 患者有排便习惯改变、便中带血表现，且直肠指检触及菜花样肿物及指套染血，提示直肠癌的可能性大。结肠镜可在直视下观察自肛门至回盲部的全部大肠,并可通过活检取得病理性诊断,制定治疗方案。故本题选 E。

82. 肛门镜检查不仅可见到痔核黏膜的情况,还可观察到直肠黏膜有无充血、水肿、溃疡、肿块等。故本题选 B。

83. Ⅱ度内痔的治疗可选择注射疗法、胶圈套扎疗法、痔单纯切除术等。胶圈套扎法的原理是将特制的胶圈套扎到内痔的根部,利用胶圈的弹性阻断痔的血运,使痔慢性缺血、坏死、脱落而愈合。胶圈套扎法效果好,操作简单,并发症风险小,为首选治疗。故本题选 B。

84. 诱导内痔发生的因素:①长期饮酒和进食大量刺激性食物。②长期的坐立、便秘、妊娠、前列腺肥大、盆腔巨大肿瘤等。③肛周感染。④营养不良可使局部组织萎缩无力。热水坐浴可改善局部血液循环。故本题选 ABCDEF。

第十三节 肝脏疾病

一、共用题干单选题:每道考题以一个小案例的形式出现,其下面都有 A、B、C、D、E 五个备选答案。请从中选择一个最佳答案。

(1~3 题共用题干)

女,52 岁。右上腹隐痛 6 个月,1 小时前提取重物后突发头晕、心慌,面色苍白,既往有乙肝病史和胃病史。查体:P 110 次/分,BP 75/50 mmHg,腹胀,右上腹压痛。化验:Hb 69 g/L,WBC 9.0×10^9/L,N 0.70,HBsAg(+)。

1. 最可能的诊断是

A. 肝癌自发破裂　　B. 上消化道出血
C. 十二指肠溃疡穿孔　　D. 胃溃疡穿孔
E. 胆囊穿孔

2. 为明确诊断,首选的检查方法是

A. 上消化道造影　　B. 立位 X 线腹平片
C. 纤维胃镜　　D. CT
E. 腹腔穿刺

3. 治疗措施应采取

A. 胃肠减压,胃管内给止血药　　B. 经皮经肝胆道穿刺引流
C. 禁食、胃肠减压　　D. 输血、输液,同时准备手术治疗
E. 经内镜注射硬化剂

(4~7 题共用题干)

男,57 岁。3 个月来腹胀、水肿,1 周来加重伴腹痛。20 年前曾发现 HBsAg(+)。查体:可见肝掌及蜘蛛痣,蛙状腹,肝未及,脾肋下 4 cm,全腹压痛,无明显反跳痛,移动性浊音阳性。实验室检查:血白蛋白 24 g/L,血球蛋白 31 g/L,血钾 3.8 mmol/L,血钠 136 mmol/L,血氯 98 mmol/L。

4. 该患者最必要的检查是

A. 腹水常规+细菌培养　　B. 尿常规及尿钠检测
C. 腹部 B 超检查　　D. 腹部 CT 检查

E．胃镜检查

5. 该患者最可能的基本诊断是

A．原发性肝癌　　B．乙肝肝硬化　　C．慢性乙型肝炎　　D．原发性肾病综合征　　E．结核性腹膜炎

6. 该患者最可能的并发症是

A．电解质紊乱　　B．肠梗阻　　C．自发性腹膜炎　　D．代谢性酸中毒　　E．肝肾综合征

7. 对该患者不宜采用的治疗措施是

A．腹水回输　　B．应用抗生素　　C．应用保肝药物　　D．输注白蛋白　　E．输注血浆

（8~10 题共用题干）

男，48 岁。右上腹持续性疼痛 1 周，伴畏寒、高热，表现为弛张热型，体温最高至 39.6 ℃。

8. 体格检查中临床意义最小的体征是

A．肝脏肿大　　B．右季肋部局限性压痛　　C．肝区叩击痛　　D．右上腹压痛和轻度肌紧张　　E．右季肋部皮肤凹陷性水肿

9. 首选的辅助检查是

A．胸腹部 X 线片　　B．核素扫描　　C．腹部 B 超　　D．上消化道造影　　E．血管造影

10. 该病最常见的致病菌为

A．金黄色葡萄球菌和肠球菌　　B．大肠埃希菌和溶血性链球菌　　C．大肠埃希菌和金黄色葡萄球菌　　D．金黄色葡萄球菌和粪链球菌　　E．大肠埃希菌和铜绿假单胞菌

（11~13 题共用题干）

男，43 岁。从 3 米高墙掉下 2 天，出现肝区剧痛 1 小时，伴寒战、高热。查体：巩膜轻度黄染，肝区及右上腹有明显的压痛，腹肌紧张，右膈肌升高，运动受限，血压 80/55 mmHg，脉搏 98 次/分。

11. 诊断应考虑为

A．肝囊肿破裂　　B．肝破裂　　C．肝血管瘤破裂　　D．肝癌破裂　　E．肝包膜下破裂

12. 出现腹膜刺激症状的原因可能是

A．出血　　B．胆管破裂　　C．肠道有破裂　　D．腹肌的损伤　　E．肝包膜的损伤

13. 立即应行简单和实用的检查是
A. 下胃管检查胃液
B. 腹部 CT
C. 腹部细针穿刺
D. MRI
E. 肝动脉造影

(14~15 题共用题干)

男,48 岁。上腹不适,腹胀 1 个月就医。CT 发现肝左叶 10 cm 大小占位,提示为海绵状血管瘤,乙肝两对半阴性,肿瘤标志物阴性,肝功能正常。

14. 治疗选择
A. 无需治疗
B. 手术切除
C. 肝动脉结扎
D. 肝动脉栓塞
E. 肝动脉结扎加栓塞

15. 该病的哪项并发症最危险
A. 癌变
B. 肝衰竭
C. 上消化道出血
D. 破裂大出血
E. 高位肠梗阻

二、单选题:每道考题下面有 A、B、C、D、E 五个备选答案,请从中选择一个最佳答案。

16. 原发性肝癌最常见的淋巴转移部位是
A. 腹膜后淋巴结
B. 主动脉旁淋巴结
C. 锁骨上淋巴结
D. 肝门淋巴结
E. 胰周淋巴结

17. 关于肝硬化自发性腹膜炎,正确的描述是
A. 一般起病急,伴高热、寒战,剧烈腹痛,出现板状腹、反跳痛
B. 致病菌多为金黄色葡萄球菌
C. 易出现难治性腹腔积液
D. 治疗时应加强利尿治疗
E. 应进行腹腔积液培养,待培养结果出来后有针对性应用抗生素治疗

18. 与肝细胞癌发生密切的相关因素不包括
A. 食物中黄曲霉素污染
B. 病毒性肝炎
C. 肝硬化
D. 食物中亚硝酸盐污染
E. 炎性肠道疾病

19. 关于肝脏实性疾病的鉴别诊断检查,哪项最有价值
A. B 超下穿刺活检
B. 肝动脉碘油造影
C. 肝脏的 X 线检查
D. CT
E. 肝脏的放射性核素扫描

20. 肝性脑病前驱期的主要表现是
A. 性格改变
B. 计算能力减退
C. 定向力减退
D. 巴宾斯基(Babinski)征阳性
E. 生理反射亢进

21. 肝硬化患者出现血性腹腔积液,但无腹痛及发热,应首先考虑

A．结核性腹膜炎　　B．原发性肝癌
C．门静脉血栓形成　　D．肝肾综合征
E．自发性腹膜炎

22. 有关原发性肝癌，下列哪项是错误的
A．绝大多数是肝细胞癌　　B．肝细胞癌多在肝硬化的基础上发生
C．胆管细胞癌多见于女性　　D．混合型癌最少见
E．原发性肝癌主要通过淋巴转移

23. 肝癌的临床表现中，提示晚期的表现是
A．腹胀、乏力　B．肝区疼痛　C．食欲不振　D．肝区肿块　E．体重下降

24. 早期肝癌普查时最有效和实用的方法是
A．B 超检查+血清甲胎蛋白测定　　B．肝动脉造影+血清甲胎蛋白测定
C．MRI+γ-谷氨酰转肽酶测定　　D．CT+碱性磷酸酶测定
E．肝内肿块 B 超引导下的活检

25. 肝癌表现为
A．甲胎蛋白(+)　　B．寒战、高热、绞痛、黄疸
C．寒战、高热、肝区疼痛、肝大　　D．肝脏穿刺抽出棕褐色脓汁
E．血氨增高

26. 治疗早期原发性肝癌疗效最好的非手术疗法是
A．经肝动脉化疗栓塞　　B．放射治疗
C．肝动脉灌注化疗　　D．经皮穿刺酒精注射疗法
E．生物治疗

27. 有关肝癌，下列哪项叙述不恰当
A．多以肝区疼痛为首发症状
B．早期施行手术仍是最有效的疗法
C．肝大是中晚期肝癌最常见的体征
D．AFP 阴性可以除外原发性肝癌的诊断
E．AFP 定量≥400 μg/L，并有影像学证据可以确诊

28. 原发性肝癌最常见的肝外血行转移部位是
A．肺　　B．肝内播散
C．骨　　D．左锁骨上淋巴结
E．脑

29. 下述哪项不是纤维板层型肝癌的特点
A．好发于青年人　　B．中位生存期较长，预后较好
C．AFP 常为阴性　　D．很少伴有肝硬化
E．肿瘤常为多发，可切除率低

30. 原发性肝癌早期转移途径为
A．淋巴转移　　B．肺内转移
C．直接浸润转移　　D．肝内血行转移
E．骨转移

31. 肝癌与肝脓肿鉴别最容易混淆诊断的是

A. 肝区疼痛
B. 肝癌坏死液化
C. 发热
D. 右上腹部肿块
E. 贫血

32. 门静脉性肝硬化晚期肝功能不全的表现是
A. 脾肿大
B. 胃肠道淤血,水肿
C. 蜘蛛痣
D. 食管下段静脉曲张
E. 痔静脉怒张

33. 除原发性肝癌,能引起 AFP 持续性升高的疾病是
A. 多囊肝
B. 生殖腺胚胎瘤
C. 慢性肝炎
D. 肾脏胚胎瘤
E. 肝硬化

34. 关于原发性肝癌的叙述,下列不恰当的是
A. 大体病理形态可分为结节型、巨块型和弥漫型
B. 有半数患者以肝区疼痛为首发症状
C. 约 30%的患者 AFP 为阴性
D. 主要并发症有肝昏迷、上消化道出血等
E. 肝移植是目前首选的、最有效的治疗方法

35. 有关 AFP 升高的临床意义,下列哪项正确
A. AFP>200 μg/L 时可诊断肝细胞癌
B. 肝转移癌患者 AFP 常显著增高
C. 肝功能异常伴有 AFP 增高常提示合并肝癌
D. 消化道其他肿瘤 AFP 不会升高
E. 肝细胞癌术后 AFP 又升高提示复发

36. 下列哪项是 B 超检查正常成人肝脏组织的回声表现
A. 均匀　B. 粗糙　C. 低回声　D. 不均匀　E. 强回声

37. 下述不属于细菌性肝脓肿临床特征的是
A. 全身中毒症状明显
B. 影像学检查发现肝内液性暗区
C. 血液细菌学培养有时为阳性
D. 肝穿刺液为咖啡色
E. 常继发于胆道感染

38. 用于肝细胞癌患者普查、诊断、判断疗效和预测复发的检验项目应首选
A. 甲胎蛋白
B. α-L-岩藻糖苷酶
C. 异常凝血酶原
D. γ-谷氨酰转肽酶
E. 碱性磷酸酶

39. 经皮肝穿刺的禁忌证是
A. 原发性肝癌
B. 阿米巴性肝脓肿
C. 肝包虫病
D. 细菌性肝脓肿
E. 肝炎后肝硬化

40. 肝性脑病的分期不包括
A. 前驱期　B. 兴奋期　C. 昏迷期　D. 昏睡期　E. 昏迷前期

41. 有关肝疾病的外科治疗,下列不恰当的是

A．小肝细胞癌的切除率高
B．肝棘球蚴病应行囊肿内引流或囊肿切除
C．对于肝脓肿要充分引流
D．单个的转移性肝癌不是外科治疗的禁忌证
E．小的肝血管瘤没有必要切除

42. 下列哪项是划分左右半肝的标志
A．门静脉　　B．镰状韧带
C．胆总管　　D．下腔静脉右缘至胆囊中部
E．下腔静脉左缘至胆囊中部

43. 患者肝脏病理切片报告：广泛肝细胞变性坏死、肝小叶纤维支架塌陷；不规则结节状再生肝细胞团形成；假小叶形成；肝内血循环紊乱。其病理诊断是
A．慢性迁延性肝炎　　B．慢性活动性肝炎
C．肝硬化　　D．急性传染性肝炎
E．胆汁性肝硬化

44. 最常见的肝囊肿是
A．先天性　　B．创伤性　　C．炎症性　　D．肿瘤性　　E．感染性

45. 肝脓肿自行穿破后，后果最严重的是
A．穿入心包腔：心脏压塞　　B．穿入腹腔：腹膜炎
C．穿入胆管：胆道感染　　D．穿入胸腔：脓胸
E．穿入膈下：膈下脓肿

46. 对于成人肝血管瘤表述正确的是
A．大多数患者有临床症状
B．存在恶性变的可能
C．雌激素刺激可使肝血管瘤增大
D．为避免自发破裂导致出血，肝血管瘤均应手术切除
E．核素扫描是最敏感和特异的诊断方法

47. 肝癌破裂出血的治疗方法不包括
A．肝动脉介入栓塞　　B．肝动脉结扎
C．肝叶切除术　　D．局部压迫填塞
E．门静脉结扎

48. 最能说明肝硬化患者已存在门静脉高压的表现是
A．腹水　　B．肝门静脉增宽
C．脾大　　D．痔核形成
E．食管静脉曲张

49. 慢性肝病患者，普查发现甲胎蛋白 3 次阳性，肝功能正常，肝区触诊无异常，诊断为早期肝癌。下列哪项检查对定位最有帮助
A．选择性肝动脉造影　　B．放射性核素扫描
C．超声断层扫描　　D．CT 检查
E．X 线检查

50. 肝海绵状血管瘤最危险的并发症包括

A. 压迫十二指肠引起上消化道梗阻
B. 肿瘤破裂引起腹腔急性大出血
C. 肝功能衰竭
D. 上消化道大出血
E. 肝性脑病

51. 下列属于第三肝门的结构是
A. 门静脉　B. 肝动脉　C. 肝总管　D. 肝静脉　E. 肝短静脉

52. 诊断脂肪肝首选的检查方法是
A. CT
B. MRI
C. 体格检查
D. B 超
E. 病理学检查

53. 治疗酒精性肝病的关键是
A. 营养支持
B. 戒酒
C. 肝移植
D. 给予保肝药
E. 给予利胆药

54. 肝脏的正中裂将肝分为左右两部分,左右之比约
A. 5∶5　B. 4∶6　C. 3∶7　D. 2∶8　E. 6∶4

55. 阿米巴性肝脓肿,首先考虑的治疗方法是
A. 抗阿米巴药物
B. 穿刺引流
C. 切开引流
D. 手术切除
E. 手术内引流

56. 肝硬化腹腔积液治疗,一般不主张采用
A. 高蛋白饮食
B. 低盐饮食
C. 卧床休息
D. 强烈利尿
E. 腹腔积液浓缩回输

57. 细菌性肝脓肿最常见的致病菌是
A. 粪链球菌、金黄色葡萄球菌和厌氧菌
B. 大肠埃希菌、粪链球菌和厌氧菌
C. 大肠埃希菌、金黄色葡萄球菌和厌氧菌
D. 大肠埃希菌、铜绿假单胞菌和厌氧菌
E. 溶血性链球菌、金黄色葡萄球菌和厌氧菌

58. 肝硬化早期诊断最可靠的方法是
A. 肝功能检查
B. B 超
C. 腹腔镜直视下活检
D. CT
E. 食管 X 线钡剂透视

59. 下列癌肿直径符合原发性小肝癌诊断标准的是
A. 1 cm　B. 2 cm　C. 7 cm　D. 5 cm　E. 6 cm

60. 对肝癌的临床诊断最具特异性的是
A. 肝区疼痛
B. 进行性肝大,质硬
C. 恶病质
D. 梗阻性黄疸
E. 肺部转移病灶

61. 原发性肝癌的筛查,最简单有效的方法包括
A. 选择性肝动脉造影
B. AFP
C. CT
D. MRI

E. 放射性核素扫描

62. 细菌性肝脓肿的主要治疗是
A. 抗生素治疗
B. 穿刺抽脓,脓腔注入抗生素
C. 切开引流
D. 理疗
E. 内引流术

63. 高度提示肝硬化患者并发肝癌的体征是
A. 蜘蛛痣、肝掌
B. 男性乳腺发育
C. 腹水进行性增多
D. 脾脏进行性肿大
E. 肝脏进行性肿大

64. 乙型肝炎后肝硬化的主要合并症不包括
A. 肝癌
B. 门静脉高压症
C. 急性肠系膜上静脉血栓形成
D. 肝功能衰竭
E. 急性肝静脉血栓形成

65. 有关肝棘球蚴病的特点,下列哪项不恰当
A. 绝大多数由细粒棘球绦虫的蚴所致
B. 细粒棘球绦虫终宿主为人
C. 主要流行于牧区,与饮食不洁有关
D. 囊肿破裂可引起过敏性休克
E. 可触及上腹肿块

66. 关于肝囊肿囊内继发感染和出血时的处理,不恰当的是
A. 囊肿开窗引流术
B. 囊肿穿刺抽液
C. 大量的抗生素
D. 肝叶切除术
E. 囊肿内放置双套管术后冲洗引流

67. 下列哪项方法治疗肝海绵状血管瘤最有效
A. 介入治疗
B. 放疗
C. 化疗
D. 药物治疗
E. 手术切除治疗

68. 关于肝性脑病的治疗,下述错误的是
A. 禁止蛋白质饮食的摄入
B. 躁动不安时禁用吗啡类药物
C. 口服甲硝唑
D. 肥皂水灌肠
E. 给予支链氨基酸

69. 肝癌患者发生黄疸的原因不包括
A. 肝癌细胞侵入胆管内形成癌栓
B. 肝癌压迫肝胆管
C. 肝癌晚期
D. 肝功能衰竭
E. 肝肿瘤的破坏

70. 乳果糖治疗肝性脑病的作用机制是
A. 促进肝细胞再生
B. 抑制肠道细菌增殖
C. 吸附肠内毒素
D. 减少肠内氨的形成和吸收
E. 供给糖,以提供热量

71. 肝脓肿严重时考虑行肝叶切除术,以下哪项是不恰当的
A. 切开引流后脓壁不塌陷
B. 慢性厚壁肝脓肿
C. 有明显的无效腔
D. 脓肿腔内脓液特别黏稠

E．有肝内胆管结石，肝组织已破坏失去功能

72. 肝硬化肝功能减退的临床表现不包括
A．腹水
B．消化道症状
C．内分泌紊乱
D．出血倾向和贫血
E．肝病面容

73. 阿米巴性肝脓肿的临床表现不包括
A．继发于阿米巴痢疾后
B．病情急骤，中毒症状严重
C．部分患者粪中查有阿米巴滋养体
D．脓肿较大，多为单发，多见于肝右叶
E．外周血白细胞计数增高不明显

74. 下述不属于原发性肝癌临床表现的是
A．低血糖症
B．肝性脑病
C．上消化道出血
D．红细胞增多症
E．嗜酸性粒细胞增多症

75. 有关肝脏的生理功能，以下不正确的是
A．代谢作用 B．分泌胆汁 C．凝血功能 D．解毒功能 E．氧合功能

76. 肝棘球蚴病的并发症不包括
A．囊肿破裂
B．囊肿继发感染
C．囊肿支气管瘘
D．过敏性休克
E．脑部转移

77. 下述有关肝外伤处理方法中，哪项不恰当
A．肝包膜下血肿应打开探查，缝合裂口
B．边缘整齐的裂伤可作间断缝合，缝合满意者不放置引流
C．肝脏表浅裂伤，已停止出血可不缝合，适当引流
D．严重肝裂伤做部分肝切除时，一般施行的是不规则切除
E．对于急危重的肝损伤，可用纱布填塞止血，择期再行决定性手术

78. 肝硬化大量腹腔积液不会出现的腹部体征是
A．腹部膨隆
B．液波震颤阳性
C．振水音阳性
D．移动性浊音阳性
E．蛙状腹

79. 细菌性肝脓肿出现下列哪一体征提示预后不良
A．胸腔积液吸收缓慢
B．黄疸逐渐加深
C．体温持续不降
D．肝大触痛明显
E．局部皮肤水肿

80. 下列哪项是细菌性肝脓肿与阿米巴性肝脓肿最主要的鉴别依据
A．B超
B．大便常规
C．脓肿穿刺
D．血液学检查
E．CT

81. 甲胎蛋白阴性可见于
A．睾丸癌
B．卵巢癌
C．原发性肝癌
D．新生儿

E．肝血管瘤

82. 细菌性肝脓肿,细菌侵入肝的主要途径是

A．胆道

B．淋巴系统

C．门静脉

D．肝动脉

E．经伤口直接侵入

83. 非酒精性脂肪性肝病的发生主要与下列哪种因素相关

A．肥胖

B．遗传

C．胰岛素抵抗

D．病毒感染

E．乙型肝炎

84. 有关继发性肝癌的叙述,下列不正确的是

A．血清 AFP 多为阴性

B．胃癌、结肠癌、胰腺癌为常见原发灶

C．可能为多发结节,但多数为单个结节

D．常以肝外原发癌肿所引起的症状为主要表现

E．诊断的关键在于查清原发癌灶

85. 男,52 岁。3 小时前起床突感头晕、心悸,右上腹部剧痛入院。查：贫血貌,右上腹有压痛、反跳痛,血压 70/50 mmHg,体温 36.9 ℃,血红蛋白 40 g/L,白细胞 10.2×10^{9}/L。最可能诊断为

A．胃、十二指肠溃疡穿孔

B．伤寒肠穿孔

C．胆囊炎穿孔

D．肝癌破裂出血

E．慢性胰腺炎急性发作

86. 男,50 岁。乙型肝炎病史 10 年。近 3 个月肝区胀痛不适,CT 检查：肝右叶 5 cm 占位性病变。为进一步明确性质,应首选检测

A．CA19－9

B．甲胎蛋白

C．癌胚抗原

D．CA15－3

E．碱性磷酸酶

87. 男,48 岁。慢性肝病 11 年,普查发现 AFP 800 μg/L,首先应进行下列哪项检查

A．选择性肝动脉造影

B．肝脏核素扫描

C．腹部平片

D．腹部(肝脏)B 超或 CT

E．腹腔镜探查术

88. 男,47 岁。慢性乙型病毒性肝炎病史 10 余年,肝硬化病史 5 年,1 个月前出现持续性右上腹胀痛,查体：右腹部膨隆,肝脏明显增大,质地坚硬。腹水为血性。诊断首先考虑是

A．肝包虫病

B．原发性肝癌

C．肝囊肿

D．肝脓肿

E．肝血管瘤

89. 男,50 岁。B 超发现右肝有直径 2 cm 实性占位病变,甲胎蛋白 1 000 μg/L,肝功能基本正常,无腹水。15 年前曾患乙型肝炎,最佳处理是

A．化学药物治疗

B．放射治疗

C．肝动脉栓塞及介入治疗

D．手术切除

E．中医中药治疗

90. 男性,乙肝表面抗原阳性多年,近期出现肝区痛、食欲减退、消瘦,查体:肝大(肋下4 cm)、质硬,肝边缘不整,最有可能的诊断是

A. 急性肝炎
B. 慢性活动性肝炎
C. 大结节性肝硬化
D. 原发性肝癌
E. 肝脓肿

91. 男,48岁。原发性肝癌手术治疗后出院,门诊复查中,哪项不是必需的检查

A. 胸部X线片
B. 肝脏B超
C. 癌胚抗原(CEA)
D. 甲胎蛋白
E. 肝功能

92. 男,48岁。右季肋区疼痛半年。CT检查:肝右叶12 cm×10 cm肿块,包绕、压迫下腔静脉,肝左叶内多个小的低密度结节。进一步检查确诊为原发性肝癌。考虑的治疗方法不包括

A. 肝动脉结扎术
B. 肝动脉栓塞术
C. 肝动脉灌注化疗
D. 肝移植手术
E. 肝叶切除术

93. 男,47岁。HBsAg阳性20年,乏力、食欲减退、尿黄7天。查体:巩膜黄染,肝肋下2 cm,质软。实验室检查:ALT 460 U/L, TBil 84 μmol/L, HBV-DNA 1.2×10^5 copies/mL,抗HAVIgM(-),抗HEV(-),抗HCV(-)。最重要的药物是

A. 核苷(酸)类似物
B. 护肝药物
C. 退黄药物
D. 干扰素
E. 利巴韦林

94. 男,52岁。右上腹胀痛、低热,贫血半年,6小时前起床突感头晕,右上腹剧痛。查体:血压70/50 mmHg,心率110次/分,体温37.7℃,面色苍白,全腹压痛、反跳痛、肌紧张。化验:Hb 50 g/L, WBC 13×10^9/L。最可能的诊断是

A. 胃、十二指肠溃疡穿孔
B. 胆囊炎坏疽穿孔
C. 肝癌破裂出血
D. 肠伤寒穿孔
E. 胆道蛔虫

95. 男,43岁。右上腹疼痛1年。行B超检查:肝左外叶直径10 cm占位,边界不清,门静脉左支内可见癌栓,首选下列哪项治疗方案

A. 全身化学治疗
B. 肿瘤局部放射治疗
C. 手术治疗
D. 介入治疗
E. 中医治疗

96. 男,47岁。肝硬化8年,查体有中等量腹水,如应用利尿剂,首选的是

A. 甘露醇
B. 螺内酯(安体舒通)
C. 乙酰唑胺
D. 氢氯噻嗪(双氢克尿塞)
E. 普萘洛尔

97. 男,29岁。肝脓肿破裂引起弥漫性腹膜炎。面色苍白,肢体湿冷,脉搏122次/分,血压10.7/8 kPa(80/60 mmHg),尿少,血pH 7.29。下列治疗措施错误的是

A. 输液补充血容量
B. 联合应用抗菌药物
C. 纠正酸中毒
D. 手术引流感染灶

E. 大量多次应用氢化可的松

98. 男,38 岁。身高 170 cm,体重 90 kg,平素每日约饮酒半斤,持续 10 年。体检时发现脂肪性肝病,故来院就诊。下列确定酒精性肝病及分期分级最可靠的方法是

A. 肝脏 B 超　　B. 肝脏 CT

C. 肝脏　　D. 肝活组织检查

E. 肝脏血管造影

99. 男,43 岁。右上腹疼痛不适,无畏寒、发热、黄疸,B 超示右肝有一直径 3.5 cm 占位病变,AFP 1 000 μg/L,哪项治疗方法最有效

A. 手术切除　　B. 化疗　　C. 放疗　　D. 免疫治疗　　E. 肝移植

三、案例分析题:以下提供若干个案例,每个案例下设若干道考题。每道考题有多个备选答案,其中正确答案有 1 个或多个。选对一个答案给 1 个得分点,选错一个扣 1 个得分点,直至本题扣至 0 分。

(100~103 题共用题干)

男,50 岁。慢性乙型肝炎病史 30 年,定期体检,此次体检发现 AFP 升高,达 220 μg/L,无任何不适主诉。

100. 下一步检查应首选

A. 腹、盆腔 CT　　B. 腹部 MRI

C. 腹部 B 超　　D. 全身 PET-CT

E. 肝血池扫描　　F. 肝血管造影

101. 提示:腹部 B 超示少量腹腔积液,肝门区直径 3 cm 低回声结节,与门静脉主干关系密切。该患者最可能的诊断是

A. 肝细胞肝癌　　B. 胆管细胞肝癌

C. 混合细胞肝癌　　D. 肝腺瘤

E. 肝局灶增生结节　　F. 肝硬化结节

102. 若行 CT 增强扫描,最可能的表现是

A. 平扫呈低密度,动脉期肿瘤周边强化,门静脉期低于周围肝组织密度

B. 平扫呈低密度,动脉期呈全瘤范围强化,门静脉期与周围肝组织等密度

C. 平扫呈低密度,动脉期呈全瘤范围强化,门静脉期高于周围肝组织密度

D. 平扫呈低密度,动脉期呈全瘤范围强化,门静脉期低于周围肝组织密度

E. 平扫呈高密度,动脉期呈全瘤范围强化,门静脉期低于周围肝组织密度

F. 平扫呈高密度,动脉期呈全瘤范围强化,门静脉期高于周围肝组织密度

103. 提示:患者肝功能检查示 ALT 54 U/L, AST 68 U/L, TBil 38.4 μmol/L, ALB 29 g/L, PT 11.2 s。该患者最佳的治疗方案是

A. RFA　　B. TACE

C. 口服索拉菲尼　　D. 三维适形调强放射治疗

E. 肝切除术　　F. 原位肝移植

(104~107 题共用题干)

男,42 岁。呕吐、腹泻两天,意识模糊、烦躁不安半天急诊入院。查体:BP 110/70 mmHg,神志恍惚,巩膜中度黄染,颈部可见数枚蜘蛛痣,心肺未见异常,腹软,肝肋下未触及,脾肋下

3 cm，双上肢散在出血点。Hb 90 g/L，WBC 3.2×10^9/L，血糖 13.0 mmol/L，尿糖(+)，尿酮(-)，尿镜检(-)。

104. 最可能的诊断是
A．肝性脑病
B．糖尿病酮症酸中毒
C．高渗性非酮症糖尿病昏迷
D．尿毒症
E．脑血管病
F．分离(转换)障碍

105. 确诊最有价值的辅助检查是
A．血气分析
B．腹部 CT
C．肾功能
D．肝功能
E．血氨
F．腹部 MRI

106. 如果患者躁动不安，不宜选用
A．东莨菪碱
B．乳果糖
C．水合氯醛
D．氯苯那敏(扑尔敏)
E．异丙嗪
F．安抚患者

107. 对此患者的治疗，下列各项不正确的是
A．禁食蛋白质
B．口服乳果糖
C．静脉滴注精氨酸
D．肥皂水灌肠
E．补充支链氨基酸
F．营养支持

(108~110 题共用题干)

男，56 岁。右上腹胀痛 3 个月伴黄疸 2 周。体检：肝肋下 3 cm，剑突下 4 cm，质硬，移动性浊音(+)。

108. 最可能的诊断为
A．晚期肝癌
B．肝硬化
C．细菌性肝脓肿
D．胆总管结石
E．肝炎
F．肝囊肿

109. 下列最有助于肝癌诊断的检查是
A．乙肝五项检查
B．腹部 X 线片
C．肝功能检查
D．甲胎蛋白升高+B 超检查
E．CT 检查
F．CEA 测定

110. 肝癌最终确诊的检查方法是
A．B 超
B．腹部 CT
C．X 线检查
D．肝功能检查
E．肝穿刺针刺细胞学检查
F．腹部 MRI

(111~113 题共用题干)

患者 8 年前行胃部检查时发现“肝硬化”，药物治疗。3 个月前因腹胀就诊，经胃镜检查提示“食管胃底重度静脉曲张，红色征阳性”，未予内镜下治疗。1 个月前无明显诱因出现黑便和呕血，呕吐物为鲜血，总量约 1 000 mL，无心悸、头晕等不适。为进一步诊治而来我院就诊，初诊为“肝硬化门静脉高压症；食管胃底静脉曲张破裂出血；脾大、脾功能亢进”收入外科。患者自发病以来，诉乏力，无腹痛、腹胀，无肝性脑病表现，无脂肪泻，无骨痛。患者精神尚可，睡眠、食欲尚可，尿色深但量不少，粪便颜色性状无明显异常，体重无显著改变。查体：

T 36.0 ℃、P 80 次/分、R 18 次/分、BP 90/60 mmHg。皮肤巩膜可疑黄染，全身浅表淋巴结未触及肿大，四肢无抓痕，未见紫癜或瘀斑，肝掌(+)，无蜘蛛痣。无明显腹壁静脉曲张，腹部平坦、软，无压痛、无肌紧张，也未及包块，肝脏肋下未及；脾脏肿大肋下 3 指，质韧，触痛(-)；胆囊(-)。肝肾区叩击痛阴性，移动性浊音(-)，听诊肠鸣音 4 次/分。

111. 为进一步明确诊断，应进行的检查是
A. 肝功能　B. 腹部 B 超
C. 食管钡剂造影　D. 肝炎病原免疫学
E. CT　F. 肾功能
G. 腹部 X 线平片

112. 当患者肝功能分级为 A 或 B 级时，为选择手术治疗方式，还应进行的检查包括
A. 腹部 B 超　B. 凝血时间
C. 甲胎蛋白　D. 腹部 CT
E. 血糖　F. 心电图

113. 检查结果不适合行分流术，而需行断流术，应切断的静脉包括
A. 左膈下静脉　B. 胃左静脉
C. 胃后静脉　D. 胃右静脉
E. 胃短静脉　F. 胃底静脉

答案与解析

答案

1. A	2. E	3. D	4. A	5. B	6. C	7. A	8. E	9. C	10. C
11. E	12. B	13. C	14. B	15. D	16. D	17. C	18. E	19. A	20. A
21. B	22. E	23. D	24. A	25. A	26. A	27. D	28. A	29. E	30. D
31. B	32. C	33. B	34. E	35. E	36. A	37. D	38. A	39. C	40. B
41. B	42. E	43. C	44. A	45. A	46. C	47. E	48. E	49. D	50. B
51. E	52. D	53. B	54. B	55. A	56. D	57. C	58. C	59. D	60. B
61. B	62. A	63. E	64. E	65. B	66. B	67. E	68. D	69. E	70. D
71. D	72. A	73. B	74. E	75. E	76. E	77. B	78. C	79. B	80. C
81. E	82. A	83. A	84. C	85. D	86. B	87. D	88. B	89. D	90. D
91. C	92. E	93. A	94. C	95. C	96. B	97. E	98. D	99. A	

100. C	101. A	102. D	103. F	104. A
105. E	106. C	107. D	108. A	109. D
110. E	111. D	112. ACD	113. ABCE	

解析

1. 肝癌结节破裂出血可局限于肝包膜下，产生局部疼痛；如包膜下出血快速增多则形成压痛性血肿；也可破入腹腔引起急性腹痛、腹膜刺激征和血性腹腔积液，大量出血可致休克、死亡。患者为中老年女性，既往有乙肝病史和胃病史，右上腹隐痛 6 个月，现突发头晕、心慌，面色苍白，有血压低，腹胀，右上腹压痛表现，考虑为肝癌破裂引起失血性休克。故本题选 A。

2. 患者考虑为肝癌破裂引起失血性休克，故可进行诊断性腹腔穿刺，若抽出不凝血可明确诊断。故本题选 E。
3. 患者考虑为肝癌破裂引起失血性休克，应立即补充血容量以纠正休克，同时准备剖腹探查。故本题选 D。
4. 患者腹胀，查体见蛙状腹，移动性浊音阳性，提示该患者有腹水，为明确诊断，应抽腹水化验检查。腹水若呈血性应高度怀疑恶变，宜做细胞学检查。故本题选 A。
5. 肝炎病毒、脂肪性肝病、免疫疾病、药物或化学毒物为肝硬化常见病因。肝硬化的表现有食欲减退、腹胀、低白蛋白血症等，出现肝掌及蜘蛛痣、门静脉高压症状等。患者 20 年前发现 HBsAg(+)，3 个月来腹胀、水肿，查体可见肝掌和蜘蛛痣，有脾大、腹水、门静脉高压的表现，白蛋白降低，故考虑诊断为乙型肝炎肝硬化。故本题选 B。
6. 原发性腹膜炎又称自发性腹膜炎，在某些情况下，如肝硬化并发腹水、肾病、猩红热或营养不良等机体抵抗力低下时，肠腔内细菌即有可能通过肠壁进入腹膜腔，发生细菌移位导致腹膜炎。患者基本诊断为乙肝肝硬化，有腹胀、移动性浊音阳性表现，提示肝硬化腹水，且近期出现腹痛，全腹压痛，考虑最可能合并自发性腹膜炎。故本题选 C。
7. 患者基本诊断为乙肝肝硬化合并自发性腹膜炎，可应用抗生素及保肝药物、输注血浆或白蛋白治疗。因患者合并有腹膜炎，腹水回输入体内会加重腹膜炎。故本题选 A。
16. 肝癌的转移途径为肝内转移和肝外转移。肝外转移包括血行转移、淋巴转移、种植转移。肝癌的淋巴转移常见肝门淋巴结转移，也可转移至胰、脾、主动脉旁及锁骨上淋巴结。故本题选 D。
18. 肝细胞癌的病因：①病毒性肝炎。②黄曲霉毒素。③肝纤维化。④其他。肝癌的高危因素包括长期接触氯乙烯、亚硝胺类、偶氮芥类、苯酚、有机氯农药等化学物质；血吸虫及华支睾吸虫感染；长期饮用污染水、藻类异常繁殖的河沟水；香烟中多环芳烃、亚硝胺和尼古丁。故本题选 E。
19. B 超下穿刺活检可以明确病变性质，病理活检结果是诊断的金标准。故本题选 A。
21. 原发性肝癌常在肝硬化的基础上发生，在失代偿期肝硬化基础上发病者，可表现为腹腔积液迅速增加且难治，腹腔积液多为漏出液；血性腹腔积液系肝癌侵犯肝包膜或向腹腔内破溃引起。故本题选 B。
22. 肝癌的转移主要通过门静脉系统在肝内转移，肝癌最初易侵犯门静脉及分支并形成瘤栓，脱落后在肝内引起多发性转移灶。故本题选 E。
23. 原发性肝癌起病隐匿，早期缺乏典型症状。临床症状明显者，病情大多已进入中晚期。肝大为中晚期肝癌最常见的主要体征，肝脏进行性增大，质地坚硬，表面凹凸不平，常有大小不等的结节，边缘钝而不整齐，常有不同程度的压痛；晚期，肝癌突出于右肋弓下或剑突下时，上腹可呈现局部隆起或饱满，即肝区可扪及肿块。故本题选 D。
27. 甲胎蛋白(AFP)是诊断肝细胞癌特异性的标志物，广泛用于肝癌的普查、诊断、判断治疗效果及预测复发。AFP>400 μg/L 为诊断肝癌的条件之一，但约 30%的肝癌患者 AFP 水平正常。故本题选 D。
28. 原发性肝癌的肝外转移：①血行转移，以肺转移最为多见。②淋巴转移，以肝门淋巴结转移最常见。③种植转移，比较少见，偶可种植在腹膜、横膈等处。故本题选 A。
34. 肝癌对化疗和放疗不敏感，常用治疗方法有手术切除、肝移植、血管介入、射频消融术等，早期诊断、早期采用以手术切除为主的综合治疗，是提高肝癌长期治疗效果的关键。

故本题选 E。

37. 细菌性肝脓肿的典型症状是寒战、高热、肝区疼痛和肝大，脓液多为黄白色，涂片和培养可发现细菌。故本题选 D。

41. 肝棘球蚴病的手术原则是尽量完整摘除外囊，清除内囊，避免囊液外溢，防止复发；合理处理残腔及胆瘘，减少术后并发症。故应行单纯内囊摘除术，外囊完整切除术或肝切除术，引流可导致棘球蚴播散至全肝引发严重感染。故本题选 B。

42. 根据肝内血管、胆管的分布规律，肝被分为左、右半肝，下腔静脉左缘至胆囊中部是划分左右半肝的标志。故本题选 E。

44. 肝囊肿是较常见的肝良性疾病，分为寄生虫性（如肝棘球蚴病）和非寄生虫性肝囊肿；后者又可分为先天性、创伤性、炎症性和肿瘤性囊肿，临床多见的是先天性肝囊肿。故本题选 A。

47. 肝癌破裂出血的治疗：①如出血量不大，全身情况较好，可急诊做经导管血管内栓塞术（TAE）或经肝动脉化疗栓塞（TACE）治疗。②如技术条件具备，也可行急诊肝切除术。③如肿瘤巨大或范围广，出血多，术中无法控制，可只作纱布填塞止血尽快结束手术，待患者情况稳定后再做进一步治疗。肝癌的血液供应主要来自肝动脉，门静脉是正常肝脏主要的血液供应来源。故本题选 E。

49. CT 检查可更客观及更敏感地显示肝癌，1 cm 左右肝癌的检出率可>80%，且可明确其定位，为理想的定位诊断方式。故本题选 D。

52. 超声诊断脂肪性肝病的准确率高达 70%～80%，利用超声在脂肪组织中传播出现显著衰减的特征，也可定量肝脂肪变程度。故本题选 D。

53. 戒酒是治疗酒精性肝病患者最重要的措施。戒酒能显著改善各个阶段患者的组织学改变和生存率，并可减轻门静脉压力及减缓向肝硬化发展的进程。故本题选 B。

55. 阿米巴性肝脓肿是肠道阿米巴感染的并发症，绝大多数单发，治疗上首先考虑非手术治疗，以抗阿米巴药物（甲硝唑、氯喹、依米丁），以及必要时反复穿刺吸脓和支持疗法为主。故本题选 A。

57. 全身细菌性感染，特别是腹腔内感染时，细菌可侵入肝，如患者抵抗力弱，可发生肝脓肿。细菌性肝脓肿的致病菌多为肺炎克雷伯菌、大肠埃希菌、厌氧链球菌、葡萄球菌等。故本题选 C。

59. 原发性肝癌分类：①微小肝癌，直径≤2 cm。②小肝癌，2 cm<直径≤5 cm。③大肝癌，5 cm<直径≤10 cm。④巨大肝癌，直径>10 cm。故本题选 D。

62. 细菌性肝脓肿的治疗：①全身支持疗法。②抗生素治疗：是最主要的治疗方法，抗生素使用应大剂量、足疗程。③经皮肝穿刺脓肿置管引流术：适用于直径在 3～5 cm 的单个脓肿，如在超声或 CT 下可见到液化区域，可在其引导下行穿刺抽尽脓液并冲洗，也可置管引流。④手术治疗。故本题选 A。

65. 细粒棘球绦虫的终宿主有犬、狐、狼等，以犬最常见，中间宿主是羊、猪、马、牛和人等，以羊最多见，人与人之间不传染。故本题选 B。

67. 手术切除是治疗肝海绵状血管瘤最有效的方法。但小的、无症状的肝海绵状血管瘤不需治疗，可每隔 6～12 个月作超声检查，以动态观察其变化。故本题选 E。

69. 肝癌患者发生黄疸一般出现在肝癌晚期，多为阻塞性黄疸，少数为肝细胞性黄疸。前者常因癌肿压迫，或侵犯胆管，或肝门转移性淋巴结肿大而压迫胆管造成阻塞所致；后者可由于癌组织肝内广泛浸润或合并肝硬化、慢性肝炎引起。故本题选 E。

75. 肝脏的生理功能：①分泌胆汁，每日分泌胆汁 800～1 000 mL。②代谢功能，食物消化后由肠道吸收的营养物质经门静脉系统进入肝。③凝血功能，肝除合成纤维蛋白原、凝血酶原外，还产生凝血因子Ⅴ、Ⅶ、Ⅷ、Ⅸ、Ⅹ、Ⅺ和Ⅻ。④解毒作用。⑤吞噬或免疫作用。故本题选 E。

82. 细菌侵入肝的途径：①胆道，是引起细菌性肝脓肿的主要原因。②门静脉，细菌可突破肠道屏障经门静脉入肝。③肝动脉：如细菌性心内膜炎、化脓性骨髓炎等。④肝毗邻器官或组织存在感染病灶。⑤开放性肝损伤时细菌可直接经伤口侵入肝引起感染，形成脓肿。故本题选 A。

85. 肝癌结节破裂出血可破入腹腔引起急性腹痛、腹膜刺激征和血性腹腔积液，大量出血可致休克、死亡。患者贫血貌、血压低、血红蛋白低，考虑存在失血性休克；患者突发右上腹胀痛，随后出现失血性休克，且查体有腹膜刺激征，故考虑为肝癌破裂出血。故本题选 D。

86. 患者既往有乙型肝炎病史，近期肝区胀痛不适，CT 检查见肝右叶 5 cm 占位性病变，考虑为原发性肝癌。甲胎蛋白是诊断肝细胞癌特异性的标志物，广泛用于肝癌的普查、诊断、判断治疗效果及预测复发。故本题选 B。

87. AFP>400 μg/L 为诊断肝癌的条件之一。患者普查发现 AFP800 μg/L，考虑原发性肝癌的可能，行 B 超或 CT 检查有助进一步确诊。故本题选 D。

88. 肝癌在肝硬化基础上发病者，可表现为腹腔积液迅速增加且难治，腹腔积液多为漏出液；血性腹腔积液系肝癌侵犯肝包膜或向腹腔内破溃引起。患者既往肝炎、肝硬化病史，近期出现持续右上腹痛，查体肝脏质地坚硬，且穿刺腹水为血性，考虑为原发性肝癌。故本题选 B。

89. 患者既往乙型肝炎病史，根据其 B 超结果和甲胎蛋白检测，考虑为原发性小肝癌。早期诊断、早期采用以手术切除为主的综合治疗，是提高肝癌长期治疗效果的关键。故本题选 D。

90. 肝癌早期缺乏典型临床表现，一旦出现症状和体征，疾病多已进入中、晚期。临床表现可能有肝区疼痛、肝大或右上腹肿块，乏力、消瘦、食欲减退、黄疸、腹胀等全身及消化道症状。患者乙型肝炎病史多年，近期出现肝区痛、食欲减退、消瘦等症状，且查体有肝大、质硬、边缘不整体征，考虑为原发性肝癌。故本题选 D。

91. 甲胎蛋白（AFP）是诊断肝细胞癌特异性的标志物，广泛用于肝癌的普查、诊断、判断治疗效果及预测复发。癌胚抗原（CEA）是一种广谱肿瘤标志物，主要用于结肠癌和直肠癌的诊断。故本题选 C。

92. 原发性肝癌的肿瘤可切除性评估：没有肝外多处转移。①单发的微小肝癌和小肝癌。②单发的向肝外生长的大肝癌或巨大肝癌，受肿瘤破坏的肝组织少于 30%，肿瘤包膜完整，周围界限清楚。③多发肿瘤，但肿瘤结节少于 3 个，且局限在肝的一段或一叶内。患者肝右叶肿瘤大小 12 cm×10 cm，且肝左叶多发结节，故不可行肝叶切除术。故本题选 E。

95. 肝癌对化疗和放疗不敏感，肝癌的治疗性切除术是目前治疗肝癌最有效的方法之一，手术切除主要适用于癌肿局限且未超过半肝、一般情况良好、肝功能代偿良好的患者。门静脉左支内癌栓不是手术切除的禁忌证。故本题选 C。

99. 患者肝区疼痛，且 B 超发现右肝有一占位性病变，AFP 升高，考虑原发性肝癌诊断。早期诊断、早期采用以手术切除为主的综合治疗，是提高肝癌长期治疗效果的关键。故本题选 A。
100. 患者既往有乙型肝炎病史，体检发现 AFP 升高，应警惕肝硬化、肝癌，故应先行 B 超检查，简便经济。故本题选 C。
101. 结合患者多年乙型肝炎病史，体检发现 AFP 升高，且 B 超提示少量腹腔积液，肝门区直径 3 cm 低回声结节，故考虑诊断为肝细胞肝癌。故本题选 A。
102. CT 平扫多为低密度占位，部分有晕圈征，大肝癌常有中央坏死；增强时动脉期病灶的密度高于周围肝组织，但随即快速下降，低于周围正常肝组织，并持续数分钟，呈“快进快出”表现，动脉期呈全瘤范围强化，门静脉期低于周围肝组织密度。故本题选 D。
103. 对于肝癌合并肝硬化患者，肝移植可将整个病肝切除，是治疗肝癌和肝硬化的有效手段，但若肝癌已有血管侵犯及远处转移（常见肺、骨），则不宜行肝移植术。患者 ALT、AST、TBil 等升高，考虑存在肝硬化，且患者全身情况较好，可行肝移植。故本题选 F。

第十四节 门静脉高压症

一、共用题干单选题：每道考题以一个小案例的形式出现，其下面都有 A、B、C、D、E 五个备选答案。请从中选择一个最佳答案。

（1~3 题共用题干）

男，56 岁。肝硬化病史 8 年，最近 1 个月反复呕血 3 次，黑粪。查体：脾大。上消化道钡餐检查示食管胃底静脉曲张。

1. 最可能的诊断是
A．胃溃疡　B．胃癌
C．应激性溃疡　D．门静脉高压症
E．肝癌
2. 该患者血液成分中，变化最明显的是
A．白细胞　B．红细胞　C．血小板　D．血红蛋白　E．巨噬细胞
3. 该患者肝功检查基本正常，首选的治疗方法是
A．手术治疗　B．保肝治疗
C．应用止血药物　D．硬化剂注入曲张静脉
E．暂时观察

（4~6 题共用题干）

男，42 岁。腹胀、食欲减退、乏力 3 个月，7 小时前突然呕吐鲜血约 800 mL。查体：血压 95/55 mmHg，脉搏 120 次/分，巩膜黄染，肝脾肋下未及，移动性浊音（+）。化验：ALB 27 g/L，TBil 32.6 μmol/L，HBsAg（+）。

4. 引起患者上消化道出血最可能的原因是
A．消化性溃疡出血　B．胃癌出血
C．胆道结石合并胆道出血　D．食管胃底静脉曲张破裂出血
E．Mallory-Weiss 综合征
5. 应首选哪种治疗措施

A. 局部喷洒止血药
B. 应用抗酸药物
C. 放置三腔二囊管压迫止血
D. 剖腹探查止血
E. 增加输血、输液量

6. 为明确诊断,待出血稍稳定后应首选下列哪项检查
A. 腹部B超
B. CT检查
C. MRI检查
D. 腹腔动脉选择性血管造影
E. 纤维内镜

二、单选题:每道考题下面有A、B、C、D、E五个备选答案,请从中选择一个最佳答案。

7. 下列哪项是我国门静脉高压症的主要发病原因
A. 门静脉血栓形成
B. 门静脉主干先天性畸形
C. Budd-Chiari综合征
D. 肝硬化
E. Banti综合征

8. 门静脉高压症施行门奇断流术的主要优点不包括
A. 既能控制出血又能保持肝脏血液供应
B. 手术相对较简单,易于推广
C. 手术后肝性脑病的发生率较门腔分流术少
D. 手术创伤较小,患者恢复快
E. 明显降低门静脉压力,减少再出血机会

9. 断流手术方式很多,下列哪种方式疗效较为理想
A. 脾切除加贲门周围血管离断术
B. 胃冠状静脉结扎
C. 食管下段胃底切除
D. 胃底横断术
E. 胃后静脉和左膈下静脉离断

10. 外科治疗门静脉高压症的主要目的是
A. 解除脾亢
B. 消除腹水
C. 防治上消化道出血
D. 改善肝功能
E. 防治肝昏迷

11. 下列静脉不属于门静脉的是
A. 肝静脉
B. 胃冠状静脉
C. 脾静脉
D. 肠系膜上静脉
E. 肠系膜下静脉

12. 关于门静脉高压症的临床表现,描述错误的是
A. 肝脏体积缩小
B. 呕血或黑便
C. 不会出现黄疸
D. 脾大,脾功能亢进
E. 腹腔积液

13. 门静脉高压症的治疗,错误的是
A. 下腔静脉与门静脉吻合易造成肝性脑病
B. 食管胃底静脉曲张破裂出血非手术治疗首选三腔管压迫止血
C. 内镜下食管静脉呈蓝色曲张需紧急手术
D. 食管胃底静脉曲张时可行食管内窥镜注入硬化剂治疗
E. 静滴垂体后叶素可以降低门静脉压

14. 门静脉高压症的病理变化中,错误的是

A．门静脉交通支扩张
B．脾大、脾功能亢进
C．腹腔积液与低蛋白血症、醛固酮增多和门静脉高压有关
D．肝功能不良，白蛋白合成障碍
E．肝掌和蜘蛛痣为雄激素灭活障碍

15. 门静脉高压症患者并发食管胃底曲张静脉破裂出血的主要死亡原因是
A．窒息　B．失血性休克
C．感染性休克　D．肝衰竭
E．肾衰竭

16. 成年人门静脉高压症继发食管、胃底静脉破裂大出血，最常见下列哪种严重并发症
A．急性弥漫性腹膜炎　B．急性重型肝炎
C．失血性贫血　D．血氨增高、肝性脑病
E．应激性溃疡

17. 肝硬化门静脉高压症诊断具有特征性意义的表现是
A．腹水　B．脾大
C．内分泌紊乱　D．出血倾向和贫血
E．侧支循环开放

18. 下述部位不存在门静脉系与腔静脉系之间交通支的是
A．腹膜后　B．直肠下部、肛管
C．胃底、食管下段　D．前腹壁
E．脾门和胰体尾周围

19. 门静脉高压症手术，术后最易发生肝性脑病的术式是
A．贲门周围血管离断术　B．远端脾-肾静脉分流术
C．限制性门体分流术　D．非选择性门体分流术
E．脾切除术

20. 贲门周围血管离断术需离断的血管不包括
A．胃冠状静脉　B．胃短静脉
C．胃后静脉　D．胃网膜右静脉
E．左膈下静脉

21. 对诊断门静脉高压症最有价值的依据是
A．肝功能异常　B．脾大和脾功能亢进
C．食管胃底静脉曲张　D．腹水征阳性
E．肝掌阳性

22. 门静脉高压症的临床表现主要有
A．消瘦　B．肝肿大、肝功能异常
C．肝掌　D．腹水
E．肝性脑病

23. 肝功能 Child-Pugh 分级的依据不包括
A．血清胆红素值　B．食管静脉曲张程度
C．血浆白蛋白值　D．是否存在腹水及其程度

E. 凝血酶原延长时间

24. 有关门静脉高压症的病理变化,下列错误的是
A. 门静脉无静脉瓣,压力通过血流量和流出阻力形成并维持
B. 门静脉血流阻力增加是门静脉高压症的常见始动因素
C. 门静脉高压症分为肝前、肝内和肝后型
D. 肝内型门静脉高压症可分为窦前、窦后和窦型
E. 再生的肝细胞和增生的纤维压迫肝窦,是导致门静脉压力升高的唯一因素

25. 下列静脉属于门静脉系统的是
A. 直肠下静脉
B. 卵巢静脉
C. 肾上腺静脉
D. 髂内静脉
E. 肠系膜下静脉

26. 男,52 岁。慢性肝病 15 年,呕血 300 mL。查体:巩膜轻度黄染,腹软无压痛,肝肋下未扪及,移动性浊音阳性。最可能诊断为
A. 胆道出血
B. 十二指肠溃疡出血
C. 胃癌出血
D. 食管静脉曲张破裂出血
E. 胃息肉出血

27. 男,50 岁。门静脉高压大出血,急诊行脾切除、贲门周围血管离断术,术后 2 天再次呕血,三腔管压迫和药物治疗后出血停止,停药后又有呕血,且患者有嗜睡,轻度黄疸。为控制出血,进一步处理应该是
A. 内镜下硬化剂注射或套扎治疗
B. 脾肾静脉分流术
C. 限制性门-腔分流术
D. 肠系膜上静脉-下腔静脉分流术
E. 血管造影加栓塞术

28. 女,60 岁。慢性乙型病毒性肝炎 15 年,近来腹胀来诊。检查超声提示肝硬化、脾大。患者脾大的原因是
A. 肝静脉压力升高
B. 肝动脉压力升高
C. 门静脉压力升高
D. 腹壁静脉曲张
E. 淋巴回流障碍

29. 女,51 岁。乙型肝炎病史 30 余年。2 小时前进食烧饼后突然出现呕血,量约 800 mL。查体未发现全身皮肤、黏膜黄染和腹水,如果该患者需要接受急诊手术,最佳的手术方式是
A. 经颈静脉肝内门体分流术
B. 非选择性门体分流术
C. 选择性门体分流术
D. 贲门周围血管离断术
E. 脾动脉栓塞术

30. 男,48 岁。门静脉高压病史 2 年,伴有黄疸,大量腹水,血清白蛋白 25 g/L,患者突然出现呕血 1 小时,出血量大约 600 mL。目前应该采取的治疗措施不包括
A. 输血
B. 注射垂体加压素
C. 三腔管压迫止血
D. 硬化剂注入曲张静脉
E. 行贲门周围血管离断术

三、案例分析题：以下提供若干个案例，每个案例下设若干道考题。每道考题有多个备选答案，其中正确答案有1个或多个。选对一个答案给1个得分点，选错一个扣1个得分点，直至本题扣至0分。

（31～34题共用题干）

男，57岁。解黑便伴头晕6小时，突然呕血1小时入院。患者于6小时前开始解柏油样便2次，每次约150 g，1小时前进食晚餐后出现恶心，呕出鲜红色血液，量约300 mL，无血凝块。伴头晕、心悸、口干。患者有乙肝病史多年，去年7月份在某医院诊断为"肝硬化失代偿期"，既往无"呕血"病史。入院体检：体温36.9 ℃，脉率90次/分，呼吸22次/分，血压105/70 mmHg，慢性病容，颈部皮肤见多个蜘蛛痣，巩膜无黄染。腹膨软，肝肋下未及，脾肋下3 cm，腹部移动性浊音阳性。

31. 根据主诉、现病史、查体及实验室检查情况，初步诊断应考虑下列哪种疾病
A．肝炎后肝硬化失代偿期　　B．门静脉高压症
C．食管静脉曲张破裂大出血　　D．胃十二指肠溃疡出血
E．门静脉高压性胃病出血　　F．小肠肿瘤出血

32. 实验室检查：血常规：RBC 3.0×10^{12}/L，Hb 89 g/L，HCT 29%；肝肾功能：总蛋白48.1 g/L，白蛋白31.6 g/L，球蛋白20.5 g/L，A/G 1.3，总胆红素27.9 μmol/L，直接胆红素8.5 μmol/L，谷丙转氨酶120 U/L，尿素氮6.50 mmol/L，肌酐90 μmol/L，葡萄糖5.60 mmol/L。乙肝标志物测定（ELISA法）：HBsAg阳性、HBcAg阳性、抗HBc阳性。为明确上消化道出血的原因，首选下列哪项检查方法
A．B超　　B．CT
C．MRI　　D．血管造影
E．纤维胃镜　　F．食管吞钡X线检查

33. 在迅速补液、止血药物治疗的同时，急诊胃镜发现食管中下段静脉重度曲张，伴破裂出血；患者入院15小时后又呕鲜血约400 mL。查体：脉率110次/分，呼吸22次/分，血压80/50 mmHg。目前应选择的处理原则是
A．输血等抗休克治疗　　B．放置三腔二囊管压迫止血
C．静脉滴注垂体后叶素　　D．静脉滴注生长抑素
E．急诊门体分流术　　F．保持呼吸道通畅

34. 经三腔二囊管压迫止血等严格的非手术治疗2天后，再次复发出血。此时查体：皮肤、巩膜无黄染，神志清楚，体温36.7 ℃，脉率125次/分，呼吸24次/分，血压85/55 mmHg；肝功能：白蛋白30.5 g/L，总胆红素34.9 μmol/L，谷丙转氨酶80 U/L，尿素氮7.20 mmol/L，肌酐120 μmol/L，床旁B超：肝硬化，门静脉高压，脾大，小量腹水。进一步的止血治疗措施包括
A．继续抗休克治疗　　B．继续三腔二囊管压迫止血
C．急诊断流术　　D．急诊门体分流术
E．急诊断流术+远端脾肾静脉分流术　　F．急诊肝移植

（35～37题共用题干）

女，55岁。呕血、血便6小时。量约3 000 mL，伴轻度意识障碍。患肝炎后肝硬化10年。入院体检：血压90/60 mmHg，心率120次/分。巩膜轻度黄染，腹平软，肝未及，脾肋下7 cm，移动性浊音阳性，肠鸣音稍亢进。

35. 应给予患者的首要处理是
A. 配血，等待输血
B. 行胃镜检查，明确出血部位
C. 迅速纠正休克
D. 准备三腔二囊管压迫止血
E. 查血常规
F. 肝功能

36. 患者经抗休克，输血，压迫止血等治疗后，生命体征逐渐平稳，但三腔二囊管压迫放气后，又再次发生出血，量约2000 mL。腹腔积液。肝功能检查：血清胆红素70 μmol/L，白蛋白25 g/L。下一步治疗应考虑
A. TIPS
B. 胃大部切除术
C. 急诊行分流术
D. 急诊行断流术
E. 急诊断流术+限制性分流术
F. 急诊行分流术+限制性断流术

37. 三腔二囊管压迫止血的并发症可有
A. 再度出血
B. 继发感染
C. 窒息
D. 食管破裂
E. 吸入性肺炎
F. 鼻、咽喉部黏膜损伤

答案与解析

答案

1. D	2. C	3. A	4. D	5. C	6. E	7. D	8. E	9. A	10. C
11. A	12. C	13. C	14. E	15. B	16. D	17. E	18. E	19. D	20. D
21. C	22. D	23. B	24. E	25. E	26. D	27. A	28. C	29. D	30. E

31. ABCDE　32. E　33. ABCDF　34. AC　35. C
36. A　37. ABCDEF

解析

7. 在我国，肝炎肝硬化是引起肝窦和窦后阻塞性门静脉高压症的常见病因。由于增生的纤维束和再生的肝细胞结节挤压肝小叶内的肝窦，使其变窄或闭塞，导致门静脉血流受阻，门静脉压力也就随之增高。故本题选D。

8. 断流术是指通过阻断门奇静脉间的反常血流，达到止血目的。缺点为术后门静脉高压仍较明显、再出血率高。优点为手术操作相对简单、创伤小，对肝脏门静脉血供影响较少。“明显降低门静脉压力，减少再出血机会”为分流手术的优点。故本题选E。

9. 断流手术的具体方式很多，应用较多的有贲门周围血管离断术、胃周围血管缝扎术、食管下端横断术、胃底横断术以及食管下端胃底切除术等。在这些断流手术中，以脾切除加贲门周围血管离断术最为常用，不仅离断了食管胃底的静脉侧支，还保存了门静脉入肝血流。

10. 门静脉高压患者病情稳定而无明显其他并发症时，主要以针对病因及护肝治疗为主，外科手术主要是治疗或预防食管胃底静脉曲张破裂出血。故本题选C。

11. 门静脉主干是由肠系膜上、下静脉和脾静脉汇合而成，肠系膜上、下静脉和脾静脉由来自胃、肠、脾、胰的毛细血管网逐渐汇合而成。其主要属支：①胃短静脉。②胃冠状静脉。③奇静脉。④直肠上静脉。⑤直肠下静脉、肛管静脉。⑥胆囊静脉。⑦脐旁静脉等。肝静脉不属门静脉系统。故本题选A。

12. 门静脉高压症时由于有肝功能损害,可有黄疸表现。若出现黄疸体征,表示门静脉高压严重。故本题选 C。
13. 食管胃底静脉曲张破裂出血的非手术治疗:①补液,补充血容量。②药物止血,急性出血首选血管收缩药。③内镜治疗,内镜下食管曲张静脉套扎术是控制急性出血的首选方法。④三腔管压迫止血,是紧急情况下暂时控制出血的有效方法。⑤经颈静脉肝内门体分流术,适用于经药物和内镜治疗无效、外科手术后再出血以及等待肝移植者。故本题选 B。
15. 曲张的食管、胃底静脉一旦破裂,立刻发生急性大出血,呕吐鲜红色血液,进而引起失血性休克,是患者死亡的主要原因。故本题选 B。
16. 门静脉高压症患者常有食管胃底静脉曲张,曲张的食管、胃底静脉一旦破裂,立刻发生急性大出血,呕吐鲜红色血液。由于肝功能损害引起凝血功能障碍,又因脾功能亢进引起血小板减少,因此出血不易自止。由于大出血引起肝组织严重缺氧,容易导致肝性脑病。故本题选 D。
17. 肝硬化门静脉高压症具有特征性意义的表现为门腔侧支循环形成,如食管下段静脉曲张、腹壁静脉曲张、痔静脉曲张、腹膜后吻合支曲张、脾肾分流。故本题选 E。
18. 门静脉系与腔静脉系之间有四个交通支:①胃底、食管下段交通支。②直肠下端、肛管交通支。③前腹壁交通支。④腹膜后交通支。故本题选 E。
26. 患者既往有慢性肝病史,考虑存在门静脉高压情况,患者有呕血表现,查体有移动性浊音阳性,考虑发生了食管静脉曲张破裂出血。故本题选 D。
27. 患者因门静脉高压大出血,急诊行脾切除、贲门周围血管离断术,术后 2 天再次出血,且患者有嗜睡,轻度黄疸,考虑患者并发肝性脑病。因患者一般情况差,不宜再次手术,故首先考虑非手术治疗。故本题选 A。
29. 患者既往有乙型肝炎病史,考虑存在门静脉高压,患者突发呕血,考虑为门静脉高压并发食管胃底静脉曲张破裂出血。查体患者未发现全身皮肤、黏膜黄染和腹水,肝功能 A 级,可行急诊手术,以脾切除加贲门周围血管离断术最为常用,不仅离断了食管胃底的静脉侧支,还保存了门静脉入肝血流。故本题选 D。

第十五节　胆 系 疾 病

一、共用题干单选题:每道考题以一个小案例的形式出现,其下面都有 A、B、C、D、E 五个备选答案。请从中选择一个最佳答案。

(1~2 题共用题干)

女,53 岁。右上腹阵发性绞痛伴恶心呕吐 3 小时,胆囊泥沙样结石病史 1 年。查体:体温 37 ℃。右上腹深在轻度压痛,无腹肌紧张,Murphy 征阴性。

1. 检查首选下列哪项
   A. 白细胞计数和分类
   B. 腹部 X 线平片
   C. B 超和腹部 CT
   D. ERCP
   E. 经皮肝穿刺胆管造影(PTC)
2. 经保守治疗 1 天,出现皮肤、巩膜黄染。查体:体温 38.5 ℃,右上腹深压痛、反跳痛,肌紧张(±),最可能的诊断是

A. 急性坏死性胰腺炎
B. 十二指肠溃疡穿孔并弥漫性腹膜炎
C. 暴发性肝炎
D. 急性胆囊炎
E. 急性梗阻性化脓性胆管炎

(3~5 题共用题干)

女,48 岁。突发右上腹剧烈绞痛,伴右肩背痛,恶心呕吐 24 小时,既往有类似发作,吃油脂食物后右上腹胀,嗳气。查体:T 39.8 ℃,P 98 次/分,BP 140/90 mmHg,无黄疸,可触及肿大胆囊,有明显的腹膜刺激征,Murphy 征阳性。

3. 首先考虑的诊断是
A. 十二指肠溃疡穿孔
B. 肝外胆管结石
C. 急性化脓性胆囊炎
D. 急性梗阻性化脓性胆管炎
E. 急性胰腺炎

4. 最重要的治疗方法是
A. 大剂量抗生素
B. 对症治疗
C. 禁食、输液
D. 胆囊切除术
E. 中药治疗

5. 若有继发性腹膜炎,最多见的致病菌是
A. 厌氧菌
B. 大肠埃希菌
C. 变形杆菌
D. 溶血性链球菌
E. 肺炎链球菌

(6~8 题共用题干)

男,45 岁。突然发作上腹部疼痛并放射至右肩部,疼痛极难忍受,伴有恶心、呕吐,疼痛发作之后仍有隐痛。体格检查发现右上腹有明显压痛和肌紧张,脉搏快,体温 38.5 ℃。血白细胞 $16\times10^9/L$。

6. 可能的诊断是
A. 消化性溃疡穿孔
B. 急性胆囊炎
C. 急性胰腺炎
D. 急性阑尾炎
E. 急性胆管炎

7. 进一步确诊应首选的检查是
A. PTC
B. CT
C. ERCP
D. 静脉胆道造影
E. 腹部 B 超

8. 最适宜的治疗方法是
A. 输液保守治疗
B. 行 PTCD
C. 胆囊切除
D. 胆管空肠吻合术
E. 总胆管探查

(9~11 题共用题干)

男,30 岁。反复右上腹疼痛 10 年,腹痛伴寒战、高热、黄疸 7 天。查体:体温 40.2 ℃,脉搏 120 次/分,血压 70/50 mmHg(9.3/6.7 kPa),右上腹压痛,无反跳痛、肌紧张。

9. 可能的诊断是
A. 急性梗阻性化脓性胆管炎
B. 急性胆囊炎

C．肝脓肿
D．胆道蛔虫病
E．急性胰腺炎

10．最适合的处理是
A．PTC
B．保守治疗 1 天，无效再手术
C．急诊手术
D．病情稳定后行 ERCP
E．内科综合治疗

11．若行急诊手术，应选择的术式是
A．单纯胆囊切除术
B．胰腺部分切除+引流术
C．肝脓肿切开引流术
D．胆囊空肠吻合术
E．胆总管探查+T 管引流术

二、单选题：每道考题下面有 A、B、C、D、E 五个备选答案，请从中选择一个最佳答案。

12．胆囊穿孔多见于胆囊颈部，其原因是
A．局部血供差
B．该部位张力低
C．该部位肌肉运动差
D．该部位黏膜抵抗力弱
E．该部位结石易嵌顿

13．多发胆固醇结石呈多面形，多见于哪个部位
A．胆囊内
B．胆总管壶腹内
C．肝内胆管内
D．肝外胆管内
E．肝内、肝外胆管内

14．肝外胆管结石伴发急性胆管炎出现的典型三联征是
A．突发右上腹阵发性绞痛、畏寒发热、胆囊肿大
B．突发上腹部束带状剧痛、轻度黄疸、低血压
C．突发剑突下偏右阵发性绞痛、畏寒发热、黄疸
D．寒战高热、肝区持续性闷胀痛、低血压
E．腹痛、呕吐、发热

15．下列哪项不是腹腔镜胆囊切除术的禁忌证
A．胆囊颈结石嵌顿，胆囊肿大
B．高度怀疑胆囊癌
C．伴严重腹腔内感染
D．重度肝硬化门静脉高压症
E．6 个月以上妊娠

16．急性梗阻性化脓性胆管炎患者哪项检查不合适
A．PTC　B．B 超　C．ERCP　D．胆道造影　E．CT

17．典型的 Charcot 三联征对以下疾病有诊断意义的是
A．急性十二指肠憩室炎
B．急性胰腺炎
C．急性胃炎
D．急性胆管炎
E．急性胆囊炎

18．胆固醇结石好发于
A．右肝管　B．左肝管　C．胆总管　D．肝内胆管　E．胆囊

19．有关胆道系统的生理功能，哪项恰当
A．胆囊每日分泌胆汁 200 mL

B. 肝细胞每日分泌胆汁 400 mL
C. 胆囊的排空收缩主要受缩胆囊素的影响
D. 胆盐和磷脂相对增多可形成胆固醇结石
E. 肝脏分泌胆汁后,在胆囊内被浓缩 2 倍

20. 下列哪项是临床诊断胆道蛔虫症的主要依据
A. 阵发性剑突下钻顶样绞痛而体征轻微
B. 静脉胆道造影术胆总管内显示虫体影
C. 钡餐检查十二指肠内有条索状虫影
D. 十二指肠引流液镜检有虫卵
E. 胃液引流查到蛔虫卵

21. 胆总管探查指征不包括
A. 有黄疸病史者
B. 胆总管扩张者
C. 胆总管内有块状物者
D. 胆囊萎缩者
E. 胆囊泥沙样结石

22. 下列哪项胆囊结石在行 X 线腹部平片检查时常显影
A. 胆固醇结石
B. 胆色素结石
C. 混合性结石
D. 泥沙样结石
E. 黑结石

23. 与开腹手术比较,腹腔镜胆囊切除术的特殊并发症包括
A. 腹腔出血
B. 胆总管损伤
C. 切口感染
D. 皮下气肿
E. 胆漏

24. 下列有关胆管的描述,正确的是
A. 左、右肝管汇合形成胆总管
B. 胆囊管与胆总管汇合形成肝总管
C. 胆总管分为十二指肠上段、后段和胰腺段
D. 法特壶腹通常开口于十二指肠球部
E. 胆总管长 7~9 cm,直径 0.6~0.8 cm

25. 上腹部绞痛,寒战高热、黄疸,最常见于下列哪种疾病
A. 胆道蛔虫病
B. 胆总管囊肿
C. 先天性胆道闭锁
D. 急性胆囊炎
E. 胆总管结石合并感染

26. 引起急性胆囊炎的常见病因是
A. 胆道蛔虫进入胆囊
B. 胆囊息肉继发感染
C. 胆囊结石堵塞胆囊管
D. 胰腺炎致胰液反流
E. 胆总管下端梗阻

27. 胆石形成的原因不包括
A. 胆汁中胆固醇过多
B. 胆汁中游离胆红素过多
C. 胆汁中胆汁酸过多
D. 胆道有感染因素
E. 胆汁排出不畅

28. 胆总管结石合并急性梗阻性化脓性胆管炎时发生的并发症,错误的是
A. 肝脓肿
B. 感染性休克
C. 急性胰腺炎

D．结石压迫门静脉引起肝外型门静脉高压症
E．胆道出血

29．有关肝外胆道的解剖特点，以下哪项是错误的
A．胆囊管常有变异　　B．Oddi 括约肌由胰胆管部括约肌构成
C．胆囊分底、体、颈三部　　D．多数胆总管下段与主胰管汇合
E．胆囊动脉为终末动脉

30．胆道梗阻患者，胆红素 152 μmol/L，转氨酶正常，为明确梗阻部位，可采用
A．口服胆囊造影　　B．静脉胆道造影
C．PTC　　D．十二指肠低张造影
E．腹部 X 线平片

31．胆总管结石梗阻后最典型的临床表现是
A．Charcot 三联征　　B．Grey-Turner 征
C．Murphy 征阳性　　D．Cullen 征
E．Whipple 三联征

32．急性重症胆管炎的最主要病理基础是
A．胆囊管完全梗阻并化脓　　B．胆囊不全梗阻并胰腺出血
C．胆道完全梗阻化脓致胆道高压　　D．肝多发脓肿形成并穿破引起腹膜炎
E．胆道梗阻并发胆囊坏疽

33．与胆管癌发生有关的因素不包括
A．先天性胆管囊肿　　B．肝吸虫感染
C．原发性硬化性胆管炎　　D．肝胆管结石
E．慢性胰腺炎

34．临床诊断急性胆囊炎最主要的根据是
A．右上腹持续性剧痛　　B．Murphy 征阳性
C．胆囊区压痛　　D．黄疸
E．白细胞计数增高

35．胆总管分四段，但不包括
A．十二指肠后段　　B．十二指肠壁内段
C．十二指肠下段　　D．十二指肠上段
E．胰腺段

36．急性胆囊炎，下述哪种情况不宜行腹腔镜胆囊切除术
A．发病时间大于 72 小时　　B．发病时间小于 72 小时
C．右上腹压痛、肌紧张，墨菲征阳性　　D．高龄患者伴有糖尿病，发病 48 小时
E．肥胖患者

37．肝外胆道的解剖特点中，不恰当的是
A．胆总管下端多数与主胰管会合　　B．胆囊动脉大多源自肝右动脉
C．胆囊管常有变异　　D．肝总管长 7~9 cm，直径 0.6~0.8 cm
E．胆囊分底、体、颈三部

38．下述哪种胆囊息肉的征象支持良性息肉的诊断
A．不规则状　　B．多发　　C．单发　　D．>1 cm　　E．生长迅速

39. Calot 三角由下列哪三部分组成
A. 肝脏下缘、胆囊管和副胆管
B. 肝脏下缘、胆囊管和胆总管
C. 肝脏下缘、胆囊管和肝总管
D. 肝脏下缘、胆囊管和右肝管
E. 肝脏下缘、胆囊管和左肝管
40. 急性梗阻性化脓性胆管炎最常见的梗阻原因是
A. 胆道先天畸形
B. 结石
C. 胆管炎性狭窄
D. 胰头癌
E. 胆管癌
41. 对于胆石症患者,首选下列哪项影像学检查
A. 腹部 CT
B. B 超
C. 腹部平片
D. 口服胆囊造影
E. 腹部 MRI
42. 有关胆石症,哪项是正确的
A. 肝内胆管结石,右肝管多于左肝管
B. 胆囊结石多为胆固醇结石或混合性结石
C. 胆色素结石的剖面,中心是放射状而外周呈层状
D. 胆道蛔虫所致的结石多为混合性结石
E. 肝外胆管结石占全部胆石的 10%,多位于肝总管或胆管上段
43. 胆囊呈梨形,其容积为
A. 20~30 mL
B. 30~60 mL
C. 60~100 mL
D. 80~100 mL
E. 100~120 mL
44. 胆总管探查及引流术适用于下列哪种情况
A. 急性单纯性胆囊炎
B. 胆囊结石经常发作
C. 胆总管结石感染伴有休克
D. 肝内胆管结石局限于左叶
E. 胆总管扩张不明显,但并发慢性胰腺炎
45. 下列需要急行胆道减压的疾病是
A. 急性胆囊炎
B. 胆囊结石
C. 肝内胆管结石
D. 急性梗阻性化脓性胆管炎
E. 胆囊结石嵌顿
46. 急性重症胆管炎并发休克,最重要的治疗措施是
A. 大量使用有效抗生素
B. 应用升压药物
C. 补充血容量
D. 解除胆道梗阻,通畅引流
E. 纠正水、电解质平衡紊乱
47. 有关胆总管的解剖,下列错误的是
A. 长 7~9 cm
B. 直径 0.6~0.8 cm
C. 十二指肠上段位于肝动脉右侧
D. 十二指肠后段后方为门静脉
E. 胰腺段位于胰头的实质中
48. 胆囊切除术时,以下哪项不是胆总管探查的指征
A. 胆总管扩张
B. 胆囊多发小结石

C．胆囊积液
D．黄疸病史
E．合并胰腺炎

49. 阻塞性黄疸患者不应表现为
A．胆总管结石伴有发热
B．胰头癌伴有胆囊肿大
C．血中结合胆红素显著升高
D．胆总管结石黄疸呈波动性
E．尿中胆红素阴性

50. 有关急性化脓性梗阻性胆管炎的临床特点，哪项正确
A．发热，腹胀，腹痛，头晕
B．发热，黄疸，腹胀，呕吐
C．发热，腹痛，腹泻
D．发热，腹痛，呕吐，腹泻，休克
E．发热，腹痛，黄疸，休克，神经中枢系统受抑制

51. 下述疾病一般不引起梗阻性黄疸的是
A．胰头癌
B．胆总管结石
C．壶腹癌
D．原发性硬化性胆管炎
E．左肝内胆管结石

52. Charcot 征发生的顺序依次是
A．黄疸、腹痛、寒战高热
B．腹痛、寒战高热、黄疸
C．腹痛、黄疸、寒战高热
D．黄疸、寒战高热、腹痛
E．寒战高热、腹痛、黄疸

53. 关于胆道蛔虫病的治疗，不恰当的是
A．胆囊切除术
B．针刺足三里
C．解痉利胆驱虫
D．胆总管探查取虫引流
E．手术后驱虫治疗

54. 肝外胆管癌的黄疸特点是
A．间断性黄疸，以间接胆红素升高为主
B．间断性黄疸，以直接胆红素升高为主
C．持续性黄疸，以直接胆红素升高为主
D．持续性黄疸，以间接胆红素升高为主
E．进行性加重性黄疸，以直接胆红素升高为主

55. 有关原发性硬化性胆管炎的叙述，不恰当的是
A．半数以上患者合并有溃疡性结肠炎
B．病变可累及整个胆道系统，以肝外胆管病变明显
C．患者常死于肝衰竭
D．胆囊多受侵犯
E．ERCP 或 MRCP 具有一定诊断价值

56. 急性结石性胆囊炎常见的致病菌是
A．铜绿假单胞菌
B．大肠埃希菌
C．厌氧菌
D．幽门螺杆菌
E．粪肠球菌

57. 女，34 岁。具有典型的 Charcot 三联征，最有可能的诊断是
A．急性胰腺炎
B．急性胆囊炎
C．胆总管结石
D．肝脓肿
E．急性胃炎

58. 男，70 岁。健康体检时 B 超发现胆囊内有一直径约 0.8 cm 结石，随体位活动，口服胆囊造影示充盈缺损不明显。既往无胃病史，无胆囊炎发作史，无心脏病、糖尿病史。目前的治疗建议是
A. 观察随诊
B. 溶石疗法
C. 中药排石
D. 择期行胆囊切除术
E. 择期行腹腔镜胆囊切除术
59. 女，39 岁。因右上腹疼痛 1 天来诊。查体：巩膜黄染，体温 39.5 ℃，右上腹压痛，轻度肌紧张。B 超见胆管轻度扩张，胆管内有结石。如果不及时治疗，最容易出现
A. 胆管炎性狭窄
B. 胆囊穿孔
C. 胆源性肝脓肿
D. 胆道出血
E. 休克
60. 男，42 岁。2 天前突然出现右上腹部疼痛，经检查诊断为胆囊结石并急性胆囊炎，给予禁食、抗生素等治疗无缓解，最佳的处理方法应是
A. 加大抗生素的用量
B. 调整抗生素
C. 胃肠减压
D. 行术前准备，常规胆囊切除
E. 行术前准备，腹腔镜胆囊切除
61. 男，56 岁。健康查体发现胆囊内一约 1.5 cm×0.8 cm 结石，无明显自觉症状，目前首选的治疗方法是
A. 胆囊切开取石术
B. 胆囊切除术
C. 口服鹅脱氧胆酸
D. 体外震波碎石
E. 观察
62. 男，50 岁。反复发作右上腹疼痛半年，多为餐后发生，并向右肩部放射。查体：肥胖，心率 85 次/分，血压 115/80 mmHg，右上腹轻压痛，无肌紧张。为明确诊断，首选的辅助检查是
A. CT
B. MRCP
C. ERCP
D. 纤维胃镜
E. B 超
63. 女，55 岁。中上腹痛反复发作 2 月余，伴皮肤巩膜黄染 10 天，发热 3 天（38 ℃～38.5 ℃）。检查：巩膜、皮肤黄染，直接胆红素 156 μmol/L，尿胆红素强阳性。为明确诊断，首选的检查是
A. 口服胆囊造影
B. 静脉胆道造影
C. 经皮肝穿刺胆道造影
D. 逆行胰胆管造影
E. B 超检查
64. 女，45 岁。胆囊结石 5 年，曾胆绞痛发作 3 次，B 超示胆囊结石 5 枚，直径 1～2 cm，首选的治疗方法是
A. 胆囊切除
B. 溶石治疗
C. 体外震波碎石治疗
D. 抗感染治疗
E. 排石治疗
65. 男，43 岁。中上腹绞痛伴恶心、呕吐 1 天。寒战，高热 40 ℃，有黄疸。体格检查：巩膜黄染，剑突下压痛，肌紧张，肝区叩击痛。血白细胞数 22.2×10^9/L，血压 83/68 mmHg，急诊入院。最可能的疾病是
A. 急性胆囊炎
B. 急性胰腺炎

C．肝脓肿　　D．急性梗阻性化脓性胆管炎
E．急性胃炎

66. 男，60 岁。进行性加重的黄疸已 1 月，伴有上腹部胀痛，恶心呕吐，体重减轻。检查：周身黄染，肝大肋下 4 cm，可扪及扩大的胆囊，无触痛。Courvoisier 征阳性，BUS 显示肝外胆管扩张，胰头部无肿块，此患者可诊断为
A．胆囊癌　　B．胰头癌　　C．幽门管癌　　D．胆管癌　　E．肝细胞癌

67. 男，36 岁。阵发性上腹痛 7 天，B 超示胆囊结石，首选的治疗是
A．胆囊切开取石术　　B．胆囊切除术
C．口服鹅脱氧胆酸　　D．体外震波碎石
E．观察

68. 男孩，10 岁。突发剑突下阵发性剧烈绞痛 3 小时，发作时辗转不安，呻吟痛苦，伴恶心呕吐，发作过后如常人。检查无发热、无黄疸，腹平软、无明显压痛，白细胞计数正常，应诊断为
A．急性胃炎　　B．急性胆囊炎
C．肠套叠　　D．胆道蛔虫病
E．胃溃疡穿孔

69. 男孩，8 岁。上腹阵发性钻顶样痛 6 小时。查体：腹软，无明显压痛和反跳痛。最可能的诊断是
A．胆囊结石　　B．胆道蛔虫病
C．急性胆囊炎　　D．胆管结石
E．化脓性胆管炎

70. 男，39 岁。右上腹阵发性绞痛伴寒战、发热 20 小时。查体：体温 38.7 ℃，巩膜轻度黄染，右上腹压痛及轻度肌紧张。血常规：WBC $18.4\times10^9/L$。首选的辅助检查是
A．经皮肝穿刺胆管造影（PTC）　　B．磁共振胆胰管造影（MRCP）
C．经内镜逆行胰胆管造影（ERCP）　　D．腹部 B 超检查
E．静脉胆道造影

71. 男，33 岁。因寒战高热，右上腹胀痛 20 天入院。查体：体温 39 ℃，消耗病容，右季肋区叩痛，右肋缘下 3 cm 可触及肝下缘，触痛。化验检查：Hb 80 g/L，WBC $10.6\times10^9/L$，中性粒细胞 92%。B 超检查：肝右叶液性暗区 10 cm×8 cm。这种严重感染的致病菌最可能来自
A．破伤风　　B．疖病
C．细菌性痢疾　　D．化脓性胆管炎
E．血栓性外痔

72. 女，60 岁。诊断为急性胆囊炎。经非手术治疗已 5 天，目前仍疼痛加剧，伴高热，右上腹广泛压痛，反跳痛，腹肌紧张，肠鸣音减弱。体温 39 ℃，白细胞计数 $18\times10^9/L$，应做
A．胆囊切除术　　B．胆囊切除及胆总管引流
C．胆囊造瘘及腹腔引流术　　D．胆囊切除及腹腔引流术
E．胆总管十二指肠引流术

73. 男，49 岁。上腹痛 8 小时，伴恶心、呕吐。查体：体温 38.4 ℃，轻度黄染，上腹压痛、反跳痛和轻度肌紧张，移动性浊音（-），肠鸣音正常。血清淀粉酶 128 U/L。B 超：胰腺肿

大,边缘不清,胆总管轻度扩张,下段有结石。适宜的治疗是

A. 中药治疗
B. 对症处理
C. 急诊行单纯胆囊切除
D. 急诊行胆囊切除+胆总管探查取石
E. 急诊行做胰腺及周围坏死组织清除引流

74. 男,49 岁。饮酒后突然出现右上腹部剧烈疼痛,无寒战、发热,Murphy 征阳性,首先应考虑为

A. 急性胰腺炎
B. 急性胆管炎
C. 急性胆囊炎
D. 急性上消化道穿孔
E. 急性胃肠炎

75. 女,42 岁。因右上腹痛、寒战、高热,呕血约 200 mL 来院急诊。查体:皮肤巩膜黄染,肝肋下 1 cm,触痛明显,Murphy 征(+)。最可能的诊断是

A. 胃息肉出血
B. 胃癌出血
C. 胆道出血
D. 食管静脉曲张破裂大出血
E. 十二指肠溃疡出血

76. 女,79 岁。因胆囊结石、急性胆囊炎入院,保守治疗 5 天后腹痛加剧。查体:T 39.5 ℃,P 120 次/分, BP 106/70 mmHg,皮肤及巩膜无黄染,右上腹肌紧张,局限性压痛、反跳痛。血常规:WBC 20×10^9/L, N 0.89。最适合的治疗是

A. 胆囊造瘘术
B. 胆总管切开引流术
C. 静脉点滴抗菌药物
D. 鼻胆管引流术
E. 腹腔引流术

77. 男孩,6 岁。诊断为胆道蛔虫病,其病史、体征不支持诊断的是

A. 发病 12~24 小时常有明显黄疸
B. 粪便中可有排虫史
C. 疼痛间歇性发作
D. 严重时可出现急性胆管炎征象
E. 恶心、呕吐

78. 女,48 岁。2 天前餐后突然出现右上腹阵发性绞痛,恶心,尿色呈浓茶样,以往有类似发作。查体:急性病容,巩膜黄染,腹部无肌紧张,右上腹深压痛。最可能的诊断是

A. 急性胰腺炎
B. 胆道蛔虫病
C. 胆总管囊肿
D. 胆总管结石
E. 急性胆囊炎

79. 男,66 岁。以急性结石性胆囊炎收入院,寒战,体温 39.6 ℃,WBC 21×10^9/L,心肺功能基本正常,目前首选的治疗是

A. 解痉止痛
B. 应用抗生素控制感染
C. 大量补液
D. 补充营养
E. 急症手术

80. 男,57 岁。皮肤黄染、尿色变深伴皮肤瘙痒 3 周。查体:皮肤巩膜黄染,右上腹可触及无痛性圆形肿块,随呼吸上下活动。该肿块可能为

A. 胆总管囊肿
B. 肝脏囊肿
C. 肿大胆囊
D. 胰头癌
E. 胆管癌

81. 男孩,8 岁。突发剑突下阵发性剧烈绞痛 5 小时。每次腹痛发作时辗转哭闹,伴恶心、呕

吐，间歇期一切如常。体检：体温正常，无黄疸，腹部无肿物，血象正常。该患者最可能的诊断是

A．先天性胆管扩张症　　B．胆道蛔虫病
C．肠套叠　　D．肝外胆管结石
E．急性胃炎

三、案例分析题：以下提供若干个案例，每个案例下设若干道考题。每道考题有多个备选答案，其中正确答案有1个或多个。选对一个答案给1个得分点，选错一个扣1个得分点，直至本题扣至0分。

（82~84题共用题干）

女，16岁。近10个月来右上腹痛频繁伴黄疸，且逐渐加重，大便呈陶土色，消炎利胆治疗无好转。患儿生后6天曾行先天性胆总管囊肿十二指肠吻合术。

82．确诊的方法以下哪种较好
A．静脉胆道造影　　B．经皮肝穿刺造影
C．腹部X线平片　　D．上消化道造影
E．腹部B超　　F．腹部CT

83．应考虑患者出现了哪种合并症
A．胆道感染　　B．吻合口狭窄
C．肝硬化　　D．胆囊结石
E．癌变　　F．胆管结石

84．此合并症最公认的原因是
A．胆囊结石　　B．胰液逆流
C．胆汁淤积　　D．吻合口狭窄
E．肝硬化　　F．胆管结石

（85~87题共用题干）

男，68岁。既往有胆囊结石病史，因上腹痛4小时由家属送诊，查体：意识淡漠，血压90/50 mmHg，右上腹部肌紧张。

85．此时最恰当的治疗措施是
A．紧急完善术前准备，急诊手术　　B．积极补液，抗休克治疗
C．同时行床旁B超检查　　D．紧急化验血常规、肝功能、胰酶
E．行腹部CT检查　　F．行腹部平片检查

86．如行急诊手术治疗，进入腹腔后应首先
A．找到穿孔位置，进行修补　　B．清除腹腔内渗出物
C．切除胆囊　　D．切开胆总管
E．探查胰腺是否坏死　　F．冲洗腹腔

87．可能采取的手术方式为
A．胆囊切除　　B．胃穿孔修补
C．肠切除吻合　　D．胆管切开取石、引流
E．胰腺切除　　F．胰、十二指肠切除

（88～91 题共用题干）

女，75 岁。反复上腹隐痛、腹胀 4 年，多在进食油腻食物后发作，并向右肩背部放射。1 天前出现上腹剑突下阵发性绞痛，伴畏寒、发热。既往有高血压、冠心病史 10 年。查体：T 38.5℃，P 120 次/分，R 20 次/分，BP 95/65 mmHg。神志尚清，表情淡漠，急性痛苦面容。巩膜与皮肤黄染，双瞳孔等圆等大，光反射敏感。双肺正常，心率 120 次/分，律齐。腹平坦，右上腹腹肌紧张，有明显压痛及反跳痛。肝右肋下 2 cm 可扪及，移动性浊音(－)，肠鸣音减弱。

88. 根据患者情况，首先应考虑的诊断是

A．反流性胃炎　　B．胆管结石
C．急性化脓性胆管炎　　D．胃十二指肠溃疡
E．肝脓肿　　F．慢性结石性胆囊炎

89. 为明确诊断，需要进行的检查是

A．MRCP　　B．腹部 CT
C．肝功能、血常规　　D．腹部 B 超
E．电子胃镜　　F．ERCP

90. 检查结果：WBC 16×10^9/L，N 89%，RBC 4.26×10^{12}/L，Hb 129 g/L，HCT 35%；肝功能：总蛋白 76.1 g/L，白蛋白 35.6 g/L，总胆红素 89 μmol/L，直接胆红素 72 μmol/L，谷丙转氨酶 120 U/L，葡萄糖 5.60 mmol/L；B 超：肝外胆管直径约 0.9 cm，胆管下段可见胆囊壁厚 0.3 cm，腔内可见多个大小约 0.5～1.5 cm 的强回声光团伴声影，MRCP：胆总管下段可见卵圆形低信号，直径 0.7 cm。根据检查，临床可诊断为

A．胆管癌　　B．胆总管结石
C．急性化脓性胆管炎　　D．胃十二指肠溃疡
E．肝脓肿　　F．慢性结石性胆囊炎

91. 凝血功能：PT 11.5 s，FIB 3.52 g/L，TT 14.85 s，APTT 31.20 s。血钾 3.8 mmol/L，血钠 136.4 mmol/L，血糖 5.6 mmol/L，肌酐 87 μmol/L，尿素氮 2.1 mmol/L。心电图及胸部 X 线片无异常发现。根据患者情况，应采取的治疗措施是

A．抗感染　　B．胆囊切除术
C．胆总管切开取石、T 管引流术　　D．胆总管切开取石、胆肠吻合术
E．胆囊造瘘术　　F．胆囊切除，胆总管切开 T 管引流术

（92～94 题共用题干）

女，43 岁。反复发作右上腹痛 2 年入院。查体：皮肤、巩膜无黄染，右上腹深压痛，Murphy 征阴性。B 超：胆囊壁无增厚，大小正常，胆囊内可见多个小结石。胆总管直径 1.0 cm，下端显示不清。既往有过胰腺炎病史。

92. 为明确诊断，下一步最合理的检查方法是

A．复查 B 超　　B．静脉胆道造影
C．ERCP　　D．检查血胆红素水平
E．检查尿胆原　　F．检查尿胆素

93. 首先需要排除的疾病是

A．胆总管结石　　B．肝内胆管结石
C．胆囊炎　　D．胆管炎
E．胆囊结石　　F．胆总管狭窄

94. 如检查胆总管未发现异常，下一步最合理的处理原则是
A. 服用排石药物
B. 内镜下行 Oddi 括约肌切开术
C. 开腹胆囊切除术
D. 腹腔镜胆囊切除术
E. 开腹胆囊切除
F. 胆总管探查术

答案与解析

答案

1. C	2. E	3. C	4. D	5. B	6. B	7. E	8. C	9. A	10. C
11. E	12. E	13. A	14. C	15. A	16. D	17. D	18. E	19. C	20. A
21. D	22. C	23. D	24. E	25. E	26. C	27. C	28. D	29. B	30. C
31. A	32. C	33. E	34. B	35. C	36. A	37. D	38. B	39. C	40. B
41. B	42. B	43. B	44. C	45. D	46. D	47. D	48. C	49. E	50. E
51. E	52. B	53. A	54. E	55. D	56. B	57. C	58. A	59. E	60. E
61. E	62. E	63. E	64. A	65. D	66. D	67. B	68. D	69. B	70. D
71. D	72. C	73. D	74. C	75. C	76. A	77. A	78. D	79. E	80. C
81. B									

82. E	83. E	84. B	85. ABCD	86. D
87. AD	88. C	89. ACD	90. C	91. AF
92. C	93. A	94. D		

解析

3. 急性胆囊炎主要表现为上腹部疼痛，开始时仅有上腹胀痛不适，逐渐发展至呈阵发性绞痛；夜间发作常见，饱餐、进食肥腻食物常诱发发作；疼痛放射到右肩、肩胛和背部；伴恶心、呕吐、厌食、便秘等消化道症状。急性梗阻性化脓性胆管炎的典型表现为腹痛、黄疸、寒战高热、休克、神志改变。肝外胆管结石一般无症状，结石阻塞胆管后出现腹痛、寒战高热、黄疸。急性胰腺炎的腹痛多位于左上腹，向左肩背部放射。十二指肠溃疡穿孔多有溃疡史，急性发作，腹痛迅速波及全腹，可伴有血压下降。故本题选 C。

4. 急性胆囊炎急诊手术的适应证：①发病在 48~72 小时内者。②经非手术治疗无效或病情恶化者。③有胆囊穿孔、弥漫性腹膜炎、并发急性化脓性胆管炎、急性坏死性胰腺炎等并发症者。患者考虑为急性化脓性胆囊炎，腹膜刺激征明显，发作 24 小时无明显好转，故应尽早手术治疗，进行胆囊切除。故本题选 D。

5. 引起继发性腹膜炎的细菌主要是肠道内的常驻菌群，以大肠埃希菌最多见，其次为厌氧拟杆菌、链球菌、变形杆菌等。故本题选 B。

12. 胆囊底部和颈部均为胆囊穿孔的好发部位。胆囊分为底、体、颈三部，底部为盲端，是胆囊穿孔的好发部位；底部向左后上方延伸为体部，体部向前上弯曲变窄形成胆囊颈，三者间无明显界线。胆囊颈上部呈囊状扩大，称 Hartmann 袋，胆囊结石常滞留于此处，易引起嵌顿，使胆囊壁溃疡、缺血、坏死，导致胆囊穿孔。故本题选 E。

13. 当胆汁中胆盐的浓度较高时，胆固醇主要以微胶粒的形式存在。随着胆固醇浓度增加，微胶粒饱和，球泡的数量增加。球泡中胆固醇过饱和时，胆固醇从球泡中析出结晶，形成胆固醇结石。胆盐由胆固醇在肝内合成后随胆汁分泌至胆囊内储存并浓缩。80%胆

固醇结石位于胆囊内。故本题选 A。

14. 突发右上腹阵发性绞痛、畏寒发热、胆囊肿大是急性胆囊炎或胆囊结石发作的临床特征。突发上腹部束带状剧痛、轻度黄疸、低血压是急性重症胰腺炎的表现。突发剑突下偏右阵发性绞痛、畏寒发热、黄疸是肝外胆管结石伴发急性胆管炎的典型 Charcot 三联征。寒战高热、肝区持续性闷胀痛、低血压是肝内胆管结石及急性胆管炎的表现。腹痛、呕吐、发热是常见的消化道症状,缺乏特异性。故本题选 C。

15. 心肺功能差、无法耐受全麻、凝血功能不全、肝肾等重要脏器功能不全、胆囊癌、中晚期妊娠等为腹腔镜胆囊切除术的禁忌证。上腹部手术史、急性胆囊炎、合并急性胆管炎、胰腺炎、肝硬化合并门静脉高压症、Mirizzi 综合征、病态肥胖等为其相对禁忌证。故本题选 A。

17. 临床主要表现为上腹部剧烈疼痛、寒战高热和黄疸,称为 Charcot 三联征,是胆管炎的基本表现和早期症状。故本题选 D。

19. 胆囊主要是浓缩和储存胆汁,不参与胆汁的分泌,A 错误。肝脏每天可分泌 800~1 200 mL 胆汁,B 错误。缩胆囊素是调节胆囊收缩功能的最主要因素,C 正确。胆固醇结石与胆汁中胆盐减少或胆固醇和磷脂增加有关,D 错误。胆囊可使肝脏分泌的胆汁浓缩 4~10 倍,E 错误。故本题选 C。

20. 胆道蛔虫症的临床特点为剧烈的腹痛与较轻的腹部体征不相称,所谓“症征不符”。常突发剑突下钻顶样剧烈绞痛,阵发性加剧,而体征仅有右上腹或剑突下轻度深压痛。故本题选 A。

21. 在行胆囊切除术时,胆总管探查的指征:①术前证实或高度怀疑胆总管有结石者。②有胆管炎、梗阻性黄疸或胰腺炎病史者。③术中扪及胆总管内有结石、蛔虫或肿块。④胆道造影证实有结石,胆道梗阻或胆管扩张。⑤胆囊有多发性细小的结石。⑥胆总管扩张,直径 1 cm 以上。胆囊萎缩不是胆总管探查的指征。故本题选 D。

22. 混合性结石由胆固醇、胆红素、钙盐等多种成分混合组成,若结石钙盐含量较多,X 线腹部平片检查时常显影。胆固醇结石主要由胆固醇组成,X 线检查多不显影。胆色素结石、泥沙样结石、黑结石主要由胆色素构成,X 线下不易显影。故本题选 C。

23. 腹腔镜胆囊切除术(LC)是胆囊切除的首选术式,其特点是创伤小。开腹胆囊切除术(OC)是胆囊切除的标准术式。腹腔镜胆囊切除术的并发症:①肝外胆管损伤。②胆瘘。③术后出血。④十二指肠穿孔。⑤腹腔穿刺相关并发症。⑥气腹相关并发症,皮下气肿、高碳酸血症、气体栓塞等。⑦腹壁切口疝等。LC 和 OC 的共同并发症包括胆道损伤,出血,胆漏,切口感染等。与 OC 比较,LC 的特殊并发症为皮下气肿。故本题选 D。

24. 左、右肝管汇合形成肝总管,肝总管与胆囊管汇合形成胆总管,A、B 错误。胆总管分为十二指肠上段、后段、胰腺段和十二指肠段,C 错误。法特壶腹通常开口于十二指肠大乳头,D 错误。胆总管长 7~9 cm,直径 0.6~0.8 cm。故本题选 E。

25. 临床主要表现为上腹部绞痛、寒战高热和黄疸,称为 Charcot 三联征,是肝外胆管结石继发胆管炎的典型临床表现。故本题选 E。

26. 急性胆囊炎约 95%的患者合并胆囊结石,称为结石性胆囊炎;5%的患者未合并胆囊结石,称为非结石性胆囊炎。急性结石性胆囊炎的致病原因:①胆囊管梗阻。胆囊结石移动至胆囊管附近时,可堵塞胆囊管或嵌顿于胆囊颈,嵌顿的结石直接损伤黏膜,以致胆汁排出受阻,胆汁滞留、浓缩。②细菌感染。致病菌多从胆道逆行进入胆囊、或经血液循环或经淋巴途径进入胆囊,在胆汁流出不畅时造成感染。急性非结石性胆囊炎的病因尚未清楚。故本题选 C。

28. 胆道压力增高,含细菌的胆汁逆行进入肝脏,可引起肝脓肿,A 正确。感染严重时可引起感染性休克,B 正确。胆汁及胰液逆流入胰管可引起胰腺炎,C 正确。脓肿腐蚀或结石压迫肝内血管可引起胆道出血,E 正确。结石不会压迫门静脉引起肝外型门静脉高压症。故本题选 D。

29. Oddi 括约肌主要包括胆管括约肌、胰管括约肌和壶腹括约肌,它具有控制和调节胆总管和胰管的开放,以及防止十二指肠内容物反流的作用。故本题选 B。

30. PTC 即经皮肝穿刺胆道造影,是在 X 线或超声引导下,经皮穿刺将导管置入肝内胆管,注射造影剂后使肝内外胆管迅速显影的方法。可显示肝内外胆管病变部位、范围和程度等,有助于黄疸的诊断和鉴别诊断以及胆道疾病定性。故本题选 C。

32. 急性重症胆管炎的发病基础是由胆管梗阻、细菌感染导致胆道高压,进一步可造成全身严重感染,甚至导致患者死亡。故本题选 C。

33. 与胆管癌发生有关的因素包括肝胆管结石;原发性硬化性胆管炎;先天性胆管囊性扩张症,胆管囊肿空肠吻合术后;肝吸虫感染,慢性伤寒带菌者,溃疡性结肠炎等。故本题选 E。

36. 胆囊切除术包括开腹手术和腹腔镜胆囊切除术。腹腔镜胆囊切除术与传统开腹手术的适应证:①发病在 48~72 小时内者。②经非手术治疗无效或病情恶化者。③有胆囊穿孔、弥漫性腹膜炎、并发急性化脓性胆管炎、急性坏死性胰腺炎等并发症者。故本题选 A。

38. 胆囊息肉恶变的危险因素包括直径超过 1 cm;单发病变且基底部宽大;息肉逐渐增大;合并胆囊结石和胆囊壁增厚等,特别是年龄超过 60 岁、息肉直径大于 2 cm 者。故本题选 B。

39. 胆囊管、肝总管、肝下缘所构成的三角区称为胆囊三角(Calot 三角)。胆囊动脉、肝右动脉、副右肝管常在此区穿过,胆道手术时应特别注意避免损伤。故本题选 C。

40. 在我国,急性梗阻性化脓性胆管炎最常见的病因是肝内外胆管结石,其次为胆道寄生虫和胆管狭窄。故本题选 B。

41. 超声是诊断胆道疾病的首选方法。超声对胆囊结石及肝内胆管结石诊断准确率高达 90%以上。胆囊结石典型表现为强回声光团其后伴声影,可随体位移动。故本题选 B。

57. Charcot 三联征即上腹部腹痛、高热、黄疸,是肝外胆管结石继发胆管炎的典型表现。胆总管结石属于肝外胆管结石,根据其来源可分为原发性胆总管结石和来自胆囊的继发性胆总管结石。故本题选 C。

58. 儿童胆囊结石以及无症状的成人胆囊结石,一般不做预防性胆囊切除术,可观察和随诊。患者为老年男性,发现胆囊结石,但无相关临床症状及并发症,胆囊造影显示其功能正常,结石数量少、直径小,胆囊壁无钙化、无息肉、不增厚,建议观察随诊。故本题选 A。

59. 患者出现腹痛、高热、黄疸即 Charcot 三联征,考虑为急性胆管炎,如不及时治疗可引起急性梗阻性化脓性胆管炎,也称急性重症胆管炎,其临床表现除 Charcot 三联征外,还有休克、神经中枢系统受抑制表现,称为 Reynolds 五联征。故本题选 E。

60. 腹腔镜胆囊切除术是常规手术,具有损伤小、恢复快、疼痛轻、瘢痕不易发现等优点。急性胆囊炎手术适应证：①发病在48~72小时以内者。②经非手术治疗无效且病情恶化者。③有胆囊穿孔、弥漫性腹膜炎、急性化脓性胆管炎、急性坏死性胰腺炎等并发症者。故本题选E。

62. 患者有餐后反复右上腹痛病史，疼痛牵涉右肩部，考虑为慢性胆囊炎。超声检查可显示胆囊壁增厚，胆囊排空障碍或胆囊内结石。故本题选E。

64. 对于有症状和(或)并发症的胆囊结石，首选胆囊切除术治疗。对于无症状的胆囊结石，在下列情况下应考虑手术治疗：①结石数量多及结石直径≥2~3 cm。②胆囊壁钙化或瓷性胆囊。③伴有胆囊息肉≥1 cm。④胆囊壁增厚(>3 mm)即伴有慢性胆囊炎。溶石治疗适用于一般情况差，有严重心肺疾病不能耐受手术的老年人。体外震波碎石治疗、排石治疗等适用于泌尿系结石。患者无明显感染征兆，不需抗感染治疗。故本题选A。

65. 患者出现中上腹绞痛，寒战高热，黄疸，符合Charcot三联征，考虑为胆管炎，且患者已出现低血压休克表现，故考虑诊断为急性梗阻性化脓性胆管炎。故本题选D。

67. 对于有症状和(或)并发症的胆囊结石，首选胆囊切除术。腹腔镜胆囊切除术是常规手术，具有损伤小、恢复快、疼痛轻、瘢痕不易发现等优点。故本题选B。

68. 胆道蛔虫病的特点是剧烈的腹痛与较轻的腹部体征不相称，所谓“症征不符”。常突发剑突下钻顶样剧烈绞痛，阵发性加剧。痛时辗转不安、呻吟不止、大汗淋漓，可伴有恶心、呕吐或吐出蛔虫。故本题选D。

70. 患者有腹痛、寒战高热、黄疸，即Charcot三联征，考虑为胆石症。超声是诊断胆道疾病的首选方法。超声对胆囊结石及肝内胆管结石诊断准确率高达90%以上。胆囊结石典型表现为强回声光团其后伴声影，可随体位移动。超声可以根据胆管有无扩张、扩张部位和程度，判断黄疸的性质以及胆道阻塞的部位。故本题选D。

72. 患者诊断为急性胆囊炎，经非手术治疗后效果不佳，且疼痛加剧伴高热，考虑有穿孔、坏死的可能，可先行胆囊造瘘术减压引流，缓解症状，控制感染，3个月后再行胆囊切除术。故本题选C。

92. ERCP即内镜逆行胰胆管造影术，是纤维十二指肠镜直视下通过十二指肠乳头将导管插入胆管和(或)胰管内进行造影的方法。ERCP可显示胆管和胰管，帮助了解有无解剖变异、病变，必要时可收集十二指肠液、胆汁及胰液，尤其适用于胆管下端显示不清的情况。故本题选C。

93. 患者胆总管增粗，且B超可见胆囊内多个小结石，考虑胆囊结石排进胆总管并停留，导致继发性胆总管结石的可能。故本题选A。

94. 对于有症状和(或)并发症的胆囊结石，首选胆囊切除术。腹腔镜胆囊切除术已是常规手术，具有损伤小、恢复快、疼痛轻、瘢痕不易发现等优点。故本题选D。

第十六节　胰腺疾病

一、共用题干单选题：每道考题以一个小案例的形式出现，其下面都有A、B、C、D、E五个备选答案。请从中选择一个最佳答案。

(1~2题共用题干)

女，37岁。患胆囊结石6年。饱餐后持续上腹疼痛12小时，向腰背部放射，伴恶心、呕吐、发热。查体：上腹明显压痛，墨菲征阴性，肋脊角无压痛、叩痛。

1. 诊断首先考虑为
   A. 急性胃炎　　B. 泌尿系结石
   C. 消化性溃疡　　D. 肠梗阻
   E. 急性胰腺炎
2. 首选下列哪项检查
   A. 胃镜　　B. 尿常规
   C. 血脂肪酶　　D. 血淀粉酶
   E. X 线钡餐检查

(3~5 题共用题干)

男,55 岁。近 1 个月来上腹部疼痛,低热,体重减轻,2 周前尿色变深,继而巩膜、皮肤进行性黄染。查体:肝肋下 4 cm,边缘钝,右上腹可及 6 cm×4 cm 大小的梨形肿块。

3. 为确认右上腹肿块是否是肿大的胆囊,哪项检查方法最合适
   A. 扪诊时有无囊性感　　B. 检查十二指肠降部有无弧形压迹
   C. B 超　　D. CT
   E. 经皮穿刺
4. 诊断梗阻性黄疸哪项指标最有价值
   A. SGPT 正常　　B. HBsAg 阴性
   C. 尿胆原阴性　　D. B 超示肝内外胆管扩张
   E. AFP 230 U/L
5. 如果患者大便隐血阳性,最可能是
   A. 胆管下段癌　　B. 胆管上段癌
   C. 壶腹癌　　D. 胰腺癌
   E. 胆囊癌

二、单选题:每道考题下面有 A、B、C、D、E 五个备选答案,请从中选择一个最佳答案。

6. 急性胰腺炎在我国最常见的病因是
   A. 胆道梗阻,胆汁反流　　B. 饮食因素
   C. 精神因素　　D. 感染
   E. 创伤
7. 有关急性胰腺炎,下列说法错误的是
   A. 多继发于胆道疾病　　B. 细菌感染不是发病的主要原因
   C. 血、尿淀粉酶不高,可以除外诊断　　D. 某些类型可以突然死亡
   E. 可继发胰腺假性囊肿
8. 提示重症胰腺炎的体征是
   A. Courvoisier 征阳性　　B. 肝浊音界消失
   C. Grey-Turner 征阳性　　D. Murphy 征阳性
   E. 肝区叩击痛阳性
9. 胰头癌与壶腹周围癌的比较中,下列哪项是不正确的
   A. 壶腹周围癌的黄疸较胰头癌黄疸出现早
   B. 壶腹周围癌较胰头癌易引起消化道出血

C．壶腹周围癌切除率较胰头癌高，预后也较好
D．两者手术方式相同，均需做胰十二指肠切除术
E．两者均很少发生寒战、高热

10．胰腺癌最常见的组织类型是
A．纤维细胞腺癌
B．多形性腺癌
C．腺泡细胞癌
D．黏液癌
E．导管细胞癌

11．成人每日胰液分泌量约为
A．400 mL
B．300 mL
C．500 mL
D．1 000 mL
E．2 000 mL

12．胰头癌最主要的症状和体征是
A．消化道症状
B．消瘦和乏力
C．黄疸
D．上腹部痛和上腹部饱胀不适
E．发热

13．胰腺癌最好发于
A．胰腺尾部
B．各部分发生率基本相同
C．胰腺体部
D．胰头部
E．异位胰腺

14．急性胰腺炎时，关于淀粉酶测定的正确叙述是
A．只有血尿淀粉酶增高才能诊断急性胰腺炎
B．血清淀粉酶在 8 小时达峰值
C．血清淀粉酶超过正常 2 倍可确诊急性胰腺炎
D．淀粉酶的高低并不一定反映病情的严重程度
E．尿淀粉酶增高可持续 2~4 周

15．下述不属于急性胰腺炎手术适应证的是
A．急性水肿性胰腺炎
B．坏死性胰腺炎并发脓肿
C．出血性胰腺炎并发腹膜炎
D．急性化脓性胆管炎并发急性胰腺炎
E．多次反复发作证实胆总管下端或胰管狭窄

16．下列关于胰腺癌的表述，哪项是正确的
A．黄疸是绝大多数病例的主要临床表现
B．CT、血管造影和腹腔镜探查对判断肿瘤是否能够切除没有帮助
C．如果患者已经出现黄疸，则手术切除率小于 5%
D．大多数胰腺癌在确诊时已经发生转移
E．行 Whipple 手术后胰腺癌的 5 年生存率为 30%~40%

17．胰腺假性囊肿的手术治疗指征不包括
A．囊肿增大，出现压迫症状
B．囊肿合并出血
C．囊肿形成的早期
D．囊肿合并感染
E．囊肿引起持续性腹痛

18．对重症急性胰腺炎的诊断最有意义的检查是
A．尿淀粉酶
B．腹部 B 超
C．腹部增强 CT
D．血淀粉酶

E．血清脂肪酶

19. 为减少胰液分泌，常应用的药物是

A．抗生素
B．甲硝唑
C．神经垂体激素（垂体后叶激素）
D．生长激素
E．生长抑素

20. 急性胰腺炎时主要与血钙降低有关的酶是

A．血淀粉酶
B．磷脂酶
C．胰酶
D．脂肪酶
E．弹性蛋白酶

21. 下列关于壶腹部癌的叙述，不恰当的是

A．患者可出现消化道症状
B．患者可表现为胰腺炎症状，淀粉酶升高
C．壶腹部癌的症状出现较早，因而治疗效果比胰头癌好
D．壶腹部癌可表现为间断性黄疸
E．患者可有贫血、消瘦

22. 有关急性胰腺炎腹痛的描述，下列错误的是

A．病变极严重时，腹痛可能不重
B．经多次呕吐排空胃内容后，腹痛可有一定程度缓解
C．疼痛常很剧烈，与病变部位有关
D．呈腰带状疼痛时，说明病变累及全胰
E．为持续性疼痛，伴阵发加重

23. 胰腺的自体消化过程不包括

A．淀粉酶使淀粉水解
B．磷脂酶D使卵磷脂变成溶血卵磷脂
C．胶原酶使胶原纤维溶解
D．脂肪酶使中性脂肪分解
E．弹力纤维酶使血管壁损害

24. 下述与急性胰腺炎的发病最密切的是

A．胆囊结石进入胆总管
B．ERCP
C．感染伤寒杆菌
D．环状胰腺
E．甲状旁腺功能亢进症

25. 下列最有可能诱发急性胰腺炎的因素是

A．高血脂
B．高血糖
C．高尿酸
D．高血钾
E．高血钠

26. 男，42岁。因进油腻食物并饮白酒500 g后4小时，剧烈上腹痛来就诊。上腹部及左上腹仅有轻度深压痛。此时应对患者做的最合适的化验是

A．血淀粉酶测定
B．尿淀粉酶测定
C．血常规
D．尿三胆及胆红素
E．谷丙转氨酶测定

27. 男，42岁。饱餐后上腹部剧痛6小时，伴恶心呕吐，呕吐物为胃内容物，吐后腹痛更加剧，如刀割样。查体：体温37.8℃，脉搏124次/分，血压80/50 mmHg，痛苦面容，腹胀，

全腹肌紧张，压痛及反跳痛，上腹部为重，肠鸣音消失，肝浊音区存在。右下腹穿刺得淡红色血性液体，白细胞 12×10^9/L，血淀粉酶 320 U/L，血钙 1.5 mmol/L，诊断应考虑

A．溃疡病穿孔，弥漫性腹膜炎　　B．胆囊穿孔，弥漫性腹膜炎
C．急性胃炎　　D．急性出血坏死性胰腺炎
E．急性绞窄性肠梗阻

28. 男，67 岁。主因进行性黄疸 1 个月入院。伴食欲减退，无腹痛、发热。查体：肝肋下 2 cm，胆囊未及。直接胆红素 109 μmol/L，尿胆红素(+++)。首选的辅助检查为

A．腹部 B 超　　B．腹部 CT
C．ERCP　　D．PTC
E．内镜超声

29. 女，55 岁。无痛性皮肤、巩膜黄染 3 个月，曾经稍有减退，近 1 个月来呈进行性加重。查体：腹软，右上腹轻压痛，可触及肿大的胆囊，全腹未触及肿块。首先应考虑的疾病是

A．肝门部胆管癌　　B．壶腹癌
C．肝癌　　D．胆囊癌
E．胰体尾部癌

30. 女，58 岁。因进食油腻食物后 3 小时出现上腹部疼痛，向两侧腰部放射，12 小时后就诊。体格检查：体温 37.6℃，血压 20/12 kPa(150/90 mmHg)，腹平软，中上腹部偏左压痛，无反跳痛。血淀粉酶 600 U/L，腹腔穿刺阴性。诊断为急性胰腺炎。此时最适宜治疗的是

A．禁食、胃肠减压、抗炎补液　　B．禁食、抗炎补液、中药
C．抗炎补液、中药、抑肽酶　　D．低脂半流食、胃肠减压、抑肽酶
E．手术治疗

31. 男，36 岁。工作中突然出现右上腹疼痛。12 小时后出现上腹疼痛，腹胀，向腰背部放射。豆油色尿。最可能的诊断是

A．急性胆囊炎　　B．急性胰腺炎(胆源性)
C．肾绞痛　　D．高位阑尾穿孔
E．肠系膜血管栓塞

32. 女，52 岁。半年前因急性上腹痛住院，诊断为急性胰腺炎，经治疗后痊愈，近 2 个月上腹部逐渐隆起，无腹痛和发热，进食后有腹胀。查体：上腹部可以摸到拳头大小肿物，表面光滑，活动度差。初步考虑为下列哪种诊断

A．胰腺假性囊肿　　B．肝包虫病
C．胰腺寄生虫性囊肿　　D．胰腺囊腺瘤
E．胰腺滞留性囊肿

33. 男，48 岁。餐后上腹胀满，恶心，呕吐，上腹部隆起两周。3 个月前有跌跤上腹部触及台阶史。检查：一般情况好，上腹正中膨隆，可触及一个 15 cm×12 cm 略呈椭圆形稍囊性的肿块，轻度压痛，X 线钡餐透视见胃及横结肠均向下移位，诊断应首选考虑

A．肝囊肿　　B．肠系膜囊肿
C．腹膜后囊肿　　D．胰腺假性囊肿
E．胆总管囊肿

34. 男，40 岁。饮酒后突发腹痛 24 小时，腹痛剧烈，呈持续性，腹痛从上腹部很快波及全腹，

伴恶心、呕吐。查体：腹部膨胀，全腹肌紧张，有压痛、反跳痛，Cullen 征阳性。血清淀粉酶 8 500 U/L。决定手术治疗，术中常规处理措施最重要的是

A．胰腺部分切除　　B．胆囊切除术
C．空肠造瘘或胃造瘘　　D．坏死组织清除加引流术
E．探查并解除胆道梗阻

35. 女，45 岁。饱餐后出现上腹部剧烈疼痛 10 小时，向后背放射，屈曲位腹痛减轻，伴呕吐。有胆囊结石病史。查体：腹软，上腹部有压痛、反跳痛，Murphy 征阴性，肠鸣音弱。最可能的诊断是

A．急性胆囊炎　　B．消化道穿孔
C．急性胰腺炎　　D．急性阑尾炎
E．急性心肌梗死

36. 男，49 岁。急性发作腹痛 5 天，高热，上腹部可扪及压痛的肿块。B 超检查示液性肿物，尿淀粉酶 2 048 U/L。首先考虑下列哪项疾病

A．腹腔脓肿　　B．胰腺囊肿并发感染
C．溃疡病穿孔膈下脓肿　　D．肝脓肿
E．胆囊积脓

37. 男，52 岁。以“急性重症胰腺炎”收入院。给予静脉输液抗炎和抑制胰酶分泌治疗。患者出现易激惹，肢端麻木、手足抽搐等症状。查体发现膝腱反射亢进，可能为

A．高渗性脱水　　B．低钾血症
C．低钠血症　　D．等渗性脱水
E．低钙血症

38. 男，37 岁。疲乏，心悸，记忆力差 2 年。此期间曾 3 次出现癫痫样发作，半月前清晨起床后又晕倒在地，神志不清，经静脉注入葡萄糖后恢复。既往无外伤史。检查：血压 100/70 mmHg，无其他阳性体征。应考虑下列哪种疾病

A．胃泌素瘤　　B．胰岛素瘤
C．脑血管疾病　　D．癫痫发作
E．心血管疾病

39. 男，73 岁。有胆结石 3 年，突发上腹部疼痛 24 小时。体格检查：神志淡漠，呼吸 30 次/分，脉搏 116 次/分，血压 90/60 mmHg，腹胀，两侧腹部皮下淤血，全腹压痛、反跳痛和肌紧张，移动性浊音阳性。血清淀粉酶 1 024 U/L。诊断为急性出血坏死性胰腺炎，决定行手术治疗。手术中下列哪项措施是不恰当的

A．行胰腺 Whipple 手术　　B．胰腺包膜切开减压
C．胆总管切开，T 管引流　　D．胃造瘘
E．开放伤口引流

40. 男，48 岁。右上腹反复发作绞痛 3 年，2 小时前饮酒后出现上腹部剧痛，随即转为全腹痛。查体：患者烦躁，四肢发冷，脉率 120 次/分，血压 90/60 mmHg，腹胀，全腹有压痛、反跳痛。该患者最可能的诊断是

A．急性胃溃疡穿孔　　B．急性梗阻性化脓性胆管炎
C．急性出血坏死性胰腺炎　　D．急性胆囊炎
E．急性绞窄性肠梗阻

41. 男,65 岁。无明显诱因出现皮肤巩膜黄染、尿色变深、皮肤瘙痒 20 天,右上腹扪及肿大的胆囊,无触痛。最可能的诊断是
A. 胰头癌
B. 急性肝炎
C. 胆囊炎
D. 胆总管结石
E. 胆囊结石
42. 男,52 岁。无痛性黄疸 2 个月余。手术发现肝脏表面多个 2~3 cm 质硬包块,胆囊肿大,胆总管直径 1.8 cm,胰头部可触及 3 cm×4 cm 的硬肿块,肠系膜根部未受累。宜选用的手术是
A. 胆囊空肠吻合术
B. 全胰腺切除术
C. 胰头十二指肠切除术
D. 胰头切除术
E. 全胰十二指肠切除术
43. 女,45 岁。入院诊断为急性胰腺炎。治疗 2 周后体温仍在 38~39 ℃,左上腹部压痛,且能扪及一包块,局部触痛明显。尿淀粉酶 256 U/L,血白细胞 20×10^9/L。下列情况可能性大的是
A. 急性胰腺炎并发假性囊肿
B. 急性胰腺炎并发脓肿
C. 急性胰腺炎迁延不愈
D. 急性胰腺炎合并局限性腹膜炎
E. 急性胰腺炎合并急性胆囊炎
44. 男,45 岁。上腹痛伴恶心呕吐 12 小时,吐后疼痛不减轻。查体:体温 38 ℃,上腹部压痛,白细胞 15×10^9/L,血淀粉酶 560 U/L,尿淀粉酶 256 U/L,可考虑为
A. 急性胰腺炎
B. 急性胆囊炎
C. 急性胃炎
D. 急性肠系膜淋巴结炎
E. 溃疡穿孔
45. 男,56 岁。无痛性黄疸 2 个月余,手术时发现肝脏胀大,胆囊肿大,壁厚,胆总管粗如拇指,胰头部可触及直径 3 cm 的硬肿块,能推动。应选用下列哪种手术
A. 胰头切除术
B. 全胰腺切除术
C. 胰十二指肠切除术
D. 胆囊空肠吻合术
E. 全胰十二指肠切除术
46. 女,58 岁。因急性上腹痛入院,诊断为轻症急性胰腺炎。下列用于治疗急性轻症胰腺炎的方法,错误的是
A. 禁食水
B. 胃肠减压
C. 抗生素
D. 抑酸剂
E. 胰酶抑制剂

三、案例分析题:以下提供若干个案例,每个案例下设若干道考题。每道考题有多个备选答案,其中正确答案有 1 个或多个。选对一个答案给 1 个得分点,选错一个扣 1 个得分点,直至本题扣至 0 分。

(47~50 题共用题干)

女,74 岁。间断上腹部不适 1 年,发现皮肤巩膜黄染 15 天。粪便色浅,尿色深黄。无腹痛、恶心、呕吐,无呕血、黑便,既往无高血压、糖尿病、冠心病及肝炎病史。查体:皮肤巩膜明显黄染,全身浅表淋巴结未及肿大。腹平软,肝脾肋下未及。右上腹可及肿大胆囊,无压痛。

移动性浊音阴性。双下肢无水肿。B 超：胰头区实性占位，肝内外胆管明显扩张，胆囊肿大。肝功能：ALT 203 U/L，AST 167 U/L，GGT 559 U/L，ALP 835 U/L，TBil 199.7 mmol/L，DBil 144.6 mmol/L。

47. 为明确诊断，需要进一步完善的检查包括
A．胰腺 CT 薄扫+增强+三维重建　　B．血肿瘤标志物检查
C．胸部 X 线片　　D．颅脑 CT
E．ERCP　　F．PTCD
G．肺功能　　H．心脏彩超

48. 肿瘤标志物中，对胰腺癌的诊断有帮助的是
A．CEA　　B．AFP　　C．CA50　　D．CA125
E．CA15－3　　F．CA19－9　　G．CA242　　H．CA724

49. 提示：CT 示胰头占位，大小 3 cm×2.5 cm，侵及胰腺轮廓外，门静脉局部有受压的切迹，但门静脉仍通畅。腹腔淋巴结未见明显肿大。在 UICC/AJCC 胰腺癌 TNM 分期系统中，该患者属于
A．0 期　　B．Ⅰa 期　　C．Ⅰb 期　　D．Ⅱa 期
E．Ⅱb 期　　F．Ⅲ期　　G．Ⅳ期

50. 可行的进一步治疗方案是
A．肠内肠外营养支持治疗　　B．术前 PTCD 减黄
C．术前 ERCP+胆管内支架置入减黄　　D．胆肠内引流术
E．姑息性胰十二指肠切除术　　F．根治性胰十二指肠切除术
G．根治性胰十二指肠切除+肠系膜上-门静脉切除和重建术
H．已丧失根治性手术机会，行放疗和化疗

（51～54 题共用题干）

男，51 岁。上腹部持续性疼痛 3 天，加重 1 天就诊。患者 3 天前饱餐后出现上腹疼痛，为持续性绞痛，向腰背部放射，伴频繁恶心、呕吐，呕吐物为胃内容物。在社区诊所输液、抗炎、抑酸等治疗，症状稍有缓解。1 天前上腹疼痛加剧，并向全腹蔓延，恶心呕吐、腹胀明显。无畏寒、高热、黄疸及腹泻。肛门无排气、排便，小便量少。既往否认有“肝炎、慢性上腹痛及反酸、嗳气、胆石症”病史。查体：T 38.7 ℃，P 108 次/分，R 20 次/分，BP 100/70 mmHg。急性病容，皮肤巩膜无黄染。全腹饱满，腹部压痛，轻度反跳痛及肌紧张，肝、脾肋缘下未及，移动性浊音阳性，肠鸣音减弱。

51. 根据患者病史、体征，应考虑的诊断是
A．急性胃肠炎　　B．急性肠梗阻
C．十二指肠溃疡急性穿孔　　D．急性胰腺炎
E．急性胆囊炎　　F．急性梗阻性化脓性胆管炎

52. 为明确诊断，应立即进行的检查是
A．纤维胃镜　　B．腹部 B 超
C．血常规、血生化　　D．腹部 X 线片
E．腹部增强 CT　　F．血、尿淀粉酶测定

53. 提示：检查结果为 RBC 4.23×10^{12}/L，Hb 125 g/L，WBC 14.6×10^{9}/L，中性粒细胞 89%；血淀粉酶 15 000 U/L，尿淀粉酶 8 000 U/L；血糖 8.9 mmol/L，血钙 1.75 mmol/L；肝功能：

ALB 35.5 g/L，ALT 64 IU/L，AST 35 IU/L，TBil 20.1 μmol/L。B超检查：肝内外胆管不扩张，胆管及胆囊无结石影；CT检查：胰腺肿大，周围大量渗出。腹部X线平片：肠管充气明显，膈下未见游离气体。最后诊断是

A．急性胃肠炎　　B．急性肠梗阻
C．十二指肠溃疡急性穿孔　　D．急性胰腺炎
E．急性胆囊炎　　F．急性梗阻性化脓性胆管炎

54. 治疗方案应采取

A．禁食、胃肠减压　　B．补液、抗休克治疗
C．使用生长抑素抑制胰腺分泌　　D．静脉使用广谱抗生素
E．使用山莨菪碱镇痛　　F．营养支持

答案与解析

答案

1. E　2. D　3. C　4. D　5. C　6. A　7. C　8. C　9. E　10. E
11. D　12. C　13. D　14. D　15. A　16. D　17. C　18. C　19. E　20. D
21. B　22. B　23. A　24. A　25. A　26. A　27. D　28. A　29. B　30. A
31. B　32. A　33. D　34. D　35. C　36. B　37. E　38. B　39. A　40. C
41. A　42. A　43. B　44. A　45. C　46. E
47. ABCE　48. ACFGH　49. C　50. ACFG　51. ABDE
52. BCDEF　53. D　54. ABCDEF

解析

1. 胆道疾病是急性胰腺炎的常见病因，急性胰腺炎主要症状为腹痛、腹胀、恶心、呕吐、发热。腹痛为最主要的症状，常于饱餐和饮酒后突然发作，腹痛剧烈，多位于左上腹，向左肩及左腰背部放射。胆源性者腹痛始发于右上腹，逐渐向左侧转移。根据题干，首先考虑急性胰腺炎。故本题选E。

2. 血、尿淀粉酶的测定是诊断急性胰腺炎最常用的检查方法。血清淀粉酶在发病数小时开始升高，24小时达高峰，4~5天后逐渐降至正常；尿淀粉酶在24小时才开始升高，48小时到高峰，下降缓慢，1~2周后恢复正常。故本题选D。

6. 导致急性胰腺炎的病因包括胆道疾病、饮酒、代谢性疾病、十二指肠液反流、医源性因素、肿瘤、某些药物、创伤、胰腺血液循环障碍等。在我国最常见的病因是胆道疾病，即胆道梗阻、胆汁反流引起胆源性胰腺炎。故本题选A。

8. 重症胰腺炎的患者，胰腺的出血可经腹膜后途径渗入皮下，在腰部、季肋部和下腹部皮肤出现大片青紫色瘀斑，称Grey-Turner征；若出现在脐周，称Cullen征。故本题选C。

10. 胰腺癌包括胰头癌和胰体尾部癌。90%的胰腺癌为导管腺癌，比较少见的类型有黏液性囊腺癌、腺泡细胞癌和腺鳞癌等。故本题选E。

11. 胰腺具有外分泌和内分泌两种功能。胰腺的外分泌为胰液，是一种透明等渗液体，每日分泌约750~1 500 mL，pH为7.4~8.4。故本题选D。

12. 胰头癌常见的临床症状是上腹部疼痛、饱胀不适，黄疸，食欲降低和消瘦等。黄疸进行性加重是胰头癌的特征性症状。故本题选C。

13. 胰腺癌根据发病部位不同可分为胰头癌、胰体癌、胰尾癌和胰腺囊腺癌，其中胰头癌占70%～80%。故本题选 D。
15. 急性胰腺炎的手术适应证：①急性腹膜炎不能排除其他急腹症时。②伴胆总管下端梗阻或胆道感染者。③合并肠穿孔、大出血或胰腺假性囊肿。④胰腺和胰周坏死组织继发感染。故本题选 A。
26. 患者在进食油腻食物和饮酒后突发上腹剧烈疼痛，且上腹部及左上腹仅有轻度深压痛，故考虑为胰腺炎，首选血或尿淀粉酶检查，其中血清淀粉酶在发病数小时开始升高，24 小时达高峰，4～5 天后逐渐降至正常；尿淀粉酶在 24 小时才开始升高，48 小时到高峰，下降缓慢，1～2 周后恢复正常。故本题选 A。
27. 溃疡病穿孔可表现为全腹弥漫性腹膜炎，但一般肝浊音界缩小，腹腔穿刺液非血性，A 错误。胆囊穿孔时可引起弥漫性腹膜炎，但腹腔穿刺液为胆汁而非血性，B 错误。急性胃炎往往与饮食有关，可表现为上腹痛，伴恶心、呕吐，但不会引起弥漫性腹膜炎，C 错误。急性绞窄性肠梗阻可有血性腹水，但无血钙降低，E 错误。患者饱餐后突发上腹剧痛，伴恶心呕吐，呕吐后未缓解，腹膜刺激征阳性，腹腔穿刺液为血性，血清淀粉酶升高，考虑为急性出血坏死性胰腺炎。故本题选 D。
28. 患者无痛性进行性黄疸一个月，肝大，胆红素升高，尿胆红素阳性，故考虑为胰腺癌。B 超检查可显示肝内外胆管扩张、胆囊肿大、胰管扩张、胰头占位性病变、有无肝及淋巴结转移。故本题选 A。
29. 壶腹癌主要表现为黄疸出现早，可呈波动性，与肿瘤组织坏死脱落有关，大便隐血可为阳性。合并感染时有发热、腹痛和黄疸。故本题选 B。
30. 非手术治疗适应于轻症胰腺炎及尚无外科干预指征的中度重症和重症急性胰腺炎。治疗方法：①禁食、胃肠减压。②补液、防治休克。③镇痛解痉。④抑制胰腺分泌。⑤营养支持。⑥应用抗生素等。故本题选 A。
32. 胰腺假性囊肿是急性胰腺炎的并发症之一，是最常见的胰腺囊性病变，多继发于急、慢性胰腺炎，以及外伤和手术等导致的胰液渗漏积聚，被周围组织及器官包裹后形成囊肿。主要表现为上腹逐渐膨隆，腹胀，压迫胃、十二指肠引起恶心、呕吐，影响进食。体格检查在上腹部可触及半球形、光滑、不移动、囊感性的肿物。若假性囊肿合并感染时可出现发热和触痛。故本题选 A。
35. 胆道疾病是急性胰腺炎的主要病因，腹痛是急性胰腺炎的主要症状，常于饱餐和饮酒后突然发作，腹痛剧烈，多位于左上腹，向左肩及左腰背部放射。胆源性者腹痛始发于右上腹，逐渐向左侧转移。患者有胆囊结石病史，餐后突发上腹部剧痛，伴呕吐，故考虑为急性胰腺炎。急性胆囊炎常有 Murphy 征阳性。消化道穿孔伴腹膜炎体征。急性阑尾炎以转移性右下腹痛为主要症状。故本题选 C。
36. 胰腺囊肿是急性胰腺炎的并发症之一，可无症状，如合并感染，有发热和腹部压痛。患者突发腹痛，且尿淀粉酶明显升高，考虑为急性胰腺炎。查体上腹部可扪及压痛的肿块，B 超见一液性肿物，考虑为胰腺囊肿。患者有腹痛、高热，故考虑为胰腺囊肿并发感染。故本题选 B。
38. 低血糖是胰岛素瘤的首发症状，主要表现为低血糖对中枢神经系统的影响和低血糖引起的儿茶酚胺过度释放，症状常出现在清晨和运动后。患者常诉头痛、焦虑、饥饿、复视、健忘等，部分患者甚至出现昏睡、昏迷或一过性惊厥、癫痫发作。儿茶酚胺的释放引起出汗、心慌、震颤、脉速和面色苍白等。这种低血糖发作的症状可自行缓解或摄取葡萄糖后迅速缓解,但对发作的情况不能记忆。故本题选 B。

51. 患者饱餐后出现上腹绞痛,伴恶心、呕吐,考虑急性胃肠炎、急性胰腺炎和急性胆囊炎的可能。患者出现痛、吐、胀、闭的症状,考虑急性肠梗阻可能。故本题选 ABDE。

52. 腹部 B 超有助于急性胆囊炎的诊断,B 正确。血常规、血生化、腹部增强 CT、血尿淀粉酶测定有助于急性胰腺炎的诊断,CEF 正确。腹部 X 线片有助于急性肠梗阻的诊断,故 D 项正确。故本题选 BCDEF。

53. 患者血尿淀粉酶均升高,血钙降低,CT 示胰腺肿大,周围大量渗出,均支持急性胰腺炎诊断,故考虑诊断为急性胰腺炎。患者全腹胀,肛门无排气、排便,应考虑胰腺炎症导致的肠麻痹。故本题选 D。

54. 非手术治疗适应于轻症胰腺炎及尚无外科干预指征的中度重症和重症急性胰腺炎。治疗方法:①禁食、胃肠减压。②补液、防治休克。③镇痛解痉。④抑制胰腺分泌。⑤营养支持。⑥应用抗生素等。故本题选 ABCDEF。

第十七节 脾 脏 疾 病

一、共用题干单选题:每道考题以一个小案例的形式出现,其下面都有 A、B、C、D、E 五个备选答案。请从中选择一个最佳答案。

(1~4 题共用题干)

男,27 岁。2 周前左侧腹部撞击伤,体格检查发现全腹压痛,左上腹可以触及一包块,边缘不清伴显著触痛,经非手术治疗后症状缓解。3 小时前突然再次出现腹部持续性疼痛并向左肩部放射,体检:血压 75/52 mmHg,脉搏 110 次/分,腹平坦,左上腹压痛,移动性浊音阳性,肠鸣音消失。

1. 目前首先考虑的诊断是
   A. 脾曲结肠癌致机械性肠梗阻　B. 腹膜后血肿破裂
   C. 延迟性脾破裂　D. 肠系膜上静脉血栓形成
   E. 肠系膜血肿破裂
2. 首选的辅助检查是
   A. 腹部 X 线检查　B. 腹部 CT
   C. 腹部 B 超　D. 腹部 MRI
   E. 诊断性腹腔穿刺
3. 急诊行剖腹探查手术,若术中发现为脾破裂,此时最适宜的手术方式是
   A. 脾脏单纯缝合修补术　B. 脾脏部分切除术
   C. 脾脏切除术　D. 可吸收聚乙醇酸网兜聚拢脾脏裂口
   E. 单纯脾动脉结扎
4. 暴发性感染是脾切除术后的严重并发症,其最主要的病原是
   A. 金黄色葡萄球菌　B. 草绿色链球菌
   C. 大肠埃希菌　D. 肺炎链球菌
   E. 白念珠菌

二、单选题：每道考题下面有 A、B、C、D、E 五个备选答案，请从中选择一个最佳答案。

5. 男孩，4 岁。腹部外伤。手术探查发现脾下极有一 4 cm 裂伤，深 1.5 cm，最佳手术方式是
   A. 脾下极切除术　B. 脾切除术
   C. 脾动脉结扎术　D. 脾修补术
   E. 明胶海绵充填术
6. 对于遗传性红细胞增多症，下列情况不宜行脾切除术的是
   A. <4 岁　B. 脾大不严重
   C. 伴有黄疸　D. 贫血
   E. 伴有下肢溃疡
7. 左膈下脓肿最常见的原因是
   A. 阑尾穿孔术后　B. 胃切除术后
   C. 脾切除术后　D. 左半结肠切除术后
   E. 胆囊切除术后
8. 关于脾破裂的说法，下列描述错误的是
   A. 可合并肋骨骨折　B. 可有左肩部疼痛
   C. 可出现休克　D. 并非所有破裂均应行脾切除
   E. 合并慢性粒细胞白血病的患者脾大、坚实，不易破裂
9. 下列不属于脾破裂 X 线检查所见的征象是
   A. 胃向右前方移位　B. 胃大弯有受压现象
   C. 出现气液平面　D. 胃与横结肠间距增宽
   E. 左膈升高，结肠脾曲下降
10. 脾静脉血流占门静脉血流的
    A. 40%~50%　B. 20%~40%　C. 10%~20%　D. 50%~60%　E. 60%以上
11. 脾脏是体内最大的外周淋巴器官，其淋巴组织约占全身总量的
    A. 5%　B. 10%　C. 25%　D. 40%　E. 60%
12. 脾切除的适应证不包括
    A. 多毛细胞白血病　B. 蚕豆病
    C. 淋巴瘤　D. 遗传性球形红细胞增多症
    E. 急性粒细胞白血病
13. 脾脏循环血量占心排血量的
    A. 1%~2%　B. 4%~5%
    C. 8%~10%　D. 10%~15%
    E. 15%~20%
14. 男，46 岁。左上腹撞伤，当时仅感局部疼痛，血压 105/75 mmHg，5 天后因腹痛突然加剧就诊，左上腹压痛明显，血压 11/6 kPa(85/45 mmHg)，血红蛋白 80 g/L。诊断最应考虑
    A. 左肾挫伤　B. 结肠迟发性坏死
    C. 胃破裂　D. 胰腺挫伤并胰腺炎
    E. 脾破裂
15. 男，28 岁。因突发头晕、心慌、面色苍白就诊。查体：神志清，面色苍白，P 120 次/分，BP 70/50 mmHg，上腹部压痛，反跳痛。B 超提示腹腔积液，脾脏增大并不均质回声；腹腔穿

刺抽出不凝血。9 天前患者不慎自 4 m 高处坠落，左侧身体先落地，感左侧腹部疼痛，休息 2 天后继续工作。最可能是下列哪项诊断

A. 肝破裂
B. 肝被膜下破裂
C. 延迟性脾破裂
D. 胃十二指肠破裂
E. 上消化道出血

16. 男，30 岁。2 天前骑自行车摔倒撞伤左上腹，伤后一般情况可，2 小时前活动时突然晕倒，查体：血压 60/40 mmHg，脉搏 136 次/分，全腹压痛，腹腔穿刺抽出不凝血。最可能的诊断是

A. 胃出血
B. 肝被膜下血肿
C. 延迟性脾破裂
D. 胰腺破裂
E. 十二指肠破裂

17. 男，10 岁。脾下极多发裂伤，生命体征平稳。宜采取的治疗是

A. 保守治疗
B. 脾修补
C. 脾切除
D. 脾下极切除术
E. 卧床休息

18. 男，48 岁。左上腹部外伤 3 小时，急诊留观时出现口渴、烦躁、左上腹疼痛加剧。体温 39.1 ℃，复查血常规提示白细胞计数明显升高，下一步治疗应选择

A. 大量补液
B. 皮下注射吗啡
C. 急诊剖腹探查
D. 腹部 CT 检查
E. 抗感染治疗后择期手术

答案与解析

答案

1. C　2. E　3. C　4. D　5. D　6. A　7. C　8. E　9. C　10. B
11. C　12. E　13. B　14. E　15. C　16. C　17. D　18. C

解析

5. 脾切除术后的患者，主要是婴幼儿，对感染的抵抗力减弱，甚至可发生以肺炎链球菌为主要病原菌的脾切除后凶险性感染，严重者可导致死亡。因此，如条件允许应尽量保留脾或脾组织。患者仅是脾下极裂伤，故可行脾修补术。故本题选 D。

6. 遗传性红细胞增多症的患者，脾切除术后黄疸和贫血多在短期内消失，贫血可获完全、持久纠正，但血液中球形红细胞仍然存在。由于幼儿脾切除后易发生感染，故 4 岁以下的儿童一般不宜施行脾切除。故本题选 A。

11. 脾是体内最大的淋巴器官，约占全身淋巴组织总量 25%，内含大量的淋巴细胞和巨噬细胞，其功能与结构又与淋巴结有许多相似之处，故脾又是一个重要的免疫器官。故本题选 C。

12. 脾切除术的适应证包括外伤性脾破裂、门静脉高压症脾功能亢进、脾占位性病变以及造血系统疾病等。其中造血系统疾病：①遗传性球形红细胞增多症。②遗传性椭圆形红细胞增多症。③丙酮酸激酶缺乏。④珠蛋白生成障碍性贫血。⑤自身免疫性溶血性贫血。⑥免疫性血小板减少性紫癜。⑦慢性粒细胞白血病。⑧慢性淋巴细胞白血病。⑨多毛细胞白血病。⑩霍奇金淋巴瘤。故本题选 E。

14. 患者有左上腹外伤史，在左腹脏器中，脾脏最为脆弱，故首先考虑脾破裂。故本题选 E。
16. 脾包膜下破裂形成的血肿和少数脾真性破裂后被网膜等周围组织包裹形成的局限性血肿，可在 36~48 小时后冲破包膜或血凝块而出现典型的出血和腹膜刺激症状，称为延迟性脾破裂。患者有左腹部外伤史，受伤后 2 天出现低血压、脉速休克表现，腹腔穿刺抽出不凝血，故考虑为延迟性脾破裂。故本题选 C。

第十八节　消化道出血

一、共用题干单选题：每道考题以一个小案例的形式出现，其下面都有 A、B、C、D、E 五个备选答案。请从中选择一个最佳答案。

（1~2 题共用题干）

女，53 岁。右上腹疼痛 5 天，伴皮肤、巩膜轻度黄染，体温 38.5 ℃，2 小时前突然呕血约 300 mL。B 超：肝内多发无回声区，圆形，直径 1~2 cm。

1. 患者上消化道出血的原因考虑为
   A. 胃、十二指肠溃疡　　B. 门静脉高压症
   C. 出血性胃炎　　D. 胆道出血
   E. 胃癌
2. 首选治疗为
   A. 三腔二囊管压迫止血　　B. 选择性动脉栓塞止血
   C. 胃镜下局部止血　　D. 胃大部切除术
   E. 胃癌根治术

（3~4 题共用题干）

男，25 岁。反酸伴黑便 1 月余，体重无明显变化，查：贫血貌，腹软，无压痛、反跳痛，肝脾肋下未及。

3. 为明确诊断，首选检查是
   A. 血沉　　B. 血常规
   C. 胃镜检查　　D. 胃肠钡餐检查
   E. 肝功能试验
4. 最有可能的诊断是
   A. 胃溃疡并出血　　B. 十二指肠溃疡并出血
   C. 食管胃底静脉曲张破裂出血　　D. 胃癌
   E. 急性胃炎

（5~7 题共用题干）

男，48 岁。厌食、乏力、腹胀 2 个月，5 小时前突然呕出大量鲜血 3 次，共约 1 200 mL，含有凝血块；既往有肝炎病史 15 年。查体：P 112 次/分，BP 80/50 mmHg，巩膜轻度黄染，肝右肋下 4 cm，质硬，结节状，左上腹扪及肿物，肋下 3 cm，边缘圆钝，质地中等，未及结节，上界不清。腹腔积液征阳性。化验：Hb 56 g/L，WBC 3.0×10^9/L，HBsAg(+)。

5. 出血的最可能原因是
   A. 胃癌出血　　B. 应激性溃疡
   C. 肝癌并胆道出血　　D. 胆道结石并胆道出血

E．食管胃底静脉曲张破裂出血

6. 进一步的止血治疗，应采取

A．局部止血药
B．全身止血药
C．放置三腔二囊管
D．胃管内用药
E．立即手术治疗

7. 病情稳定后，为明确诊断进一步的检查，首选

A．B 超
B．CT
C．静脉胆道造影
D．纤维内镜
E．PTC

（8～10 题共用题干）

男，48 岁。呕血 5 小时入院。查体：P 120 次/分，BP 80/55 mmHg，神志不清，营养状况差。巩膜明显黄染，腹壁可见静脉曲张，肝肋下可触及，质地较硬，边缘较钝，脾肋下 6 cm，移动性浊音阳性，肠鸣音弱。

8. 该患者呕血最可能的原因是

A．胆石症所致
B．消化性溃疡出血
C．食管胃底曲张静脉破裂
D．晚期胃痛出血
E．胆管肿瘤所致胆道出血

9. 首选的检查是

A．腹部 X 线片
B．腹部 B 超
C．上消化道钡餐造影
D．腹腔动脉造影
E．腹部 CT

10. 此时不宜采取的处理措施是

A．快速输血、输液
B．急症手术
C．静脉注射垂体后叶素
D．内镜下止血治疗
E．试用三腔二囊管压迫止血

二、单选题：每道考题下面有 A、B、C、D、E 五个备选答案，请从中选择一个最佳答案。

11. 食管胃底静脉曲张破裂出血，首先采取哪项措施

A．三腔二囊管压迫
B．肝叶切除术
C．奥美拉唑静脉点滴
D．胃大部切除
E．高选择性迷走神经切断

12. 胃溃疡大出血，下列哪项措施最有效

A．奥美拉唑静脉点滴
B．胃大部切除
C．三腔二囊管压迫
D．肝叶切除术
E．高选择性迷走神经切断

13. 并发大出血的胃、十二指肠溃疡所在部位一般见于

A．幽门或十二指肠球部前壁
B．胃小弯或十二指肠球部后壁
C．胃大弯或十二指肠球部外侧壁
D．胃底部或十二指肠球部后壁
E．贲门部或十二指肠球部前壁

14. 应激性溃疡出血时错误的治疗是

A．使用 H_2 受体拮抗剂
B．使用胃黏膜保护剂
C．经胃管灌注止血药物
D．胃镜下止血治疗
E．行胃壁切开电灼止血

15. 大量呕血又不易控制的常见病是
A．应激性溃疡出血
B．十二指肠溃疡球部以下出血
C．食管静脉曲张破裂出血
D．肠道感染出血
E．胃癌出血

16. 上消化道大出血最常见的病因是
A．门静脉高压症
B．胃癌
C．胃淋巴瘤
D．胆道出血
E．消化性溃疡

17. 消化性溃疡合并出血时，下列止血治疗措施哪项最有效
A．生理盐水冲洗胃腔
B．静脉注射奥美拉唑
C．静脉注射雷尼替丁
D．口服凝血酶盐水溶液
E．口服去甲肾上腺素盐水溶液

18. 下列消化性溃疡最易发生出血的是
A．十二指肠球部前壁溃疡
B．十二指肠球部后壁溃疡
C．胃大弯溃疡
D．幽门管溃疡
E．复合性溃疡

19. 有关上消化道大出血病因描述，错误的是
A．10%~15%的消化性溃疡出血患者没有溃疡病史
B．部分肝内胆道出血患者没有胆系感染病史
C．门静脉高压症患者发生上消化道大出血的原因均是胃底食管曲张静脉破裂
D．体重进行性下降提示消化道出血可能由恶性肿瘤引起
E．出血性胃炎患者可有非甾体抗炎药服用史

20. 诊断上消化道出血病因的首选检查方法是
A．胃肠钡餐检查
B．选择性动脉造影
C．胃镜检查
D．肝功能试验
E．检查淀粉酶

21. 对于急性上消化道出血，原因不明时，一般主张
A．立即 X 线钡餐检查
B．尽可能保守治疗
C．立即剖腹探查
D．急诊胃镜检查
E．急诊 B 超检查

22. 当患者下消化道出血时，其粪便最常见以下何种情况
A．鲜红色便
B．稀水样便
C．柏油样便
D．陶土色便
E．果酱样便

23. 肝硬化门静脉高压症食管曲张静脉发生破裂大出血时
A．应立即行 TIPS 术
B．应立即急诊行门奇静脉断流手术
C．应立即急诊行门腔静脉分流术
D．应当先行积极的非手术治疗

E. 应立即急诊行脾切除术

24. 下列可表现为肠鸣音活跃的疾病是

A. 麻痹性肠梗阻
B. 肠系膜上动脉栓塞
C. 上消化道出血
D. 急性胰腺炎
E. 上消化道穿孔

25. 消化性溃疡并上消化道大出血的特点,错误的是

A. 一定有黑便
B. 一定有呕血
C. 多数患者非手术治疗可止血
D. 临床表现取决于出血量和速度
E. 部分患者并没有溃疡病史

26. 关于处理门静脉高压症并发上消化道大出血,不恰当的是

A. 对有黄疸、腹腔积液患者宜选用脾切除加大网膜腹膜后固定术
B. 对年轻且肝功能良好者,可选用急症分流术
C. 对有黄疸患者,宜行三腔二囊管处理
D. 切开胃前壁,缝扎曲张静脉法止血效果不确切
E. 贲门周围血管离断术,可收到立即止血效果

27. 40%左右的肝硬化患者出现食管胃底静脉曲张,其中可并发上消化道大出血的患者比例为

A. 5%~10%
B. 10%~20%
C. 20%~30%
D. 30%~40%
E. 50%~60%

28. 患者有上腹痛史,经常黑便及呕血、反酸,应考虑

A. 胃十二指肠溃疡出血
B. 胃癌出血
C. 食管静脉破裂出血
D. 应激性溃疡出血
E. 胆管出血

29. 上消化道出血输血的适应证,下列不正确的是

A. 急性大出血时补充血容量
B. 纠正贫血或低蛋白血症
C. 重症感染时输入抗体补体
D. 增加营养素供应能量
E. 凝血异常时补充各种凝血因子

30. 上消化道出血范围是

A. 贲门以上出血
B. 幽门以上出血
C. Treitz 韧带以上出血
D. 空回肠交界处以上出血
E. 回盲部以上出血

31. 关于胃十二指肠溃疡病出血的特点,下列哪项是错误的

A. 呕血前常有恶心
B. 量大的出血解鲜血便
C. 短期内失血超过 800 mL,可出现休克症状
D. 多数患者只有黑便而无呕血
E. 是上消化道大出血最常见的原因

32. 对上消化道出血最有价值的诊断方法是

A. CT 检查
B. 钡餐试验判定
C. 临床观察
D. 三腔二囊管压迫试验治疗
E. 急诊胃镜检查

33. 关于门静脉高压症上消化道出血的说法,不正确的是
A. 外科治疗的目的在于紧急制止食管胃底静脉曲张导致的大出血
B. 食管胃底静脉曲张的患者不一定出血
C. 不宜行预防性手术
D. 肝功能 C 级患者宜采用非手术治疗
E. 门静脉高压症上消化道出血一定为食管胃底静脉曲张破裂
34. 患者排柏油样便最可能出血的部位是
A. 胃　　B. 回肠
C. 升结肠　　D. 乙状结肠
E. 直肠
35. 男,30 岁。因上消化道大出血入院,经治疗病情稳定,出血停止,为明确出血原因,首选检查是
A. 肝功能化验　　B. B 超检查
C. 纤维胃镜检查　　D. 选择性腹腔动脉造影
E. 钡餐透视
36. 男,72 岁。突发头痛 10 小时,昏迷 8 小时。头颅 CT 示右颞叶出血。1 小时来呕暗红色血 2 次,共约 350 mL。无慢性肝病史。最可能的呕血原因是
A. 急性胃黏膜病变　　B. 胃癌
C. 十二指肠溃疡　　D. 贲门黏膜撕裂
E. 食管胃底静脉曲张破裂
37. 女,43 岁。12 小时以来呕吐咖啡样物约 1 200 mL。查体:脉搏 128 次/分,血压 80/45 mmHg,首要的处理为
A. 抗休克治疗　　B. 胃镜检查
C. 气管插管术　　D. 上消化道造影
E. 腹部 B 超
38. 男,72 岁。10 小时前突发昏迷。CT 诊断为脑出血,2 小时前胃管引流出咖啡色液体约 50 毫升,其上消化道出血最可能的原因是
A. 缺血性胃病　　B. 胆汁反流性胃炎
C. 感染引起急性胃黏膜病变　　D. 药物性胃炎
E. 应激引起急性胃黏膜病变
39. 男,40 岁。突然呕血 300 mL,色暗红,并黑便两次。查体:蜘蛛痣(+),肝肋下 1 指,质硬,脾肋下 3 指,少量腹腔积液。恰当治疗方法是
A. 服用胃黏膜保护剂　　B. 输白蛋白
C. 静脉注射维生素 K　　D. 静脉注射止吐药
E. 静脉滴注垂体后叶素
40. 男,74 岁。因大量呕血、黑粪送来急诊。既往有冠心病,肾动脉硬化。对此患者指导液体入量及输入速度最有意义的参考指标是
A. 中心静脉压　　B. 肘静脉压
C. 血压　　D. 心率
E. 尿量

41. 男,56 岁。入院前 2 小时突然呕血约 800 mL,有嗜酒史已 20 年。查体:脉率 110 次/分,血压 90/60 mmHg,肝未触及。Hb 70 g/L, WBC 3.1×10^9/L,血小板 56×10^9/L,首先应考虑下列哪项诊断

A. 出血性胃炎
B. 溃疡病
C. 肝硬化门静脉高压
D. 胃癌
E. 胆道出血

42. 男,34 岁。因左肱骨及双股骨开放性骨折手术,4 天后突发腹胀痛,呕鲜血 500 mL,上腹部轻压痛,无溃疡病和肝炎史,应考虑为

A. 胃穿孔
B. 出血性胃炎
C. 胃十二指肠溃疡出血
D. 食管胃底静脉曲张破裂出血
E. 胃底癌出血

43. 男,42 岁。因门静脉高压症食管胃底静脉曲张出血行脾切除、贲门周围血管离断术后 1 年,排黑粪 2 日,3 次/天,每次约 200 mL,血红蛋白 80 g/L,血压 12/8 kPa(90/60 mmHg),应首先考虑的检查为

A. 急诊胃肠钡剂检查
B. 急诊胃镜检查
C. 先止血待患者情况好转后再做胃镜检查
D. 选择性动脉造影检查
E. 经皮肝穿刺行门静脉造影,冠状静脉栓塞治疗

44. 男,45 岁。有慢性肝炎病史,近日呕血 3 次,约在 1 500 mL 以上,查体:脉快,巩膜黄染,腹腔积液征(+),下列哪项治疗是不正确的

A. 输血
B. 贲门周围血管离断术
C. 补液
D. 止血药物
E. 护肝药物

45. 男,32 岁。今日中午突然呕血 150 mL,继而排黑便 2 次,共约 400 mL。查体:剑突下轻压痛,肝脾未触及。上消化道出血的原因可能为

A. 应激性溃疡
B. 消化性溃疡
C. 胃癌
D. 慢性胃炎
E. 食管静脉曲张破裂

三、案例分析题:以下提供若干个案例,每个案例下设若干道考题。每道考题有多个备选答案,其中正确答案有 1 个或多个。选对一个答案给 1 个得分点,选错一个扣 1 个得分点,直至本题扣至 0 分。

(46~49 题共用题干)

男,62 岁。黑便伴乏力 1 周,1 小时前突然恶心,呕血 1 次,量约 200 mL,伴头晕、心悸。既往无“胃病、乙肝”病史。查体:T 36.9 ℃,P 100 次/分,R 22 次/分,BP 95/75 mmHg。慢性病容,巩膜无黄染。腹软无压痛,肝脾肋缘下未及,移动性浊音阴性,肠鸣音 4~6 次/分。实验室检查:血常规 RBC 2.98×10^{12}/L, Hb 81 g/L, HCT 24%;肝肾功能:总蛋白 59.1 g/L,白蛋白 35.6 g/L,球蛋白 23.5 g/L, A/G 1.3,总胆红素 18.9 μmol/L,直接胆红素 7.5 μmol/L,谷丙转氨酶 35 U/L,尿素氮 5.90 mmol/L,肌酐 85 μmol/L;乙肝标志物:HBsAg 阴性。

46. 根据患者情况,初步诊断应考虑

A. 胆道出血
B. 胃癌伴出血

C．食管静脉曲线破裂出血　　D．胃十二指肠溃疡出血
E．胃壁动脉瘤出血　　F．出血性胃炎

47. 入院后需及时采取的诊治措施是
A．腹部 CT 检查　　B．建立静脉输液通道，补充血容量
C．2 小时内急诊开腹探查止血　　D．尽快明确出血原因及部位
E．急诊胃镜检查　　F．急诊食管吞钡 X 线检查

48. 检查发现十二指肠球部后壁出血。患者入院 8 小时，经补充血容量，输血 800 mL 后又呕鲜血约 400 mL。查体：P 120 次/分，R 22 次/分，BP 80/50 mmHg。如果胃镜检查发现胃内有大量积血和血凝块影响视野，为明确病因和出血部位，下列检查首选
A．腹部 B 超　　B．腹部 CT
C．腹部 MRI　　D．选择性腹腔动脉造影
E．腹部 X 线立卧位平片检查　　F．食管吞钡 X 线检查

49. 目前应采取的主要治疗措施是
A．继续输血
B．急诊剖腹探查，溃疡底部贯穿缝扎止血，胃大部切除术
C．急诊胃镜下硬化剂注射治疗止血
D．急诊胃镜下电凝止血
E．急诊胃镜下喷洒止血药物
F．抗休克治疗

答案与解析

答案

1. D	2. B	3. C	4. B	5. E	6. C	7. D	8. C	9. B	10. B
11. A	12. B	13. B	14. E	15. C	16. E	17. B	18. B	19. C	20. C
21. D	22. A	23. D	24. C	25. B	26. A	27. E	28. A	29. D	30. C
31. B	32. E	33. E	34. A	35. C	36. A	37. A	38. E	39. E	40. A
41. C	42. B	43. B	44. B	45. B					

46. BCDEF　　47. BDE　　48. D　　49. B

解析

1. 胆道大量出血的典型临床表现为三联征，即胆绞痛、黄疸、上消化道出血（呕血、便血）。患者出现黄疸，腹痛伴有呕血，符合胆道出血三联征表现，且 B 超显示肝内多发无回声区，符合胆道出血征象，考虑为胆道出血。故本题选 D。

2. 选择性肝动脉造影是诊断胆道出血及确定出血部位的最有价值方法，术中胆道探查是诊断胆道出血的最直接方法，术中借助胆道镜常可清楚观察出血部位，明确出血部位后行高选择性肝动脉栓塞止血。故本题选 B。

11. 对于食管胃底静脉曲张破裂出血，三腔二囊管压迫止血是紧急情况下暂时控制出血的有效方法。同时进行补液、输血、抑酸等治疗。三腔二囊管压迫止血是指三腔管一腔通胃囊，充气后压迫胃底；一腔通食管囊，充气后压迫食管下段；一腔通胃腔，经此腔可行吸引、冲洗和注入止血药。故本题选 A。

13. 胃、十二指肠溃疡大出血常见,其中3/4是十二指肠溃疡。大出血的溃疡一般位于十二指肠球部后壁或胃小弯,大多由于溃疡基底血管被侵蚀破裂所致,多数为动脉出血。故本题选B。

14. 应激性溃疡出血时的治疗:①可静脉注射组织胺H_2受体拮抗剂雷尼替丁或质子泵抑制剂,以抑制胃酸分泌而有利于病变愈合和止血。②人工合成生长抑素,止血效果显著。生长抑素不但能减少内脏血流量,抑制促胃液素的分泌,且能有效地抑制胃酸分泌,剂量是250 μg/h,静脉持续滴注。胃壁切开电灼止血会加重出血,故不可行。故本题选E。

15. 食管静脉曲张破裂出血常见于肝硬化门静脉高压症的患者,出血量往往较大,临床上可表现为大量呕吐鲜血,易导致失血性休克,病情凶险且预后较差。故本题选C。

16. 上消化道包括食管、胃、十二指肠、空肠上段和胆道。引起上消化道出血的常见原因包括消化性溃疡、食管胃底静脉曲张破裂、胃癌、急性糜烂出血性胃炎等,其中消化性溃疡是最常见的病因。故本题选E。

17. 对于消化性溃疡合并出血的治疗,抑酸药如质子泵抑制剂(PPI)奥美拉唑等可迅速抑制胃酸的产生,达到很好的止血效果。血小板及血浆凝血功能需要在$pH>6$时才能有效发挥,而新形成的血凝块在$pH<4$的胃液中会迅速被消化,因此抑制胃酸的分泌可以有效止血。H_2受体拮抗剂类药物如雷尼替丁等抑酸作用不及PPI。故本题选B。

19. 肝硬化门静脉高压症引起的食管胃底静脉曲张患者,50%~60%可并发上消化道大出血,而门静脉高压症引起的门静脉高压性胃病也可引起上消化道大出血。故本题选C。

20. 内镜检查可有助于明确出血的部位和性质,并可同时进行止血(双极电凝、激光、套扎和注射硬化剂等)。内镜检查应早期(出血后24小时内)进行,阳性率高达95%左右,为上消化道出血的首选检查方法。故本题选C。

22. 下消化道出血时,便血是最常见的临床表现,便血颜色因出血量、出血部位与出血速度而异,显性出血常表现为果酱样便、暗红色便或鲜红色便,其中以鲜红色便最常见。隐匿性出血的大便颜色可基本正常。故本题选A。

23. 肝硬化门静脉高压症食管曲张静脉发生破裂大出血时,首先应进行抗休克治疗,积极补充血容量,同时进行止血、抑酸等。故本题选D。

25. 一般说来,幽门以上的出血易导致呕血,幽门以下的出血易导致便血。但如果出血量小,血液在胃内未引起恶心、呕吐,则血液通常从肠道排出。反之,如果出血很急、量多,幽门以下的血液也可反流到胃,引起呕血。故本题选B。

28. 胃十二指肠溃疡常有上腹痛病史,反酸,出血可致呕血、黑便,A正确。胃癌黑便常见,呕血不常见,胃癌时胃酸分泌少,一般反酸不常见,B错误。食管静脉破裂出血多有肝病史,题干中未提及,排除C。应激性溃疡出血多有饮酒、服用NSAIDs史或严重疾病状态等诱因,D错误。胆管出血无反酸,E错误。故本题选A。

35. 内镜检查可有助于明确出血的部位和性质,并可同时进行止血(双极电凝、激光、套扎和注射硬化剂等)。内镜检查应早期(出血后24小时内)进行,阳性率高达95%左右,为上消化道出血的首选检查方法。故本题选C。

36. 患者为老年男性,右侧颞叶出血并已昏迷8小时,呕血350 mL,无慢性肝病史,呕血病因考虑为脑出血后引起的应激性溃疡,表现为急性胃黏膜病变。胃癌、十二指肠溃疡可引起上消化道出血,但该患者缺乏相应的病史,排除B、C。贲门黏膜撕裂表现为剧烈呕吐后呕血,因剧烈呕吐导致贲门黏膜撕裂,导致上消化道出血,排除D。食管胃底静脉曲张破裂多由肝炎、肝硬化门静脉高压引起，该患者缺少肝炎病史，排除 E。故本题选 A。

37. 患者主诉 12 小时以来呕吐咖啡样物约 1 200 mL，考虑为上消化道大出血，有血压低、脉速休克体征，考虑为上消化道出血致失血性休克，应采取建立静脉通路，迅速补充血容量等抗休克治疗。故本题选 A。

38. 患者为老年男性，10 小时前突发昏迷，CT 诊断为脑出血，胃管引流出咖啡色液体约 50 mL（提示上消化道出血），考虑为脑出血后引起的应激性溃疡，表现为急性胃黏膜病变。缺血性胃病常有胃痛、胃胀等胃部不适病史，排除 A。胆汁反流性胃炎常有恶心，腹胀，恶心与呕吐，消瘦，体重减轻等症状，排除 B。感染引起急性胃黏膜病变常有感染前驱病史，不符题意，排除 C。药物性胃炎常有服用非甾体抗炎药史，患者无相关病史，排除 D。故本题选 E。

39. 患者有肝脾肿大、腹腔积液，蜘蛛痣（+），伴呕血，考虑为肝硬化伴食管胃底静脉出血，尽早给予收缩内脏血管药物如生长抑素、奥曲肽、特利加压素或垂体加压素，减少门静脉血流量，降低门静脉压，从而止血。故本题选 E。

44. 患者有肝炎病史，考虑为食管胃底曲张静脉破裂出血，对于没有黄疸、腹水的患者（Child A、B 级）发生大出血，应争取及时或短时间准备后手术。Child C 级患者不宜行急诊手术。此患者有黄染、腹水，为 Child C 级，不宜行贲门周围血管离断术。故本题选 B。

第四章　骨科临床常见病

第一节　常见部位骨折

一、共用题干单选题：每道考题以一个小案例的形式出现，其下面都有 A、B、C、D、E 五个备选答案。请从中选择一个最佳答案。

（1~3 题共用题干）

男，45 岁。因车祸导致右胫骨中下 1/3 骨折，行超膝长腿管型石膏固定，1 个月后出现右足背感觉减退，踝背伸无力。

1. 该患者出现题干所述症状的原因最有可能是
   A. 胫神经损伤　　B. 腓总神经损伤
   C. 腓浅神经损伤　　D. 胫后神经损伤
   E. 腓肠神经损伤

2. 3 个月后行骨折 X 线片复查，骨折无明显移位，但无明显骨痂形成。原因最可能是
   A. 骨折处血供减少，甚至无血供　　B. 骨折处软组织嵌入
   C. 石膏较松，骨折处有较大活动度　　D. 患者进行了局部理疗
   E. 患者没有进行右下肢负重

3. 下列关于胫、腓骨骨折的说法，错误的是
   A. 胫骨平台骨折易导致创伤性关节炎
   B. 胫腓骨中段骨折易发生小腿骨筋膜室综合征
   C. 腓骨小头骨折易损伤腓总神经
   D. 胫骨位于皮下，骨折端易穿破皮肤，成为开放性骨折
   E. 胫骨中下 1/3 骨折不会发生骨折不愈合

（4~7 题共用题干）

女，35 岁。5 小时前摔伤左前臂，检查发现前臂肿胀，皮肤破损流血，瘀斑，剧痛，并有成角畸形。

4. 诊断首先考虑为
A. 尺骨骨折
B. 尺桡骨双骨折
C. 前臂软组织挫伤
D. 尺神经损伤
E. 桡骨骨折

5. 该骨折的位置在
A. 旋后肌止点与旋前圆肌止点之间
B. 肱桡肌止点与旋前圆肌止点之间
C. 旋前圆肌止点与旋前方肌止点之间
D. 肱二头肌止点与旋后肌止点之间
E. 旋前方肌与肱桡肌止点之间

6. 院外经手法复位，小夹板固定 5 小时，感觉剧痛，手指麻木，肿胀，活动不灵，其主要原因是
A. 动脉受压
B. 神经受压和静脉受压
C. 神经损伤
D. 静脉受压
E. 动脉受压和静脉受压

7. 入院后给予清创复位，石膏外固定后 36 小时，患者出现体温升高，白细胞计数明显升高，伤口有少量脓性分泌物，应首先考虑
A. 气性坏疽
B. 骨筋膜室综合征
C. 血肿吸收
D. 组织坏死
E. 伤口感染

（8~10 题共用题干）

男，16 岁。1 天前摔伤右肘部。查体：右肘关节肿胀、压痛明显，活动受限，内上髁处有骨擦感，有一块 1.5 cm×2 cm 骨折片。

8. 最有诊断意义的首选检查是
A. B 超
B. X 线片
C. CT
D. 同位素扫描
E. 神经肌电图检查

9. 最适当的处理是
A. 手法复位+石膏外固定
B. 切开复位内固定
C. 持续骨牵引
D. 手法复位+胶布外固定
E. 手法复位+三角巾悬吊

10. 最容易出现的并发症是
A. 正中神经损伤
B. 肱动脉损伤
C. 桡神经损伤
D. 尺神经损伤
E. 缺血性肌挛缩

（11~13 题共用题干）

男，43 岁，矿工。因塌方事故时被泥土、矿石压埋致伤。当时不能站立，腰部疼痛无力。双下肢不能自主活动，双腹股沟以下感觉消失，急送医院。

11. 下列搬运方法正确的是
A. 一人背
B. 两人抬上肢，两人抬下肢

C．一人抬头，一人抬足　　D．搂抱
E．三人用手平直托起，保持躯体平直

12．假设 X 线片显示椎体单纯压缩性骨折，压缩不到 1/3，其首选的治疗措施是
A．两桌法过伸复位　　B．手术内固定
C．石膏背心外固定　　D．仰卧于木板床上
E．手术脊椎融合

13．骨盆骨折的并发症不包括
A．腹膜后血肿　　B．直肠损伤
C．尿道损伤　　D．坐骨神经损伤
E．脊髓损伤

二、单选题：每道考题下面有 A、B、C、D、E 五个备选答案，请从中选择一个最佳答案。

14．肱骨干中段骨折或手术最容易造成的并发症是
A．桡神经损伤　　B．肌皮神经损伤
C．正中神经损伤　　D．肱动静脉损伤
E．尺神经损伤

15．Monteggia 骨折特点是
A．尺骨下 1/3 骨干骨折合并桡骨头小脱位
B．桡骨下 1/3 骨干骨折合并尺骨头小脱位
C．尺骨上 1/3 骨干骨折合并桡骨头小脱位
D．桡骨上 1/3 骨干骨折合并尺骨头小脱位
E．桡骨上 1/3 骨干骨折合并桡骨头小脱位

16．图示骨折易发生何种损伤

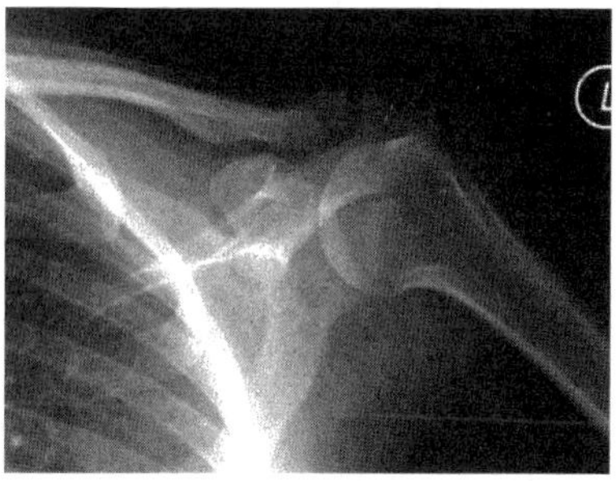

A．臂丛损伤
B．膈神经损伤
C．颈 2~3 神经根损伤
D．胸锁乳突肌损伤
E．副神经损伤

17．测定大转子上移，可用哪种方法确定
A．Bryant 三角　　B．Codman 三角
C．Schmorl 结节　　D．Pauwels 角
E．Chamberlain 线

18．尺桡骨骨折继发前臂缺血性肌挛缩造成的专有畸形是
A．爪形手　　B．垂腕畸形
C．猿手畸形　　D．刺刀畸形
E．银叉畸形

19．Colles 骨折手法复位后应固定于
A．极度旋后位　　B．掌屈桡偏位
C．掌屈尺偏位　　D．背屈尺偏位
E．背屈桡偏位

20. 关于肱骨干骨折切开复位内固定的手术指征，不正确的是
A．反复手法复位失败，骨折端对位对线不良，愈合后影响功能
B．同一肢体有多发性骨折
C．骨折有分离移位
D．合并桡神经损伤
E．陈旧骨折不愈合

21. 图示畸形患者骨折远端的典型移位是

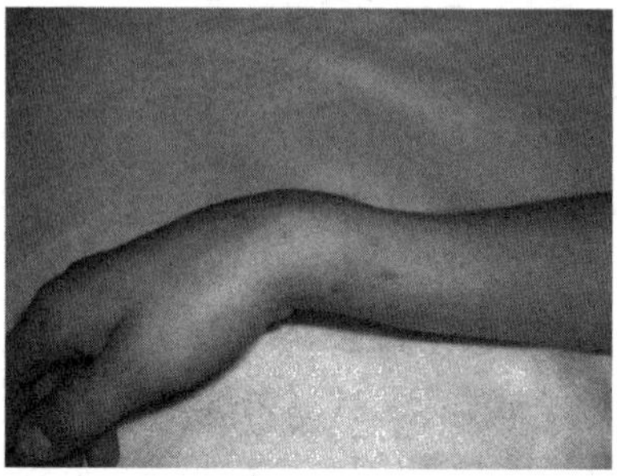

A．向尺侧及背侧移位
B．向尺侧及掌侧移位
C．向桡侧及背侧移位
D．向桡侧及掌侧移位
E．只向背侧移位

22. 下述肱骨髁上骨折，属于伸直型特点的是
A．骨折近端向后下移位
B．骨折远端向前移位
C．骨折近端向前上移位
D．骨折远端向上移位
E．骨折线由前上斜向后下

23. 关于肱骨外科颈骨折的描述，正确的是
A．多见于5岁以下儿童
B．位于解剖颈上方
C．Dugas 征阳性
D．位于大小结节移行部位
E．以手术治疗为主

24. 根据所提供图像，最可能诊断为

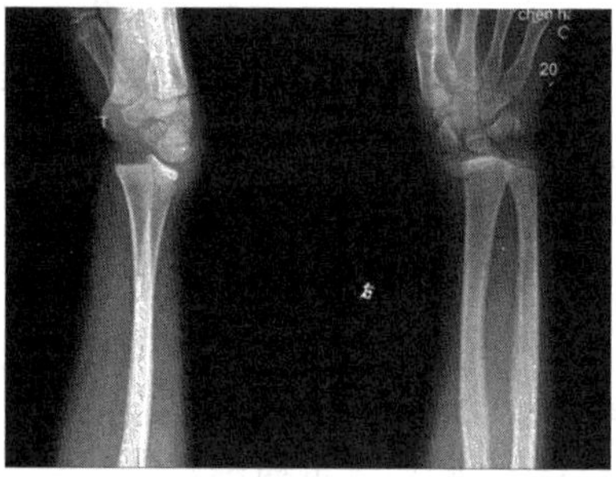

A．Colles 骨折
B．Smith 骨折
C．未见异常
D．舟骨骨折
E．骺离骨折

25. Smith 骨折的远端移位畸形是
A．向桡侧及掌侧移位
B．向尺侧及背侧移位
C．向尺侧及掌侧移位
D．向桡侧及背侧移位
E．只向掌侧移位

26. “银叉”畸形是下列哪种损伤的典型体征
A．肩关节脱位合并大结节骨折
B．肘关节脱位
C．Colles 骨折
D．Smith 骨折
E．Galeazzi 骨折

27. 图示骨折，最易损伤的结构是

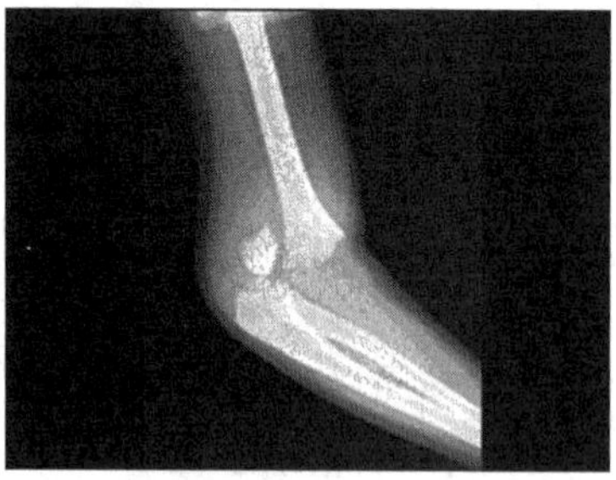

A．肱二头肌
B．肱三头肌
C．肌皮神经
D．肱动、静脉
E．桡神经

28. 肱骨髁上骨折后出现手指不能内收、外展，夹纸试验阳性，最可能损伤的神经是

A. 腋神经　B. 正中神经　C. 桡神经　D. 肌皮神经　E. 尺神经

29. 胫骨中下 1/3 骨折愈合较慢的主要原因是

A. 骨筋膜室综合征

B. 附近的周围神经损伤

C. 附近的主要血管损伤

D. 静脉回流障碍

E. 远骨折段血液供应减少

30. 男孩，10 岁。有外伤，根据所提供图像，最可能的诊断是

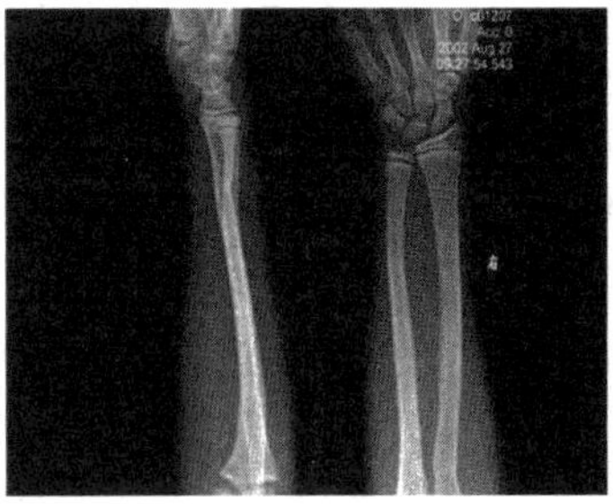

A. 未见异常

B. 骺离骨折

C. 青枝骨折

D. 腕关节脱位

E. 踝关节脱位

31. 骨折急救的主要方法是

A. 骨折固定

B. 骨折复位

C. 恢复功能

D. 解除疼痛

E. 消除肿胀

32. 关于骨折后急救固定的目的，下列错误的是

A. 防止在搬运时更多地损伤软组织

B. 可以止痛

C. 便于运输

D. 防止断端更多移位

E. 便于患者进行早期功能锻炼

33. 图示骨折易导致

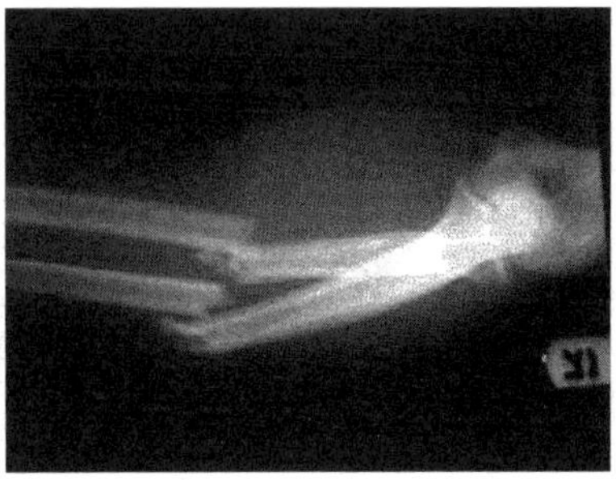

A. 血管损伤

B. 肌腱断裂

C. 神经损伤

D. 骨筋膜室综合征

E. 旋转功能障碍

34. 尾骨骨折引起直肠破裂，骨折类型属于

A. 开放性骨折

B. 闭合性骨折

C. 病理性骨折

D. 嵌插性骨折

E. 稳定性骨折

35. 伸直型桡骨下端骨折的畸形是

A. 垂腕型　B. 银叉型　C. 尺偏型　D. 爪形手　E. 僵硬型

36. Colles 骨折时，以下情况最少见的是

A. 骨折畸形愈合

B. 合并下尺桡关节脱位

C. 合并尺骨茎突骨折

D. 合并腕三角软骨盘破裂

E. 骨折不愈合

37. 最支持骨盆骨折诊断的征象是

A. 下肢外旋，短缩

B. 直腿抬高试验阳性

C. 局部肿胀，皮下瘀斑

D. 骨盆分离挤压试验阳性

E. 髂部屈曲，内收，内旋畸形

38. 肱骨干与肱骨髁之间的前倾角为
A. 10°~20°　B. 20°~30°　C. 30°~50°　D. 5°~10°　E. 15°~25°
39. 前臂尺、桡骨双骨折青年患者，经手法复位失败，此时应采取的合理治疗是
A. 小夹板固定，3 周后再手术治疗
B. 石膏管型固定，3 周后再手术治疗
C. 持续骨牵引治疗
D. 手术切开复位内固定加外固定
E. 待骨折愈合后，再行矫形手术
40. 关于上肢骨折临床愈合标准，错误的是
A. 局部无反常活动
B. 外固定解除后观察 2 天骨折处不变形
C. 局部纵向叩击痛
D. 局部无压痛
E. X 线片显示骨折处有连续性骨痂，骨折线模糊
41. 肱骨闭合性骨折并伴有桡神经损伤的处理原则是
A. 给予大剂量神经营养药物
B. 处理骨折后观察 2~3 个月
C. 立即手术探查松解神经
D. 先手术吻合神经再处理骨折
E. 物理疗法
42. 上臂部受伤后出现腕下垂，此时最可能的原因是
A. 肱骨干骨折
B. 肱骨髁上骨折
C. 肩关节脱位
D. 锁骨骨折
E. 肱骨颈骨折
43. 男，22 岁。滑冰时摔倒右手撑地时受伤，请结合 CR 片，选出最可能的诊断

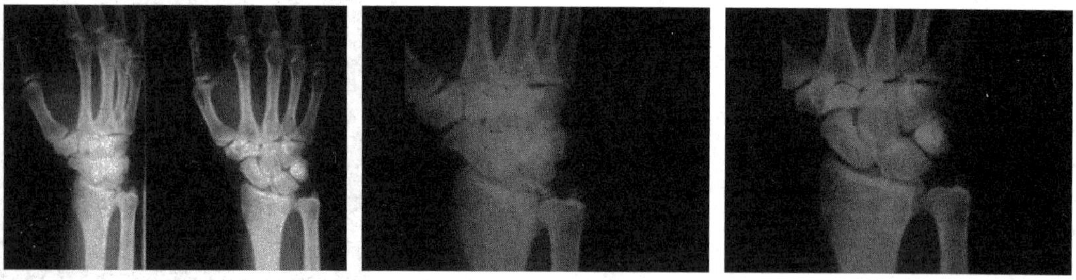

A. 第一掌骨骨折
B. Monteggia 骨折
C. Galeazzi 骨折
D. 桡骨远端骨折
E. 第二掌骨骨折
44. 最易并发桡神经损伤的骨折是
A. 肱骨外科颈骨折
B. 肱骨干骨折
C. 肱骨髁上骨折
D. 肱骨髁间骨折
E. 桡骨近侧 1/3 骨折
45. 下述关于肱骨髁上骨折的特点，错误的是
A. 骨折端位于肱骨干与肘关节交界处
B. 肱骨干轴线与肱骨髁轴线之间有 30°~50°的前倾角
C. 肱骨髁内、前方有肱动脉通过，故容易受到损伤
D. 分为伸直型和屈曲型骨折
E. 儿童骨折可导致畸形

46. 关于股骨粗隆间骨折,下列不正确的是
A. 容易发生骨折不愈合或缺血性坏死　B. 多见于老年人
C. 多合并骨质疏松　D. 稳定性骨折可采用外展牵引治疗
E. 全身状况允许可行内固定治疗
47. 下列最不稳定的骨折类型是
A. 嵌插骨折　B. 斜行骨折　C. 青枝骨折　D. 横行骨折　E. 裂缝骨折
48. 处理开放性骨折的最关键性步骤为
A. 应用抗生素　B. 彻底清创
C. 修复软组织缺损　D. 及早闭合伤口
E. 固定骨折
49. 嵌插骨折最重要的体征是
A. 畸形　B. 骨擦音或骨擦感
C. 局部肿胀和瘀斑　D. 间接叩击痛
E. 严重功能障碍
50. 不属于肱骨髁上骨折的临床表现是
A. 肘部疼痛、肿胀　B. 肘部皮下瘀斑
C. 肘后三角异常　D. 手部皮肤苍白,皮温较低
E. 前臂缺血性肌坏死
51. 下列哪项是股骨头血液供给的主要来源
A. 腹壁浅动脉的分支　B. 腹壁下动脉的分支
C. 旋股内、外侧动脉的分支　D. 肌骨头圆韧带的小凹动脉
E. 股骨干的滋养动脉升支
52. 右股骨干上 1/3 骨折,其牵引治疗时的最佳体位是
A. 水平牵引　B. 髋关节前屈位牵引
C. 内收位牵引　D. 外展位牵引
E. 大腿外旋外展,髋屈曲位牵引
53. 胫骨 Pilon 骨折时受到的暴力类型为
A. 重物直接砸伤　B. 纵向牵拉
C. 垂直压缩　D. 剪切力
E. 直接碾挫
54. 股骨颈内收型骨折 Pauwels 角为
A. 大于 50°　B. 等于 50°　C. 小于 50°　D. 大于 30°　E. 小于 30°
55. 伤后患者下肢处于短缩、外展、极度外旋位,最可能的骨折是
A. 股骨上 1/3 骨折　B. 股骨上中段骨折
C. 股骨粗隆间骨折　D. 股骨颈骨折
E. 股骨髁上骨折
56. 成人新鲜股骨干闭合性横折患者,治疗时首选
A. 切开复位内固定　B. 手法复位,夹板固定
C. 手法复位,髋人字石膏固定　D. 皮牵引加小夹板固定
E. 卧床制动休息

57. 下列说法正确的是
A. 胫骨上 1/3 骨折易伤及腓总神经
B. 胫骨中 1/3 骨折易伤及动脉造成小腿下段严重缺血坏死
C. 胫骨下 1/3 骨折易发生骨折不愈合
D. 因为胫骨有生理性弯曲，因此膝踝关节是不平行的
E. 胫骨中上 1/3 交界处形态转变，是骨折好发部位
58. 为防止闭合性大腿骨折发生休克，下列哪项处理最好
A. 镇静、输血
B. 镇痛、外用药
C. 镇痛、复位、固定
D. 镇痛、输液
E. 输血浆及葡萄糖
59. 股骨颈外展型骨折是指 Pauwels 角
A. 小于 20°　B. 小于 25°　C. 小于 10°　D. 小于 15°　E. 小于 30°
60. 成人股骨干骨折患者，切开复位内固定治疗时多采用
A. 弹性钉内固定
B. 钢板、带锁髓内钉固定
C. 钢针内固定
D. 张力带钢丝固定
E. 钢丝捆扎固定
61. 股骨干中 1/3 骨折，由于哪种肌的牵拉，常使骨折向外侧成角
A. 股四头肌　B. 阔筋膜张肌　C. 髂腰肌　D. 内收肌群　E. 腓肠肌
62. 尺神经损伤后出现爪状畸形的机制是
A. 指深屈肌腱的尺侧半由尺神经供应，尺神经损伤后 3、4 指深屈肌腱功能障碍出现爪状
B. 主要是因为手内肌的损伤，出现掌指关节屈曲，指间关节过伸所致
C. 示指及中指不呈爪状是因为支配二指的指深屈肌受正中神经支配
D. 主要是因为手内肌的损伤，出现掌指关节过伸，指间关节屈曲所致
E. 主要是因为手内肌的损伤，出现掌指关节、指间关节屈曲所致
63. 股骨下 1/3 骨折后，远折端向后倾斜移位，主要是因为
A. 半腱肌的牵拉
B. 股二头肌的牵拉
C. 腓肠肌的牵拉
D. 腘绳肌的牵拉
E. 缝匠肌的牵拉
64. 股骨中段骨折后，骨折向外成角，主要是由于
A. 股二头肌的牵拉
B. 半膜肌的牵拉
C. 半腱肌的牵拉
D. 内收肌群的牵拉
E. 缝匠肌的牵拉
65. 股骨干上 1/3 骨折后，骨折近端因肌肉收缩牵拉，移位方向为
A. 屈曲、外展
B. 内收
C. 向外成角
D. 过伸、内收
E. 前、外及外旋
66. 下列关于踝部骨折的治疗，错误的是
A. 坚强内固定
B. 踝穴不宜过大或过小
C. 骨折解剖对位
D. 反复整复，争取闭合复位，以免手术
E. 早期功能锻炼

67. 股骨颈骨折不容易愈合的因素是
A．股骨颈的血液供应较差
B．复位困难，反复整复
C．软组织覆盖差
D．受到的剪切应力大
E．内固定不可靠
68. 股骨闭合性骨折后，体温可能出现的情况是
A．上午正常，下午高热
B．通常不超过 38 ℃
C．时高时低不规则
D．常在 38.5 ℃以上
E．一般低于正常
69. 胫骨干中 1/3 骨折，容易发生
A．神经损伤
B．骨折不愈合
C．血管损伤
D．骨缺血坏死
E．骨筋膜间隔综合征
70. 关于下肢骨折，下述观点错误的是
A．股骨干下 1/3 骨折时可损伤腘动、静脉
B．胫骨上 1/3 骨折常见并发症为下肢缺血坏死
C．腓骨颈骨折易导致腓总神经损伤
D．股骨转子间骨折患肢外旋 90°
E．胫骨内、外髁骨折应行下肢石膏固定 4~6 周
71. 下列哪项措施对股骨颈骨折后股骨头缺血坏死的治疗不利
A．让患者扶双拐，长期不负重
B．手术加压固定
C．早期离床活动，促进局部血运
D．股骨头钻孔，促进血管长入
E．采用股骨头内血管植入
72. 胫骨骨折常出现开放性骨折和粉碎性骨折，其主要原因是
A．暴力多是直接的且局部软组织少
B．胫骨的脆性较大
C．暴力间接的通过腓骨传导
D．因腓骨细小，缺乏对胫骨的支持
E．胫骨在解剖上多有变异
73. 严重外伤患者发生脂肪栓塞综合征，该征主要累及
A．胰　B．肾　C．肺　D．骨　E．肝
74. 与闭合性骨折比较，开放性骨折最大的危险是
A．皮下组织严重损伤
B．骨不愈合
C．皮肤破裂
D．骨与软组织感染
E．肌肉严重损伤
75. 骨盆骨折并发症中，较少见的是
A．直肠损伤
B．膀胱损伤
C．尿道损伤
D．神经损伤
E．腹膜后血肿
76. 股骨干下 1/3 骨折时骨折端移位方向是
A．近折端向前上移位、远折端向前方移位
B．近折端向前上移位、远折端向后方移位
C．近折端向后上移位、远折端向前方移位

D. 近折端向后下移位、远折端向内侧移位
E. 近折端向后下移位、远折端向前方移位

77. 有关中央脊髓损伤综合征,以下说法错误的是
A. 损伤多由颈椎过屈性损伤造成
B. 颈椎损伤时引起的根动脉及脊前动脉受阻,可加重该损伤
C. 上下肢瘫痪严重程度不一,上肢重于下肢,或一侧上肢瘫痪,或双下肢双瘫痪
D. 手部功能障碍多明显,手内在肌萎缩
E. 损伤平面以下可有触觉及深感觉障碍

78. 胫骨易发生骨折的部位是
A. 上端干骺端部位
B. 横切面三棱形部位
C. 横切面呈四边形部位
D. 横切面三棱形与四边形移行部位
E. 踝上部位

79. 骨盆骨折最严重的早期并发症是
A. 直肠损伤
B. 神经损伤
C. 膀胱损伤
D. 尿道损伤
E. 失血性休克

80. 高处坠落致脊髓损伤的患者,来院后最能准确地确定脊髓损伤平面的检查是
A. 检查感觉平面
B. 检查肢体的运动
C. 检查肢体的温度
D. MRI 检查
E. X 线平片

81. 骨盆损伤易于并发休克,其最主要原因是
A. 骨盆骨折患者常合并下肢骨折
B. 骨盆骨折多由高能量暴力引起
C. 盆壁的血管及静脉丛丰富,且静脉丛无瓣膜
D. 盆壁的神经丛丰富,有股神经及坐骨神经穿过,疼痛剧烈而出现休克
E. 骨盆骨折患者多合并腹腔脏器损伤

82. 髋关节屈曲挛缩的阳性体征是
A. Thomas 征　B. Eaton 试验　C. Mills 征　D. Froment 试验　E. Dugas 征

83. 骨盆骨折后急诊导不出尿液时首先需考虑
A. 后尿道损伤
B. 出血性休克
C. 前尿道损伤
D. 肾挫伤
E. 肾衰竭无尿

84. 关于脊柱外伤与脊髓损伤关系的叙述,下列错误的是
A. 脊髓损伤节段与椎骨受伤平面不一致
B. 胸椎较固定,所以胸椎骨的脱位多无脊髓损伤
C. 有的病例表现为明显脊髓损伤,但 X 线片却无骨折脱位
D. 屈曲型骨折脱位造成骨髓损伤最多见
E. 椎管狭窄患者,脊柱创伤更易发生脊髓损伤

85. 对于脊柱骨折后影像学检查,下列描述错误的是
A. X 线平片不能显示出椎管内受压情况

B．凡中柱损伤或有神经症状者均需做 CT 检查

C．CT 检查可显示出椎体的骨折情况，还可以显示出有无碎骨片突出于椎管内，并可计算出椎管的前后径与横径损失程度

D．CT 片不能显示出脊髓受损情况

E．MRI 片上见不到骨折出血所致的信号改变和前方血肿

86. 骨盆骨折并腹膜后出血、休克，经积极抢救未见好转时，应立即

A．结扎髂外动脉　　B．结扎髂内动脉

C．结扎髂总动脉　　D．结扎髂内、髂外动脉

E．结扎髂内、髂外动脉和静脉

87. 男，38 岁。右肘关节外伤，请结合所提供图像，选择最可能的情况是

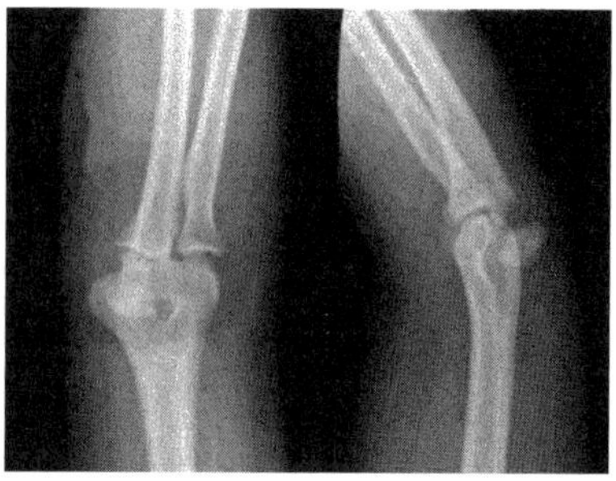

A．肱骨外侧髁骨折

B．鹰嘴骨折

C．肱骨内侧髁骨折

D．肘关节脱位

E．未见异常

88. 下列哪项是骨盆骨折最危急的并发症

A．盆腔内出血　　B．膀胱破裂

C．尿道断裂　　D．骶丛损伤

E．肠系膜挫伤

89. Chance 骨折是指胸腰椎

A．单纯性压缩骨折　　B．骨折-脱位

C．屈曲-牵拉性损伤　　D．稳定性爆破型骨折

E．水平状撕裂性损伤

90. 有关骨盆骨折的说法，下列哪项不正确

A．明确分型有助于指导临床治疗、评价伤情特征等

B．血流动力学不稳定的患者应首先进行急救处理

C．骨盆骨折最常见最紧急最严重的并发症是大出血

D．骨盆骨折的患者可伴尿道损伤，但不出现阳痿

E．McMurtry 曾提出了一个 A－F 方案，是处理骨盆骨折顺序的方案

91. 腓骨上端骨折后足不能背伸、外翻，提示有

A．坐骨神经损伤　　B．腓总神经损伤

C．闭孔神经损伤　　D．胫神经损伤

E．股神经损伤

92. 骨盆骨折最重要的体征是

A．局部肿痛　　B．畸形改变

C．骨盆挤压和分离试验阳性　　D．反常活动

E．骨擦音及骨擦感

93. 患者右侧肱骨中段斜行骨折，并用手法复位及小夹板外固定。此种骨折和处理最易发生下列哪项并发症

A. 桡神经及肱动脉损伤
B. 前臂缺血性挛缩及桡神经损伤
C. 骨质疏松症
D. 骨折延迟愈合
E. 肱骨远侧端缺血性骨坏死

94. 脊柱外伤造成脊髓休克,是因为
A. 脊髓神经细胞遭受震荡,产生暂时性功能抑制,发生传导障碍
B. 骨折片刺入脊髓
C. 脊髓受血肿等压迫
D. 外伤后脊髓神经细胞遭破坏
E. 脊髓上、下行神经传导束断裂

95. 老年人粗隆间骨折常见下列哪种并发症
A. 髋内翻
B. 骨折延迟愈合
C. 不愈合
D. 股骨头缺血性坏死
E. 髋关节僵硬

96. 脊柱骨折搬运时禁用的方法是
A. 平托将伤员移至木板
B. 平托将伤员移至担架
C. 多人用手同时平托搬运
D. 将患者躯干成一整体滚动
E. 一人抬头一人抬足搬运

97. 图示骨折,以下哪种情况最少见

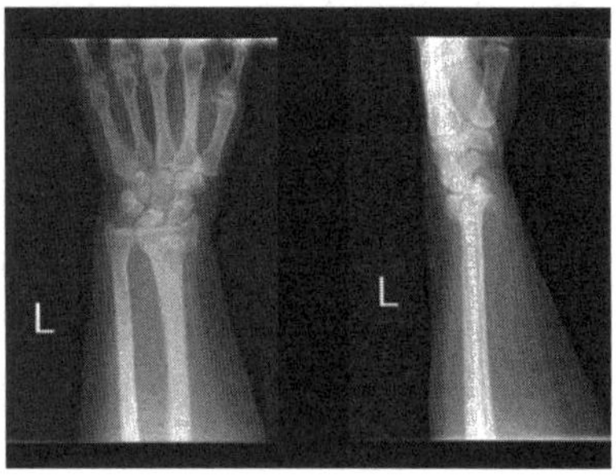

A. 骨折畸形愈合
B. 骨折不愈合
C. 合并尺骨茎突骨折
D. 合并腕三角软骨盘破裂
E. 合并下尺桡关节脱位

98. 关于踝关节骨折,下列说法错误的是
A. 无移位骨折可行小腿石膏外固定
B. 内翻骨折波及关节面 1/2 以上者宜手术治疗
C. 手术固定必须坚强,以便早期功能锻炼
D. 为防止术后不稳定,在固定骨折、进行韧带修复的同时可行螺钉固定
E. 开放性骨折经彻底清创后只能采取手术内固定治疗

99. 下肢骨折引起整个肢体极度外旋位时,最可能的损伤是
A. 股骨颈骨折
B. 股骨转子间骨折
C. 股骨干骨折
D. 股骨髁上骨折
E. 髋关节中心型脱位

100. 男孩,8 岁。因外伤后感左肘关节肿痛,活动受限半小时入院,左肘关节正侧位片如图示,最佳的诊断是

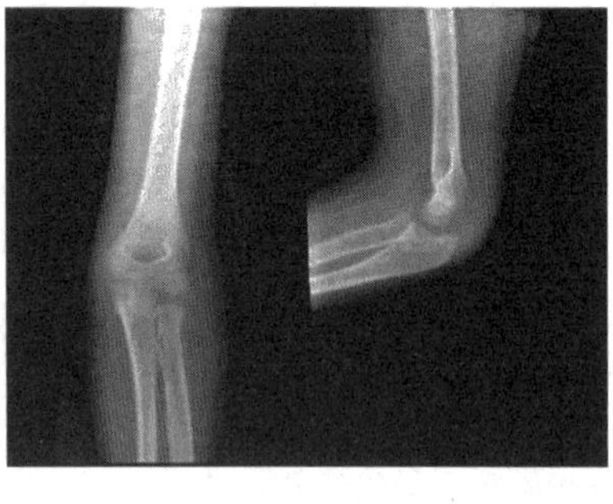

A. 左肱骨髁上骨折
B. 左肱骨小头骨骺Ⅰ度分离
C. 左肱骨髁上细微骨折
D. 软组织挫伤

E．左肱骨小头骨骺Ⅱ度分离

101．下列说法错误的是

A．股骨颈内收骨折是指 Pauwels 角>50°的骨折

B．股骨颈外展骨折是指 Pauwels 角<30°的骨折

C．股骨颈外展型骨折不属于稳定骨折

D．股骨颈骨折 Garden 分型标准为四型

E．股骨颈骨折分为头下型、经颈型、基底骨折

102．女，40 岁。1 小时前跌伤右腕部。查体：右腕关节肿胀，呈“银叉”样畸形，压痛并活动受限。可能的诊断为

A．右腕舟状骨骨折

B．Smith 骨折

C．桡神经损伤

D．Colles 骨折

E．右腕关节脱位

103．男，28 岁。摔伤后肩部剧痛，活动受限，请结合影像学检查，考虑最可能的诊断是

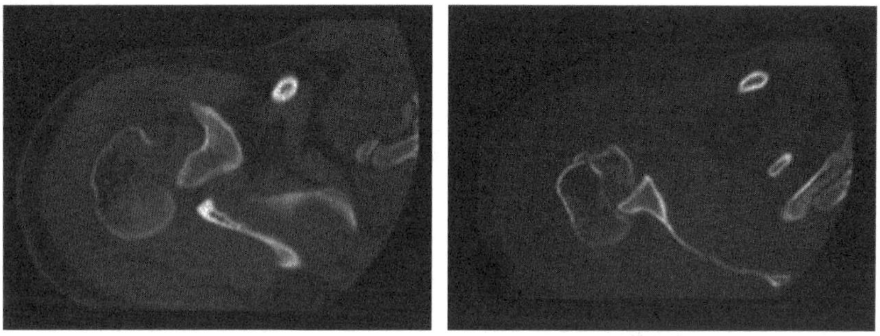

A．Colles 骨折

B．肱骨头骨折

C．肱骨外科颈骨折

D．Galeazzi 骨折

E．Monteggia 骨折

104．女，75 岁。肩部摔伤，杜加征阴性。X 线片见肱骨外科颈骨折对位 2/3。其最佳治疗方案是

A．仅用三角巾悬吊即可

B．切开复位钢板固定

C．手法复位夹板固定

D．切开复位铜针固定

E．人工肱骨头置换术

105．女，53 岁。因摔倒时手掌着地，感右肘关节肿痛、畸形，X 线片如图所示，下列正确的诊断是

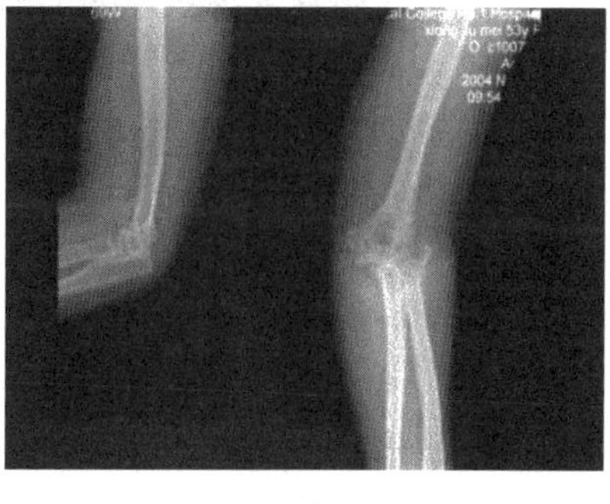

A．右肱骨外髁骨折

B．右肱骨内上髁骨折

C．右肱骨外上髁骨折

D．右肱骨小头骨骺分离

E．右肱骨内髁骨折

106．女，4 岁。摔倒后肩部疼痛，检查患肩下沉，患肢

活动障碍,头向患侧偏斜,杜加(Dugas)征阴性,最可能是下列哪项诊断

A. 肩关节脱位
B. 臂丛损伤
C. 锁骨骨折
D. 肱骨外科颈骨折
E. 桡骨小头半脱位

107. 女,26 岁。3 小时前摔伤左前臂,检查发现前臂肿胀,瘀斑,剧痛,并有短缩成角畸形,诊断首先考虑

A. 尺桡骨双骨折
B. 桡骨骨折
C. 前臂软组织挫伤
D. 尺神经损伤
E. 尺骨骨折

108. 男,24 岁。外伤后膝部活动受限,肿胀疼痛。摄左膝部侧位 X 线片如图所示,影像学诊断为

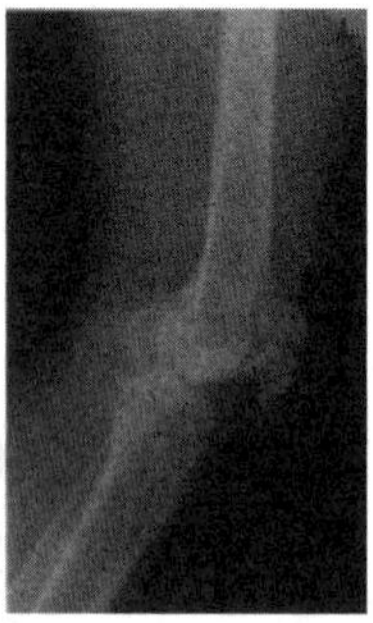

A. 髌骨横断骨折
B. 髌骨粉碎性骨折
C. 胫骨平台骨折
D. 胫骨髁间隆突骨折
E. 膝关节脱位

109. 男,23 岁。前臂尺、桡骨双骨折,经手法复位失败,此时应采取下列哪项合理治疗

A. 小夹板固定,三周后再手术治疗
B. 石膏管型固定,三周后再手术治疗
C. 持续骨牵引治疗
D. 手术切开复位内固定
E. 待骨折愈合后,再行矫形手术

110. 女,27 岁。跌倒后左手肿痛,请结合 X 线检查,选出骨折类型

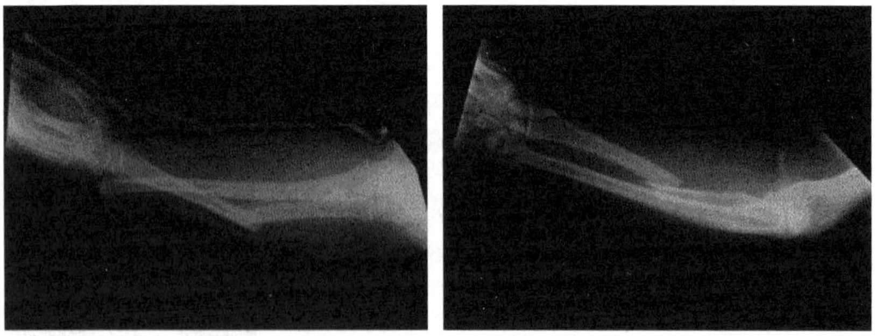

A. Colles 骨折
B. Monteggia 骨折
C. Galeazzi 骨折
D. 尺桡骨骨折
E. 反 Colles 骨折

111. 男,56 岁。摔倒左手背部着地,左腕部肿胀、疼痛,X 线显示骨折远端向掌侧、桡侧移位,近折端向背侧移位。首先考虑的诊断是

A. Chance 骨折
B. Smith 骨折
C. Barton 骨折
D. Colles 骨折

E．Jefferson 骨折

112. 男，21 岁。在赛跑途中突然闻及左膝撕裂声，然后倒地，入院查体左膝不能主动伸直，X 线片如图所示，造成骨折的原因是

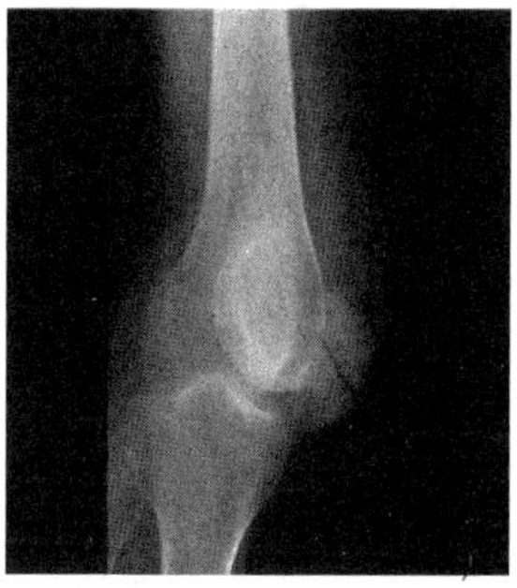

A．积累性劳损
B．病理性骨折
C．间接暴力
D．直接暴力
E．肌肉拉力

113. 女，35 岁。跌倒时腕关节屈曲、手背着地受伤，腕关节肿胀、疼痛 1 小时来院。该患者诊断首先考虑

A．Colles 骨折　　B．Smith 骨折
C．Barton 骨折　　D．下尺桡关节脱位
E．手舟状骨骨折

114. 男，28 岁。外伤致肱骨中下 1/3 骨折，伴有桡神经损伤，临床上除骨折体征外，还可出现的体征是

A．手指不能靠拢　　B．伸指、伸腕功能丧失
C．屈指、屈腕功能丧失　　D．屈指、伸指功能丧失
E．伸腕功能存在，伸指功能丧失

115. 男，26 岁。因外伤造成左肱骨干骨折，上臂较对侧短 4 cm，有轻度成角畸形，听诊骨传导音明显减弱，骨折的移位是

A．侧方移位　　B．混合移位
C．短缩移位　　D．成角移位
E．分离移位

116. 女，78 岁。跌倒时左肩部着地受伤，既往脑梗死病史 8 年，遗留左侧肢体偏瘫。查体：左肩部肿痛，活动受限。X 线片示左肱骨大结节与肱骨干交界处可见多个骨碎块，对线尚可，略有侧方移位。首选治疗方法是

A．耻骨鹰嘴外展位骨牵引　　B．手法复位，外固定
C．切开复位内固定　　D．小夹板固定皮牵引
E．三角巾悬吊、对症治疗

117. 女，65 岁。跌倒后右手掌着地，腕部疼痛，肿胀，压痛，无反常活动，但银叉状畸形明显，该患者最可能是下列哪项诊断

A．右腕关节脱位　　B．右舟状骨骨折
C．右腕 Colles 骨折　　D．尺骨茎突骨折
E．右腕关节挫伤

118. 男，25 岁。被汽车压伤后立即送来急诊。查体：神志清楚，右下肢不能活动，明显肿胀及压痛。X 线片示右股骨干骨折。下述各项哪项不是早期并发症

A．休克　　B．重要动脉损伤
C．骨不连　　D．皮肤及软组织损伤
E．肢体神经损伤

119. 男,29 岁。被汽车撞伤,左大腿下段肿胀、疼痛、功能障碍。X 线片:左股骨干下 1/3 骨折,远骨折端明显向后倾倒。造成此种骨折移位的因素主要是
   A. 暴力的大小
   B. 暴力的性质
   C. 肌肉牵拉力
   D. 肢体远侧段的重量
   E. 搬运不当

120. 女,20 岁。爬山时左踝部扭伤,导致局部肿胀、疼痛,立即来医院就诊,正确的处理措施是
   A. 按摩患处
   B. 热湿敷
   C. 局部用冰块冷敷
   D. 局部用热水袋热敷
   E. 用红外线烤灯照射

121. 男,35 岁。车祸导致股骨干中段骨折,最佳的固定方法是
   A. 梅花形髓内钉内固定
   B. 交锁髓内钉内固定
   C. 钢板螺丝钉内固定
   D. 外固定架
   E. 三翼钉内固定

122. 女孩,8 岁。因外伤后致右胫骨骨折,X 线如图,下列描述正确的是

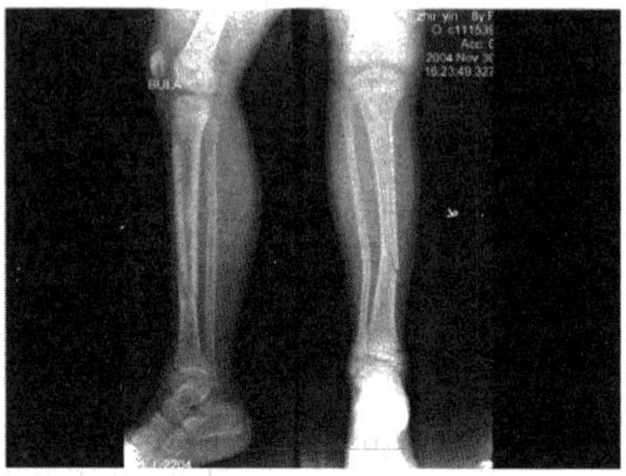

   A. 对位好,对线稍差
   B. 对位差,对线好
   C. 对位对线好
   D. 对位对线差
   E. 对位好,对线差,向外侧成角

123. 患者枢椎齿突基底部骨折,但无移位,寰椎亦无移位。枕颌吊带牵引 2 周后,颈痛减轻,活动范围增加。3 周后离床活动,6 周后颈痛再次加剧,活动明显受限,并逐渐出现四肢无力与瘫痪,这种迟发性瘫痪的原因是
   A. 迟发性血肿压迫
   B. 椎管内纤维质增生压迫
   C. 脊髓血运障碍
   D. 黄韧带增厚
   E. 寰椎迟发性前脱位

124. 男,42 岁。1 年前右股骨颈骨折行三翼钉内固定。1 个月前拔钉后右髋痛不能负重。摄片提示骨不连,但股骨头外形尚未改变。应首选的治疗方案为
   A. 髋"人"字形石膏固定 3 个月
   B. 闭合复位,加压螺丝钉内固定
   C. 人工全髋置换
   D. 超关节外固定支架固定
   E. 内固定+带血管的骨移植

125. 男,32 岁。车祸致头部及左大腿外伤,意识清楚,左大腿中段异常活动。X 线片示股骨干骨折,足背及胫后动脉搏动细弱。其首选的治疗方案是
   A. 垂直悬吊牵引
   B. 持续骨牵引复位
   C. 切开复位内固定
   D. 手法复位夹板固定
   E. 手法复位石膏外固定

126. 男,30 岁。外伤,查体:上臂较对侧短 4 cm,有轻度成角畸形,听诊骨传导音明显减弱,

X 线片见图，骨折的移位是

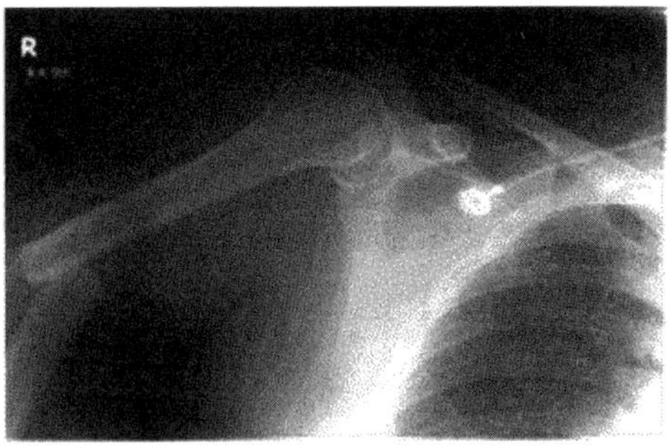

A．短缩移位　　B．成角移位
C．分离移位　　D．混合移位
E．侧方移位

127．男，22 岁。外伤致右三踝骨折，X 线显示后踝骨折块仅累及胫骨关节面的 1/6，轻微移位，内外踝骨折移位明显，该患者治疗宜选用
A．手法复位石膏外固定
B．切开复位，内踝和后踝螺丝钉固定，外踝钢板固定
C．切开复位，内踝螺丝钉固定，外踝钢板固定+石膏固定
D．切开复位，后踝螺丝钉固定+石膏外固定
E．切开复位，三踝均用钢板内固定

128．男，66 岁。5 年前诊断左股骨颈骨折。近 1 年左髋疼痛，行走困难。X 线片示左髋关节间隙变窄，股骨头变形。最佳治疗方案是
A．左下肢皮肤牵引　　B．切开复位钢板内固定
C．人工关节置换术　　D．闭合复位内固定
E．卧床休息、对症治疗

129．女，26 岁。左小腿被车轮轧压伤，患肢明显肿胀，X 线片示左胫骨中段骨折，行石膏托外固定，在观察早期骨筋膜室综合征时，哪项体征更有意义
A．足背动脉搏动是否消失　　B．小腿及足部的皮肤温度和颜色
C．患肢肿胀的程度　　D．有无肌肉麻痹
E．患肢有无静息痛，足趾被动伸直有无障碍，伸趾时是否加剧疼痛

130．女，50 岁。下楼梯时跌倒，左髋部剧烈疼痛，不能活动。经 X 线检查见左股骨颈骨折，但断端相互嵌插，无明显移位，测 Pauwels 角小于 30°。其最佳治疗方法是
A．丁字鞋固定 6~8 周　　B．人工关节置换术
C．转子间截骨术　　D．植骨或血管移植术
E．内固定术治疗

131．男，24 岁。3 小时前车祸致右股骨中段骨折，骨端外露。X 线检查示为小斜行骨折，此时该患者的最佳治疗是
A．清创缝合，右下肢悬吊　　B．清创，骨折复位，髓内钉内固定
C．清创缝合，骨折待二期处理　　D．清创缝合，石膏固定
E．清创缝合，手法复位，夹板固定

132. 男,35 岁。左小腿被撞伤,创口出血,骨外露 24 小时。X 线片示左胫腓骨下段粉碎性骨折,最易出现的并发症是
A. 坠积性肺炎
B. 神经血管损伤
C. 骨筋膜室综合征
D. 急性骨萎缩
E. 感染

133. 男,20 岁。被车撞伤左下肢,入院后诊断为股骨颈骨折,Garden Ⅳ型,该患者最易发生的是
A. 手术中复位失败
B. 内固定失效
C. 畸形愈合
D. 股骨颈骨折延迟愈合
E. 股骨头缺血坏死

134. 男,25 岁。因车祸致胫腓骨中上 1/3 处开放性粉碎性骨折,行彻底清创术,摘除所有的粉碎的骨片,术后行牵引治疗 8 个月后,骨折仍未愈合,其最可能的原因是
A. 骨折处血液供应差
B. 患肢固定不确切
C. 清创时摘除了过多的碎骨片
D. 功能锻炼不够
E. 未做内固定

135. 男,52 岁。外伤后致胫腓骨中下 1/3 开放性骨折,经治疗出院。3 个月后复查 X 线片见骨折端略有移位,骨折线清晰,影响该患者骨折愈合的最主要原因是
A. 年龄较大
B. 骨折段血液供血不足
C. 伤口有感染
D. 周围软组织挫伤严重
E. 骨折复位不良

136. 女,34 岁。滑倒后右小腿出现疼痛,肿胀,稍有外旋畸形,足背感觉麻木,足趾不能背伸,但趾屈活动尚存在。X 线片示右胫骨下 1/3,腓骨颈骨折。最可能出现的并发症是
A. 坐骨神经损伤
B. 血管损伤
C. 胫后神经损伤
D. 腓总神经损伤
E. 腓浅神经损伤

137. 男,70 岁。下台阶时摔伤,右下肢短缩约 3 cm,足外旋 45°,髋部叩痛明显,肿胀不明显,最可能的诊断是
A. 右股骨干骨折
B. 右髋臼骨折
C. 右股骨颈骨折
D. 有股骨头骨折
E. 右股骨粗隆间骨折

138. 女,56 岁。两小时前不慎摔倒,左髋部疼痛,无法行走。X 线检查示左股骨颈中段骨折并有短缩完全移位,Pauwels 角为 60°。该患者股骨颈骨折的类型是
A. 外展型骨折
B. Garden Ⅰ型骨折
C. Garden Ⅲ型骨折
D. 内收型骨折
E. Garden Ⅱ型骨折

139. 男孩,2 岁。股骨干上 1/3 斜骨折,治疗最好采用
A. 水平皮牵引
B. 水平骨牵引
C. 垂直悬吊牵引
D. 切开复位内固定
E. 石膏或夹板外固定

140. 男,28 岁。高空坠地,现场见患者清醒,胸 10~11 压痛,剑突以下感觉运动障碍,正确的

急救搬运方法是

A. 两人扶架而走　　B. 一人背运

C. 患者平卧木板搬运　　D. 一人搂抱

E. 一人抬头，一人抬足

141. 男，28岁。不慎从3米高处坠下损伤颈椎，为了明确是否并发脊髓损伤，哪项检查简捷、最重要

A. X线检查　　B. CT

C. MRI　　D. 神经系统查体

E. 腰穿做奎肯试验及脑脊液生化检查

142. 男，40岁。一年前因胫腓骨骨折行手法复位、石膏外固定，现检查见骨折处有反常活动，X线显示胫骨上下端髓腔被硬化骨封闭，骨折端有3 mm间隙，并向后成角15°，其治疗应采用

A. 切开复位，外固定　　B. 切开复位，内固定加外固定

C. 手法复位，小夹板固定　　D. 切开复位，内固定植骨加外固定

E. 切开复位，小夹板固定

143. 男，30岁。外伤后支持骨盆骨折诊断的体征是

A. 下肢短缩　　B. 骨盆分离挤压试验阳性

C. Thomas征阳性　　D. 局部肿胀，皮下淤血

E. 直腿抬高试验阳性

144. 男，50岁。颈椎外伤截瘫。查体：双上肢屈肘位，屈肘动作存在，伸肘功能丧失，损伤部位是在

A. 2~3颈椎之间　　B. 3~4颈椎之间

C. 4~5颈椎之间　　D. 5~6颈椎之间

E. 6~7颈椎之间

145. 男，35岁。建筑工人。在施工中不慎从二楼坠落，当即感到腰剧痛，双下肢感觉运动障碍，大小便功能障碍。经临床物理检查和X线检查，诊断为胸腰段屈曲型压缩骨折合并脊髓损伤。为进一步明确骨折片向椎管内的移位情况，下列检查最有价值的是

A. MRI　　B. CT

C. ECT　　D. 脊髓造影

E. X线断层摄影

146. 某建筑工人，从高处坠落后腰背挫伤，双下肢弛缓瘫痪，来院急诊。检查见腰部不能活动，双侧腹股沟以下感觉、运动及反射消失。X线显示T_{12}椎体压缩性骨折。入院后2小时其双下肢功能逐渐恢复。该患者的脊髓伤可能是

A. 脊髓震荡　　B. 脊髓出血

C. 脊髓水肿　　D. 脊髓受压

E. 马尾损伤

147. 男，48岁。车祸3小时入院，诊断为骨盆骨折，左股骨干骨折及左胫骨开放性骨折，首先应密切观察哪种并发症

A. 休克　　B. 泌尿系感染

C. 创口感染　　D. 疼痛

E．坠积性肺炎

148．男，35 岁。2 个月前由高处跌落，发生第 1 腰椎压缩性骨折，双下肢不全瘫，CT 显示脊髓被向后突出的第 1 腰椎后缘骨嵴压迫。此时应采用

A．自身功能复位　　B．双踝悬吊复位

C．椎板切除减压术　　D．两桌法复位

E．椎管侧后方减压术

149．男，25 岁。不慎被重物砸伤下腹部，查体：耻骨联合处压痛，挤压试验阳性，膀胱胀满，橡皮导尿管插入一定深度未引出尿液，导尿管尖端见血迹，此时应考虑

A．导尿管插入深度不足　　B．导尿管插入方法不对

C．导尿管阻塞　　D．骨盆骨折合并尿道断裂

E．骨盆骨折合并膀胱损伤

150．患者因肇事，造成耻骨骨折并刺破膀胱，检查见耻骨联合处已塌陷。骨折分类应属

A．裂缝骨折　　B．压缩性骨折

C．闭合性骨折　　D．骨骺分离

E．开放性骨折

151．男，27 岁。骑车后摔倒，X 线检查示右腓骨上端骨折，未予处理，后右足逐渐下垂，不能背伸。最可能的原因是

A．伤及腓总神经　　B．伤及胫神经

C．伤及腓肠神经　　D．伤及隐神经

E．伤及腓神经交通支

152．男，38 岁。车祸致伤。查体：骨盆挤压和分离试验阳性，下腹部压痛、腹肌紧张。对腹腔脏器损伤诊断最有价值的检查是

A．腹部 X 线平片　　B．血常规

C．腹部 CT　　D．腹部 B 超

E．腹腔穿刺

153．男，37 岁。摔伤后的脊柱 X 线侧位片及 CT 示腰椎体压缩为椎体高度的 1/3～1/2，此患者压缩骨折的程度属于

A．轻度　　B．中度

C．重度　　D．合并神经损伤者为极重度

E．合并神经损伤者不按该法分类

154．女孩，4 岁。因肘部外伤并肿胀，活动障碍急诊入院。查体：肘部肿胀明显，可见皮下瘀斑。X 线片诊断为肱骨髁上骨折。患者手部尺侧皮肤感觉消失，拇指不能内收，余四指并指无力。考虑诊断为

A．正中神经损伤　　B．尺神经损伤

C．正中神经返支损伤　　D．桡神经损伤

E．桡神经浅支损伤

155．男，25 岁。因骑车与汽车相撞造成左髂翼骨折伴耻骨联合骨折，急诊入院。入院 6 小时一般情况正常，但无小便。首先应考虑到可能存在

A．休克　　B．尿道损伤

C．神经损伤　　D．补液量不足

E．不习惯床上排尿

156. 男，20 岁。高空坠落，下腹部疼痛。骨盆分离和挤压试验阳性，会阴部瘀血。首先应考虑的诊断是

A．髂关节脱位　　B．尾骨骨折

C．耻骨骨折　　D．骶骨骨折

E．腰椎骨折

157. 女，38 岁。腰椎骨折后走路正常，大小便失禁，应考虑

A．肛门括约肌同时受损　　B．尿道括约肌同时受损

C．直肠有炎症　　D．脊髓或马尾神经损伤

E．尿道有炎症

158. 男，25 岁。工地高空坠落受伤，出现血压下降、腹胀、腹痛。查体：髂骨挤压分离试验阳性，双下肢不等长，会阴部瘀斑。首先考虑的诊断是

A．股骨颈骨折　　B．股骨干骨折

C．髋关节脱位　　D．骨盆骨折

E．脊柱骨折

159. 男，25 岁。从马上摔下，头后枕部着地，颈部活动受限，下颈椎压痛明显，四肢弛缓性瘫痪，胸骨柄平面以下痛、温觉消失，不能自主排尿，诊断首先考虑

A．颈椎间盘突出

B．颈椎骨折脱位并颈髓损伤

C．颈部软组织损伤

D．颈椎骨折脱位并臂丛及腰骶丛损伤

E．胸椎骨折并脊髓损伤

三、案例分析题：以下提供若干个案例，每个案例下设若干道考题。每道考题有多个备选答案，其中正确答案有 1 个或多个。选对一个答案给 1 个得分点，选错一个扣 1 个得分点，直至本题扣至 0 分。

(160~162 题共用题干)

女，68 岁。不慎摔倒，左髋部着地，当即左髋剧痛，不能站立，急诊来院，检查见左下肢缩短，外旋畸形。

160. 患者最可能的诊断是

A．左髋关节前脱位　　B．左髋关节后脱位

C．左髋关节中心脱位　　D．左股骨颈骨折

E．左股骨干骨折　　F．粗隆间骨折

161. 经 X 线片检查见左股骨颈基底骨折，断端无明显移位，测 Pauwels 角<30°，心肺功能较差，最佳治疗方法是

A．切开复位内固定　　B．人工关节置换术

C．转子间截骨术　　D．植骨或血管移植术

E．在待手术期给予牵引治疗　　F．空心钉内固定术

162. 股骨颈骨折采用保守治疗或者空心钉内固定，常见并发症有

A．缺血性骨坏死　　B．创伤性关节炎

C．创伤性骨化
D．坐骨神经损伤
E．关节僵硬
F．骨折不愈合
G．髋关节滑膜炎

（163～165 题共用题干）

男，28 岁。因车祸伤致骶髂部疼痛 1 小时来院急诊。平素体健。查体：T 36.5 ℃，P 110 次/分，R 22 次/分，BP 11.3/8 kPa。神志清楚，表情淡漠，口唇苍白。头颅、胸、腹部检查无异常发现。肛指检查阴性，肛门括约肌收缩有力。右侧腹股沟和骶髂关节处压痛，骨盆挤压分离试验阳性。双下肢感觉、运动、血运均正常。

163. 急诊应重点进行哪些检查项目
A．导尿和尿常规检查
B．骨盆 X 线检查
C．SEP 检查
D．DSA 检查
E．骨盆 MRI 检查
F．血常规检查

164. 提示：导尿顺利，尿液清亮，尿常规未见红细胞。X 线检查显示右侧耻骨上下支骨折伴骶髂关节完全性脱位，右侧骨盆向上移位 2 cm。目前应该考虑的诊断包括
A．骨盆骨折，TileA 型（稳定型）
B．失血性休克，重度
C．骨盆骨折，TileC 型（旋转和垂直均不稳定）
D．骨盆骨折，TileB 型（旋转不稳定但垂直稳定）
E．失血性休克，中度
F．失血性休克，轻度

165. 提示：经过在 ICU 快速输注林格液和红细胞悬液，血压稍有上升后又开始下降。目前应该采取的综合救治措施包括
A．紧急手术进行骨盆骨折切开复位内固定
B．紧急开腹探查
C．紧急转入骨科普通病房救治
D．紧急进行骨盆外固定支架固定
E．紧急动脉造影并进行髂内动脉栓塞
F．紧急手术打开后腹膜止血
G．继续在 ICU 进行休克复苏

（166～169 题共用题干）

女，45 岁。外伤致左股骨颈骨折，X 线片示股骨颈完全骨折、股骨头有旋转并且部分移位，骨折部位于股骨颈中部。

166. 该患者股骨颈骨折的 Garden 分型为
A．Ⅰ型
B．Ⅱ型
C．Ⅲ型
D．Ⅳ型
E．Ⅴ型
F．无法分型

167. 当地医院为其进行了骨折复位内固定治疗，复位后复查 X 线片：正位片上见股骨干内缘与股骨头内侧压力骨小梁呈 148°交角，侧位片上股骨头轴线与股骨颈轴线呈 190°交角。按照 Garden 对线指数判断复位的等级为
A．Ⅰ级
B．Ⅱ级
C．Ⅲ级
D．Ⅳ级
E．Ⅴ级
F．不适用

168. 手术后 10 个月，患者感左髋部疼痛，行走时加重，休息后好转，来我院拍 X 线片后发现

内固定在位,骨折线清晰,左侧股骨头变扁,密度不均。患者可能出现

A. 骨折不愈合　　B. 左髋骨关节炎
C. 骨折畸形愈合　　D. 股骨头缺血坏死
E. 髋关节脱位　　F. 髋关节感染

169. 此时可选择的治疗有

A. 更换内固定　　B. 取出内固定,进行功能锻炼
C. 服用调节骨代谢药物　　D. 继续观察,注意休息
E. 植骨　　F. 人工全髋关节置换

(170~175 题共用题干)

女孩,8 岁。不慎从约 2 米高树上跌下,右手掌着地,即感右肘部疼痛难忍,继之出现肘部肿胀及功能障碍。2 小时后由家人陪送来急诊。

170. 按损伤外因属何种外力

A. 直接暴力　　B. 间接暴力
C. 传导暴力　　D. 扭转暴力
E. 积累性劳损　　F. 杠杆力

171. 按损伤发生过程及力的性质,损伤特点为

A. 急性损伤　　B. 慢性损伤
C. 外伤性损伤　　D. 病理性损伤
E. 擦伤　　F. 刺伤

172. 下列最能明确诊断及为治疗方案提供依据的是

A. 询问受伤时姿势　　B. 是否出现畸形
C. 找压痛部位　　D. 有无环形压痛
E. 拍摄 X 线片　　F. 有无瘀斑

173. 应与下列哪项作鉴别

A. 尺骨鹰嘴骨折　　B. 肘部扭伤
C. 肘关节后脱位　　D. 肘关节前脱位
E. 桡骨小头半脱位　　F. 桡骨头骨折

174. 急诊处理原则是

A. 检查是否合并颅脑等其他损伤　　B. 给予止痛药
C. 患处做临时固定后拍 X 线片　　D. 复位固定
E. 局部麻醉　　F. 动静结合肘部做屈伸锻炼

175. 如何正确促进肘关节功能早日恢复

A. 及早正确的复位　　B. 固定时间越长越好
C. 固定时间不宜过长　　D. 在未拆除夹板固定前应经常屈伸肘部
E. 适当药物促进消肿对症治疗　　F. 拆除夹板后指导合理功能锻炼

答 案 与 解 析

答案

1. B　2. A　3. E　4. B　5. A　6. E　7. E　8. B　9. B　10. D

11. E　12. A　13. E　14. A　15. C　16. A　17. A　18. A　19. C　20. D
21. A　22. D　23. D　24. D　25. A　26. C　27. D　28. E　29. E　30. C
31. A　32. E　33. A　34. A　35. B　36. E　37. D　38. C　39. D　40. B
41. B　42. A　43. D　44. B　45. A　46. A　47. B　48. B　49. D　50. C
51. C　52. E　53. C　54. A　55. C　56. A　57. C　58. C　59. E　60. B
61. D　62. D　63. C　64. D　65. E　66. D　67. A　68. B　69. E　70. E
71. C　72. A　73. C　74. D　75. A　76. B　77. A　78. D　79. E　80. D
81. C　82. A　83. A　84. B　85. E　86. B　87. B　88. A　89. E　90. D
91. B　92. C　93. B　94. A　95. A　96. E　97. B　98. E　99. B　100. C
101. C　102. D　103. B　104. C　105. C　106. C　107. A　108. A　109. D　110. C
111. B　112. E　113. B　114. B　115. B　116. E　117. C　118. C　119. C　120. C
121. B　122. A　123. E　124. E　125. C　126. D　127. C　128. C　129. E　130. E
131. B　132. E　133. E　134. C　135. B　136. D　137. C　138. D　139. C　140. C
141. D　142. D　143. B　144. E　145. B　146. A　147. A　148. E　149. D　150. E
151. A　152. E　153. B　154. B　155. B　156. C　157. D　158. D　159. B
160. DF　161. EF　162. AF　163. ABF　164. CE
165. DEG　166. C　167. C　168. AD　169. CDF
170. BC　171. AC　172. E　173. C　174. ABCDE
175. ACEF

解析

1. 在腓骨颈,有腓总神经由腘窝后、外侧斜向下外方,经腓骨颈进入腓骨长、短肌及小腿前方肌群,支配小腿前外侧伸肌群及小腿前外侧和足背皮肤。胫骨中下 1/3 骨折,可能导致腓总神经损伤。故本题选 B。
2. 胫骨的营养血管从胫骨干上、中 1/3 交界处进入骨内,中、下 1/3 的骨折使营养动脉损伤,供应下 1/3 段胫骨的血液循环显著减少;同时下 1/3 段胫骨几乎无肌附着,由胫骨远端获得的血液循环很少,故下 1/3 段骨折愈合较慢,容易发生延迟愈合或不愈合。故本题选 A。
3. 骨折部位的血液供应是影响骨折愈合的重要因素,骨折的部位不同,骨折端的血液供应状况也不同。胫骨中下 1/3 段骨折可以发生延迟愈合或不愈合。故本题选 E。
8. X 线片是骨折首选且常规的检查方法,即使临床上已表现为明显骨折者,X 线平片检查也很有必要,可以帮助了解骨折的类型和骨折端移位情况,对于骨折的治疗具有重要指导意义。CT 可以弥补其对于早期、不典型病例及复杂的解剖部位处骨折的不足。故本题选 B。
9. 切开复位内固定的手术指征:①手法复位失败,骨折端对位对线不良,估计愈合后影响功能。②骨折有分离移位,或骨折端有软组织嵌入。③合并神经血管损伤。④陈旧性骨折不愈合。⑤影响功能的畸形愈合。⑥同一肢体有多发性骨折。⑦8~12 小时以内污染不重的开放性骨折。患者为肱骨内上髁骨折,有明显移位且伴有一块 1.5 cm×2 cm 骨折片,具有手术复位内固定指征。故本题选 B。
10. 在肱骨髁的内侧有尺神经,外侧有桡神经,均可因肱骨髁上骨折的侧方移位而受到损伤。患者内上髁处有骨擦感,诊断为肱骨内上髁骨折,最易出现的并发症为尺神经损伤。故本题选 D。

14. 在肱骨干中下 1/3 段后外侧有桡神经沟，有由臂丛后束发出的桡神经自内后方紧贴骨面斜向外前方进入前臂，此处骨折容易发生桡神经损伤。故本题选 A。
15. 尺骨上 1/3 骨干骨折可合并桡骨小头脱位，称为 Monteggia 骨折，即孟氏骨折。桡骨干下 1/3 骨折合并尺骨小头脱位，称为 Galeazzi 骨折，即盖氏骨折。故本题选 C。
18. 尺桡骨骨折容易造成尺神经损伤，骨间肌和蚓状肌麻痹所致的环、小指爪形手畸形，即示指用力与拇指对指时呈现近侧指间关节明显屈曲，远侧指间关节明显过伸的表现，呈现为“爪”形。故本题选 A。
19. Colles 骨折即伸直型桡骨远端骨折，X 线片可见骨折远端向桡、背侧移位，近端向掌侧移位，因此表现出典型的畸形体征。手法复位后在屈腕、尺偏位检查骨折对位对线情况及稳定情况，故应固定于掌屈尺偏位。故本题选 C。
20. 肱骨干骨折切开复位内固定的手术指征：①手法复位失败，骨折端对位对线不良，估计愈合后影响功能。②骨折有分离移位，或骨折端有软组织嵌入。③合并神经血管损伤。④陈旧骨折不愈合。⑤影响功能的畸形愈合。⑥同一肢体有多发性骨折。⑦8～12 小时以内污染不重的开放性骨折。肱骨干骨折合并桡神经损伤，多为牵拉伤，没有其他严重症状时，大部分可以自行恢复。故本题选 D。
22. 伸直型肱骨髁上骨折多为间接暴力引起。当跌倒时，肘关节处于半屈或伸直位，手掌着地，暴力经前臂向上传递，身体向前倾，由上向下产生剪式应力，使肱骨干与肱骨髁交界处发生骨折。通常是近折端向前下移位，远折端向上移位。故本题选 D。
25. Smith 骨折即屈曲型桡骨远端骨折，X 线片可发现典型移位，近折端向背侧移位，远折端向掌侧、桡侧移位，与 Colles 骨折相反。故本题选 A。
26. Colles 骨折的主要表现为伤后局部疼痛、肿胀、可出现典型畸形姿势，即侧面看呈“银叉”畸形，正面看呈“刺刀样”畸形。故本题选 C。
29. 胫骨的营养血管从胫骨干上、中 1/3 交界处进入骨内，中、下 1/3 的骨折使营养动脉损伤，供应下 1/3 段胫骨的血液循环显著减少；同时下 1/3 段胫骨几乎无肌附着，由胫骨远端获得的血液循环很少，故下 1/3 段骨折愈合较慢，容易发生延迟愈合或不愈合。故本题选 E。
31. 骨折的急救原则：①抢救休克，首先检查患者全身情况。②包扎伤口，采用加压包扎、止血带等方法止血。③妥善固定，固定是骨折急救的重要措施。故本题选 A。
32. 骨折后急救固定的目的：①避免骨折端在搬运过程中对周围重要组织，如血管、神经、内脏的损伤。②减少骨折端的活动，减轻患者的疼痛。③便于运送。故本题选 E。
34. 对于肱骨外科颈骨折，无论为外展型骨折还是内收型骨折，其主要治疗方法均为手法复位和外固定（超肩小夹板固定）。故本题选 A。
36. 骨折部位的血液供应是影响骨折愈合的重要因素，桡骨下端因为有掌浅动脉弓和掌深动脉弓的存在，血供良好，很少并发骨折不愈合现象。故本题选 E。
38. 肱骨干轴线与肱骨髁轴线之间有 30°～50°的前倾角，这是容易发生肱骨髁上骨折的解剖因素。故本题选 C。
39. 前臂尺、桡骨双骨折手术指征：①骨折手法复位失败。②合并神经，肌腱、血管损伤。③同侧肢体伴有多发性损伤。④开放性骨折伤后时间不长、污染较轻。⑤骨折不愈合或畸形愈合严重影响前臂功能。手术方式可选内固定加外固定。故本题选 D。

40. 骨折临床愈合标准：①局部无压痛及纵向叩击痛。②局部无异常活动。③X 线片显示骨折处有连续性骨痂，骨折线模糊。故本题选 B。
47. 不稳定性骨折指骨折端易发生移位的骨折，如斜行骨折、螺旋形骨折、粉碎性骨折等；稳定性骨折指骨折端不易发生移位的骨折，如裂缝骨折、青枝骨折、横行骨折、压缩性骨折、嵌插骨折等。故本题选 B。
48. 开放性骨折的处理原则是及时正确地处理创口，尽可能地防止感染，力争将开放性骨折转化为闭合性骨折。任何开放性骨折，原则上清创越早，感染机会越少，治疗效果越好。故本题选 B。
51. 旋股内、外侧动脉的分支，是股骨头、颈的重要营养动脉，旋股内侧动脉发自股深动脉，在股骨颈基底部关节囊滑膜反折处，分为骺外侧动脉、干骺端上侧动脉和干骺端下侧动脉进入股骨头。骺外侧动脉供应股骨头 2/3～4/5 区域的血液循环，是股骨头最主要的供血来源。故本题选 C。
54. 远端骨折线与两侧髂嵴连线的夹角（Pauwels 角）大于 50°，为内收骨折。由于骨折面接触较少，容易再移位，故属于不稳定性骨折。Pauwels 角越大，骨折端所遭受的剪切力越大，骨折越不稳定。故本题选 A。
55. 股骨转子间骨折时转子区出现疼痛、肿胀、瘀斑和下肢不能活动。转子间压痛，下肢外旋畸形明显，可达 90°，有轴向叩击痛。测量可发现下肢短缩。故本题选 C。
56. 成人和 3 岁以上儿童的股骨干骨折近年来多采用手术内固定治疗。成人股骨干骨折手术多采用钢板、带锁髓内钉固定。儿童股骨干骨折多采用弹性钉内固定。故本题选 A。
59. 远端骨折线与两侧髂嵴连线的夹角（Pauwels 角）小于 30°，为外展骨折。由于骨折面接触多，不容易再移位，故属于稳定性骨折。但若处理不当，如过度牵引、外旋、内收或过早负重等，也可发生移位，成为不稳定骨折。故本题选 E。
89. Chance 骨折是可经椎体、椎弓及棘突的横向骨折，也可以是前后纵韧带-椎间盘-后柱韧带复合体的损伤。故本题选 E。
96. 脊柱骨折者从受伤现场运送至医院内的急救搬运方式至关重要。一人抬头，一人抬脚或搂抱的搬运方法十分危险，因这些方法会增加脊柱的弯曲，可能将碎骨片向后挤入椎管内，加重脊髓的损伤。正确的方法是采用担架、木板或门板运送。故本题选 E。
102. Colles 骨折即伸直型桡骨远端骨折，伤后局部疼痛、肿胀、可出现典型畸形姿势，即侧面看呈“银叉”畸形，正面看呈“刺刀样”，畸形局部压痛明显，腕关节活动障碍。X 线拍片可见骨折远端向桡、背侧移位，近端向掌侧移位，因此表现出典型的畸形体征。故本题选 D。
106. 锁骨位于皮下，位置表浅，一旦发生骨折，即出现局部肿胀、瘀斑，肩关节活动时疼痛加剧。患者常用健手托住肘部，减少肩部活动引起的骨折端移动而导致的疼痛，头部向患侧偏斜，以减轻因胸锁乳突肌牵拉骨折近端而导致疼痛。患者有患肢活动障碍，头向患侧偏斜表现；Dugas 阴性排除了肩关节脱位的可能，考虑诊断为锁骨骨折。故本题选 C。
109. 前臂双骨折的手术指征：①手法复位失败。②受伤时间较短、伤口污染不重的开放性骨折。③合并神经、血管、肌腱损伤。④同侧肢体有多发性损伤。⑤陈旧骨折畸形愈合。患者经手法复位失败，应立即手术切开复位内固定。故本题选 D。
119. 股骨干下 1/3 骨折后，远折端由于腓肠肌的牵拉以及肢体的重力作用而向后方移位，又由于股前、外、内肌牵拉的合力,使近折端向前移位,断端重叠,形成短缩畸形。故本题选 C。

120. 踝部急性扭伤后应立即冷敷,以减少局部出血及肿胀。48 小时后可局部理疗,促进组织愈合。故本题选 C。

121. 股骨干骨折内固定首选交锁髓内钉,交锁髓内钉内固定既固定了股骨干,又避免了钢板固定对外骨膜的损伤。故本题选 B。

125. 患者左大腿中段异常活动,足背及胫后动脉搏动细弱,考虑可能并发主要血管损伤,宜切开复位内固定。故本题选 C。

127. 患者外伤致右三踝骨折,X 线显示后踝骨折块仅累及胫骨关节面的 1/6,轻微移位,内外踝骨折移位明显,提示踝部Ⅱ型骨折。Ⅱ型骨折为三踝骨折,内踝骨折采用松质骨螺钉内固定,外踝骨折常需采用钢板固定。影响胫骨 1/4~1/3 关节面的后踝骨折也需用松质骨螺钉或支撑钢板内固定。故本题选 C。

129. 骨筋膜室综合征的诊断要点:①患肢感觉异常。②被动牵拉受累肌肉出现疼痛(肌肉被动牵拉试验阳性)。③肌肉在主动屈曲时出现疼痛。④筋膜室即肌腹处有压痛。ABCD 均可见于骨折时血管神经损伤后,不能特异性提示骨筋膜室综合征。故本题选 E。

132. 开放性骨折特别是污染较重或伴有较严重的软组织损伤者,若清创不彻底,坏死组织残留或软组织覆盖不佳,导致骨外露,可能发生感染。处理不当可致化脓性骨髓炎。故本题选 E。

133. GardenⅣ型是指股骨颈完全骨折,完全移位,X 线片表现为骨折断端完全无接触,而股骨头与髋臼相对关系正常。Garden 分型从Ⅰ型至Ⅳ型,股骨颈骨折严重程度递增,不愈合率与股骨头缺血坏死率也随之增加。故 GardenⅣ型最易损伤股骨头血供,导致股骨头缺血坏死。故本题选 E。

134. 影响骨折愈合的因素:①全身因素,如年龄、健康状况。②局部因素,骨折的类型、骨折部位的血液供应、软组织的损伤程度、软组织的嵌入、感染。③不当的治疗方法,反复多次手法复位、软组织和骨膜剥离过多、过多摘除碎骨片、持续牵引的力过大、固定不牢固、过早和不恰当的功能锻炼。故本题选 C。

137. 股骨颈骨折好发于中老年人,有跌倒受伤史,伤后感髋部疼痛,下肢活动受限,无移位骨折时,患肢没有明显畸形;若存在移位骨折,可见患肢短缩、外旋畸形。患者为老年男性,下台阶时摔伤,右下肢短缩,足外旋,髋部叩痛明显,考虑诊断为股骨颈骨折。故本题选 C。

138. 股骨颈骨折 Garden 分型:①GardenⅠ型,不完全骨折。②GardenⅡ型,完全骨折但无移位。③GardenⅢ型,完全骨折、部分移位。④GardenⅣ型,完全骨折、完全移位。患者 X 线检查示骨折完全移位,故患者属于 GardenⅣ型。股骨颈骨折按骨折线方向分类为内收型骨折(Pauwels 角大于 50°)和外展型骨折(Pauwels 角为小于 30°)。故本题选 D。

139. 股骨干骨折时,3 岁以下的儿童采用垂直悬吊皮肤牵引。在牵引过程中,要定时测量肢体长度和进行床旁 X 线检查,了解牵引力是否足够。若牵引力过大,导致过度牵引,骨折端出现间隙,将会发生骨折延迟愈合或不愈合。故本题选 C。

143. 骨盆骨折多有强大暴力外伤史,主要是车祸、高空坠落和工业意外;其体征:①骨盆分离试验与挤压试验阳性。②肢体长度不对称。③会阴部瘀斑是耻骨和坐骨骨折的特有体征。Thomas 征阳性用来检查髋关节有屈曲畸形，阳性征提示髋关节结核。故本题选 B。

146. 脊髓受到强烈震荡后发生超限抑制，脊髓功能处于生理停滞状态。脊髓神经细胞结构正常，无形态学改变。临床上表现为损伤平面以下感觉、运动及反射完全消失或大部分消失。一般经过数小时至数天，感觉和运动开始恢复，不留任何神经系统后遗症。该患者有高处坠落史，出现了脊髓损伤平面以下的肢体麻木、生理反射消失、受累肢体肌力减退等症状，并于入院后 2 小时出现双下肢功能逐渐恢复，考虑为脊髓震荡。故本题选 A。

147. 因骨盆骨折、左股骨干骨折均会发生大出血，严重的失血性休克可在短时间内导致患者死亡，首先应密切观察的是出血性休克。故本题选 A。

149. 患者有下腹部外伤，挤压试验阳性说明存在有骨盆骨折；膀胱胀满，提示膀胱未破裂，且积有尿液，此时导尿未引出尿液且有血，考虑有尿道损伤。故本题选 D。

151. 在腓骨颈，有腓总神经由腘窝后、外侧斜向下外方，经腓骨颈进入腓骨长、短肌及小腿前方肌群。腓骨颈有移位的骨折可引起腓总神经损伤。腓总神经易在腓骨颈部及腓骨小头处损伤，导致小腿前外侧伸肌麻痹，出现踝背伸、外翻功能障碍，呈内翻足下垂畸形，以及伸踇、伸趾功能丧失，呈屈曲状态，小腿前外侧和足背前、内侧感觉障碍。故本题选 A。

153. 椎体压缩骨折分度：①轻度，压缩部分不超过椎体高度的 1/3。②中度，压缩部分不超过椎体高度的 1/2。③重度，压缩部分超过椎体高度的 1/2 或全碎。此分类与神经损伤无关。故本题选 B。

154. 在肱骨髁的内侧有尺神经，外侧有桡神经，均可因肱骨髁上骨折的侧方移位而受到损伤。尺神经支配手蚓状肌、骨间肌及拇内收肌及尺侧皮肤感觉，在肘部尺神经表浅，容易受损。患者骨折后表现为尺侧皮肤感觉消失，拇指不能内收，余四指并指无力，考虑尺神经损伤。故本题选 B。

155. 骨盆骨折盆腔内脏器损伤包括膀胱、后尿道与直肠损伤，尿道的损伤远比膀胱损伤多见，患者伤后未见小便考虑是尿道损伤后排尿困难或者尿液外渗所致。故本题选 B。

156. 患者有高空坠落史，骨盆分离和挤压试验阳性，说明患者存在骨盆骨折，会阴部瘀斑是耻骨和坐骨骨折的特有特征。故本题选 C。

158. 骨盆骨折多有强大暴力外伤史，主要是车祸、高空坠落和工业意外。骨盆骨折可出现骨盆分离试验或挤压试验阳性、肢体长度不对称体征，会阴部瘀斑是耻骨和坐骨骨折的特有特征。患者有高空坠落外伤史，髂骨挤压分离试验阳性，双下肢不等长，且有会阴部瘀斑，考虑为骨盆骨折。故本题选 D。

160. 髋关节前脱位患肢外展、外旋和屈曲畸形，弹性固定但肢体短缩不明显甚至可变长，A 错误。髋关节后脱位患肢屈曲，内收内旋，短缩畸形，B 错误。髋关节中心脱位主要为股骨头因外力撞击髋臼内侧壁致髋臼内侧壁骨折，股骨头有一种向骨盆内移的趋势，C 错误。股骨干骨折不会出现外旋畸形，E 错误。股骨颈或粗隆间骨折可出现下肢短缩，外旋畸形。故本题选 DF。

161. 患者骨折断端无明显移位，测 Pauwels 角$<30°$，为外展骨折，骨折面接触多，不容易再移位，暂无切开内固定的指征，ACD 均错误。患者为股骨颈基底骨折，股骨颈基底部血运丰富，不需人工关节置换，B 错误。患者为股骨颈基底的稳定性骨折，全身情况允许后

可手术治疗。在待手术期可给予牵引治疗，手术可选择空心钉内固定术。故本题选 EF。

162. 股骨颈骨折最常见并发症为股骨头缺血坏死、骨折不愈合。创伤性关节炎、创伤性骨化、坐骨神经损伤、关节僵硬、髋关节滑膜炎为关节损伤的并发症。故本题选 AF。

163. 患者入院时血压降低，心率增快，骨盆分离挤压试验阳性，考虑骨盆骨折并发失血性休克，故应检查血常规和骨盆 X 线。因骨盆骨折可能导致膀胱或尿道损伤，故应行诊断性导尿和尿常规检查。骨盆 MRI、SEP 和 DSA 都不是紧急的检查项目。故本题选 ABF。

164. 患者考虑为骨盆骨折并发失血性休克，X 线检查示右侧耻骨上下支骨折伴骶髂关节完全性脱位，右侧骨盆向上移位 2 cm，故 Tile 分型为 C 型。患者导尿顺利且尿常规未见红细胞，提示无尿道损伤。依据患者血压、表情淡漠、口唇苍白等表现，考虑为中度失血性休克。故本题选 CE。

165. 患者考虑为骨盆骨折并发失血性休克，因患者血压稍有上升后又开始下降，未脱离休克状态，提示可能存在活动性出血，应继续在 ICU 积极抗休克治疗，紧急动脉造影并进行髂内动脉栓塞止血，不能紧急手术进行骨盆骨折切开复位内固定，应先辅以外支架固定。故本题选 DEG。

第二节　常见部位关节脱位

一、共用题干单选题：每道考题以一个小案例的形式出现，其下面都有 A、B、C、D、E 五个备选答案。请从中选择一个最佳答案。

（1～4 题共用题干）

女，42 岁。步行时后仰跌倒，右手掌撑地伤后 1 小时，右肩痛，不敢活动。检查：右肩方肩畸形，Dugas 征(+)。

1. 临床诊断首先考虑
   A. 右肩局软组织损伤　　B. 右肩关节前脱位
   C. 肱骨外科颈骨折　　D. 肱骨解剖颈骨折
   E. 肩锁关节脱位

2. 对右肩关节首先进行的辅助检查是
   A. B 超　　B. 磁共振
   C. 正位及穿胸位平片　　D. CT
   E. 肩关节镜

3. 最常见的合并损伤是
   A. 关节盂骨折　　B. 肱骨大结节撕脱性骨折
   C. 腋神经损伤　　D. 腋部动静脉损伤
   E. 肱骨干骨折

4. 治疗方法为
   A. 肱骨髁上牵引　　B. 手法复位，制动 3 周
   C. 切开复位，石膏外固定　　D. 切开复位内固定
   E. 观察

（5~6 题共用题干）

男孩,3 岁。被母亲牵拉右手上台阶时突然哭闹,拒绝使用右上肢。

5. 诊断首先考虑为
   A. 右上肢软组织损伤
   B. 右肘关节脱位
   C. 右桡骨小头半脱位
   D. 右肩关节脱位
   E. 肱骨髁上骨折
6. 最可能查到下列哪项阳性体征
   A. 肘关节肿胀
   B. 肘后三角关系异常
   C. Dugas 征(+)
   D. 桡骨小头压痛
   E. 肘内翻

二、单选题：每道考题下面有 A、B、C、D、E 五个备选答案,请从中选择一个最佳答案。

7. 不属于关节功能位的是
   A. 肘关节屈曲 90°
   B. 腕关节伸直 0°
   C. 踝关节跖屈 90°
   D. 膝关节伸直 0°
   E. 髋关节伸直 0°
8. Allis 法治疗的关节脱位类型是
   A. 膝关节脱位
   B. 髋关节脱位
   C. 肘关节脱位
   D. 肩关节脱位
   E. 腕关节脱位
9. 下列关节脱位类型,复位及保持较为困难的是
   A. 肩关节脱位
   B. 肘关节脱位
   C. 腕关节脱位
   D. 掌指关节脱位
   E. 指间关节脱位
10. 下述哪项检查为阳性有助于诊断新生儿先天性髋脱位
    A. Barlow 试验阳性
    B. Ortolani 试验阳性
    C. Allis 征阳性
    D. Telescoping 征阳性
    E. Trendelenburg 征阳性
11. Trendelenburg 试验常用来检查
    A. 臀大肌是否瘫痪
    B. 髋关节的臀中、小肌功能及股骨头与髋的关系是否正常
    C. 下肢长短是否等长
    D. 腰部是否有侧突畸形
    E. 髋关节是否强直
12. 髋关节后脱位最不常见的合并症是
    A. 髋臼后缘骨折
    B. 股骨头骨折
    C. 股神经损伤
    D. 坐骨神经损伤
    E. 髋臼壁骨折
13. 下列可以作为肩关节前脱位确诊依据的是
    A. 功能障碍
    B. 关节弹性固定伴空虚

C．疼痛　　D．肿胀

E．反常活动

14. 有关肘关节损伤后遗症的说法，不正确的是

A．肘内翻畸形较常见，内翻大于20°时即应手术矫形

B．肘关节骨化性肌炎的发生率：儿童高于成年人

C．肘关节损伤后可继发尺神经炎

D．肘外翻达35°以上者应考虑手术治疗

E．创伤性骨化性肌炎与进行性骨化性肌炎不是一种疾病，发病部位与表现亦不相同

15. 髋关节后脱位最常用、最简便、最安全的复位方法是

A．Bigelow法　　B．Stimson法

C．Allis法　　D．骨牵引复位

E．切开复位

16. 腕关节的功能位，是背伸

A．5°~10°　　B．20°~25°　　C．30°~40°　　D．40°~50°　　E．10°~15°

17. 图示脱位的治疗是

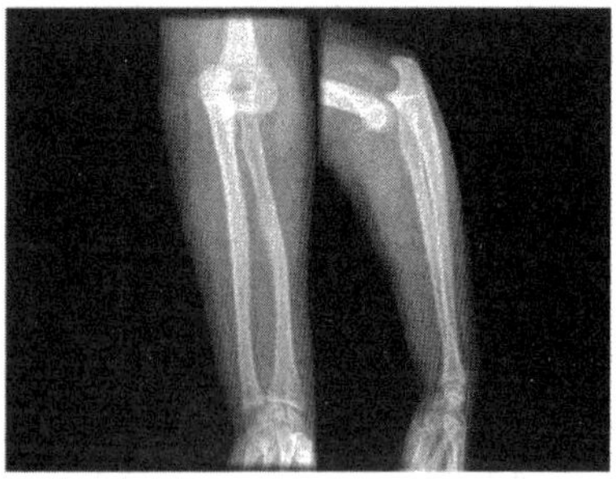

A．应手术

B．手法复位，肘部绷带包扎，随意活动

C．手法复位，石膏托90°一般固定3周

D．手法复位，石膏托90°一般固定6周

E．手法复位次日即开始局部按摩治疗

18. 先天性髋关节脱位的病理改变主要为

A．髋部肌肉、韧带

B．髋臼，股骨头、颈和关节囊

C．髋部的神经、血管

D．骨盆

E．脊柱

19. 肩关节脱位的临床表现不包括

A．关节盂空虚　　B．Thomas征阳性

C．肩部外伤史　　D．方肩畸形

E．Dugas征阳性

20. 髋关节后脱位复位的最佳时期是

A．最初24~48小时　　B．最初36~48小时

C．最初48~60小时　　D．最初2~3天

E．最初3~4天

21. 图示脱位最常见的类型是

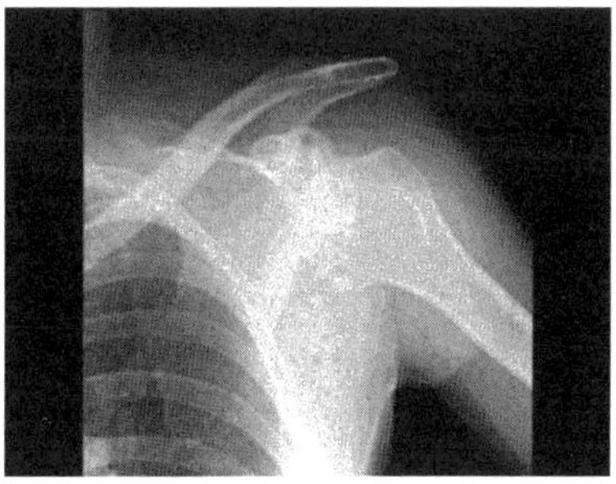

A．盂上脱位

B．前脱位

C．后脱位

D．中心型脱位

E．下脱位

22. 下列各种肩关节脱位，最常见的是
    A．喙突下脱位　B．肩峰下脱位
    C．肩后方脱位　D．盂上脱位
    E．冈下脱位
23. 下列关节脱位类型，较为少见的是
    A．胸锁关节前脱位　B．肩关节后脱位
    C．肩关节前脱位　D．肘关节后脱位
    E．桡骨头半脱位
24. 下述不属于桡骨小头半脱位发病因素的是
    A．桡骨小头未发育好　B．环状韧带薄弱
    C．患肢前臂受牵引力后，桡骨头向远端滑移　D．环状韧带卡压在肱桡关节内
    E．前臂旋转外力
25. 关于关节脱位的特有体征，下述正确的是
    A．肿胀，畸形，功能障碍　B．压痛，肿胀，瘀斑
    C．畸形，反常活动，关节空虚　D．畸形，反常活动，弹性固定
    E．畸形，弹性固定，关节空虚
26. 肘关节骨折脱位可能并发
    A．损伤性骨化　B．缺血性骨坏死
    C．缺血性肌挛缩　D．动静脉损伤
    E．周围神经损伤
27. 髋关节脱位最多见的类型是
    A．前脱位　B．后脱位
    C．中心型脱位　D．合并髋臼骨折的脱位
    E．合并股骨头骨折的脱位
28. 男，21岁。车祸致右髋关节受伤，出现右髋部疼痛、外展、外旋、屈曲畸形，弹性固定。正确的诊断是
    A．股骨干骨折　B．髋关节前脱位
    C．骨盆骨折　D．髋关节后脱位
    E．髋关节中心脱位
29. 女，56岁。急刹车受伤致髋关节剧痛3小时，查体：右髋关节活动受限，屈曲、内收、内旋畸形，右髋关节屈伸活动障碍。最可能的损伤是
    A．髋关节脱位合并股神经损伤　B．髋关节后脱位
    C．髋关节骨折　D．髋关节脱位合并闭孔神经损伤
    E．髋关节脱位合并坐骨神经损伤
30. 男，29岁。半小时前跌伤。查体：右肘关节肿胀，半伸位畸形，肢端血运好，无感觉障碍。X线片如图所示，未见骨折。首选的治疗是

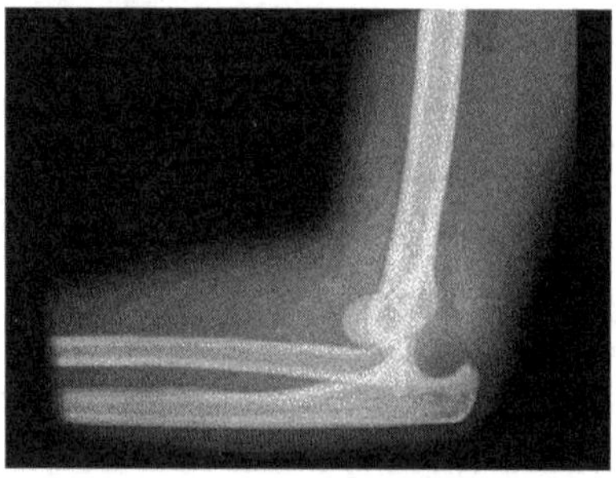

    A．皮肤牵引复位
    B．骨牵引复位
    C．切开复位

D．手法复位

E．功能锻炼后切开复位

31．女孩，3岁。半小时前下车时不慎滑倒，其母用力提拉该女孩左手，随后患儿哭闹，左手拒拿食物及玩具。查体：左肘外侧有轻度压痛，未见畸形及肿胀。X线片未发现阳性征象。该患儿最可能的诊断为

A．肱骨髁上骨折　　B．桡骨小头半脱位

C．肱骨髁间骨折　　D．肘关节扭伤

E．肘部肌肉肌腱损伤

32．男，18岁。肩部外伤，疼痛、活动受限，结合图像，最可能的诊断是

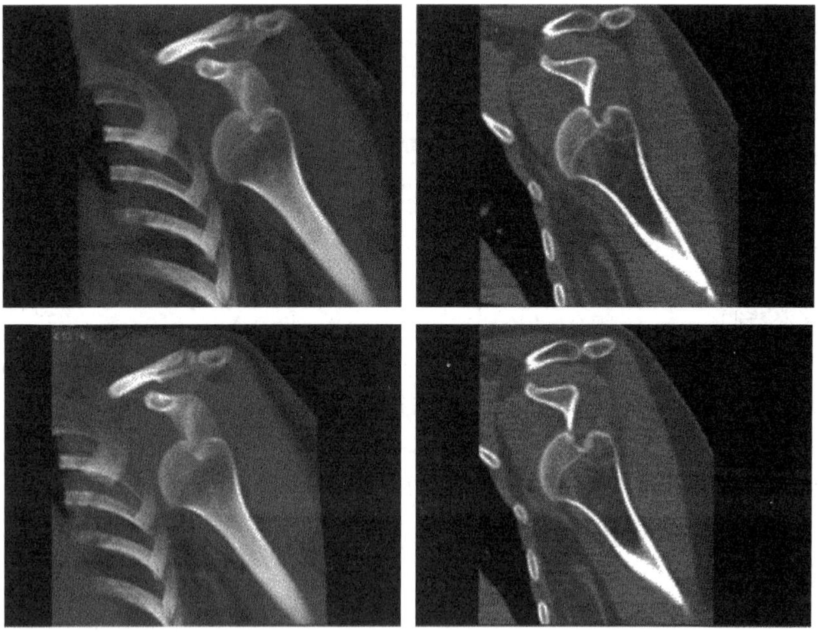

A．肩关节盂下脱位　　B．肩关节喙突下脱位

C．肩关节锁骨下脱位　　D．肩锁关节脱位

E．肩关节未见脱位

33．男，55岁。因交通事故致左髋部疼痛、畸形，查体：左下肢呈内收短缩屈曲畸形，左下肢足尖指向右足背。最可能的诊断是

A．股骨颈骨折　　B．骨盆骨折

C．髋关节前脱位　　D．股骨干骨折

E．髋关节后脱位

34．男，42岁。外伤致右肩部疼痛2小时入院。查体：右肩关节呈方肩畸形，Dugas征阳性，患肢远端感觉血运正常。该患者应首先考虑诊断为

A．肩关节脱位　　B．肱骨外科颈骨折

C．锁骨外侧段骨折　　D．肩锁关节脱位

E．肱骨大结节骨折

35．男，28岁。2小时前摔倒后左肩受伤，X线检查示左盂肱关节失去正常对应关系、未见骨

折征象。给予手法复位,复位成功的标志是

A. 弹性固定

B. 肩胛盂处有空虚感

C. 方肩

D. Mills 征阴性

E. Dugas 征阴性

36. 女孩,3 岁。右肘部被牵拉后即出现哭闹,肘略屈,不敢拿东西。其诊断最大可能是

A. 右肘关节脱位

B. 右肘关节软组织损伤

C. 右桡骨小头半脱位

D. 右肱骨髁上骨折

E. 孟氏骨折

37. 女孩,3 岁。被牵拉前臂后,出现肘部疼痛,不愿用手取物,桡骨近端压痛。X 线片检查未见骨折征象。最适宜的治疗方法是

A. 肩肘固定带悬挂

B. 外敷药物

C. 石膏固定

D. 手法复位

E. 切开探查

38. 男,26 岁。以前有"右肩外伤史"。今天转身开门时,突感右肩部疼痛,不敢活动。用左手托住右上肢来医院就诊。最可能的诊断是

A. 锁骨骨折

B. 肩锁关节 I 度脱位

C. 肩关节脱位

D. 肱骨大结节撕脱骨折

E. 肘关节脱位

39. 女,37 岁。交通事故中右下肢受伤 3 小时。查体:右下肢缩短,右髋关节呈屈曲、内收、内旋畸形,右足背麻木,背屈无力。最可能的诊断是

A. 髋关节中心脱位、坐骨神经损伤

B. 髋关节前脱位、坐骨神经损伤

C. 髋关节前脱位、闭孔神经损伤

D. 髋关节后脱位、股神经损伤

E. 髋关节后脱位、坐骨神经损伤

40. 男,15 岁。跑动中摔倒,手掌着地,感肘部剧痛,不能屈伸,尚可旋转。查体:肘部肿胀畸形,弹性固定于半伸位。最可能的诊断是

A. 肘部软组织扭伤

B. 上尺桡关节脱位

C. 桡骨小头脱位

D. 肘关节后脱位

E. 肱骨髁上骨折

41. 男,30 岁。车祸受伤,伤后右髋关节疼痛剧烈不能活动。查体:患肢短缩,呈屈曲、内收、内旋畸形。应首先考虑的诊断是

A. 股骨颈骨折

B. 股骨干骨折

C. 髋关节后脱位

D. 髋关节前脱位

E. 坐骨神经损伤

42. 男,30 岁。因车祸伤致右髋部疼痛,活动不能 2 小时入院。查体:患肢呈外展、外旋和屈曲畸形,腹股沟处肿胀,压痛。诊断是

A. 髋关节后脱位

B. 髋关节前脱位

C. 髋关节中心脱位

D. 髋关节脱位合并髋臼后缘骨折

E. 股骨头骨折

43. 男孩,3 岁。上楼梯时,其父向上牵拉右上肢,患儿哭叫,诉肘部疼痛,不肯用右手取物,最可能的诊断是

A. 肘关节脱位　　B. 桡骨头骨折

C. 桡骨头半脱位　　D. 肌肉牵拉伤

E. 尺骨鹰嘴撕脱伤

44. 男孩,3 岁半。父母牵其手跳过台阶后,患儿哭闹,左肘不让碰,左上肢不愿做任何活动,可能的诊断是

A. 肱骨髁上骨折　　B. 桡骨头半脱位

C. 肩关节脱位　　D. 肘关节内侧韧带损伤

E. 尺骨鹰嘴撕脱骨折

答 案 与 解 析

答案

1. B	2. C	3. B	4. B	5. C	6. D	7. B	8. B	9. D	10. B
11. B	12. C	13. B	14. B	15. C	16. B	17. C	18. B	19. B	20. A
21. B	22. A	23. B	24. E	25. E	26. A	27. B	28. B	29. B	30. D
31. B	32. A	33. E	34. A	35. E	36. C	37. D	38. C	39. E	40. D
41. C	42. B	43. C	44. B						

解析

5. 患者为 3 岁儿童,手腕有被动向上牵拉受伤病史,考虑为桡骨头半脱位。故本题选 C。

6. 桡骨头半脱位多发生在 5 岁以下的儿童,儿童手、腕有被动向上牵拉受伤的病史,患儿感肘部疼痛,活动受限,前臂处于半屈位及旋前位。检查肘部外侧有压痛,即应诊断为桡骨头半脱位。故本题选 D。

7. 功能位指能使肢体发挥最大功能的位置,腕关节的功能位为背伸 20°～25°。故本题选 B。

8. Allis 法即提拉法,是髋关节脱位(后脱位最常见)常用的复位方法。膝关节脱位多采用牵拉复位。肘关节脱位常用复位手法有 Parvin 法、Meyn 法、牵拉法、膝顶法、旋转法。肩关节脱位在局部麻醉下用 Hippocrates 法复位。故本题选 B。

11. Trendelenburg 试验即单腿独立试验,检查髋关节承重功能。先让患者健侧下肢单腿独立,患侧腿抬起,患侧臀皱襞(骨盆)上升为阴性。再让患侧下肢单腿独立,健侧腿抬高,健侧臀皱襞(骨盆)下降为阳性。表明持重侧的髋关节不稳或臀中、小肌无力。任何使臀中肌无力的疾病均可出现阳性征。故本题选 B。

12. 髋关节后脱位可合并坐骨神经损伤,其发生率约为 10%,合并坐骨神经损伤者,多表现为以腓总神经损伤为主的体征,出现足下垂、趾背伸无力和足背外侧感觉障碍等。合并股神经损伤较少见。髋关节脱位Ⅰ～Ⅳ型合并髋臼骨折,Ⅴ型合并股骨头骨折。故本题选 C。

13. 肩关节脱位时,患肩呈方肩畸形,肩胛盂处有空虚感,上肢有弹性固定,Dugas 征阳性。故本题选 B。

15. 髋关节脱位复位时需肌肉松弛,必须在全身麻醉或椎管内麻醉下行手法复位,常用的复

位方法为 Allis 法，即提拉法。故本题选 C。

18. 先天性髋关节脱位的病理改变主要发生在髋臼、股骨头、颈和关节囊四部分。其他如髋部的肌肉、韧带、神经、血管、骨盆和脊柱等可因长时间的脱位而引起继发性病理改变。故本题选 B。

19. Thomas 征即髋关节屈曲挛缩试验，指患者仰卧，将健侧髋膝关节尽量屈曲，大腿贴近腹壁，使腰部接触床面，以消除腰前凸增加的代偿作用。再让其伸直患侧下肢，若患肢随之跷起而不能伸直平放于床面，即为阳性征。说明该髋关节有屈曲挛缩畸形，并记录其屈曲畸形角度。其他选项均为肩关节脱位的临床表现。故本题选 B。

20. 髋关节脱位复位时需肌肉松弛，必须在全身麻醉或椎管内麻醉下行手法复位。复位宜早，最初 24~48 小时是复位的黄金时期，应尽可能在 24 小时内复位完毕，48~72 小时后再行复位十分困难，并发症增多，关节功能亦明显减退。故本题选 A。

22. 绝大多数肩关节脱位属于前脱位，脱位时肱骨头移位至肩胛盂的前内侧。根据肱骨头位置的不同可进一步分为喙突下、盂下、锁骨下及胸廓内脱位，其中喙突下脱位最为常见，胸廓内脱位非常罕见。故本题选 A。

23. 肩关节脱位中，后脱位非常少见，脱位时肱骨头位于肩胛盂后方，可进一步分为肩峰下、盂下及肩胛冈下脱位，其中肩峰下脱位最多。后脱位时可伴有肱骨头前侧关节面在肩胛盂后缘的交锁及前侧关节面缺损。故本题选 B。

26. 损伤性骨化又称骨化性肌炎。由于关节扭伤、脱位或关节附近骨折，骨膜剥离形成骨膜下血肿，处理不当使血肿扩大，血肿机化并在关节附近软组织内广泛骨化，造成严重关节活动功能障碍。常见于肘关节。故本题选 A。

28. 关节弹性固定常见于关节脱位。髋关节脱位分为后脱位、前脱位和中心脱位。髋关节前脱位常见髋关节呈屈曲、外展、外旋位，结合本例外伤史及表现，诊断为髋关节前脱位。故本题选 B。

29. 患者中年女性，有髋关节外伤史，右髋关节活动受限，屈曲、内收、内旋畸形，右髋关节屈伸活动障碍，为髋关节脱位的典型体征。髋关节脱位最容易累及坐骨神经，患者没有坐骨神经损伤表现。故本题选 B。

31. 患儿有被牵拉史，拒绝取物，左肘外侧有轻度压痛，X 线片没有阳性征象，考虑诊断为桡骨小头半脱位。桡骨头半脱位多发生在 5 岁以下儿童，由于桡骨头发育尚不完全，环状韧带薄弱，当腕、手被向上提拉、旋转时，肘关节囊内负压增加，使薄弱的环状韧带或部分关节囊嵌入肱骨小头与桡骨头之间，取消牵拉力以后，桡骨头不能回到正常解剖位置，而是向桡侧移位，形成桡骨头半脱位。故本题选 B。

33. 患者有外伤史，左下肢呈内收短缩屈曲畸形，左下肢足尖指向右足背，考虑为髋关节后脱位。髋关节后脱位时，患肢短缩，髋关节呈屈曲、内收、内旋畸形。故本题选 E。

34. 肩关节脱位的主要原因为创伤，检查可发现患肩呈方肩畸形，肩胛盂处有空虚感，上肢有弹性固定，Dugas 征阳性。故本题选 A。

40. 肘关节后脱位表现为上肢外伤后，肘部疼痛、肿胀、活动障碍。检查发现肘后突畸形，前臂处于半屈位，并有弹性固定；肘后出现空虚感，可扣到凹陷；肘后三角关系发生改变。故本题选 D。

第三节　骨关节退行性疾病与感染

一、共用题干单选题：每道考题以一个小案例的形式出现，其下面都有 A、B、C、D、E 五个备选答案。请从中选择一个最佳答案。

(1~3 题共用题干)

男孩，10 岁。右大腿下端疼痛伴高热 1 天，体温 39.5℃。怀疑为急性化脓性骨髓炎。

1. 体格检查最有力的证据是
   A. 右股骨下端皮温升高　　B. 右股骨下端(干骺端)深压痛
   C. 右股骨下端肿胀　　D. 局部血管充盈怒张
   E. 右膝关节伸屈受限
2. 最有价值的辅助检查是
   A. X 线平片检查　　B. CT 检查
   C. 血培养　　D. 局部穿刺
   E. 血常规检查
3. 若已确定诊断，最关键的治疗方法为
   A. 卧床休息　　B. 大量广谱抗生素
   C. 肢体制动　　D. 输液、注意水电平衡
   E. 大量广谱抗生素+钻孔引流

二、单选题：每道考题下面有 A、B、C、D、E 五个备选答案，请从中选择一个最佳答案。

4. 下列哪个部位骨与关节结核发生率最低
   A. 肘关节　B. 腕关节　C. 髋关节　D. 膝关节　E. 椎体
5. 符合骨关节结核早期 X 线片表现的是
   A. 边缘不齐的小死骨　　B. 层状骨膜增生
   C. 骨质缺损　　D. 骨小梁模糊，呈磨砂玻璃状
   E. 骨空洞形成
6. 膝关节结核的 X 线表现，下列说法不正确的是
   A. 胫骨前脱位　　B. 合并混合性感染时可有骨硬化
   C. 关节间隙变窄　　D. 髌上囊肿胀
   E. 局限性骨质疏松
7. 慢性骨髓炎最有意义的诊断依据是
   A. 皮肤有窦道并见死骨排出　　B. 局部肿痛及患肢功能障碍
   C. 寒战、高热等感染中毒症状　　D. 白细胞总数及中性粒细胞增高
   E. X 线未见骨质破坏和骨膜反应
8. 下列哪项对骨与关节结核诊断和疗效判断简单而又具有重要价值
   A. 局部症状　　B. 局部体征
   C. X 线片　　D. 实验室检查
   E. CT
9. 关于脊柱结核的叙述，不正确的是

A. 脊椎附件结核少见
B. 一旦发生脊椎附件结核,则易发生截瘫
C. 胸椎结核合并截瘫多见
D. 脊柱结核合并截瘫的发生率大约是10%
E. 腰椎结核易合并马尾神经受压症状

10. 全身骨与关节结核中发病率最高的是
A. 髋关节结核
B. 膝关节结核
C. 脊柱结核
D. 肘关节结核
E. 肩关节结核

11. 应用关节腔内镜检查时的注意事项中,可不考虑的是
A. 年龄因素
B. 性别因素
C. 定方位
D. 滑膜充血现象
E. 关节内部结构个体差异

12. 对化脓性膝关节炎早期诊断最有价值的方法是
A. CT 检查
B. 关节肿胀与压痛
C. 浮髌试验阳性
D. X 线检查
E. 关节液检查

13. 骶髂关节结核和强直性脊柱炎相鉴别,下列错误的是
A. 强直性脊柱炎常为多发
B. 强直性脊柱炎发展常为对称性,并逐渐向上蔓延
C. 强直性脊柱炎不发生化脓
D. 强直性脊柱炎和结核都可出现死骨
E. 骶髂关节结核 HLA - B27 阴性

14. 急性化脓性骨髓炎行局部引流的原则是
A. 应尽量避免切开,以免形成窦道
B. 应待 X 线片显示骨质破坏时进行
C. 临床诊断已经明确,抗生素治疗数日无效即行引流手术
D. 在软组织内可触及脓肿时方施行
E. 待全身中毒症状改善后再施行

15. 早期确诊血源性骨髓炎具有重要意义的是
A. 全身中毒症状
B. 干骺端疼痛及深压痛
C. 白细胞总数及中性粒细胞增高
D. 局部分层穿刺在骨膜下或骨髓腔内抽到脓液
E. X 线检查示有虫蛀样骨质破坏及骨膜增生

16. 男,40 岁。患有骨与关节结核,体质虚弱、寒性脓肿混合感染、脓液黏稠。对脓肿最好的处理方法是
A. 小切口引流
B. 彻底的病灶清除术
C. 穿刺抽脓,注入抗痨药物
D. 单纯非手术治疗
E. 脊椎融合手术

17. 男,32 岁。左膝关节肿胀,疼痛,伴低热、盗汗、食欲减退 3 个月,查体:消瘦、贫血面容,体温 37 ℃,血沉 50 mm/h,左膝关节梭形肿胀,浮髌试验阳性。X 线片示关节间隙增宽,

骨质疏松，未见骨质破坏。为了确诊及排除其他疾病，最有意义的检查是

A．脓液结核杆菌培养　　B．豚鼠接种试验

C．结核菌素试验　　D．CT

E．滑膜活检病理切片检查

18. 男孩，4 岁。跑跳后左膝痛 1 周，未经诊治，1 天前疼痛加重，伴发热，呕吐。查体：T 39.6 ℃，P 160 次/分。左膝强迫微屈位，局部压痛（+），肿胀不明。实验室检查：血 WBC 25×10^9/L，N 0.92。患膝及小腿 X 线片均未见异常。最可能的诊断是

A．半月板损伤　　B．急性血源性骨髓炎

C．恶性肿瘤　　D．急性蜂窝织炎

E．急性风湿性关节炎

19. 女，30 岁。被确诊为类风湿关节炎，药物治疗 7 个月，效果不明显，双膝关节肿胀明显。查体：双膝关节肿胀，触之肥厚感，皮温稍高，关节活动度 0～120°。X 线片可见关节轻度骨质破坏。正确的治疗方法为

A．关节穿刺抽液　　B．滑膜切除术

C．人工膝关节置换　　D．继续内科治疗

E．理疗

20. 男孩，9 岁。走路挺腰。查体：腰椎棘突叩击痛（+），拾物试验（+）。X 线片示腰 2～3 椎间隙窄，相邻椎体边缘模糊，腰大肌影膨隆。最可能的诊断是

A．腰椎结核　　B．髂腰肌炎

C．化脓性脊椎炎　　D．腰椎肿瘤

E．肾周围脓肿

21. 女，66 岁。手关节痛伴晨僵 3 年。查体：双手近端和远端指间关节压痛，无软组织肿胀，远端指间关节变形，可见多个 Heberden 结节。实验室检查：ESR 22 mm/h，类风湿因子 22 U/L（正常），抗 CCP 抗体阴性。X 线片示远端指间关节半脱位。最可能的诊断是

A．强直性脊柱炎　　B．骨关节炎

C．类风湿关节炎　　D．风湿性关节炎

E．银屑病关节炎

22. 男孩，10 岁。右膝部疼痛跛行 2 年，有夜间痛，检查右膝活动良好，右髋不能伸直，大腿肌肉萎缩，血沉 28 mm/h。X 线片示髋关节骨质疏松，诊断优先考虑为

A．髋关节类风湿性滑膜炎　　B．髋关节结核性滑膜炎

C．髋关节一过性滑膜炎　　D．髋关节风湿性滑膜炎

E．膝关节滑膜结核

23. 男，28 岁。腰背痛 10 年，开始时腰骶部疼痛向双臀部放射。曾在县医院诊断为腰椎间盘突出症。后腰骶部痛减轻，背痛加重，并逐渐出现驼背畸形，双髋活动部分受限，上三楼后气喘、呼吸困难。检查发现脊柱活动明显受限，肺活量明显减少，Thomas 征阳性。血液学检查：RF（－），ASO 200 U，ESR 54 mm/h。初步诊断应首先考虑

A．类风湿关节炎　　B．DISH 病

C．强直性脊柱炎　　D．脊柱结核

E．肥大性脊柱炎

24. 女,12 岁。左膝关节弥漫性肿胀已 10 个月,自觉轻度疼痛,无外伤史,检查见左膝关节肿胀。X 线片示肌肉分层不清,骨质轻度疏松无破坏。可能的诊断是
A. 左膝关节结核性滑膜炎
B. 左膝关节风湿性关节炎
C. 左膝关节色素沉着绒毛结节性滑膜炎
D. 左膝关节滑膜瘤
E. 左膝关节类风湿性滑膜炎
25. 男孩,4 岁。左膝内侧肿胀,轻度跛行 3 个月,仍能玩耍。X 线片诊断左股骨内髁部单纯骨结核,即给予抗结核治疗。3 天前患儿左膝扭伤后,突然肿胀,疼痛,活动受限,伴有高热及寒战,血白细胞总数 11×10^9/L,中性粒细胞 60%。最可能的诊断为
A. 急性化脓性关节炎
B. 强直性脊柱炎
C. 急性风湿性关节炎
D. 创伤性滑膜炎
E. 全关节结核
26. 男,26 岁。患胸椎结核,经 1 年抗结核治疗未见好转,近 1 个月有截瘫趋势,其治疗应选用
A. 继续抗结核药物+石膏床固定
B. 更换抗结核药物治疗观察 3 个月
C. 施行胸椎病灶清除及椎管减压术
D. 施行胸椎融合术
E. 采用椎管内注射链霉素,每日 1 次,共 3 个月
27. 男,32 岁。第 7、8 胸椎结核病灶清除术后,恢复工作已 1 年,近 3 个月来又出现背痛乏力、盗汗低热和双下肢无力症状。查体:第 7、8 胸椎局部有明显叩击痛,双下肢肌力三级,巴宾斯基征(+)。血沉增快。最适当的治疗措施是
A. 非手术治疗,卧石膏床
B. 以非手术治疗为主,必要时行病灶清除术
C. 在抗结核药物保护下尽早行病灶清除术
D. 急症病灶清除术
E. 后路植骨融合术
28. 女,60 岁。全身不适伴多关节对称性肿痛 10 年,晨起关节僵硬达 2 小时,活动后逐渐缓解。近 2 年患者病情加重,行走困难。查体:双手尺偏、钮扣指畸形,双膝关节轻度肿胀、屈曲挛缩畸形,活动度范围 20°~80°。X 线检查可见双膝关节间隙明显变窄,骨质疏松,关节周围有骨赘增生。实验室检查血 WBC 轻度升高,血沉 60 mm/h, RF 阳性。最可能的诊断是
A. 创伤性关节炎
B. 色素绒毛结节性滑膜炎
C. 类风湿关节炎
D. 痛风
E. 骨关节炎
29. 女,21 岁。背痛,查体发现胸椎角状后凸畸形,伴低热,血沉增快,主要考虑是
A. 脊椎肿瘤
B. 强直性脊柱炎
C. 脊柱骨关节炎
D. 胸椎结核
E. 化脓性脊椎炎
30. 男孩,8 岁。5 天前突然右髋疼痛,并有高热。体温 39.5 ℃,脉搏 110 次/分,白细胞 22×10^9/L。中性粒细胞 98%,红细胞沉降率 30 mm/h。右髋关节肿胀,不敢活动,首先考虑的诊断是

A．急性风湿性关节炎　　B．髋关节结核
C．类风湿关节炎　　D．急性化脓性关节炎
E．髋周软组织炎

31．男孩，10 岁。左膝外伤后当晚出现寒战、高热、短暂谵妄。查体：T 39.6 ℃，左膝局部肿胀、疼痛明显，浮髌试验阳性。实验室检查：血 WBC $14.0 \times 10^9/L$，N 0.85，ESR 75 mm/h。X 线检查未见明显异常。首先考虑的诊断是
A．恶性骨肿瘤　　B．类风湿关节炎
C．急性骨髓炎　　D．关节结核
E．急性化脓性关节炎

三、案例分析题：以下提供若干个案例，每个案例下设若干道考题。每道考题有多个备选答案，其中正确答案有 1 个或多个。选对一个答案给 1 个得分点，选错一个扣 1 个得分点，直至本题扣至 0 分。

（32～36 题共用题干）

女，37 岁。1 年前开始出现双手多处指间关节肿痛，早起感到指间关节发僵，常持续半小时以上。近 8 个月来出现右膝关节肿痛，影响活动。当地医院诊为“风湿”，给予扶他林、芬必得等药物正规治疗，近半年来加用 MTX 和糖皮质激素规律治疗至今。就诊时患者右膝仍肿胀明显，皮温高，轻度屈曲挛缩，右膝过屈试验阳性。左膝检查未见明显异常。右膝负重位 X 线片示骨质轻度疏松，内、外侧关节间隙均轻度变窄，关节边缘可见少量骨赘。

32．最可能诊断为
A．类风湿关节炎　　B．色素绒毛结节性滑膜炎
C．骨关节炎　　D．强直性脊柱炎
E．牛皮癣性关节炎　　F．风湿热

33．为明确诊断，还需进行的检查包括
A．ESR　　B．CRP
C．RF　　D．HLA－B27
E．双手正位 X 线片　　F．双侧骶髂关节 X 线片
G．关节镜检查　　H．关节液检查

34．如果患者病情进一步进展，可能出现异常的检查项目是
A．血红蛋白含量降低　　B．尿常规异常
C．凝血全套+D－二聚体异常　　D．胸片显示肺间质病变
E．双下肢血管彩超示 DVT　　F．X 线脊柱竹节样改变
G．X 线显示骶髂关节融合　　H．皮疹

35．目前合理的治疗方案包括
A．右膝关节制动　　B．滑膜切除术
C．消炎止痛药物（NSAID）　　D．抗类风湿药物治疗
E．抗结核药物治疗　　F．关节置换术

36．本病晚期可能出现的手部关节畸形为
A．天鹅颈畸形　　B．纽扣指畸形

C. 爪形手
D. 铅笔帽样畸形
E. Heberden 结节
F. 尺偏畸形
G. 猿手畸形

(37~41 题共用题干)

男,11 岁。因左下肢外伤后疼痛 10 天,加重伴活动受限、发热 3 天入院。入院前 10 天跑步时撞伤左大腿,明显疼痛,活动受限,卧床休息后稍缓解。3 天前疼痛加重,伴发热,体温高达 40℃,在当地医院静滴青霉素后无好转,行 X 线片检查未发现异常,为求进一步诊治转来我院。体检:T 38.8℃,P 110 次/分,左大腿周径 35 cm,右侧 32 cm,双小腿周径 25 cm。动脉搏动良好,感觉正常。

37. 入院后即应进行的处理包括
A. 立即行血培养
B. 查血常规、血沉、C 反应蛋白
C. 查肝、肾功能,血生化
D. 保护左下肢,逐渐进行功能锻炼
E. 左下肢热敷、按摩
F. 物理降温

38. 拟诊断为股骨下段化脓性骨髓炎,早期确诊主要依靠哪项
A. 全身中毒症状,干骺端疼痛及深压痛
B. X 线片示有虫蛀样骨质破坏及骨膜增生
C. 局部 CT 检查
D. 高热、肢体肿胀疼痛
E. 局部分层穿刺在骨膜下或骨髓腔内抽到脓液
F. 血沉、C 反应蛋白、WBC 等感染指标升高

39. 此时进行的检查和治疗措施中,下列哪项不恰当
A. 联合应用大剂量广谱抗生素
B. 全身支持疗法
C. 等待细菌培养结果决定下一步治疗措施
D. 局部石膏托固定
E. 降温、补液及少量多次输血
F. 行 MRI 检查了解局部情况

40. 目前最关键的治疗措施是
A. 多次抽脓并注入抗生素
B. 脓液细菌培养及药敏试验,依结果调整用药
C. 局部固定防止病理骨折
D. 局部骨皮质开窗引流,并可行持续灌洗
E. 穿刺抽得脓液方能行手术治疗
F. MRI 显示有明显的病灶方能行手术治疗

41. 细菌培养最可能的结果是
A. 白色葡萄球菌
B. 乙型链球菌
C. 肺炎链球菌
D. 大肠埃希菌
E. 金黄色葡萄球菌
F. 粪链球菌
G. 无细菌生长

答案与解析

答案

1. B	2. D	3. E	4. B	5. D	6. A	7. A	8. C	9. E	10. C
11. B	12. E	13. D	14. C	15. D	16. A	17. E	18. B	19. B	20. A
21. B	22. B	23. C	24. A	25. E	26. C	27. C	28. C	29. D	30. D
31. E									

32. A	33. ABCE	34. ACD	35. BCD	36. ABF
37. BCF	38. E	39. C	40. D	41. E

解析

4. 骨与关节结核是最常见的肺外继发性结核，其原发灶绝大多数源于肺结核，占结核患者总数的5%~10%。其中脊柱结核最多见，约占50%，膝关节结核和髋关节结核各占约15%，腕关节罕见。骨与关节结核的好发部位都是一些负重大，活动多，易于发生损伤的部位。故本题选B。

5. X线检查对诊断骨与关节结核十分重要，早期X线片表现为骨小梁模糊，呈磨砂玻璃状，但一般在起病6~8周后才有特征性表现，表现为区域性骨质疏松和周围少量钙化的骨质破坏病灶，周围可见软组织肿胀影。随着病变发展，可出现边界清楚的囊性变，并伴有明显硬化反应和骨膜反应。故本题选D。

6. 膝关节结核早期处于滑膜结核阶段，X线平片上仅见髌上囊肿胀与局限性骨质疏松。病程较长者可见到进行性关节间隙变窄和边缘性骨侵蚀。至后期，骨质破坏加重，关节间隙消失，严重时出现胫骨向后半脱位。无混合感染时骨质疏松十分严重；窦道形成出现混合感染时则表现为骨硬化。故本题选A。

7. 慢性骨髓炎是由急性化脓性骨髓炎未能彻底控制，反复发作演变造成的结局，以死骨形成和新生骨形成为主。皮肤有窦道并见死骨排出为慢性骨髓炎的特征性临床表现，对诊断慢性骨髓炎最有意义。故本题选A。

12. 化脓性膝关节炎的X线表现出现较晚，不能作为诊断依据，关节穿刺和关节液检查对早期诊断最有价值，应作细胞计数、分类、涂片革兰染色来找病原菌，抽出物应作细菌培养和药物敏感试验。故本题选E。

14. 急性化脓性骨髓炎行局部引流的原则：①全身症状消退，但局部症状加剧，说明抗生素不能消灭骨脓肿，需要手术引流。②全身及局部症状均不消退，说明致病菌对所用抗生素有耐药性；有骨脓肿形成；产生迁徙性脓肿，为保全生命需切开引流。故本题选C。

15. 局部脓肿分层穿刺对早期确诊具有重要价值。可选用有内芯的穿刺针，在压痛最明显的干骺端刺入，边抽吸边深入，不要一次穿入骨内，以免将单纯软组织脓肿的细菌带入骨内，抽出混浊液体或血性液可作涂片检查与细菌培养，涂片中发现多是脓细胞或细菌即可明确诊断。任何性质穿刺液都应作细菌培养与药物敏感试验。故本题选D。

17. 患者有低热，盗汗，食欲减退，提示存在结核中毒症状，血沉增高，左膝关节梭形肿胀，浮髌试验阳性；X线片示关节间隙增宽，骨质疏松，未见骨质破坏，符合膝关节结核的诊断，为明确诊断，应行滑膜活检病理切片检查。故本题选E。

18. 急性血源性骨髓炎多发生于儿童及青少年，以骨质吸收、破坏为主；典型的全身症状为恶寒、高热、呕吐，呈脓毒症样发作；早期患区剧痛，患肢半屈曲状，周围肌痉挛，因疼痛抗拒做主动与被动运动。白细胞计数增高，一般都在 $10\times10^{9}/L$ 以上，中性粒细胞可占 90% 以上；起病后 14 天内的 X 线检查往往无异常发现，使用抗生素的病例出现 X 线表现的时间往往延迟至 1 个月左右。根据题干，考虑为急性血源性骨髓炎。故本题选 B。

19. 类风湿关节炎的治疗目的在于控制炎症，减轻症状，延缓病情进展，保持关节功能和防止畸形。患者经药物治疗后效果不明显，可行手术治疗，早期可作受累关节滑膜切除术，以减少关节液渗出，防止血管翳形成，保护软骨和软骨下骨组织，改善关节功能；也可在关节镜下行关节清理、滑膜切除术。患者病情未到晚期，故不行人工膝关节置换术。故本题选 B。

23. 强直性脊柱炎好发于青少年男性，早期主要表现下腰痛或骶髂部不适、疼痛或发僵。晨起或久坐起立时腰部发僵明显，但活动后减轻；也可表现为臀部、腹股沟酸痛或不适，症状可向下肢放射。晚期脊柱僵硬可致躯干和髋关节屈曲，最终发生驼背畸形，严重者可强直大于 90°屈曲位，不能平视，视野仅限于足下。其他疾病均不具备上述典型症状及体征。故本题选 C。

25. 患儿有左股骨内髁部结核病史，外伤后左膝突然肿胀、疼痛、活动受限，白细胞稍高，中性粒细胞低可排除化脓性感染，患者有高热，寒战等结核中毒表现，可能为结核扩散导致全关节结核。故本题选 E。

27. 脊柱结核治疗的目的是彻底清除病灶、解除神经压迫、重建脊柱稳定性、矫正脊柱畸形。手术适应证：①经保守治疗效果不佳，病变仍有进展。②病灶内有较大的死骨及寒性脓肿。③窦道经久不愈。④骨质破坏严重，脊柱不稳定。⑤出现脊髓和马尾神经受压迫症状或截瘫。⑤严重后凸畸形。手术治疗原则：①术前 4~6 周规范抗结核化疗，控制混合感染。②术中彻底清除病灶，解除神经及脊髓压迫，重建脊柱稳定性。③术后继续完成规范化疗全疗程。故本题选 C。

28. 类风湿关节炎常表现为对称性、持续性肿胀和压痛，晨僵常可持续 1 小时以上。最为常见的关节畸形是腕和肘关节强直、掌指关节的半脱位、手指向尺侧偏斜和呈“天鹅颈”样表现。X 线表现为早期关节周围软组织肿大，关节间隙增宽，关节周围骨质疏松，随病变发展关节周围骨质疏松更明显，关节面边缘模糊不清，关节间隙逐渐变窄。晚期关节间隙消失，最终出现骨性强直。故本题选 C。

30. 急性化脓性关节炎起病急骤，有寒战高热等症状，体温可达 39 ℃以上，甚至出现谵妄与昏迷，小儿多见；病变关节迅速出现疼痛与功能障碍，局部红、肿、热、痛明显；周围血液中白细胞计数增高可至 $10\times10^{9}/L$ 以上，多量中性多核白细胞，血沉增快。患儿具备上述表现，考虑为急性化脓性关节炎。故本题选 D。

第四节　骨　肿　瘤

一、共用题干单选题：每道考题以一个小案例的形式出现，其下面都有 A、B、C、D、E 五个备选答案。请从中选择一个最佳答案。

（1~3 题共用题干）

女，28 岁。左膝外上方逐渐隆起包块伴酸痛半年。X 线平片提示左股骨下端外侧有一病灶，边缘膨胀，中央有肥皂泡样改变，无明显的骨膜反应。

1. 诊断首先考虑
   A. 骨纤维异常增殖症
   B. 骨髓瘤
   C. 骨肉瘤
   D. 骨巨细胞瘤
   E. 骨囊肿
2. 为明确诊断，下列最有价值的检查方法是
   A. 外周血中碱性磷酸酶检测
   B. 局部穿刺活组织检查
   C. CT 检查
   D. 核素骨扫描
   E. 外周血白细胞计数和分类
3. 该患者目前不宜采用的治疗方法是
   A. 病段骨切除，同种异体半关节移植术
   B. 病段骨切除，带血管骨移植
   C. 病段骨切除，胫骨翻转植骨，膝关节融合
   D. 病灶刮除，植骨术
   E. 股骨中上 1/3 截肢，安装假肢

（4~5 题共用题干）

男，12 岁。低热 37 ℃ 左右 1 个月，并感右股骨中段疼痛伴轻度肿胀。血红蛋白 110 g/L，血沉 55 mm/h。X 线检查示股骨中段溶骨性破坏呈梭形影，伴轻度成骨，外有明显骨膜反应，软组织内未见肿块。

4. 最可能的诊断是
   A. 慢性骨髓炎
   B. 股骨中段结核
   C. 骨肉瘤
   D. 尤因肉瘤
   E. 转移癌
5. 最佳的治疗方案是
   A. 抗结核治疗
   B. 大剂量抗生素治疗
   C. 化疗后根治性手术可延长假体置换
   D. 截肢术
   E. 放射治疗

二、单选题：每道考题下面有 A、B、C、D、E 五个备选答案，请从中选择一个最佳答案。

6. 骨巨细胞瘤的性质属于
   A. 良性
   B. 潜在恶性
   C. 恶性
   D. 高度恶性
   E. 性质不明
7. 骨囊肿好发于
   A. 长管状骨干骺端
   B. 扁骨骨端
   C. 长管状骨骨端
   D. 短骨骨端
   E. 短骨干骺端
8. 确诊恶性骨肿瘤最可靠的依据是
   A. 肿胀发展极快、夜间剧痛
   B. 活组织病理检查
   C. X 线片有骨质破坏和骨膜增生
   D. 血清碱性磷酸酶增加
   E. 放射性同位素
9. Codman 三角多见于
   A. 脂肪肉瘤
   B. 骨肉瘤

C．皮质旁肉瘤
D．骨髓瘤
E．骨巨细胞瘤

10. 尤因肉瘤的 X 线特征是
A．X 线片示骨端膨胀性溶骨性破坏
B．X 线片示短骨膨胀，有蜂窝状骨吸收区夹杂钙化斑块
C．X 线片示长骨干骺端骨破坏和日光射线现象，有 Codman 三角
D．X 线片示骨膜板层状或葱皮状反应性骨形成和骨破坏
E．X 线片示自长骨干骺端突出的骨性病损

11. 骨巨细胞瘤的典型 X 线表现是
A．葱皮样骨膜反应
B．骨质破坏，死骨形成
C．日光放射状骨膜反应
D．肥皂泡样骨质反应
E．干骺端圆形边界清楚的溶骨性病灶

12. 骨软骨瘤的临床表现包括
A．生长较快，伴明显疼痛
B．肿块明显，并可见其表面静脉怒张
C．X 线检查见骨膜反应
D．本身可无症状，但压迫周围组织可影响功能
E．肿块与周围界限不清

13. 骨肉瘤患者血清显著增高的是
A．碱性磷酸酶
B．癌胚抗原
C．乳酸脱氢酶
D．α-酸性糖蛋白
E．α-胚胎抗原

14. 骨肉瘤 X 线检查的影像学特征是
A．发生于骨端
B．短管状骨多见
C．可见“日光射线”现象
D．可为膨胀性生长
E．与正常组织界限清楚

15. 良性骨肿瘤的 X 线表现为
A．多处呈虫蛀状破坏
B．骨膜反应明显
C．出现葱皮现象
D．边缘清楚
E．空腔形成

16. 骨巨细胞瘤 X 线片表现特点是
A．骨膜被掀起形成三角
B．骨端骨皮质呈葱皮样改变
C．骨端膨胀破坏，呈肥皂泡样改变
D．骨干中心透明影中有钙化
E．骨端突起，无明显骨破坏

17. 内生软骨瘤的 X 线表现是
A．凹形缺损
B．葱皮样骨膜反应
C．日光放射状骨膜反应
D．溶骨区内有间隔或斑点状钙化影
E．密度增高的肿瘤骨

18. 恶性骨肿瘤的 X 线表现主要为
A．边缘不清楚，骨质破坏，骨膜反应明显

B. 边缘清楚,骨质破坏,骨膜反应明显
C. 边缘不清楚,骨质破坏,无骨膜反应
D. 边缘不清楚,骨质增生,无骨膜反应
E. 边缘清楚,骨质增生,无骨膜反应

19. X 线显示干骺端圆形边界清楚的透亮区,骨皮质变薄,无骨膜反应的疾病是
A. 骨囊肿　　B. 骨巨细胞瘤
C. 骨软骨瘤　　D. 骨肉瘤
E. 骨纤维异常增殖症

20. 尤因肉瘤的主要成分来源是
A. 成软骨细胞　　B. 骨髓细胞
C. 成纤维细胞　　D. 成骨细胞
E. 破骨细胞

21. Ollier 病属于
A. 纤维组织肿瘤　　B. 骨髓组织肿瘤
C. 软骨组织肿瘤　　D. 滑膜组织肿瘤
E. 骨组织肿瘤

22. 骨软骨瘤的切除范围是
A. 骨段切除　　B. 纤维膜,软骨帽
C. 切除肿瘤,搔刮邻近髓腔　　D. 纤维膜、软骨帽、病骨
E. 纤维膜、软骨帽、病骨,基底周围部分正常骨和骨膜

23. 内生软骨瘤的治疗方案应选择
A. 刮除植入松质骨　　B. 肿瘤段切除
C. 必要时可行人工关节置换手术　　D. 截肢术
E. 放疗、化疗、手术相结合

24. 男,16 岁。左膝酸痛 2 个月,加重 1 周伴局部肿胀,无发热。X 线片显示左股骨下端骨质不均匀性溶骨性改变,有散在的钙化并有骨膜反应,经病理活检证实为软骨肉瘤。采取以下哪种治疗
A. 病灶整块切除　　B. 中药治疗
C. 病灶整块切除+植骨　　D. 病段切除+自体带血管骨移植
E. 化疗+免疫治疗

25. 男孩,9 岁。右胫骨上端疼痛,肿胀,压痛,关节活动受限。X 线片: 右胫骨上端偏右骨密度增高,边界不清,有骨膜反应。诊断是
A. 软骨肉瘤　　B. 骨巨细胞瘤　　C. 骨肉瘤　　D. 骨瘤　　E. 骨软骨瘤

26. 女,35 岁。右股骨上端疼痛 20 天。查体: 右股骨上端肿胀压痛,右髋活动受限。X 线检查示右股骨颈及转子下溶骨性破坏。3 年前曾行乳腺癌根治术。最可能的诊断是
A. 骨肉瘤　　B. 软骨肉瘤
C. 纤维肉瘤　　D. 骨巨细胞瘤
E. 乳腺癌骨转移

27. 女,16 岁。左小腿上段肿胀疼痛半年,近 1 个月来肿胀明显,夜间痛明显。查体: 左胫骨上端肿胀严重,压痛明显,浅静脉怒张,扪及一 6 cm×7 cm 硬性肿块,固定,边界不清。X

线片示左胫骨上段呈虫蚀状溶骨性破坏，骨膜反应明显，可见 Codman 三角。最可能的诊断是

A．左胫骨慢性骨髓炎
B．左胫骨软骨肉瘤
C．左胫骨骨巨细胞瘤恶变
D．左胫骨骨肉瘤
E．左胫骨骨软骨瘤恶变

28. 女，16 岁。右大腿下段肿痛 2 个月，夜间痛加剧，无畏寒发热。查体：右膝上方肿胀，皮温增高，局部皮肤表面静脉曲张，有压痛，膝关节屈伸受限。X 线片显示右股骨下端溶骨性改变，有 Codman 三角，其诊断应考虑为

A．骨巨细胞瘤　B．软骨肉瘤　C．骨髓炎　D．骨肉瘤　E．骨软骨瘤

29. 男，28 岁。已确诊为骨巨细胞瘤，局部皮肤表浅静脉怒张，肿胀与压痛均显著，触诊有乒乓球样的感觉。X 线片：骨皮质已破坏，断裂。病理报告：骨巨细胞瘤Ⅲ级。治疗应选择

A．截肢术
B．刮除植骨术
C．刮除骨水泥充填术
D．刮除灭活植骨术
E．刮除灭活骨水泥充填术

30. 男，42 岁。劳累后右髋骨轻微酸痛 1 年余，加重半月，X 线片发现右股骨颈及粗隆间膨胀性改变，中央透亮，边缘有硬化带，无骨折，考虑为骨囊肿，采取的措施主要是

A．截肢+化学治疗
B．化疗治疗+免疫治疗
C．中药治疗
D．病灶刮除并植骨
E．病段切除+人工假体移植

31. 男，18 岁。左上臂近端疼痛、肿胀 1 个月。就诊时 X 线片显示左肱骨上段膨胀性囊状透亮区，边界清，内有骨性间隔将囊腔分成蜂窝状。最可能的诊断是

A．骨囊肿
B．骨纤维发育不良
C．动脉瘤样骨囊肿
D．内生软骨瘤
E．骨肉瘤

32. 男，38 岁。右桡侧逐渐隆起，活动受限。查体：右桡骨远端膨隆，有压痛，皮温正常，X 线片显示右桡骨远端膨胀，呈偏心性，局部骨密度减低，呈肥皂泡样改变，其诊断考虑为

A．骨肉瘤
B．骨髓炎
C．骨软骨瘤
D．软骨肉瘤
E．骨巨细胞瘤

33. 男，25 岁。右大腿下端肿痛 2 个月余。X 线片见股骨下端有境界不清的骨质破坏区，有放射状阴影，两端可见骨膜三角。最可能的诊断是

A．骨髓炎
B．骨结核
C．骨肉瘤
D．骨巨细胞瘤
E．骨转移癌

34. 男，18 岁。右股骨下端疼痛 3 个月，夜间尤甚。查体：右股骨下端偏内侧限局性隆起，皮温略高，皮肤浅静脉怒张，明显压痛，膝关节运动受限。X 线检查见股骨下端溶骨性骨破坏，可见 Codman 三角。可诊断为

A．软骨肉瘤
B．纤维肉瘤
C．骨肉瘤
D．骨巨细胞瘤

E．尤因肉瘤

35. 男，15 岁。平素健康。踢球时扭伤右膝，局部疼痛。X 线检查示右胫骨上端膨胀变粗，密质骨变薄，髓腔扩大呈磨砂玻璃样，界限清楚，无骨膜反应。首先考虑的诊断是

A．骨结核　　B．骨纤维发育不良

C．骨肉瘤　　D．骨软骨瘤

E．骨巨细胞瘤

36. 男，11 岁。病理证实为右股骨下端骨肉瘤，高度恶性，病变局限在骨内，其分期是

A．Ⅳ期　　B．Ⅲ期　　C．ⅠB 期　　D．ⅡA 期　　E．ⅡB 期

37. 男，40 岁。股骨下端疼痛，膝关节活动轻微受限。查体：股骨下端偏外侧局限性隆起，压痛。皮温略高。X 线片：股骨外侧髁可见偏心性生长的骨吸收病灶，皮质向外膨隆，变薄，无骨膜反应。诊断为

A．骨纤维异常增殖症　　B．骨巨细胞瘤

C．嗜酸性肉芽肿　　D．内生软骨瘤

E．骨囊肿

38. 男，13 岁。无意间发现左膝内下有一硬性肿物，触之不痛，X 线示左胫骨上端内侧有一边缘清楚杵形肿块，最大可能性是

A．骨瘤　　B．骨样肉瘤

C．骨软骨瘤　　D．成骨细胞瘤

E．骨巨细胞瘤

39. 男，20 岁。右大腿下端肿痛 3 个月。X 线示右股骨下端骨肉瘤，下一步处理是

A．立即行高位截肢

B．先做活检，根据病理报告决定处理

C．摄胸片

D．准备截肢，术时先做活检，快速切片决定是否截肢

E．大剂量局部放疗

40. 男孩，6 岁。左小腿近端痛 1 个月，进行性加重，各方面检查提示左胫骨上端骨肉瘤，最支持该诊断的外周血化验结果是

A．本周蛋白(+)　　B．血沉加快

C．血中碱性磷酸酶升高　　D．血中白细胞计数升高

E．血中酸性磷酸酶升高

41. 男，15 岁。无意中发现左大腿下端质硬、无痛性包块。X 线片见左股骨下干骺端外侧有一基底狭窄的骨性突出物，密度均匀与股骨一致，无骨质破坏。其诊断是

A．骨结核　　B．骨髓炎

C．骨肉瘤　　D．骨软骨瘤

E．骨巨细胞瘤

42. 女孩，9 岁。右臂痛 2 个月，常发热，38 ℃左右，白细胞总数高，血沉 32 mm/h，X 线片显示右肱骨干皮质骨虫蚀样破坏，有葱皮样改变，最可能诊断为

A．急性化脓性骨髓炎　　B．慢性化脓性骨髓炎

C．骨干结核　　D．尤因肉瘤

E．网状细胞肉瘤

43. 男,52 岁。半年前因直肠癌做 Miles 手术,近 2 周左髋痛,X 线片显示左股骨上端溶骨性改变,范围广,考虑为直肠癌骨转移,适宜采取的治疗方案是

A. 病灶刮除+植骨
B. 化疗+免疫治疗
C. 截肢+化疗
D. 病段切除+人工假体移植
E. 病灶整块切除

三、案例分析题:以下提供若干个案例,每个案例下设若干道考题。每道考题有多个备选答案,其中正确答案有 1 个或多个。选对一个答案给 1 个得分点,选错一个扣 1 个得分点,直至本题扣至 0 分。

(44~46 题共用题干)

男,15 岁。有胫骨近端疼痛、肿胀 1 个月,夜间痛明显,无明显外伤史。

44. 患者可能的诊断是

A. 骨囊肿
B. 骨纤维异常增殖症
C. 动脉瘤样骨囊肿
D. 内生软骨瘤
E. 骨肉瘤
F. 化脓性骨髓炎
G. 骨折
H. 骨巨细胞瘤

45. 就诊拍 X 线片显示左胫骨近端囊状透亮区,边界清,最可能的诊断是

A. 骨软骨瘤
B. 骨肉瘤
C. 骨化性肌炎
D. 骨结核
E. 慢性骨髓炎
F. 骨巨细胞瘤
G. 动脉瘤样骨囊肿

46. 患者摔倒后出现局部肿痛和异常活动,可采用的治疗方法有

A. 卧床休息
B. 手术
C. 穿刺活检
D. 放疗
E. 化疗
F. 理疗
G. 石膏临时固定

答案与解析

答案

1. D	2. B	3. E	4. D	5. C	6. B	7. A	8. B	9. B	10. D
11. D	12. D	13. A	14. C	15. D	16. C	17. D	18. A	19. A	20. B
21. C	22. E	23. A	24. D	25. C	26. E	27. D	28. D	29. A	30. D
31. C	32. E	33. C	34. C	35. B	36. D	37. B	38. C	39. C	40. C
41. D	42. D	43. B							

44. CEFH　45. FG　46. BCG

解析

4. 尤因肉瘤好发于儿童,发病高峰为 10~20 岁,多见于长骨骨干、骨盆和肩胛骨;表现为局限性疼痛、肿胀,并进行性加重;全身情况迅速恶化,常伴有低热、白细胞增多和血沉加快;X 线表现常见的特征是长骨骨干或扁骨发生较广泛的浸润性骨破坏,表现为虫蛀样

溶骨改变，界限不清，外有骨膜反应，呈板层状或“葱皮状”表现。患儿具备上述表现，故考虑为尤因肉瘤。故本题选 D。

5. 尤因肉瘤对放疗极为敏感，经小剂量照射后，肿瘤可迅速缩小，局部疼痛明显减轻。但由于尤因肉瘤易早期转移，单纯放疗远期疗效差。化疗也很有效，但预后仍较差。现采用放疗加化疗和手术（保肢或截肢）的综合治疗，生存率已提高到 50% 以上。故本题选 C。

6. 骨巨细胞瘤为交界性或行为不确定的肿瘤，可分为巨细胞瘤和恶性巨细胞瘤。其很可能起源于骨髓结缔组织间充质干细胞，以基质细胞和多核巨细胞为主要结构，是一种潜在恶性或介于良恶性之间的溶骨性肿瘤。故本题选 B。

7. 骨囊肿是一种发生于髓内、通常是单腔的、囊肿样局限性瘤样病损，囊肿腔内含有浆液或血清样液体。常见于儿童和青少年，好发于长管状骨干骺端，依次为肱骨近段、股骨近端、胫骨近端和桡骨远端。故本题选 A。

8. 病理组织学检查是骨肿瘤确诊的唯一可靠检查。按照标本采集方法分为穿刺活检和切开活检两种。穿刺活检多用于脊柱及四肢的溶骨性病损。切开活检又分切取式和切除式。故本题选 B。

9. 骨肉瘤是一种最常见的恶性骨肿瘤，特点是肿瘤产生骨样基质，X 线可表现为不同形态，密质骨和髓腔有成骨性、溶骨性和混合性骨质破坏，骨膜反应明显，呈侵袭性发展，可见 Codman 三角或呈“日光射线”形态。故本题选 B。

15. 良性骨肿瘤的 X 线表现具有界限清楚、密度均匀的特点。多为膨胀性病损或者外生性生长。病灶骨质破坏呈单房性或多房性，内有点状、环状、片状骨化影，周围可有硬化反应骨，通常无骨膜反应。故本题选 D。

17. 内生软骨瘤的 X 线表现为髓腔内有椭圆形透亮点，呈溶骨性破坏，皮质变薄无膨胀，溶骨区内有间隔或斑点状钙化影。骨膜下软骨瘤在一侧皮质形成凹形缺损，并可有钙化影。故本题选 D。

18. 恶性骨肿瘤的 X 线表现为病灶多不规则，呈虫蛀样或筛孔样，密度不均，界限不清，若骨膜被肿瘤顶起，可见 Codman 三角，多见于骨肉瘤。若骨膜反应呈“葱皮”现象，多见于尤因肉瘤。若恶性肿瘤生长迅速，超出骨皮质范围，同时血管随之长入，肿瘤骨与反应骨沿放射状血管方向沉积，表现为“日光射线”形态。某些生长迅速的恶性肿瘤很少有反应骨，X 线表现为溶骨性缺损，骨质破坏。故本题选 A。

24. 软骨肉瘤是软骨性的恶性肿瘤，以手术治疗为主，术前大剂量化疗，然后根据肿瘤浸润范围做根治性切除瘤段、植入假体的保肢手术或截肢术，术后继续大剂量化疗。故本题选 D。

29. 骨巨细胞瘤按分化程度可分为三级：Ⅰ级，基质细胞稀疏，核分裂少，多核巨细胞甚多；Ⅱ级，基质细胞多而密集，核分裂较多，多核巨细胞数目减少。Ⅲ级，以基质细胞为主，核异型性明显，核分裂极多，多核巨细胞很少。Ⅰ级为良性，Ⅱ级为中间性，Ⅲ级为恶性。患者诊断为恶性骨巨细胞肿瘤，应行截肢术，切除患肢。故本题选 A。

30. 单纯性骨囊肿的标准治疗为病灶刮除，自体或异体骨移植填充缺损。有些骨囊肿骨折后可以自愈。故本题选 D。

31. 动脉瘤样骨囊肿以疼痛和肿胀为主要症状，大多数患者以病理性骨折就诊；X 线表现为长骨骨干或干骺端的气球样、透亮的膨胀性、囊状溶骨性改变，偏心，边界清晰，有骨性间隔，将囊腔分隔成蜂窝状或泡沫状，有时病灶也可位于中心位置。故本题选 C。

34. 骨肉瘤好发于青少年。临床表现为局部疼痛，多为持续性，逐渐加重，夜间尤重。可伴有局部肿块，附近关节活动受限，局部表面皮温升高，静脉怒张。X 线可表现为不同形态，密质骨和髓腔有成骨性、溶骨性和混合性骨质破坏，骨膜反应明显，呈侵袭性发展，可见 Codman 三角或呈“日光射线”形态。故本题选 C。

35. 骨纤维发育不良是一种髓内良性的纤维性-骨性病变，可累及单骨或多骨。好发于青少年和中年，多发生在 10~25 岁骨骼生长阶段。病损进展较慢，通常无自觉症状，多在 X 线检查时无意发现。X 线表现为受累骨骼膨胀变粗，密质骨变薄，典型特征是呈磨砂玻璃样改变，界限清楚。股骨近端的病损可使股骨颈弯曲，酷似“牧羊人手杖”。故本题选 B。

36. 骨肉瘤的分期类型：① Ⅰ A($G_1T_1M_0$)，低度恶性，位于骨内，未转移。② Ⅰ B($G_1T_2M_0$)，低度恶性，已累及骨外软组织，未转移。③ Ⅱ A($G_2T_1M_0$)，高度恶性，位于骨内，未转移。④ Ⅱ B($G_2T_2M_0$)，高度恶性，已累及骨外软组织，未转移。⑤ Ⅲ A($G_2T_1M_1$)，高度恶性，位于骨内，已有区域或远隔转移。⑥ Ⅲ B($G_2T_2M_1$)，高度恶性，已累及骨外软组织，已有区域或远隔转移。故本题选 D。

41. 骨软骨瘤是一种常见的、软骨源性的良性肿瘤，是位于骨表面的骨性突起物，顶面有软骨帽，中间有髓腔。多发生于青少年，常见于长骨干骺端，如股骨远端、胫骨近端和肱骨近端。可长期无症状，多因无意中发现骨性包块而就诊。X 线表现为单发或多发，在干骺端可见从皮质突向软组织的骨性突起，其皮质和松质骨以窄小或宽广的蒂与正常骨相连，彼此髓腔相通，皮质相连续，突起表面为软骨帽，不显影，厚薄不一，有时可呈不规则钙化影。故本题选 D。

43. 转移性骨肿瘤的治疗通常采用姑息疗法。应采取积极态度，以延长寿命、缓解症状、改善生活质量为目的。治疗时需针对原发癌和转移瘤进行治疗，采用化疗、放疗和内分泌治疗。其结果取决于原发部位和疾病的范围。故本题选 B。

第五节 颈椎病

一、共用题干单选题：每道考题以一个小案例的形式出现，其下面都有 A、B、C、D、E 五个备选答案。请从中选择一个最佳答案。

(1~4 题共用题干)

男，48 岁。1 年前开始逐渐出现颈后酸痛不适，双手麻木，不灵活，使用筷子困难。行走时有踩棉花感，易跌倒。查体：前臂外侧痛觉减退，四肢肌张力增高，双 Hoffmann 试验(+)，踝阵挛(+)，Babinski 征(+)。辅助检查：X 线检查见颈 5~6 生理曲度消失，局部轻度后凸畸形，间隙狭窄，增生硬化；椎管矢状径 15 mm。

1. 临床初步诊断为

A. 神经根型颈椎病
B. 肌萎缩侧索硬化症
C. 脊髓型颈椎病
D. 脊髓空洞症
E. 胸廓出口综合征

2. 进一步检查首选

A. 颈椎 CT
B. 颈椎 MRI

C．脊髓造影
D．诱发电位
E．上肢肌电图

3. 患者伴有阵发性头晕、眼花、耳鸣等，与头部转动有关，曾有2次猝倒，持续约半分钟。鉴于此，还应进行哪项检查
A．头颅 CT
B．脑电图
C．椎动脉造影
D．核素扫描
E．诱发电位

4. 治疗首先采取的方法是
A．颈椎牵引
B．按摩
C．手术
D．颈托固定
E．NSAID 及神经营养药物

二、单选题：每道考题下面有 A、B、C、D、E 五个备选答案，请从中选择一个最佳答案。

5. 颈椎病的手术治疗，下列不恰当的是
A．脊髓型颈椎病常需手术治疗
B．后路手术以减压为主，一般不行髓核摘除
C．伴椎管狭窄者一般行前路手术
D．前路手术多同时行植骨融合稳定脊柱
E．非手术治疗无效反复发作者须手术治疗

6. 下列颈椎病行颌枕吊带牵引的叙述，不恰当的是
A．适用于除交感型外的各型颈椎病
B．牵引重量应合适
C．牵引时头前屈 15°
D．可解除肌痉挛
E．可使小关节内的滑膜皱襞复位

7. 颈椎管狭窄症的典型临床表现是
A．四肢无力
B．头晕、头痛
C．双上肢疼痛
D．恶心、呕吐
E．束带感

8. 关于颈椎病，下列说法错误的是
A．可有心动过速等交感神经表现
B．神经根型表现为手部麻木无力
C．交感型颈椎病最多见
D．严重者可导致截瘫
E．骨赘压迫食管可引起吞咽困难

9. 颈椎病引起头晕头痛的常见类型是
A．神经根型　B．脊髓型　C．交感型　D．椎动脉型　E．混合型

10. 对脊椎型颈椎病最有意义的检查是
A．正侧位 X 线片了解椎间隙是否变窄
B．侧位 X 线片了解椎间孔有无缩小
C．侧位过伸过屈位 X 线片
D．脊髓碘油造影
E．颈椎 MRI

11. 椎动脉型颈椎病最突出的症状是
A．恶心　B．猝倒　C．心慌　D．视物不清　E．耳鸣耳聋

12. 颈椎病分型不包括

A. 神经根型
B. 脊髓型
C. 椎动脉型
D. 交感型
E. 椎间盘突出型

13. 颈椎病的手术指征包括
A. 颈痛伴手麻木
B. 头痛、头晕、眩晕
C. 颈肩痛较重,手握力减退,X 线检查有骨棘生成,椎间隙狭窄
D. 反复发作,症状严重,长期保守疗法无效,有脊髓受压或瘫痪
E. 颈肩痛,手部肌力减弱,头痛头晕,耳鸣

14. 椎动脉型颈椎病因脑血供不足可出现
A. 四肢肌肉萎缩
B. 四肢手足多汗
C. 四肢放射性疼痛
D. 眩晕、视觉障碍
E. 压头试验阳性

15. 脊髓型颈椎病最重要的诊断依据为
A. 头痛头晕
B. 双上肢麻木
C. 眼痛、面部出汗失常
D. 四肢麻木、无力,病理反射(+)
E. 肢体发凉,无或少汗

16. 男,33 岁。颈部疼痛,四肢无力 2 年,检查时出现第 2 肋间以下感觉明显减弱,对其诊断最有意义的检查是
A. 胸椎的 X 线平片
B. 颈椎的 X 线平片
C. 颈椎的 MRI
D. 胸椎的 MRI
E. 全身详细的体检

17. 女,40 岁。诉头痛头晕,颈侧弯后伸后头晕加重并出现猝倒。肱二头肌腱反射亢进,颈椎斜位片显示钩椎关节增生。可能最大的是
A. 梅尼埃征
B. 体位性眩晕
C. 脊髓肿瘤
D. 椎动脉型颈椎病
E. 粘连性蜘蛛膜炎

18. 男,40 岁。患有颈椎病,MRI 检查见 $C_{5\sim6}$ 间盘突入椎管压迫颈脊髓,保守治疗无效,瘫痪渐渐加重,应选择哪种治疗方案
A. 大重量牵引
B. 旋转复位推拿
C. 后路椎板切除手术
D. 前外侧椎管减压术
E. 前路髓核摘除植骨术

19. 男,20 岁。双下肢发紧,继而双手持物力弱,行走困难。查体:有不规则感觉减弱区,肌张力增高,肌力弱,Hoffmann 征阳性。可能是
A. 肌萎缩侧索硬化症
B. 横断性脊髓炎
C. 脊髓型颈椎病
D. 原发性神经炎
E. 脊髓空洞症

20. 男,55 岁。右颈肩痛 1 年,伴右手麻 3 个月。查体:颈椎生理弧度消失,颈 5~6 棘突间

压痛，右颈肩部肌肉紧张，右手掌桡侧皮肤感觉减退，右肱二头肌反射亢进，霍夫曼征（+），诊断为颈椎病。在颈椎病的诊断中，下列最可靠的依据是

A．颈肩部疼痛　　B．X线片示有骨刺
C．患侧霍夫曼征（+）　　D．手指麻木
E．颈部活动受限

21. 男，45岁。开车10年，无诱因双手无力半年，双下肢不灵活，行走时有踏棉花感，伴胸部束带感。既往有5年颈肩痛放散史。查体：颈6以下肌力减退，感觉障碍。双跟腱反射亢进，双Babinski征阳性。X线片示颈椎退行性变，椎间隙变窄硬化。应选择的治疗方法是

A．颈椎牵引　　B．超短波理疗
C．按摩方法松解颈部　　D．手术治疗
E．等CT检查后再定

22. 女，45岁。颈部不适，左肩及上肢放射痛伴感觉障碍，考虑为神经根型颈椎病，以下不宜采用的治疗措施是

A．手法推拿　　B．反复发作者考虑手术
C．颈肩部痛点局部封闭　　D．颈椎牵引
E．局部理疗

23. 男，60岁。双下肢无力半年，右腿明显，近2个月行走不稳，右手不能扣钮扣，无外伤史，无发热。体格检查：颈背部无明显压痛，两上肢拇指、示指皮肤感觉均减退，右侧尤其明显，四肢肌张力增高，肱二头肌反射亢进，双侧膝踝反射亢进，右髌阵挛阳性，右巴宾斯基征阳性。最可能的诊断为

A．缺血性脑卒中　　B．颈部软组织损伤
C．脊髓型颈椎病　　D．颈椎结核
E．周围神经炎

24. 女，49岁。颈肩痛5年余，出现四肢麻木，无力半年，行走时步态不稳，查体见双手尺侧以下皮肤感觉减退，双下肢肌张力增高，肌力3~4级，X线片见颈椎骨质明显退行性改变，其诊断可能为

A．颈椎增生　　B．神经根型颈椎病
C．脊髓型颈椎病　　D．交感型颈椎病
E．椎管内肿瘤

25. 男，50岁。四肢麻胀，乏力逐渐加重近2年，1个月前不慎滑倒，当即出现四肢活动障碍。查体：神志清楚，头部活动无明显受限，第2肋以下皮肤痛觉减退，四肢不能主动活动，肌张力增高，病理征（+）。X线检查示颈4、胸1椎体后缘骨质增生，椎间隙变窄。可诊断为

A．外伤性颈髓损伤　　B．颈椎脱位
C．脊髓型颈椎病　　D．颈椎肿瘤
E．颈椎管内肿瘤

26. 女，65岁。近半年来反复出现头痛，头晕，今晨在突然转头时感眩晕耳鸣，恶心呕吐，摔倒在地，2分钟后缓解。既往曾类似发作2次，X线片示颈5~6椎体后缘骨质增生，椎间孔明显缩小，最可能的诊断是

A．神经根型颈椎病
B．脊髓型颈椎病
C．交感型颈椎病
D．椎动脉型颈椎病
E．癫痫发作

三、案例分析题：以下提供若干个案例，每个案例下设若干道考题。每道考题有多个备选答案，其中正确答案有1个或多个。选对一个答案给1个得分点，选错一个扣1个得分点，直至本题扣至0分。

（27~30题共用题干）

男，50岁。外科医生，长期低头手术，颈肩痛伴右上肢放射性麻痹1年。颈椎X线片提示颈椎生理曲度变直，$C_{4\sim5}$、$C_{5\sim6}$ 椎间隙变窄，$C_{4\sim6}$ 椎体后缘骨质增生。

27. 该患者首先考虑诊断为
A．局部型颈椎病
B．神经根型颈椎病
C．椎动脉型颈椎病
D．交感型颈椎病
E．脊髓型颈椎病
F．落枕

28. 查体发现患者拇指、示指感觉减退，肱二头肌肌力4级。提示压迫节段在
A．颈4~5
B．颈5~6
C．颈6~7
D．颈7~胸1
E．胸1~2
F．颈3~4

29. 针对此病，常用的体格检查方法包括
A．Kernig征
B．牵拉试验
C．Spurling试验
D．有无感觉改变或异常
E．腱反射
F．Mills征

30. 手术指征包括
A．经正规非手术疗法半年无效
B．有进行性肌肉萎缩
C．非手术疗法有效，但由于症状反复发作影响工作、学习和生活
D．疼痛剧烈，保守治疗无效
E．临床症状严重，且临床表现、影像学所见及神经学定位相一致
F．疼痛反复发作，严重影响工作和生活

答案与解析

答案

1. C　2. B　3. C　4. C　5. C　6. A　7. A　8. C　9. D　10. E
11. B　12. E　13. D　14. D　15. D　16. C　17. D　18. E　19. C　20. C
21. D　22. C　23. C　24. C　25. C　26. D
27. B　28. B　29. BCDE　30. ABCDEF

解析

5. 颈椎病手术方式的选择：①前路手术，主要用于以椎间盘突出为主者；椎体后缘有骨性或软骨性致压物压迫脊髓或其血管者；椎间关节松动不稳伴有神经症状需行固定术者；

椎体前方骨刺已压迫食管，引起吞咽困难，需切除骨刺者。②后路手术，主要用于颈椎病有多节段损害造成广泛椎管狭窄，狭窄节段超过 3 个者；部分患者狭窄未超过 3 个节段，但狭窄非常严重者，可先行后路减压，而后再酌情行前路减压。故本题选 C。

6. 脊髓型颈椎病是颌枕吊带的禁忌证，颌枕吊带牵引适用于脊髓型以外的各型颈椎病。它可以解除肌痉挛、增大椎间隙、减少椎间盘压力，从而减轻对神经根的压力和对椎动脉的刺激，并使嵌顿于小关节内的滑膜皱襞复位。故本题选 A。

8. 颈椎病的分型包括神经根型颈椎病、脊髓型颈椎病、椎动脉型颈椎病、交感型颈椎病。其中以神经根型颈椎病最多见。故本题选 C。

9. 椎动脉型颈椎病由于颈椎退变机械性压迫因素或颈椎退变所致颈椎节段性不稳定，致使椎动脉遭受压迫或刺激，椎动脉狭窄、迂曲或痉挛造成椎-基底动脉供血不全，出现头晕、恶心、耳鸣、偏头痛等症状，或转动颈椎时突发眩晕而猝倒。故本题选 D。

10. 颈椎病患者均应争取行颈椎 MRI 检查，对颈椎病的诊断和分型至关重要，且对手术的决定，手术部位的判定及术式的选择等都具有重要意义。通常 T_1WI 示椎间盘向椎管内突出等，T_2WI 示硬膜外腔消失，椎间盘呈低信号，脊髓受压或脊髓内出现高信号区。故本题选 E。

13. 颈椎病的手术适应证：①神经根性疼痛剧烈，保守治疗无效。②脊髓或神经根明显受压，伴有神经功能障碍。③症状虽然不甚严重但保守治疗半年无效，或影响正常生活和工作者。故本题选 D。

17. 椎动脉型颈椎病表现为头晕、恶心、耳鸣、偏头痛等症状，或转动颈椎时突发眩晕而猝倒。故本题选 D。

18. 患者 MRI 检查见 $C_{5\sim6}$ 间盘突入椎管压迫颈脊髓，考虑诊断为脊髓型颈椎病，保守治疗无效，应行手术治疗。手术方式：①前路及前外侧手术，适合于切除突出之椎间盘、椎体后方骨赘及椎关节骨赘，以解除对脊髓、神经根和椎动脉的压迫。同时也可进行椎体间植骨融合术，以稳定脊柱。②后路手术，主要是通过椎板切除或椎板成形术达到对脊髓的减压，在椎板切除不多即能达到减压目的时，也可辅以后方脊柱融合术。前路髓核摘除植骨术可以解除突出的椎间盘对脊髓、神经根和椎动脉的压迫。故本题选 E。

19. 脊髓型颈椎病是颈椎病最严重的类型。患者出现上肢或下肢麻木无力、僵硬、双足踩棉花感、束带感，双手精细动作障碍。后期可出现二便功能障碍。检查时可有感觉障碍平面，肌力减退，四肢腱反射活跃或亢进，而浅反射减弱或消失。Hoffmann 征、Babinski 征等病理征可呈阳性。故本题选 C。

20. 颈肩部疼痛、手指麻木、颈部活动受限、X 线片显示有骨刺都是颈椎病的表现，但不具特异性。霍夫曼征指患者前臂旋前，掌面向下，检查者一手握其腕部上方，另一手中、示指夹住其中指，使其腕部轻度背伸，然后用拇指向掌侧弹拨中指远端指甲，患者拇指及其余各指迅速屈曲为阳性，提示有上位运动神经元损害，常见于脊髓型颈椎病患者。故本题选 C。

21. 患者无明显诱因双手无力半年，双下肢不灵活，行走时有踏棉花感，伴胸部束带感，查体肌力减退，感觉障碍，双 Babinski 征阳性，X 线示颈椎退行性变，均为脊髓型颈椎病的表现。患者临床表现提示脊髓或神经根明显受压，且伴有神经功能障碍，应选择手术治疗。故本题选 D。

26. 患者在突然转头时感眩晕耳鸣，恶心呕吐，摔倒在地，2 分钟后缓解，为椎动脉型颈椎病的表现。椎动脉型颈椎病由于颈椎退变机械性压迫因素或颈椎退变所致颈椎节段性不稳定，致使椎动脉遭受压迫或刺激，椎动脉狭窄、迂曲或痉挛造成椎-基底动脉供血不全，出现头晕、恶心、耳鸣、偏头痛等症状，或转动颈椎时突发眩晕而猝倒。故本题选 D。

第六节　腰椎间盘突出

一、共用题干单选题：每道考题以一个小案例的形式出现，其下面都有 A、B、C、D、E 五个备选答案。请从中选择一个最佳答案。

（1~3 题共用题干）

患者扭伤后腰及左腿痛 2 个月，未经任何治疗。在当地医院 CT 检查显示 $L_{4\sim5}$ 间盘突出（偏左）。

1. 其定位体征应是
   A. 左跟腱反射消失
   B. 腰骶棘突左侧压痛
   C. 左直腿抬高试验(+)
   D. 腰向患侧凸弯
   E. 左足蹈趾背伸力减弱
2. 最佳治疗方法是
   A. 坐骨神经封闭
   B. 局部涂骨质宁擦剂(外用药)
   C. 暂行牵引，按摩和理疗等
   D. 通过间盘镜摘除突出髓核
   E. 立即手术行髓核切除
3. 手术适应证不包括
   A. CT 确诊后
   B. 神经根刺激症状明显，疼痛严重者
   C. 经系统非手术治疗半年以上不缓解者
   D. 多次反复发作者
   E. 中央型间盘突出，影响大小便者

二、单选题：每道考题下面有 A、B、C、D、E 五个备选答案，请从中选择一个最佳答案。

4. 首次急性发作的腰椎间盘突出症的治疗方法应首选
   A. 完全卧床，同时行牵引治疗
   B. 卧床休息，可适量活动
   C. 予镇痛药物，必要时局部封闭
   D. 推拿按摩，适当锻炼腰部肌肉
   E. 手术治疗，摘除髓核，解除压迫
5. 直腿抬高试验阳性表明
   A. Schmorl 结节
   B. 马尾神经损伤
   C. 慢性腰肌劳损
   D. 腰 3~4 椎间盘膨出
   E. 腰 4~5 或腰 5~骶 1 椎间盘突出症
6. 关于腰椎间盘突出症的描述，错误的是
   A. 本病指纤维环破裂，髓核突出，压迫神经根引起症状
   B. 好发于 30~50 岁的体力劳动者或平时锻炼较少者
   C. 患者均有坐骨神经分布区感觉、运动及反射的改变
   D. 诊断时均应拍腰椎片
   E. 两下肢同时有神经症状者，应考虑手术治疗

7. 腰椎间盘突出症最常见的部位是

A. $T_{12} \sim L_1$　B. $L_{1\sim2}$　C. $L_{2\sim3}$　D. $L_{3\sim4}$　E. $L_{4\sim5}$

8. 腰椎间盘突出最常见的临床症状是

A. 腰僵硬　B. 腰部活动受限

C. 双下肢发紫　D. 腰痛

E. 大小便失禁

9. 急性腰扭伤与腰椎间盘突出症均可有坐骨神经支配区疼痛，其鉴别依靠

A. 外伤史　B. X 线片

C. 局部痛点普鲁卡因封闭　D. 直腿抬高试验

E. 股神经牵拉试验

10. 腰椎间盘突出症，出现鞍区麻木及大小便功能障碍，腰椎间盘突出压迫的区域是

A. 脊髓腰膨大部　B. 脊髓圆锥

C. 马尾神经　D. 骶 1 神经根

E. 骶 2 神经根

11. 腰椎间盘突出症，感觉减退出现在外踝部及足背外侧，踝反射异常，压迫的神经根是

A. 腰 3 神经根　B. 腰 4 神经根

C. 腰 5 神经根　D. 骶 1 神经根

E. 骶 2 神经根

12. 确诊为腰椎间盘突出症的患者，以下术前检查不必要的是

A. 肌电图　B. 腰椎 MRI 或 CT

C. 腰穿　D. 腰椎管造影

E. 腰椎正侧位 X 线平片

13. 下列哪项是高位腰椎间盘突出症的特点

A. 下肢肌肉无力少见　B. 腰腿痛症状重，范围大

C. 直腿抬高试验多阴性　D. 应尽量保守治疗

E. 括约肌功能障碍多见

14. 男，45 岁。猛抬重物后腰剧痛并向右下肢放射，咳嗽时加重。其诊断最大可能是

A. 腰椎骨折　B. 腰椎滑脱

C. 腰部肌筋膜炎　D. 腰椎间盘突出症

E. 腰扭伤

15. 男，35 岁。3 天前突发腰痛，半天后出现右脚痛，咳嗽时加重。查体：腰骶部压痛，放射至小腿，右直腿抬高 40°阳性，小腿外侧和足背痛觉减退，趾背伸肌肌力减弱。受累的神经根为

A. L_2　B. L_3　C. L_4　D. L_5　E. S_1

16. 男，29 岁。3 天前搬重物后感腰痛，伴右下肢放射痛，咳嗽、喷嚏时症状加重，不能下床活动，以前无类似发作史。查体：腰椎生理弧度消失，活动明显受限，直腿抬高仅达 40°，加强阳性，右足外侧皮肤感觉减退，右跟腱反射减弱，X 线平片除腰椎生理弧度消失外，未见其他异常，尿常规正常。其诊断首先考虑为

A. 急性腰扭伤　B. 急性腰椎小关节功能紊乱

C. 腰椎弓根峡部不连　D. 腰 4~5 椎间盘突出

E．腰 5～骶 1 椎间盘突出

17. 男，34 岁。10 天前抬重物扭伤腰部，腰痛伴右下肢后外侧放射痛，无大小便功能障碍。经诊断为腰椎间盘突出症。下列不宜采用的治疗措施是

A．卧床休息
B．骨盆牵引
C．理疗和按摩
D．皮质类固醇硬膜外注射
E．立即手术治疗，行髓核摘除术

18. 男，42 岁。单侧坐骨神经痛及腰痛。查体：直腿抬高试验及加强试验阳性，脊柱侧弯，踝反射异常，足趾跖屈力减退，最可能的诊断是

A．腰椎间盘突出症
B．慢性腰肌劳损
C．腰椎骶化
D．类风湿脊柱炎
E．骶椎裂

19. 男，36 岁。3 天前突发腰痛，伴右侧下肢放射痛，咳嗽后加重。查体：腰骶区压痛（+），放射至小腿。右侧直腿抬高试验阳性，小腿前外侧和足内侧感觉减退，趾背伸肌力减弱。最可能受累的神经根是

A．L_5
B．L_4
C．L_2
D．L_3
E．S_1

20. 男，65 岁。L_3 椎体肿瘤被当作“腰椎间盘突出症”予局部物理疗法加消炎镇痛药治疗 3 个月，为避免误诊，最简便的检查是

A．CT
B．MRI
C．X 线平片检查
D．脊髓造影
E．核素骨扫描

21. 男，41 岁。2 周前搬重物时出现腰部疼痛，排便时加重，并向左下肢放射，逐渐出现左小腿皮肤感觉减退。查体：腰部活动受限，左侧支腿抬高 40°出现左下肢放射性疼痛。腰椎 X 线片未见异常。最可能的诊断是

A．腰椎间盘突出症
B．腰椎肿瘤
C．腰椎管狭窄症
D．强直性脊柱炎
E．腰扭伤

22. 男，52 岁。腰腿痛 10 年。查体：腰 5～骶 1 间压痛，并放射至小腿外侧，左侧直腿抬高试验阳性，加强试验阳性。最可能的诊断是

A．棘上韧带炎
B．棘突炎
C．棘间韧带炎
D．腰椎管狭窄症
E．腰椎间盘突出症

23. 男，30 岁。送水工人，在搬水时扭伤腰部，腰剧痛并向下肢放射，不能平卧，伴下肢麻木，无足下垂，大小便正常。诊断最可能为

A．急性腰扭伤
B．坐骨神经损伤
C．腰椎压缩性骨折
D．臀中肌综合征
E．腰椎间盘突出症

24. 男，40 岁。腰扭伤后腰痛向右下肢放射 2 周，大小便正常。查体：腰椎右凸畸形，腰 4、5 椎左侧压痛并放射至左小腿，左下肢直腿抬高试验阳性，左小腿外侧皮肤感觉迟钝，第一足趾背伸力弱，腰椎平片示腰椎右凸畸形，余无异常。CT 扫描示腰 4、5 椎间隙，椎体左后软组织阴影 1.0 cm×0.6 cm，左侧神经根受压。目前最佳的治疗是

A. 平卧硬板床，理疗，药物治疗
B. 立即手术治疗
C. 加强腰椎被动活动锻炼
D. 应用抗生素
E. 应用抗结核药物

三、案例分析题：以下提供若干个案例，每个案例下设若干道考题。每道考题有多个备选答案，其中正确答案有 1 个或多个。选对一个答案给 1 个得分点，选错一个扣 1 个得分点，直至本题扣至 0 分。

（25~32 题共用题干）

男，43 岁。腰痛伴左小腿外侧放射疼痛 1 周。

25. 此患者最可能的临床初步诊断为
A. 腰椎间盘突出症
B. 腰椎肿瘤
C. 腰椎管狭窄症
D. 腰椎峡部裂
E. 劳损性腰痛
F. 腰椎结核

26. 除上述诊断外，有可能的其他诊断为
A. 腰椎结核
B. 腰椎间盘突出症
C. 腰椎峡部裂
D. 腰椎管狭窄症
E. 腰椎肿瘤
F. 劳损性腰痛

27. 进一步针对性的查体包括
A. 腰椎叩痛、活动度
B. 下肢的感觉、肌力
C. 下肢直腿抬高试验
D. 膝腱、跟腱反射
E. Babinski 征
F. Hoffmann 征

28. 如患者左小腿外侧感觉异常，趾背伸肌力 3 级，左直腿抬高试验阳性，膝腱、跟腱反射正常，考虑受压的神经根是
A. L_2
B. L_3
C. L_1
D. L_5
E. S_1
F. 完全无法确定

29. 明确诊断需做的辅助检查有
A. 血常规
B. 肿瘤因子
C. 腰椎 X 线片
D. 腰椎 MRI
E. 颈椎 X 线片
F. 颈椎 MRI

30. 如 X 线显示腰椎骨质未见异常，$L_{4\sim5}$ 椎间隙变窄。MRI 显示腰 $L_{4\sim5}$ 椎间盘左侧突出，压迫相应节段神经根，腰椎管未见明显狭窄，腰椎体信号未异常，可明确诊断为
A. 劳损性腰痛
B. 腰椎间盘突出症
C. 腰椎峡部裂
D. 腰椎管狭窄症
E. 腰椎肿瘤
F. 腰椎结核

31. 患者当前首要考虑的治疗措施是
A. 卧床休息
B. 腰背肌功能锻炼
C. 腰部支具
D. 肌肉松弛药
E. 止痛
F. 甘露醇静滴

32. 经保守治疗 6 个月后，患者左下肢感觉异常加重，趾背伸肌力 4 级，应考虑的治疗是

A. 卧床休息
B. 腰背肌功能锻炼
C. 腰部支具
D. 肌肉松弛药
E. 止痛
F. 手术治疗

答案与解析

答案

1. E　2. C　3. A　4. A　5. E　6. C　7. E　8. D　9. C　10. C
11. D　12. C　13. B　14. D　15. D　16. E　17. E　18. A　19. A　20. C
21. A　22. E　23. E　24. A
25. A　26. ABCE　27. ABCDE　28. D　29. CD
30. B　31. ABCDEF　32. F

解析

1. 腰椎间盘突出会使肌力下降,若神经受压严重或时间较长,患者可有肌力下降。腰 5 神经根受累时,足蹲趾背伸肌力下降。故本题选 E。

4. 腰椎间盘突出症非手术治疗的适应证:①初次发病,病程较短的患者。②休息以后症状可以自行缓解者。③由于全身疾病或有局部皮肤疾病,不能实行手术者。④不同意手术者。非手术治疗方法:①卧床休息,一般严格卧床三周,带腰围逐步下地活动。②非甾体抗炎药物。③牵引疗法,骨盆牵引最常用。④理疗。故本题选 A。

5. 直腿抬高试验指患者仰卧,伸膝,被动抬高患肢,正常人神经根有 4 mm 的滑动度,下肢抬高到 60°~70°始感腘窝不适,腰椎间盘突出症患者神经根受压或粘连使滑动度减少或消失,抬高在 60°以内即可出现坐骨神经痛,称为直腿抬高试验阳性。由于 95%左右的椎间盘突出发生在腰 4~腰 5 及腰 5~骶 1 间隙,故多伴有坐骨神经痛。故本题选 E。

6. 患者的临床表现是依据病变突出部位所压迫神经决定,并非均有坐骨神经分布区感觉、运动及反射的改变。腰椎间盘突出症的神经系统表现:①感觉异常,多数患者有感觉异常,腰 5 神经根受累者,小腿外侧和足背痛、触觉减退;骶 1 神经根受压时,外踝附近及足外侧痛、触觉减退。②肌力下降,若神经受压严重或时间较长,患者可有肌力下降;腰 5 神经根受累时,足蹲趾背伸肌力下降;骶 1 神经根受累时,足跖屈肌力减弱。③反射异常,根据受累神经不同,患者常出现相应的反射异常;踝反射减弱或消失表示骶 1 神经根受累;骶 3~骶 5 马尾神经受压,则为肛门括约肌张力下降及肛门反射减弱或消失。故本题选 C。

7. 腰椎间盘突出症是指腰椎间盘发生退行性改变以后,在外力作用下,纤维环部分或全部破裂,单独或者连同髓核、软骨终板向外突出,刺激或压迫窦椎神经和神经根引起的以腰腿痛为主要症状的一种病变。95%左右的椎间盘突出发生在 $L_{4\sim5}$ 及 $L_5\sim S_1$ 间隙。故本题选 E。

8. 腰椎间盘突出症的患者,绝大部分有腰痛。腰痛可出现在腿痛之前,亦可在腿痛同时或之后出现。发生腰痛的原因是椎间盘突出刺激了外层纤维环及后纵韧带中的窦椎神经纤维。故本题选 D。

9. 有近半数急性腰扭伤患者有放射性或牵扯性神经痛,其疼痛多在臀部、大腿后部、大腿根部前内侧等处，故直腿抬高试验有时可为阳性。急性腰扭伤采用局部痛点普鲁卡因封闭有效，而腰椎间盘突出症则需硬膜外类固醇注射疗法。故本题选 C。

14. 腰椎间盘突出症常见于 20~50 岁的患者，多有弯腰劳动或长期坐位工作史，首次发病常在半弯腰持重或突然扭腰动作过程中发生。患者猛抬重物后腰剧痛并向右下肢放射，其诱因和放射痛均支持腰椎间盘突出症诊断，考虑为腰椎间盘突出症。故本题选 D。

15. 腰神经根病的神经定位：①L_2 神经受累，关键感觉区为大腿前中部，关键运动肌为屈髋肌（髂腰肌）。②L_3 神经受累，关键感觉区为股骨内髁，关键运动肌为膝伸肌（股四头肌），膝反射减弱或消失。③L_4 神经受累，关键感觉区为内踝，关键运动肌为足背伸肌（胫前肌）。④L_5 神经受累，关键感觉区为第三跖趾关节背侧，关键运动肌为足踇长伸肌。⑤S_1 神经受累，关键感觉区为足跟外侧，关键运动肌为足跖屈肌（小腿三头肌），踝反射减弱或消失。故本题选 D。

17. 腰椎间盘突出症的手术适应证：①腰腿痛症状严重，反复发作，经半年以上非手术治疗无效，且病情逐渐加重，影响工作和生活者。②中央型突出有马尾神经综合征，括约肌功能障碍者，应按急诊进行手术。③有明显的神经受累表现者。患者仅有腰痛伴右下肢放射痛，无其他神经受累表现，应先行保守治疗。故本题选 E。

20. X 线平片通常作为常规检查。一般拍摄腰椎正、侧位片，若怀疑脊椎不稳可以加照屈、伸动力位片和双斜位片。故本题选 C。

28. L_5 神经根受累表现：足踇趾背伸肌力减弱，小腿及足背侧感觉减弱，膝腱、跟腱反射改变不明显。该患者考虑为腰 5 神经根受累。故本题选 D。

第七节　运动系统慢性损伤

一、共用题干单选题：每道考题以一个小案例的形式出现，其下面都有 A、B、C、D、E 五个备选答案。请从中选择一个最佳答案。

（1~3 题共用题干）

女，50 岁。左肩疼痛 1 个月，并有向左上臂放射，伴肩关节活动限制，症状逐渐加重，有夜痛甚至影响睡眠。发病前曾有外伤史，但伤时症状不明显。查体：左肩有肌肉萎缩，肩活动限制，尤其是外展和旋转较甚，肩前有局限按痛点，畸形不明显。

1. 最可能的诊断是
   A. 左肋骨近端转移性肿瘤　　B. 左粘连性肩关节囊炎
   C. 左肱骨近端不完全性骨折后　　D. 左肩关节软组织伤
   E. 颈椎病

2. 下列哪项检查对明确诊断最有帮助
   A. X 线片检查　　B. 肌电图检查
   C. CT 和 MRI 检查　　D. 关节镜检查
   E. 核素扫描检查

3. 下列哪项治疗较适合
   A. 严密观察病程的变化　　B. 药物治疗
   C. 手术治疗　　D. 局部注射醋酸泼尼松龙

E．积极进行肩关节主动活动并辅助理疗、按摩等

（4~5 题共用题干）

男，45 岁。右膝关节疼痛半年，有外伤史，活动时弹响，并伴有关节交锁现象。

4. 本病最有可能是
A．创伤性关节炎
B．类风湿关节炎
C．半月板损伤
D．增生性关节炎
E．化脓性关节炎

5. 下列最有诊断意义的无创检查是
A．X 线平片
B．膝关节造影
C．CT
D．MRI
E．超声

二、单选题：每道考题下面有 A、B、C、D、E 五个备选答案，请从中选择一个最佳答案。

6. 膝关节处于半屈状态，此时突然将膝关节伸直，并伴有旋转动作，可能损伤
A．膝关节前交叉韧带
B．膝关节后交叉韧带
C．膝关节内侧副韧带
D．膝关节外侧副韧带
E．膝关节半月板

7. 关于慢性运动系统损伤的治疗，说法错误的是
A．限制致伤动作，纠正不良姿势
B．局部注射肾上腺皮质类固醇
C．理疗、按摩
D．服用消炎镇痛药
E．必须手术治疗

8. 有关跟腱断裂的诊断依据，下列错误的是
A．跟腱部可扪及凹陷
B．患足背屈范围超过健侧
C．患足不能主动跖屈
D．患足单独站立，足跟不能离开地面
E．在跑跳过程中，突感跟后部剧痛

9. 对肱骨外上髁炎有诊断意义的检查是
A．Mills 征
B．Thomas 征
C．Spurling 征
D．Dugas 征
E．“4”字试验

10. 有关肩周炎的描述，不正确的是
A．女性多于男性
B．左侧多于右侧
C．青少年多于中老年
D．X 线平片见肩关节结构正常
E．肩关节外展、外旋、后伸受限

11. 弹响指各手指发病频度最多的是
A．拇、示指　B．示、中指　C．中、环指　D．环、小指　E．拇、小指

12. 狭窄性腱鞘炎最常发生于
A．手与腕部　B．肘部　C．肩部　D．踝部　E．足趾部

13. 下列可显示半月板损伤的辅助检查是
A．CT 造影　B．CT　C．X 线　D．MRI　E．骨扫描

14. 下列不属于半月板损伤急性期表现的是

A．膝关节间隙明显压痛
B．膝关节不能主动伸直
C．膝关节有剧烈疼痛
D．膝关节僵直，活动障碍
E．关节肿胀，有关节内积血

15．有关狭窄性腱鞘炎，下列错误的是
A．病变不仅限于屈肌腱鞘
B．腱鞘炎局部封闭有效
C．病变部位多在拇指掌指关节掌侧
D．晨僵疼痛，活动后好转
E．局部压痛

16．有关肘管综合征，下列不正确的是
A．肘管综合征是尺神经的慢性损伤
B．肘管综合征的最常见病因是肘外翻
C．手背尺侧、小鱼际、小指及环指尺侧感觉麻木常为首发症状
D．治疗方法主要为手术治疗
E．已萎缩的手部小肌肉术后可较快恢复，而手部感觉可缓慢恢复正常

17．狭窄性腱鞘炎疗效较好的方法是
A．理疗
B．限制活动和石膏固定
C．理疗加内服药物
D．伤湿止痛膏局部贴敷
E．醋酸泼尼松龙局部封闭

18．肩周炎不正确的治疗方法是
A．理疗
B．封闭
C．按摩
D．服用非甾体抗炎药物
E．限制肩关节活动

19．女，40 岁。家庭妇女。右拇指活动弹响伴右拇指间关节明显疼痛半年，右拇指不能主动伸直 1 天。检查：右第一掌指关节掌面可及黄豆大小质硬结节，压痛明显，被动屈伸右拇指可于结节处触及弹响。可诊断为
A．右拇长屈肌腱腱鞘炎
B．肿瘤
C．风湿结节
D．腱鞘囊肿
E．骨关节炎

20．女，22 岁。因参加劳动一周后，右肘关节痛。活动用力后加重，右肘外侧压痛，右肘伸肌腱牵拉试验（Mills 征）（+），皮肤无红肿，首选诊断是
A．肘关节结核
B．肘关节疲劳骨折
C．肱骨外上髁炎
D．右肘外侧副韧带损伤
E．桡神经损伤

21．女，54 岁。手指有弹响指，最有可能的疾病是
A．痛风
B．风湿热
C．狭窄性腱鞘炎
D．骨关节炎
E．类风湿关节炎

22．女，50 岁。左手桡侧 3 个手指感觉过敏，大鱼际肌萎缩，拇指对掌无力，腕部正中神经 Tinel 征阳性，屈腕试验（Phalen 征）阳性。其诊断应是
A．神经根型颈椎病
B．腕部腱鞘炎

C．腕骨结核　　D．腕管综合征
E．月骨无菌性坏死

23．女，54岁。右手拇指晨起僵硬伴疼痛半年，近2周出现该处的肿胀及活动受限，被动活动患指可出现伴疼痛的弹响。最可能的诊断是
A．关节内游离体　　B．类风湿关节炎
C．狭窄性腱鞘炎　　D．骨关节炎
E．风湿性关节炎

24．男，55岁。肩痛，僵硬，活动受限，颈部无症状，最可能的诊断是
A．颈椎病　　B．胸廓出口综合征
C．臂丛神经炎　　D．粘连性肩关节囊炎
E．脊髓空洞症

25．女，50岁。左拇指痛3天，屈伸活动有弹响。查体：第一掌骨头掌侧有结节，压痛，并随患指屈伸，感到其下另有一结节移动。诊断为
A．第一掌骨头病理性骨折　　B．左拇指屈肌腱狭窄性腱鞘炎
C．类风湿关节炎　　D．腱鞘囊肿
E．拇深屈肌腱断裂

26．女，48岁。患右拇指狭窄性腱鞘炎2周，此时最好的治疗方法是
A．制动　　B．理疗
C．泼尼松局部封闭　　D．腱鞘切开术
E．局部注射抗生素

27．男，66岁。右髋部疼痛、活动受限半年余，2年前因右股骨颈骨折行空心钉内固定治疗。查体：右髋关节内旋和外旋受限。X线显示右股骨头负重区出现新月征，囊性变。其最可能的诊断是
A．化脓性髋关节炎　　B．股骨颈骨折不愈合
C．股骨头缺血性坏死　　D．髋关节结核
E．类风湿关节炎

28．女，33岁。右肱骨外上髁炎半个月，治疗后好转。预防复发的基本原则包括
A．及时理疗　　B．持续服用镇痛药物2周
C．限制握拳伸腕动作　　D．限制屈腕动作
E．反复多次局部注射醋酸泼尼松龙

29．女，48岁。晨起左中指发僵、疼痛，缓慢活动后可消失，屈伸中指时有弹响。最可能的诊断是
A．类风湿关节炎　　B．狭窄性腱鞘炎
C．腱鞘囊肿　　D．滑囊炎
E．创伤性关节炎

30．女，47岁。因左肩痛3个月逐渐加重，不能梳头，左肩关节外展、后伸受限，三角肌萎缩，无手臂麻木感。最可能的原因是
A．颈椎病　　B．肩部肿瘤
C．肩周炎　　D．肩关节结核
E．风湿性关节炎

答案与解析

答案

1. B	2. C	3. E	4. C	5. D	6. E	7. E	8. C	9. A	10. C
11. C	12. A	13. D	14. D	15. D	16. E	17. E	18. E	19. A	20. C
21. C	22. D	23. C	24. D	25. B	26. C	27. C	28. C	29. B	30. C

解析

1. 粘连性肩关节囊炎即肩周炎,以肩关节周围疼痛、各方向活动受限为特点,尤其是外展外旋和内旋后伸活动。患者左肩疼痛,伴放射症状和活动受限,查体有左肩肌肉萎缩,肩活动限制,以外展和旋转较甚,考虑诊断为左粘连性肩关节囊炎。故本题选 B。
2. X 线平片见肩关节结构正常,可有不同程度骨质疏松。MRI 见关节囊增厚,肩部滑囊可有渗出,MRI 对鉴别诊断意义较大。肩关节镜检查属于有创性检查,一般不用。故本题选 C。
3. 肩周炎治疗的目的为缓解疼痛,恢复功能,避免肌肉萎缩。治疗方法:①早期给予理疗、针灸、适度的推拿按摩,可改善症状。②痛点局限时,可局部注射醋酸泼尼松龙,能明显缓解疼痛。③疼痛持续、夜间难以入睡时,可短期服用非甾体抗炎药。④无论病程长、短,症状轻、重,均应每日进行肩关节的主动活动,活动以不引起剧痛为限。⑤对症状持续且重者,以上治疗无效时,在麻醉下采用手法或关节镜下松解粘连,再注入类固醇或透明质酸钠,可取得满意疗效。⑥肩外因素所致粘连性肩关节囊炎除局部治疗外,还需对原发病进行治疗。故本题选 E。
6. 半月板是膝关节内的新月状纤维软骨结构,膝关节半月板最易受伤的姿势为膝关节处于半屈状态时突然将膝关节伸直,并且伴有旋转动作。故本题选 E。
7. 慢性运动系统损伤在一定程度上可以预防,应防治结合,去除病因,以防为主。其防治主要包括减少损伤性因素、物理治疗、合理应用非甾体抗炎药、合理并正确使用糖皮质激素。局部注射有助于抑制损伤性炎症,减轻粘连,是临床上常用的有效方法。对某些非手术治疗无效的慢性损伤,如狭窄性腱鞘炎、神经卡压综合征及腱鞘囊肿等可行手术治疗。故本题选 E。
8. 跖屈障碍常见于胫神经损伤,而跟腱断裂一般不伴神经损伤。跟腱断裂时立即出现跟部疼痛,肿胀,瘀斑,行走无力,不能提跟,检查可在跟腱断裂处扪到压痛及凹陷、空虚感。故本题选 C。
9. Mills 征即伸肌腱牵拉试验,伸肘、握拳、屈腕、然后前臂旋前,此时肘外侧出现疼痛为阳性,对肱骨外上髁炎具有诊断意义。故本题选 A。
11. 弹响指为狭窄性腱鞘炎常见的临床表现,初时,晨起患指发僵、疼痛,缓慢活动后即消失。随病程延长逐渐出现弹响伴明显疼痛,严重者患指屈曲,不敢活动。各手指发病的频度依次为中、环指最多,示、拇指次之,小指最少。故本题选 C。
12. 手与腕部狭窄性腱鞘炎是最常见的腱鞘炎,好发于长期、快速、过度用力使用手指和腕关节的中老年妇女、轻工业工人和管弦乐器演奏家等。故本题选 A。
19. 狭窄性腱鞘炎的典型症状为弹响指和弹响拇,体检时可在远侧掌横纹处触及黄豆大小的痛性结节,屈伸患指该结节随屈肌腱上、下移动,或出现弹拨现象,并感到弹响即发生于此处。患者查体有右第一掌指关节掌面可及黄豆大小质硬结节,压痛明显,被动屈伸右拇指可于结节处触及弹响表现,考虑诊断为右狭窄性腱鞘炎。故本题选 A。

20. Mills 征即伸肌腱牵拉试验,伸肘、握拳、屈腕、然后前臂旋前,此时肘外侧出现疼痛为阳性,是肱骨外上髁炎的特征性表现。故本题选 C。

22. 腕管综合征常有桡侧三个手指端麻木或疼痛,持物无力;拇、示、中指感觉过敏或迟钝;大鱼际肌萎缩,拇指对掌无力;腕部正中神经 Tinel 征阳性;屈腕试验(Phalen 征)阳性。故本题选 D。

24. 粘连性肩关节囊炎又称肩周炎,因多种原因致肩盂肱关节囊炎性粘连、僵硬,以肩关节周围疼痛,各方向活动受限为特点,尤其是外展外旋和内旋后伸活动。故本题选 D。

26. 患者发病时间短,应首先保守治疗,非手术治疗无效时可考虑行狭窄的腱鞘切开减压术。患者右拇指狭窄性腱鞘炎 2 周,制动和理疗的治疗时间长,故不采用,此时最好的治疗是局部糖皮质激素注射。狭窄性腱鞘炎为慢性无菌性炎症,故不应用抗生素。故本题选 C。

第五章　泌尿外科临床常见病

第一节　泌尿生殖系炎症

一、共用题干单选题:每道考题以一个小案例的形式出现,其下面都有 A、B、C、D、E 五个备选答案。请从中选择一个最佳答案。

(1~4 题共用题干)

男,28 岁。尿急、尿痛伴尿道口脓性分泌物 2 天就诊,患者否认有不洁性行为史。

1. 下列最适宜的、首先进行的检查是
A. 血常规　B. 尿细菌培养
C. 尿常规　D. 尿道分泌物涂片
E. 前列腺液常规

2. 患者尿道分泌物涂片检查发现白细胞,其内有革兰阴性双球菌,该患者应诊断为
A. 尿路感染　B. 急性前列腺炎
C. 淋菌性尿道炎　D. 非淋菌性尿道炎
E. 精囊炎

3. 如上述诊断成立,下列不属于该病治疗原则的是
A. 早期治疗,正规合理用药　B. 配偶应同时检查治疗
C. 治疗期间禁止性生活　D. 治疗首选米诺环素
E. 治疗效果不佳,应行淋球菌培养及药敏测定

4. 患者因治疗不正规,症状多次反复,后出现尿流变细,尿不尽及排尿困难症状,最可能的诊断是
A. 继发前列腺炎　B. 淋菌性尿道狭窄
C. 继发非淋菌性尿道炎　D. 继发急性后尿道炎
E. 慢性淋菌性尿道炎

(5~7题共用题干)

女,38岁。尿频、尿急、下腹痛伴终末血尿1天。尿常规检查见大量红细胞、白细胞。

5. 诊断首先考虑
   A. 泌尿系结石
   B. 泌尿系结核
   C. 膀胱肿瘤
   D. 急性肾盂肾炎
   E. 急性膀胱炎
6. 下列禁忌做的检查为
   A. 静脉肾盂造影
   B. 泌尿系B超
   C. 膀胱镜检查
   D. 中段尿细菌培养
   E. 血常规
7. 目前主要的治疗措施是
   A. 抗感染
   B. 口服解痉药物
   C. 卧床休息、多饮水
   D. 每日清洁会阴部
   E. 碱化尿液

二、单选题:每道考题下面有A、B、C、D、E五个备选答案,请从中选择一个最佳答案。

8. 正常前列腺按摩液镜检为
   A. WBC>20个/HP,无卵磷脂小体
   B. WBC<5个/HP,无卵磷脂小体
   C. WBC>30个/HP,卵磷脂小体较少
   D. WBC<10个/HP,卵磷脂小体较多
   E. WBC<15个/HP,无卵磷脂小体
9. 无症状细菌尿需要治疗的是
   A. 妊娠期无症状细菌尿
   B. 老年人
   C. 糖尿病患者
   D. 绝经前女性
   E. 非妊娠患者
10. 尿道炎时尿痛的特点表现为
   A. 排尿开始时出现疼痛
   B. 排尿终时尿痛加重
   C. 常伴有尿线中断
   D. 伴有耻骨上区疼痛
   E. 伴有终末血尿
11. 下列不属于急性肾盂肾炎感染途径的是
   A. 血行感染
   B. 直接蔓延
   C. 淋巴道感染
   D. 上行感染
   E. 密切接触性感染
12. 孕妇患急性肾盂肾炎时抗感染药物最适合的是
   A. 头孢类
   B. 氨基糖苷类
   C. 喹诺酮类
   D. 半合成青霉素类
   E. 磺胺类
13. 尿路感染的最常见途径是
   A. 上行感染
   B. 血行感染
   C. 直接感染
   D. 淋巴道感染
   E. 呼吸道感染

14. 急性前列腺炎患者直肠指诊的特点包括
    A. 前列腺增大,无压痛
    B. 前列腺增大,压痛明显
    C. 前列腺质地变硬
    D. 前列腺表面扪及结节
    E. 前列腺按摩后尿道可见血性液体
15. 导致尿路感染最常见的致病菌是
    A. 金黄色葡萄球菌
    B. 大肠埃希菌
    C. 变形杆菌
    D. 粪链球菌
    E. 沙雷杆菌
16. 临床上最常见的前列腺炎是
    A. 急性细菌性前列腺炎
    B. 慢性细菌性前列腺炎
    C. 慢性非细菌性前列腺炎
    D. 无症状的炎症性前列腺炎
    E. 前列腺痛
17. 诊断急性淋菌性尿道炎,最常用且快捷、有效的实验室检查方法是
    A. 血常规检查发现白细胞升高
    B. 尿常规检查发现白细胞增多
    C. 尿道分泌物涂片检查可见白细胞内革兰阴性双球菌
    D. 中段尿培养出淋球菌
    E. 尿道分泌物培养出淋球菌
18. 女,56 岁。尿频、尿急、尿痛、小腹痛伴终末血尿 2 天,尿常规见大量红、白细胞/HP,最适宜的检查是
    A. 膀胱镜检查
    B. 泌尿系 B 超
    C. 逆行肾盂造影
    D. 静脉肾盂造影
    E. 中段尿细菌培养加药敏测定
19. 女,27 岁。因发热伴尿频、尿急 1 个月入院,近 3 天全身关节酸痛、尿频、尿急加重。查体:体温 39.5℃,白细胞 13×10^9/L,中性粒细胞 86%,尿培养大肠埃希菌阳性,诊断为大肠埃希菌性尿路感染。应首选的药物治疗是
    A. 青霉素
    B. 红霉素
    C. 庆大霉素
    D. 头孢曲松
    E. 林可霉素
20. 男,32 岁。渐进性尿频,近 1 年来每日尿频十余次,每次尿量不足 50 mL。尿常规示红细胞(++),白细胞(++),患者首选的检查是
    A. 前列腺液常规检查
    B. 膀胱镜
    C. KUB+IVP
    D. 肾图
    E. 双肾、膀胱 CT 扫描
21. 女,35 岁。右腰痛伴发热、尿频、尿急、尿痛 2 天住院,5 年前有类似病史。尿常规示白细胞 25 个/HP,红细胞 5 个/HP,蛋白(+),血常规白细胞总数升高。静脉肾盂造影未见异常。最可能的诊断是
    A. 急性膀胱炎
    B. 慢性膀胱炎
    C. 慢性肾盂肾炎急性发作
    D. 慢性肾盂肾炎
    E. 急性肾盂肾炎

22. 女,25 岁。膀胱刺激症状 2 年,尿常规检查显示尿中有大量红细胞、白细胞,血生化检查发现尿素氮和肌酐明显升高,IVP 显示右肾不显影,左肾重度积水,膀胱显影不佳。该患者最可能的诊断是
A. 慢性肾盂肾炎　B. 慢性膀胱炎
C. 泌尿系统结核　D. 肾结石合并肾积水
E. 间质性膀胱炎
23. 女,32 岁。尿频、尿痛伴肉眼血尿 1 天,排空后有尿不尽感。既往体健。查体: 双肾区无叩击痛,尿白细胞 20~30 个/HP,红细胞 20~30 个/HP。考虑患者诊断为
A. 肾结石　B. 急性膀胱炎
C. 急性肾盂肾炎　D. 肾结核
E. 急性肾小球肾炎
24. 男,30 岁。近半年来出现尿频、尿不净、尿道滴白及肛周隐痛不适,多次检查尿常规 WBC 1~3 个/HP;前列腺液常规: WBC>10 个/HP,卵磷脂小体(+++)/HP,前列腺液培养阴性,血常规无异常。该患者应该诊断为
A. 慢性膀胱炎　B. 泌尿系结核
C. 非淋菌性尿道炎　D. 慢性前列腺炎
E. 膀胱结石
25. 男,25 岁。尿急、尿痛伴尿道口脓性分泌物 2 天就诊,分泌物涂片检查发现白细胞内大量革兰阴性双球菌。患者应诊断为
A. 尿路感染　B. 急性前列腺炎
C. 淋菌性尿道炎　D. 非淋菌性尿道炎
E. 精囊炎
26. 男,27 岁。近日来出现午后低热。阴囊疼痛,皮肤发红、发热、疼痛,并沿精索、下腹部以及会阴部放射。检查阴囊部可触及寒性脓肿。考虑最可能的诊断是
A. 男生殖系统结核　B. 附睾炎
C. 睾丸肿瘤　D. 急性肾盂肾炎
E. 急性膀胱炎
27. 女,48 岁。尿频、尿急、尿痛,伴尿后滴血 4 天,查尿常规见许多红、白细胞/HP,下列检查不正确的是
A. 尿细胞学检查　B. 尿培养和药物敏测
C. 泌尿系 B 超检查　D. 膀胱镜检查
E. IVP

答案与解析

答案

1. D　2. C　3. D　4. B　5. E　6. C　7. A　8. D　9. A　10. A
11. E　12. D　13. A　14. B　15. B　16. C　17. C　18. E　19. D　20. A
21. E　22. C　23. B　24. D　25. C　26. A　27. D

解析

8. 正常前列腺按摩液镜检为 WBC<10 个/HP,卵磷脂小体较多。前列腺液 WBC>10 个/HP,卵磷脂小体减少,可诊断为前列腺炎。急性前列腺炎时禁止前列腺按摩和穿刺。故本题选 D。
10. 尿道炎时尿痛的特点为排尿开始时出现疼痛。排尿终末时出现疼痛为上尿路症状。尿流中断为膀胱结石的表现。耻骨上区疼痛可见于急性尿潴留。终末血尿可见于上尿路病变。故本题选 A。
11. 急性肾盂肾炎是肾盂和肾实质的急性细菌性炎症。致病菌主要为大肠埃希菌和其他肠杆菌及革兰阳性细菌,如副大肠埃希菌、变形杆菌、粪链球菌、葡萄球菌等。感染途径包括上行感染、血行感染、直接蔓延和淋巴道感染。故本题选 E。
16. 前列腺炎是指前列腺受到致病菌感染和(或)某些非感染因素刺激而出现的骨盆区域疼痛或不适、排尿异常、性功能障碍等临床表现,以慢性非细菌性前列腺炎最常见。故本题选 C。
18. 患者出现膀胱刺激征,可判断处于泌尿系统感染的急性期。膀胱镜检查和肾盂造影在泌尿系统感染急性期禁用,ACD 错误。B 超检查对于泌尿系统感染的病因检查无实际意义,B 错误。细菌培养和菌落计数是诊断尿路感染的主要依据,泌尿系统感染急性期最适宜的检查为中断尿细菌培养加药敏测定。故本题选 E。
19. 患者诊断为大肠埃希菌性尿路感染。大肠埃希菌为革兰阴性杆菌,应选用针对革兰阴性杆菌的药物。第二、三代头孢菌素对严重革兰阴性杆菌感染作用显著。故本题选 D。
21. 慢性肾盂肾炎急性发作常有慢性肾盂肾炎病史,且有反复发作的膀胱刺激征,IVP 显示肾盏变形,肾小管损害,故不考虑慢性肾盂肾炎急性发作。急性肾盂肾炎常表现为起病急骤,突发寒战高热,有头痛、全身痛以及恶心、呕吐等;有尿频、尿急、尿痛;有明显的肾区压痛;尿液检查有白细胞、红细胞、蛋白、管型和细菌等。故本题选 E。
23. 急性膀胱炎表现为发病突然,有尿痛、尿频、尿急,严重者数分钟排尿一次,且不分昼夜;排空后仍有尿不尽感;患者常诉排尿时尿道有烧灼感,甚至不敢排尿;常见终末血尿,有时为全程血尿,甚至有血块排出;可有急迫性尿失禁;尿沉渣检查有白细胞增多,也可有红细胞。患者膀胱刺激征明显,有尿液排不尽感,且无发热及腰痛,双肾区无叩击痛,考虑诊断为急性膀胱炎。故本题选 B。

第二节 睾丸鞘膜积液

一、共用题干单选题:每道考题以一个小案例的形式出现,其下面都有 A、B、C、D、E 五个备选答案。请从中选择一个最佳答案。

(1~2 题共用题干)

男孩,8 岁。发现右阴囊内肿块 1 年,不痛,平卧时消失。肿块扪之囊性感,透光试验(+)。

1. 最可能的诊断为

A. 睾丸鞘膜积液　　B. 睾丸肿瘤

C. 腹股沟斜疝　　D. 精索鞘膜积液

E. 交通性鞘膜积液

2. 首选的治疗方法是
A．睾丸鞘膜翻转术
B．睾丸鞘膜切除术
C．鞘状突高位结扎术
D．穿刺抽液术
E．阴囊托起

（3~4 题共用题干）

男，10 岁。右侧阴囊内肿块，大小约 4 cm×5 cm×5 cm，平卧后消失。

3. 为明确诊断，首先采取的检查方法是
A．透光试验
B．Valsalva 试验
C．穿刺
D．B 超
E．CT

4. 若检查为阳性，可初步诊断为
A．交通性鞘膜积液
B．右腹股沟斜疝
C．精索鞘膜积液
D．睾丸鞘膜积液
E．右腹股沟滑动性疝

二、单选题：每道考题下面有 A、B、C、D、E 五个备选答案，请从中选择一个最佳答案。

5. 有关鞘膜积液的治疗，下列疗效最不理想的措施是
A．婴儿鞘膜积液、成人较小的鞘膜积液无需手术治疗
B．穿刺抽液治疗
C．鞘膜翻转术
D．交通性鞘膜积液应在内环处高位结扎鞘突
E．精索鞘膜积液应将积液囊全部切除

6. 关于睾丸鞘膜积液，错误的是
A．在正常情况下鞘膜囊壁有分泌和吸收浆液的功能
B．急性睾丸炎、附睾炎、精索炎为睾丸鞘膜积液病因
C．睾丸鞘膜积液发生和发展都较缓慢患者可无症状
D．睾丸鞘膜积液临床上表现为阴囊囊性肿物，两侧睾丸大小不一样
E．初生婴儿有睾丸鞘膜积液时，常在一岁前进行治疗

7. 关于交通性睾丸鞘膜积液，正确的是
A．平卧后鞘膜积液可逐渐缩小
B．站立后透光试验仍阴性
C．单纯抽液治疗可获得良好疗效
D．精索鞘膜积液同时伴有睾丸鞘膜积液称为交通性鞘膜积液
E．单纯鞘膜翻转术也可获得满意的治疗效果

8. 单纯性睾丸鞘膜积液最可靠的诊断依据是
A．阴囊肿大
B．阴囊肿块表面光滑
C．阴囊肿块有波动感
D．阴囊透光试验阳性
E．右侧阴囊无睾丸

9. 可出现睾丸鞘膜积液的情况是
A．睾丸外伤或炎症
B．隐睾

C. 先天性睾丸发育不全
D. 附睾囊肿
E. 尿道断裂

10. 关于鞘膜积液,不正确的是
A. 交通性鞘膜积液,卧位时会缩小或消失
B. 成人的睾丸鞘膜积液,均需手术治疗
C. 婴儿的鞘膜积液常可自行吸收消退,不需手术治疗
D. 积液为脓性、血性或乳糜性时,则阴囊透光试验为阴性
E. 一侧鞘膜积液多见

11. 对于较大的睾丸鞘膜积液,最佳治疗方法是
A. 理疗
B. 抽刺囊液
C. 鞘膜翻转手术
D. 热敷
E. 阴囊托起

12. 男孩,1 岁。诊断为右侧睾丸鞘膜少量积液,最佳处理方案是
A. 睾丸鞘膜翻转术
B. 观察
C. 药物治疗
D. 立即引流
E. 穿刺抽吸

13. 男孩,5 岁。右侧阴囊包块,卧位不消失,右睾丸未扪及,阴囊透光试验阳性,正确诊断是
A. 右侧斜疝
B. 精索鞘膜积液
C. 交通性鞘膜积液
D. 右睾丸鞘膜积液
E. 右侧隐睾

14. 男,22 岁。查体发现腹股沟或睾丸上方有一囊肿,透光试验阳性,囊肿与睾丸有明显分界,诊断为
A. 交通性鞘膜积液
B. 精索鞘膜积液
C. 睾丸鞘膜积液
D. 睾丸肿瘤
E. 精液囊肿

15. 男,12 岁。右阴囊肿大 3 年,晨起变小,活动后增大。查体:右阴囊肿大,可触及囊性感,挤压时缩小,缩小时可触到睾丸。应诊断为
A. 右斜疝
B. 右睾丸鞘膜积液
C. 精索鞘膜积液
D. 右睾丸交通性鞘膜积液
E. 右精索静脉曲张

16. 男,18 岁。右侧阴囊肿大 1 年,肿块大小无变化,无明显疼痛。查体:右侧阴囊肿大,精索正常,可触及囊性感肿块,挤压时无变化,睾丸大小触及不清,透光试验为阳性。该患者诊断为
A. 右侧斜疝
B. 右睾丸鞘膜积液
C. 右睾丸肿瘤
D. 右交通性鞘膜积液
E. 右精索静脉曲张

17. 男孩,3 岁。因左侧阴囊增大入院,查体:左侧阴囊质软,阴囊透光试验阳性,平卧后可消失。诊断考虑是
A. 左侧睾丸鞘膜积液
B. 左侧交通性鞘膜积液

C. 左侧斜疝　　D. 左侧睾丸肿瘤
E. 左侧附睾结核

18. 男孩,8岁。查体发现阴囊囊性肿块,站立时肿块明显增大,透光试验阳性,卧位时肿块缩小或消失,睾丸不能触及。考虑为
A. 睾丸鞘膜积液　　B. 精索鞘膜积液
C. 交通性鞘膜积液　　D. 睾丸炎
E. 完全性腹股沟斜疝

答案与解析

答案

1. E　2. C　3. A　4. A　5. B　6. E　7. A　8. D　9. A　10. B
11. C　12. B　13. D　14. B　15. D　16. B　17. B　18. C

解析

5. 婴儿先天性鞘膜积液常可自行吸收消退,可不急于手术治疗。成人的睾丸鞘膜积液,如积液量少,无任何症状,不需要手术治疗;积液量多,体积大伴明显的症状,可行睾丸鞘膜切除+翻转术。精索囊肿需将鞘膜囊全部切除。交通性鞘膜积液应切断通道,在内环处高位结扎鞘状突。单纯穿刺抽液仅能缓解症状,无法破坏鞘膜积液的内壁,容易复发。故本题选B。
6. 婴儿先天性鞘膜积液常可自行吸收消退,可不急于手术治疗,1岁以后仍存在的建议手术治疗。故本题选E。
7. 交通性鞘膜积液,立位时阴囊肿大,卧位时积液流入腹腔,鞘膜囊缩小或消失,睾丸可触及。故本题选A。
12. 婴儿先天性鞘膜积液常可自行吸收消退,可不急于手术治疗,1岁以后仍存在的建议手术治疗。患儿1岁,且睾丸鞘膜积液量少,可先观察。故本题选B。
13. 阴囊透光试验阳性提示为鞘膜积液,卧位不消失,考虑为非交通性鞘膜积液,右睾丸未扪及提示睾丸在肿块内部。综上,考虑为右睾丸鞘膜积液。故本题选D。
17. 患儿左侧阴囊包块,质软,阴囊透光试验阳性可考虑为鞘膜积液,平卧后可消失提示为交通性。考虑诊断为左侧交通性鞘膜积液。故本题选B。

第三节　前列腺增生症

一、共用题干单选题:每道考题以一个小案例的形式出现,其下面都有A、B、C、D、E五个备选答案。请从中选择一个最佳答案。

(1~3题共用题干)

男,65岁。反复夜间尿频半年余,排尿困难2个月,B超检查双肾未见占位性病变,膀胱充盈良好,前列腺4.5 cm×4 cm×3 cm大小,残余尿量120 ml。

1. 患者最可能的诊断是
A. 神经源性膀胱　　B. 膀胱过度活动症
C. 前列腺增生症　　D. 膀胱肿瘤

E．尿道狭窄

2. 下一步最应做的检查是

A．CT
B．MRI
C．经直肠B超
D．尿流动力学
E．腹部平片

3. 如果最大尿流率<10 ml/s，膀胱顺应性尚好，下一步应采取的较佳治疗方法是

A．药物治疗
B．开放手术
C．经尿道电切术
D．局部放疗
E．局部理疗

（4~5题共用题干）

男，68岁。因饮酒后排尿困难急诊入院。查体见耻骨上包块，有轻压痛。

4. 该患者最可能的原因是由于

A．前列腺增生症
B．神经性膀胱
C．膀胱肿瘤
D．尿道结石
E．尿道狭窄

5. 要确诊病因，最简便的辅助检查是

A．X线
B．MRI
C．B超
D．CT
E．膀胱造影检查

二、单选题：每道考题下面有A、B、C、D、E五个备选答案，请从中选择一个最佳答案。

6. 关于前列腺增生症，下列正确的是

A．根据前列腺大小，即可判断梗阻程度
B．残余尿量与梗阻程度成正比
C．都需要手术治疗
D．凡前列腺增生者，直肠指诊都可以触及增大的前列腺
E．男性老年患者如无排尿困难即可排除前列腺增生症

7. 关于前列腺增生症的鉴别诊断，下列无特别意义的是

A．前列腺癌和膀胱癌
B．神经源性膀胱
C．膀胱颈硬化
D．前列腺炎
E．尿道狭窄

8. 前列腺增生症行TURP(经尿道前列腺切除术)，下列不属于手术后并发症的是

A．膀胱颈瘢痕挛缩
B．尿道括约肌损伤
C．短暂的尿失禁现象
D．尿路感染
E．术后高钠血症

9. 关于前列腺增生症的临床表现，错误的是

A．尿频、夜尿增多为早期症状
B．尿急或急迫性尿失禁
C．对肾功能无影响
D．尿不尽、残余尿增多
E．是老年男性常见的血尿原因之一

10. 老年男性泌尿系统梗阻最常见的原因是

A．尿道狭窄　　B．膀胱颈硬化
C．前列腺增生症　　D．膀胱结石
E．神经源性膀胱功能障碍

11. 与前列腺增生症症状无关的因素是
A．梗阻的程度　　B．病变发展的速度
C．合并膀胱炎症　　D．合并膀胱结石
E．前列腺增生体积大小

12. 关于前列腺增生症的药物治疗，以下最恰当的是
A．适用于轻、中度症状的前列腺增生症的患者
B．α 受体阻滞药作用于前列腺腺细胞上，抑制前列腺增生
C．α 受体阻滞药主要抑制 α_2 受体而降低前列腺内平滑肌张力
D．5α-还原酶抑制药抑制睾酮生成而降低前列腺内平滑肌张力
E．5α-还原酶抑制药抑制双氢睾酮生成而使前列腺部分萎缩

13. 老年男性急性尿潴留常见的病因是
A．前列腺增生　B．尿道结石　C．尿道外伤　D．膀胱异物　E．尿道肿瘤

14. 前列腺增生症因残余尿过多，膀胱过度充盈，使少量尿液从尿道不自主流出，属于
A．压力性尿失禁　　B．真性尿失禁
C．急迫性尿失禁　　D．充溢性尿失禁
E．假性尿失禁

15. 前列腺增生症患者最重要的症状是
A．尿潴留　　B．排尿困难
C．尿失禁　　D．无痛性肉眼血尿
E．尿频、尿急、尿痛

16. 前列腺增生症患者，下列情况不宜行手术治疗的是
A．伴有长期的、反复的下尿路感染　　B．伴有反复肉眼及镜下血尿
C．合并腹股沟斜疝　　D．伴有急性尿潴留病史
E．伴有尿道括约肌功能障碍

17. 下列前列腺增生症的手术适应证，不正确的是
A．双侧肾积水，肾功能不全　　B．反复肉眼血尿
C．合并膀胱结石　　D．合并神经源性膀胱功能障碍
E．残余尿量大

18. 以下关于前列腺电切（TURP）综合征的说法，不恰当的是
A．发生高血容量　　B．低压冲洗可减少发生
C．多发生于手术时间较长时　　D．高钠血症
E．造成水中毒

19. 前列腺增生症最常见的早期症状是
A．排尿困难　　B．尿频
C．尿急　　D．尿痛
E．排尿时间延长

20. 诊断前列腺增生症时应主要与下列哪种疾病相鉴别

A. 膀胱颈部挛缩　　B. 膀胱结石
C. 膀胱憩室　　D. 输尿管结石
E. 肾囊肿

21. 下列不属于前列腺增生症引起的膀胱出口梗阻症状的是
A. 排尿迟缓　　B. 尿急
C. 尿后滴沥　　D. 射程变短
E. 尿线细而无力

22. 男,70 岁。前列腺增生症 10 年,口服药物治疗。1 天前饮酒后出现不能自行排尿,下腹胀痛。首选的治疗方法是
A. 膀胱穿刺　　B. 前列腺切除
C. 膀胱造瘘术　　D. 导尿并留置尿管
E. 口服 α_1 受体阻滞药

23. 男,60 岁。因排尿困难 6 年,不能排尿 1 天来诊。查体: 下腹部扪及囊性包块,直肠指检前列腺Ⅱ度大,质地韧,表面光滑,中央沟消失。血 PSA 2.2 ng/mL, Cr 267 μmol/L。可能的诊断是
A. 前列腺癌　　B. 前列腺增生症
C. 前列腺肉瘤　　D. 前列腺炎
E. 膀胱肿瘤

24. 男,72 岁。排尿困难 5 年,近 2 个月加重伴食欲缺乏。直肠指诊前列腺明显增大 5 cm×6 cm,叩诊膀胱脐下 3 横指。血 BUN 为 36 mmol/L, Cr 为 340 μmol/L。B 超示双肾中度积水。下面治疗最为合理的是
A. 经尿道前列腺切除术　　B. 经尿道前列腺热疗
C. 耻骨上经膀胱前列腺切除术　　D. 留置导尿管或耻骨上膀胱穿刺造瘘
E. 服用 α 受体阻滞药和 5α-还原酶抑制药

25. 男,65 岁。进行性排尿困难 3 年,夜尿 6~8 次,夜间偶有尿失禁。前列腺明显增大,有弹性,残余尿 150 mL,血压 140/85 mmHg,心肺功能正常,最好的治疗方法是
A. 经尿道气囊高压扩张术　　B. 耻骨上膀胱造瘘
C. 前列腺切除术　　D. 5α-还原酶抑制剂治疗
E. α 受体阻滞剂

26. 男,72 岁。排尿困难 5 年,夜尿 4~5 次。直肠指检可触及前列腺增生Ⅲ度。B 超可查残余尿 220 mL,双肾中度积水,血 Cr 360 μmol/L,尿常规: 白细胞 20~30 个/HP。此患者目前选择哪项治疗方法最佳
A. 经耻骨后前列腺切除术　　B. 膀胱造瘘术
C. 留置导尿　　D. 药物治疗
E. 经膀胱前列腺切除术

27. 男,72 岁。饮酒后不能排尿 8 小时,下腹憋胀难忍,既往前列腺肥大 5 年。检查: 耻骨上膨隆,叩实音。下列处理不恰当的是
A. 耻骨上膀胱穿刺造瘘　　B. 膀胱区热敷
C. 导尿　　D. 静脉滴注利尿剂
E. 口服抗生素

28. 男，50 岁。近日出现尿频、排尿困难，直肠指检发现前列腺有结节。为进一步明确诊断，需采取的检查是
A．血清 PSA
B．前列腺穿刺活检
C．MRI
D．CT
E．B 超

29. 男，80 岁。排尿困难 12 年，近 1 年常出现排尿中断现象，伴疼痛窜及阴茎头部，平卧后疼痛减轻，并能够恢复排尿，可能的诊断是
A．前列腺增生症
B．前列腺增生症合并膀胱结石
C．前列腺增生症合并膀胱感染
D．慢性前列腺炎
E．慢性尿道炎

30. 男，70 岁。进行性排尿困难 7 年。夜尿 3～4 次，尿流变细、费力。经非那雄胺治疗症状改善不明显。B 超检查示前列腺 54 mm×45 mm×38 mm，残余尿 100 mL，双肾无积水。最大尿流率 8 mL/s。心、肺、肝肾功能正常。下一步首选的治疗方案是
A．经尿道前列腺切除术
B．膀胱穿刺造瘘
C．耻骨上经膀胱前列腺切除术
D．加用 α 受体拮抗剂
E．改用口服雌激素

31. 男，72 岁。进行性排尿困难 6 年，近 1 周出现排尿疼痛伴发热，T 39 ℃。B 超提示前列腺增大，残余尿 400 mL，双肾积水。尿常规：WBC 30～50 个/HP。血 BUN 及 Scr 升高。入院后首选的治疗是
A．耻骨上膀胱造瘘术+抗感染治疗
B．α 受体拮抗剂
C．5α－还原酶抑制剂
D．前列腺切除
E．抗感染治疗

三、案例分析题：以下提供若干个案例，每个案例下设若干道考题。每道考题有多个备选答案，其中正确答案有 1 个或多个。选对一个答案给 1 个得分点，选错一个扣 1 个得分点，直至本题扣至 0 分。

（32～36 题共用题干）

男，78 岁。排不出尿伴下腹痛 6 小时。患者近 10 年来排尿费力，夜尿增多，6 次/晚。既往有 3 次尿潴留。体格检查：膀胱膨胀至脐下 2 横指。初步处理：尝试导尿失败。

32. 应紧急做的处理有
A．尿道造影
B．膀胱镜检查
C．TURP 术
D．耻骨上前列腺切除术
E．前列腺穿刺活检
F．耻骨上膀胱穿刺造瘘术
G．用注射器耻骨上穿刺抽尿
H．直肠指检

33. 本例最好的治疗方法是
A．长期口服 α_1 受体阻滞剂
B．长期口服保列治
C．长期口服 α_1 受体阻滞剂和保列治
D．间歇导尿
E．长期留置耻骨上膀胱造瘘管
F．耻骨上前列腺切除术

34. 前列腺增生症的手术指征是
A．急性尿潴留
B．合并膀胱结石

C. IPSS 评分 25 分以上
D. QOL 评估 4 分以上
E. 反复尿路感染
F. 反复肉眼血尿
G. 合并肾功能不全
H. 合并腹股沟斜疝

35. 在行耻骨上前列腺切除术前,通常必须做的检查有
A. IPSS
B. 尿流率
C. 剩余尿量
D. 尿液分析
E. PSA
F. 前列腺指诊
G. 经直肠超声
H. 静脉尿路造影

36. 耻骨上前列腺切除术的禁忌证有
A. 前列腺体积小于 60 mL
B. 前列腺增生症伴前列腺癌
C. 年龄大于 80 岁
D. 前列腺小纤维腺瘤
E. 伴发肺癌
F. 冠心病
G. 伴发糖尿病
H. 伴发高血压

答案与解析

答案

1. C　2. D　3. C　4. A　5. C　6. B　7. D　8. E　9. C　10. C
11. E　12. E　13. A　14. D　15. B　16. E　17. D　18. D　19. B　20. A
21. B　22. D　23. B　24. D　25. C　26. C　27. D　28. B　29. B　30. A
31. A
32. FG　33. F　34. BEFGH　35. ABCDEFG　36. BDE

解析

7. 前列腺增生症的鉴别诊断包括前列腺癌、膀胱颈挛缩、尿道狭窄、神经源性膀胱功能障碍。前列腺增生症主要表现为尿路梗阻症状,而前列腺炎的典型症状为尿频、尿急、尿痛,无梗阻表现,二者鉴别意义不大。故本题选 D。

9. 前列腺增生症主要表现为引起尿路梗阻症状,如梗阻长期未能解除,逼尿肌萎缩,失去代偿能力,收缩力减弱,导致膀胱不能完全排空而出现残余尿。随着残余尿量增加,膀胱壁变薄,膀胱腔扩大,可出现慢性尿潴留及充溢性尿失禁,尿液反流引起上尿路积水及肾功能损害。梗阻引起膀胱尿潴留,还可继发感染和结石形成。故本题选 C。

10. 良性前列腺增生也称前列腺增生症,是引起男性老年人排尿障碍原因中最为常见的一种良性疾病。故本题选 C。

11. 前列腺增生症的症状与前列腺体积大小之间并不一致,而取决于引起梗阻的程度、病变发展速度以及是否合并感染、结石等,症状可时轻时重。故本题选 E。

12. 治疗前列腺增生症常用的药物有 α 受体阻滞剂、5α -还原酶抑制剂和植物类药等。α_1 受体主要分布在前列腺基质平滑肌中,对排尿影响较大,阻滞 α_1 受体能有效地降低膀胱颈及前列腺的平滑肌张力,减少尿道阻力,改善排尿功能。5α -还原酶抑制剂通过在前列腺内阻止睾酮转变为有活性的双氢睾酮,进而使前列腺体积部分缩小,改善排尿症状。故本题选 E。

14. 前列腺增生症导致排尿困难，使尿液在膀胱内潴留增多，呈现过度充盈的状态，膀胱过度充盈至达到膀胱容量极限时，使少量尿液从尿道口溢出，称为充溢性尿失禁。故本题选 D。
15. 排尿困难是前列腺增生症最重要的症状，病情发展缓慢。典型表现是排尿迟缓、断续、尿流细而无力、射程短、终末滴沥、排尿时间延长。如梗阻严重，残余尿量较多时，常需要用力并增加腹压以帮助排尿，排尿终末常有尿不尽感。故本题选 B。
22. 患者为老年男性，有前列腺增生病史，口服药物治疗，饮酒后不能排尿，考虑为前列腺增生症所致急性尿潴留。治疗原则为解除梗阻，恢复排尿。导尿术是解除急性尿潴留最简便的方法，即会阴部消毒后，经尿道插入无菌导尿管，尿潴留短时间内不能解除者，应留置导尿管持续引流。故本题选 D。
23. 直肠指检是前列腺增生症的重要检查方法，多数患者可触到增大的前列腺，表面光滑，质韧、有弹性，边缘清楚，中间沟变浅或消失。患者有长期排尿困难表现，下腹部扪及囊性包块，直肠指检触及前列腺Ⅱ度肿大，考虑为前列腺增生症导致排尿困难。故本题选 B。
24. 直肠指诊前列腺明显增大 5 cm×6 cm，叩诊膀胱脐下 3 横指，考虑患者为严重的前列腺增生症。血 BUN 36 mmol/L，Cr 340 μmol/L，B 超示双肾中度积水，提示出现尿潴留、双肾积水和肾功能不全。对症状严重、存在明显梗阻或有并发症的前列腺增生症患者应选择手术治疗，如有尿路感染、残余尿量较多或有肾积水、肾功能不全时，宜先留置导尿管或膀胱造瘘引流尿液，并抗感染治疗，待上述情况明显改善后再择期手术。故本题选 D。
30. 患者为老年男性，进行性排尿困难，夜尿增多，最大尿流率<10 ml/s 表明梗阻较为严重，B 超检查示前列腺增大，考虑为前列腺增生症。对症状严重、存在明显梗阻或有并发症者应选择手术治疗，经尿道前列腺切除术适用于大多数前列腺增生症患者，是目前最常用的手术方式。故本题选 A。

第四节　隐　　睾

单选题：每道考题下面有 A、B、C、D、E 五个备选答案，请从中选择一个最佳答案。

1. 隐睾的组织学改变不包括
   A．曲细精管细小
   B．间质细胞受累严重，不能分泌睾酮
   C．精原细胞减少
   D．曲细精管周围胶原组织增生
   E．部分患儿的睾丸没有生殖细胞
2. 关于隐睾病因的描述，错误的是
   A．睾丸引带异常或缺如，致使睾丸不能由原来的位置降至阴囊
   B．先天性睾丸发育不全
   C．由内分泌因素所致者多为单侧隐睾
   D．黄体生成素分泌不足
   E．卵泡刺激素分泌不足
3. 对患隐睾小儿的处理，错误的是
   A．手术中如睾丸萎缩疑有恶变者，应予切除
   B．于 4 周岁以后行睾丸下降固定术
   C．合并斜疝者，同时作疝修补术

D．1 岁以后的隐睾患者，可应用绒毛膜促性腺激素治疗
E．如睾丸位于腹主动脉旁，不能下降复位者，可用显微技术做睾丸自体移植术

4. 单侧隐睾手术治疗应在
A．2 岁以前
B．3~6 岁
C．7~10 岁
D．青春期
E．婚后影响生育时

5. 有关隐睾的治疗，下列错误的是
A．内分泌治疗
B．隐睾手术一般 2 岁内进行
C．合并斜疝者同时疝修补术
D．如睾丸萎缩或疑有恶变，应予以切除
E．隐睾松解牵引固定，可以防止睾丸恶性变

6. 男孩，2 岁半。右阴囊生后空虚，右腹股沟部有时挤压痛，查：右阴囊内无睾丸，腹股沟管内可触及睾丸，小如小指头大小，活动不好，腹股沟管内触之肿块，挤压消失。该患儿的治疗为
A．药物绒毛膜促性腺激素治疗
B．右睾丸牵引固定术
C．右睾丸切除
D．右睾丸牵引同时行右斜疝修补术
E．对症治疗

7. 男孩，1 岁。双侧隐睾，最佳治疗方案为
A．等待自发下降
B．先激素治疗
C．先用性激素治疗，无效时到青春期前手术治疗
D．先用性激素治疗，无效则睾丸松解固定术
E．立即行睾丸松解固定术

8. 男孩，1 岁。左侧阴囊生后空虚至今。查体：患儿发育正常，左侧阴囊发育不佳，左阴囊内未触及睾丸，考虑诊断为
A．斜疝
B．睾丸鞘膜积液
C．精索鞘膜积液
D．睾丸交通性鞘膜积液
E．隐睾症

9. 男孩，2 岁。左侧阴囊生后空虚至今。查体：患儿发育正常，左侧阴囊发育不佳，左阴囊内未触及睾丸，左腹股沟管内可触到睾丸发育不佳，如小指尖大小，应采取的手术方法是
A．左睾丸牵引固定术
B．右睾丸切除术
C．左睾丸牵引固定术，如有斜疝行左斜疝高位结扎术
D．等待 6~7 岁仍不下降至阴囊内再行手术
E．药物绒毛膜促性腺激素治疗

10. 男孩，2 岁。诊断为“左侧隐睾”，最佳治疗方案为
A．绒毛膜促性腺激素治疗
B．先给予绒毛膜促性腺激素治疗，无效时等到青春期前手术治疗
C．等待自发下降
D．先试用促性腺激素治疗，无效则行睾丸松解固定术

E．睾丸酮治疗

11. 男孩,4 岁。发现右侧隐睾位于腹股沟管内。半年前曾用 hCG 治疗无效。下一步的处理应

A．继续观察半年
B．继续用 hCG 治疗
C．改用 LHRH 治疗
D．用 hCG 和雄激素联合治疗
E．尽早手术治疗

答案与解析

答案

1. B　2. C　3. B　4. A　5. E　6. C　7. D　8. E　9. C　10. D
11. E

解析

2. 隐睾可发生于单侧或双侧,以单侧较为多见,单侧隐睾者,右侧较左侧多见。常见病因有睾丸引带异常或缺如、先天性睾丸发育不全、内分泌因素、黄体生成素分泌不足、卵泡刺激素分泌不足等,而由内分泌因素所致隐睾者多为双侧隐睾。故本题选 C。
3. 1 岁内的睾丸有自行下降可能,若 1 岁以后睾丸仍未下降,可短期应用绒毛膜促性腺激素,若 2 岁以前睾丸仍未下降,应采用睾丸固定术将其拉下,若睾丸萎缩,又不能被拉下并置入阴囊,而对侧睾丸正常,则可将未降睾丸切除。故本题选 B。
6. 隐睾症的患儿若 2 岁以前睾丸仍未下降,应采用睾丸固定术将其拉下,若睾丸萎缩,又不能被拉下并置入阴囊,而对侧睾丸正常,则可将未降睾丸切除。故本题选 C。
8. 隐睾症指睾丸下降异常,使睾丸不能降至阴囊而停留在腹膜后、腹股沟管或阴囊入口处。患儿查体左阴囊发育不佳,且左阴囊内未触及睾丸,考虑为隐睾症。故本题选 E。

第五节　精索静脉曲张

一、共用题干单选题：每道考题以一个小案例的形式出现,其下面都有 A、B、C、D、E 五个备选答案。请从中选择一个最佳答案。

(1~3 题共用题干)

男,34 岁。发现左侧阴囊内软性肿块 2 年,不痛,平卧不消失。透光试验(-),结婚 4 年,未育,检查精液常规提示弱精症。

1. 最可能的诊断为

A．腹股沟斜疝
B．精索鞘膜积液
C．睾丸肿瘤
D．睾丸鞘膜积液
E．左侧精索静脉曲张

2. 下列哪项治疗较恰当

A．阴囊热敷
B．左侧精索静脉高位结扎
C．切除阴囊内肿块
D．微波治疗
E．阴囊冷敷

3. 如果选择手术治疗,术后最常见的并发症是

A．阴囊皮肤坏死
B．术中未行睾丸固定而发生睾丸扭转
C．睾丸癌变
D．睾丸血肿
E．手术不彻底而复发

二、单选题：每道考题下面有 A、B、C、D、E 五个备选答案，请从中选择一个最佳答案。

4. 精索静脉曲张的发生原因不包括
A．长时间站立
B．左精索内静脉呈直角注入肾静脉
C．静脉瓣发育不全，静脉丛壁的平滑肌或弹力纤维薄弱
D．左精索内静脉下段位于乙状结肠后面
E．腹膜后肿瘤压迫精索内静脉或癌栓充塞肾静脉

5. 检查精索静脉曲张时，患者应采取
A．左侧卧位　B．站立位　C．右侧卧位　D．平卧位　E．俯卧位

6. 精索静脉丛在何处汇合成精索内静脉
A．腹膜后
B．盆腔
C．腹股沟管内环
D．腹股沟管外环
E．阴囊部

7. 精索静脉曲张多发生于左侧的原因不包括
A．左侧精索静脉受到乙状结肠的压迫
B．左侧精索静脉走行距离长
C．左侧精索静脉呈直角注入左肾静脉
D．左侧精索静脉注入下腔静脉
E．左侧精索静脉压大于右侧

8. 导致男性不育的主要原因是
A．先天性睾丸畸形
B．无精子或精子过少
C．精索静脉曲张
D．男士内裤导致
E．精神和环境因素

9. 有关精索静脉曲张，下列正确的是
A．凡有精索静脉曲张的患者，都应及早手术
B．精索静脉曲张一定引起不育
C．精索静脉曲张手术成功后，生育能力都能恢复正常
D．精索静脉曲张手术后，不再复发
E．中重度曲张者术后致孕率不一定低于轻度曲张者

10. 左侧继发性精索静脉曲张，应首先考虑的疾病是
A．胰腺囊肿
B．左侧肾癌
C．右肾囊肿
D．肾上腺肿瘤
E．睾丸肿瘤

11. 有关精索静脉曲张的治疗，下列错误的是
A．无症状或症状较轻者，可穿弹力裤或用阴囊托带
B．高位结扎和切断精索内静脉

C．精索内静脉与腹壁深静脉吻合
D．行精索内静脉栓塞
E．切除阴囊内部分扩张的静脉

12. 精索静脉曲张多见于左侧的原因不包括
A．左侧垂直进入肾静脉
B．左侧受乙状结肠压迫
C．肠系膜上动脉和主动脉,在搏动时压迫左肾静脉,影响左精索静脉
D．精索静脉周围的结缔组织薄弱,瓣膜功能不全,左侧影响大
E．下尿路梗阻时,可发生左精索静脉曲张

13. 男性少、弱精症常见于
A．肾囊肿　B．肾肿瘤
C．附睾结核　D．附睾囊肿
E．精索静脉曲张

14. 下列属于精索静脉曲张的后果是
A．睾丸发硬　B．睾丸肿胀
C．精索水肿　D．输尿管不通
E．影响睾丸生精能力

15. 精索静脉曲张无症状者,首选的治疗措施是
A．阴囊托带　B．手术　C．观察即可　D．硬化剂注射　E．热敷

16. 左侧精索静脉回流到
A．左髂外静脉　B．左腹壁浅静脉
C．腹腔静脉　D．左肾静脉
E．左髂内静脉

17. 有关精索静脉曲张导致睾丸功能受损的机制,下列错误的是
A．使睾丸周围温度升高,曲细精管发生变化
B．左肾上腺静脉血反流至睾丸,使后者接触到高浓度的肾上腺类固醇、儿茶酚胺和前列腺素
C．睾丸血流流量减少,含氧量降低
D．可导致附睾功能不全,影响精子活力
E．无静脉曲张侧睾丸功能不受影响,因此不会引起不育

18. 男,28 岁。结婚 4 年不育来就诊,查体:左侧阴囊下垂,左睾丸较右侧小,质地较右侧软,左精索可触及团状肿块。该患者应采取的治疗措施是
A．等待观察　B．手术治疗
C．硬化剂注射　D．阴囊托带
E．紧身内裤

19. 男,29 岁。因结婚 4 年不育就诊。查体:左侧阴囊下垂,左侧睾丸较右侧小,左侧精索扪及团状肿块。该患者最可能的诊断为
A．左侧精索静脉曲张　B．左睾丸炎
C．左睾丸萎缩　D．左侧斜疝
E．左侧精索静脉炎

答案与解析

答案

1. E　2. B　3. E　4. A　5. B　6. C　7. D　8. C　9. E　10. B
11. E　12. E　13. E　14. E　15. A　16. D　17. E　18. B　19. A

解析

4. 原发性精索静脉曲张是由于精索内静脉静脉瓣发育不全,静脉丛壁的平滑肌或弹力纤维薄弱等原因所致。左侧发病明显高于右侧的原因：左侧精索静脉比右侧长 8~10 cm；左侧精索静脉压大于右侧；左精索内静脉呈直角注入左肾静脉；左肾静脉通过主动脉和肠系膜上动脉之间；左精索内静脉下段位于乙状结肠后面等。继发性精索静脉曲张多因为腹膜后肿瘤、肾肿瘤等压迫精索内静脉,或下腔静脉、肾静脉癌栓,使静脉回流受阻所致等。故本题选 A。

5. 精索静脉曲张患者取站立位检查。轻者局部体征不明显,严重者可见病侧较健侧阴囊明显松弛下垂,视诊和触诊时可见曲张的精索内静脉似蚯蚓团状。可作 Valsalva 试验,患者用力屏气增加腹压,血液回流受阻,可显现曲张静脉。平卧后,曲张静脉随即缩小或消失。故本题选 B。

7. 原发性精索静脉曲张左侧明显高于右侧的原因：左侧精索静脉比右侧长 8~10 cm；左侧精索静脉压大于右侧；左精索内静脉呈直角注入左肾静脉；左肾静脉通过主动脉和肠系膜上动脉之间；左精索内静脉下段位于乙状结肠后面等。故本题选 D。

11. 精索静脉曲张的治疗原则：①无症状或症状轻者,可仅用阴囊托带或穿紧身内裤,轻度患者如精液分析正常应定期随访,每 1~2 年进行一次精液常规分析及睾丸超声检查。②症状较重,伴有精子异常者,以及青少年期精索静脉曲张伴有睾丸体积缩小者,应行手术治疗,手术治疗后部分患者可以改善精液质量,恢复生育能力。可采用开放手术(经腹股沟管精索内静脉高位结扎术及经腹膜后精索内静脉高位结扎术)、腹腔镜精索静脉高位结扎术或显微镜下精索静脉结扎手术。一般不采用阴囊切口,因曲张血管分支较多,不易结扎完全。故本题选 E。

15. 精索静脉曲张无症状或症状轻者,可仅用阴囊托带或穿紧身内裤,轻度患者如精液分析正常应定期随访,每 1~2 年进行一次精液常规分析及睾丸超声检查。故本题选 A。

18. 患者婚后不育,查体见左侧阴囊下垂,左睾丸较右侧小,质地较右侧软,左精索可触及团状肿块,考虑诊断为精索静脉曲张。对于精索静脉曲张,症状较重,伴有精子异常者,以及青少年期精索静脉曲张伴有睾丸体积缩小者,应行手术治疗,手术治疗后部分患者可以改善精液质量,恢复生育能力。故本题选 B。

第六节　尿路结石

一、共用题干单选题：每道考题以一个小案例的形式出现,其下面都有 A、B、C、D、E 五个备选答案。请从中选择一个最佳答案。

(1~3 题共用题干)

男,43 岁。左腰部胀痛、少尿伴恶心呕吐 7 天入院。既往有排石史。查体：右肾区压、叩痛(+)。血清肌酐 1 050 μmol/L,血钾 5.9 mmol/L。尿常规:红细胞充满/HP,白细胞 2~3 个/HP。B 超发现左肾为孤立肾,伴肾盂积水及左输尿管上段扩张。尿路平片:肠道积气重,左输尿管中段可疑结石。

1. 为明确结石诊断,应做的检查是
   A. 同位素肾图　　B. 输尿管镜检查
   C. MRI　　D. KUB+IVU
   E. CT
2. 确诊为左输尿管中段结石,大小 0.8 cm,首选下列哪项急诊治疗
   A. 输尿管切开取石　　B. 经皮肾穿刺造瘘引流尿液
   C. 输尿管逆行插管引流尿液　　D. 血液透析
   E. 体外冲击波碎石
3. 进一步的治疗不包括
   A. 输尿管切开取石　　B. 经皮肾穿刺造瘘引流尿液
   C. 输尿管逆行插管引流尿液　　D. 输尿管镜下碎石
   E. 体外冲击波碎石

(4~5 题共用题干)

男,32 岁。反复腰部胀痛 1 年余。B 超见右肾盂结石,大小 1.5 cm×1.0 cm;左肾积水,左输尿管上段结石,大小 1.0 cm×0.8 cm。尿常规:RBC 5~10 个/HP, WBC 16~20 个/HP。总肾功能正常。

4. 要了解该患者分肾功能,首选的检查方法是
   A. CT 平扫　　B. 复查 B 超　　C. KUB　　D. MRI　　E. IVU
5. 首选的治疗方法是
   A. 左输尿管结石体外冲击波碎石　　B. 右肾盂结石体外冲击波碎石
   C. 左输尿管切开取石　　D. 药物排石
   E. 右肾盂切开取石

二、单选题:每道考题下面有 A、B、C、D、E 五个备选答案,请从中选择一个最佳答案。

6. 下列泌尿系结石,最适合行输尿管镜碎石取石术的是
   A. 输尿管中、下段结石　　B. 输尿管上段结石
   C. 肾盂结石　　D. 肾盏结石
   E. 膀胱结石
7. X 线中不被显示的结石是
   A. 碳酸钙结石　　B. 草酸钙结石
   C. 尿酸结石　　D. 磷酸钙结石
   E. 磷酸镁铵结石
8. 关于上尿路结石的治疗,不正确的是
   A. 结石引起肾病前时应手术
   B. 双侧肾结石应先手术简单安全一侧
   C. 双侧输尿管结石,先取梗阻重一侧
   D. 一侧肾结石一侧输尿管结石,先取输尿管结石

E．结石引起梗阻，肾功能严重受损时应手术

9. 膀胱结石直径 2 cm，尿检白细胞 3～5 个/HP，最佳治疗方法是
A．膀胱镜碎石
B．立即膀胱切开取石
C．留置导尿消炎后，膀胱切开取石
D．体外冲击波碎石
E．药物排石

10. 左肾下盏多发性结石并明显扩张，最好的治疗方法是
A．肾盂切开取石
B．肾切开取石
C．肾切除
D．肾部分切除
E．体外冲击波碎石术

11. 对侧肾功能良好的肾结石患者，下列情况可作患侧肾切除的是
A．肾下极多发结石
B．鹿角形结石合并肾积水
C．肾盏结石
D．肾多发结石合并积水，肾功能丧失
E．肾盂结石功能尚好

12. 右肾结石 0.5 cm，大小光滑，肾轻度积水，应采取哪种治疗方法
A．肾盂切开取石
B．肾实质切开取石
C．套石术
D．非手术治疗
E．肾镜取石

13. 与活动有关的疼痛和血尿，首先应考虑
A．泌尿系感染
B．泌尿系肿瘤
C．泌尿系畸形
D．泌尿系结石
E．泌尿系异物

14. 肾结石行体外冲击波碎石的主要禁忌是
A．高血压
B．糖尿病
C．前列腺增生
D．结石急性发作
E．主动脉瘤

15. 关于泌尿系结石对泌尿系的损害，下列不正确的是
A．直接损伤
B．泌尿系梗阻
C．泌尿系感染
D．恶性变
E．诱发憩室

16. 原发尿路结石形成的常见部位是
A．肾和膀胱
B．肾盂和输尿管
C．输尿管和膀胱
D．肾盂和尿道
E．膀胱和尿道

17. 关于尿路结石的预防机制，正确的是
A．服用维生素 B_6 以增加尿中草酸盐溶解
B．服氧化镁以减少尿中草酸盐排出
C．碱化尿液以利于磷酸盐的溶解
D．患草酸盐结石应多吃菠菜、西红柿，多吃高蛋白、高糖饮食
E．别嘌呤醇可使尿酸形成减少

18. 下面哪种血尿应考虑为上尿路结石

A. 无痛性血尿
B. 活动后血尿
C. 终末血尿
D. 初期血尿
E. 血尿伴血块

19. 关于上尿路结石的预防,不正确的是
A. 足够的饮水,保持尿量在 2 000 mL 以上
B. 少饮用牛奶
C. 少食用富含草酸的食物
D. 多饮浓茶以起到利尿作用
E. 少吃动物内脏

20. 上尿路结石典型的症状是
A. 血尿+尿痛
B. 腰痛+血尿
C. 腰痛+脓尿
D. 尿频+血尿
E. 腰痛+尿痛

21. 目前治疗肾盂鹿角状结石的最佳方法是
A. 体外冲击波碎石(ESWL)
B. 经皮肾镜碎石术
C. ESWL+经皮肾镜碎石术
D. 经肾盂切开取石术
E. 患肾切除术

22. 下列不易诱发结石形成的药物是
A. 乙酰唑胺
B. 维生素 D
C. 维生素 C
D. 糖皮质激素
E. 喹诺酮类

23. 膀胱结石典型的临床症状主要是
A. 血尿
B. 排尿突然中断
C. 排尿困难
D. 尿痛
E. 尿频、尿急

24. 引起输尿管梗阻最常见的病因为
A. 结核
B. 结石
C. 肿瘤
D. 先天性肾盂输尿管连接部狭窄
E. 炎症

25. 腹平片不显影的结石是
A. 磷酸盐结石
B. 碳酸盐结石
C. 混合型结石
D. 胱氨酸结石
E. 草酸钙结石

26. 有关上尿路结石的临床表现,下列不正确的是
A. 结石可引起钝痛或酸痛
B. 结石越大,引起的疼痛就越大
C. 可引起肉眼血尿和镜下血尿
D. 伴感染时可有尿频、尿痛等症状
E. 双侧或孤立肾上尿路结石完全梗阻可无尿

27. 男,34 岁。左腰部绞痛 1 天,尿常规示红细胞(+++),B 超提示左肾积水。该肾积水的原因最可能是
A. 左肾结核
B. 左输尿管结石
C. 左肾肿瘤
D. 肾盂输尿管连接部狭窄
E. 左输尿管肿瘤

28. 男,44 岁。反复发作右肾绞痛 1 年,2 年来常于进食肉类尤其是动物内脏后,出现脚趾关节红肿疼痛,泌尿系统平片检查未发现异常。为明确诊断,患者应进行的检查是
A. 血尿酸化验和 B 超检查
B. 反复复查泌尿系统平片
C. 24 小时尿液分析和血钙、磷、尿酸化验检查
D. 尿常规检查和尿细菌培养
E. 小关节摄片

29. 男,70 岁。排尿困难 10 年,近 1 年加重,伴尿频、尿急和尿痛。查体:前列腺Ⅱ度增大,质中,光滑。B 超前列腺 5.2 cm×4.6 cm×3.8 cm,膀胱内多个强光团回声伴声影直径 0.5~1.0 cm。膀胱 X 线平片未见结石影。该患者治疗首选的措施是
A. 膀胱液电碎石
B. 体外冲击波碎石
C. 膀胱切开取石
D. 经膀胱镜液电碎石及前列腺电切术
E. 药物溶石和排石治疗

30. 女,32 岁。因右肾结石行体外冲击波碎石 3 天后排出结石,2 周复查右肾结石已排净,结石成分分析为磷酸盐结石,其预防方法包括
A. 口服维生素 B_6 或氧化镁
B. 口服别嘌呤醇
C. 碱化尿液,服卡托普利
D. 碱化尿液,少食动物内脏
E. 控制感染,服氯化铵

31. 膀胱结石直径 4.5 cm,尿检白细胞 10 个/HP,伴有尿频、尿急、尿痛。最佳治疗方法是
A. 膀胱镜碎石
B. 膀胱切开取石
C. 饮水和饮食治疗
D. 体外冲击波碎石
E. 药物排石

32. 男,33 岁。B 超可见肾上盏结石 0.6 cm,经解痉、中西药治疗和大量饮水,现出现尿频,尿急,尿痛,考虑现结石的位置最可能在
A. 肾盂
B. 输尿管中段
C. 膀胱
D. 输尿管膀胱入口段
E. 尿道

33. 男,37 岁。左肾绞痛 3 天,应用解痉药物后好转。排泄性尿路造影:双肾显示好,左肾轻度积水,左输尿管上段结石 1.0 cm×0.8 cm,非手术治疗 2 周,结石下移 1 cm。该患者现最佳治疗应是
A. 继续非手术治疗
B. 肾镜取石
C. 体外冲击波碎石
D. 输尿管镜取石
E. 输尿管切开取石

34. 男,30 岁。右肾绞痛后尿闭 1 天,腹部平片可见双侧输尿管中段各有结石一枚,约 1 cm 大小,左肾内还有鹿角形结石,急诊处理应先采用
A. 服中药排石
B. 中西医结合解痉排石
C. 膀胱镜下输尿管插管引流尿液
D. 利尿药物应用
E. 立即手术输尿管切开取石

35. 女,47 岁。右肾盂结石 2.5 cm,静脉尿路造影显示右肾功能正常,逆行肾盂造影证实右侧肾盂输尿管交界处狭窄。该患者首选的治疗方法是
A. 大量饮水
B. 服用药物排石
C. 体外冲击波碎石
D. 输尿管镜碎石取石术
E. 开放手术取石+肾盂输尿管成形

36. 男,44 岁。右腰痛 5 年,查 B 超:右肾中度积水,腹部平片可见右侧输尿管中段结石 1.2 cm。静脉肾盂造影:左肾显示正常,右肾盏显示扩张,肾盂未显示。行右肾穿刺造影:右肾中度积水,输尿管上段扩张 2 cm,结石下输尿管有狭窄。对该患者最好的治疗方法是
A. 右肾盂造瘘
B. 经输尿管镜取石
C. 右输尿管切开取石,输尿管成形
D. 右肾切除术
E. 继续中西药排石

37. 女,27 岁。活动后突感右下腹放射痛,伴恶心,1 月前有同样发作史。查体:右肾区叩痛,腹软,右下腹有深压痛,无肌紧张。尿液检查:白细胞 3~4 个/HP,红细胞 20~30 个/HP,腹部平片右输尿管上段有阴影 0.8 cm, B 超示右肾轻度积水。目前最好的治疗方法是
A. 肾切除术
B. 输尿管切开取石
C. 肾镜取石
D. 体外冲击波碎石
E. 非手术排石

38. 男,27 岁。诊断左肾结核,右输尿管结石,直径 0.8 cm,静脉肾盂造影:左肾未显示,右肾轻度积水,结石下输尿管显示正常。肾功能检查正常。宜先行的治疗是
A. 切除左肾
B. 引流右肾积水
C. 急诊右输尿管切开取石
D. 抗结核的同时等待结石自然排出
E. 抗结核的同时行输尿管结石体外冲击波碎石

39. 男,30 岁。肾盂内 1.0 cm 单发结石,静脉尿路造影显示左肾轻度积水,肾功能正常。该患者首选的治疗方法是
A. 体外冲击波碎石
B. 经输尿管镜碎石
C. 经皮肾镜碎石
D. 肾盂切开取石
E. 药物治疗

40. 男,45 岁。右腰钝痛 3 年,未经诊治,2 周前 B 超可见右肾区有鹿角形结石,面积在 400 mm^2,有轻度积水,肾图提示右肾轻度受损,IVU 示左肾正常、双输尿管正常,最好采取的治疗方法是
A. 经皮肾镜碎石
B. 体外冲击波碎石
C. 肾切除术
D. 肾盂切开取石
E. 肾实质切开取石

41. 男,48 岁。阵发性右腹绞痛 1 天,伴恶心呕吐,无发热,腹痛发作时向右下腹放射伴尿频、尿痛等症状,查体见腹软,右下腹有压痛,无反跳痛,膀胱区不胀。血 WBC 正常,尿常规 WBC 0~1 个/HP, RBC 7~10 个/HP,应考虑的诊断是
A. 肾结核
B. 肾肿瘤
C. 膀胱结石
D. 阑尾炎
E. 输尿管结石

三、案例分析题：以下提供若干个案例，每个案例下设若干道考题。每道考题有多个备选答案，其中正确答案有1个或多个。选对一个答案给1个得分点，选错一个扣1个得分点，直至本题扣至0分。

（42~46题共用题干）

男，70岁。排尿困难10年，近1年加重，伴尿频、尿急和尿痛。查体：前列腺Ⅲ度增大，质中，光滑。B超示前列腺5.2 cm×4.6 cm×3.8 cm，膀胱内多个强光团回声伴声影，直径0.5~1.0 cm。膀胱X线检查未见结石影。

42. 该患者的诊断是
    A. 慢性前列腺炎
    B. 膀胱结石
    C. 前列腺癌
    D. 前列腺增生症
    E. 急性尿潴留
    F. 泌尿系感染
    G. 泌尿系结核

43. 该患者还需行哪些检查以完善治疗前检查
    A. 经直肠前列腺超声
    B. 经直肠超声引导下前列腺活检
    C. 血清PSA
    D. 血常规
    E. 肾功能
    F. 尿动力学检查
    G. 膀胱镜检查

44. 该患者的治疗首选的是
    A. 膀胱液电碎石术
    B. 体外冲击波碎石
    C. 膀胱切开取石
    D. 经尿道碎石及前列腺切除术
    E. 药物溶石和排石治疗
    F. 耻骨后保留尿道前列腺切除术
    G. 根治性前列腺切除、膀胱切开取石术

45. 该患者膀胱结石的成分最可能的是
    A. 草酸钙结石
    B. 磷酸钙结石
    C. 尿酸结石
    D. 磷酸氢镁结石
    E. 磷酸镁铵结石
    F. 碳酸钙结石

46. 为预防该患者结石的复发正确的做法是
    A. 多饮水
    B. 少吃动物内脏
    C. 酸化尿液
    D. 防止钙过量摄入
    E. 适当限制钠盐的摄入
    F. 行前列腺切除术
    G. 溶石治疗

（47~50题共用题干）

男，32岁。反复左侧腰腹绞痛3天，伴恶心、呕吐。疼痛向下腹和左侧腹股沟区及左侧阴囊放射，尿色黄，患者痛苦面容。查体：左侧肾区明显叩压痛。血常规正常，尿常规检查：红细胞(+++)/HP，WBC 2~3个/HP，B超示左肾集合系统分离1.5 cm，输尿管上段扩张，中段怀疑有花生仁样大小结石。

47. 入院后首选的检查是
    A. MRI
    B. CT
    C. KUB+IVU
    D. 同位素肾图
    E. 左侧顺行性尿路造影
    F. 左侧上尿路逆行造影

48. 该患者 KUB 检查未见异常，但排泄性尿路造影发现左侧输尿管中段充盈缺损 1.1 cm×0.7 cm，考虑结石，其成分可能是下列哪项
A．草酸钙结石　　B．单纯尿酸结石
C．磷酸钙结石　　D．黄嘌呤结石
E．磷酸镁铵结石　　F．胱氨酸结石
49. 该患者肾绞痛入院，首选下列哪项治疗方式
A．解痉止痛　　B．经皮肾穿刺造瘘
C．输尿管镜碎石术　　D．体外冲击波碎石
E．套石术　　F．口服排石药物排石
50. 如果检测结石成分是黄嘌呤结石，为预防和减少结石复发，需要采取的措施是
A．大量饮水，每天饮水量>2 000 mL　　B．大量饮水，每天保持尿量>2 000 mL
C．低嘌呤饮食　　D．低蛋白质饮食
E．酸化尿液　　F．戒烟

答案与解析

答案

1. E　2. D　3. E　4. E　5. A　6. A　7. C　8. A　9. A　10. D
11. D　12. D　13. D　14. E　15. E　16. A　17. E　18. B　19. D　20. B
21. C　22. E　23. B　24. B　25. D　26. B　27. B　28. A　29. D　30. E
31. B　32. D　33. C　34. C　35. E　36. C　37. D　38. E　39. A　40. B
41. E
42. BD　43. ACDEF　44. D　45. C　46. ABDEF
47. C　48. BDF　49. A　50. BC

解析

6. 输尿管镜碎石取石术是经尿道置入输尿管镜，在膀胱内找到输尿管口，在安全导丝引导下进入输尿管，用套石篮、取石钳将结石取出，若结石较大可采用超声、激光或气压弹道等方法碎石，适用于中、下段输尿管结石。故本题选 A。
7. 尿酸结石与尿酸代谢异常有关，其质硬，光滑，多呈颗粒状，黄色或红棕色，纯尿酸结石不被尿路平片所显影。故本题选 C。
10. 上尿路结石开放手术治疗：①肾盂切开取石术，主要适用于肾盂输尿管处梗阻合并肾盂结石，可在取石的同时解除梗阻。②肾实质切开取石术，根据结石所在部位，沿肾前后段段间线切开或于肾后侧作放射状切口取石，目前应用较少。③肾部分切除术，适用于结石在肾一极或结石所在肾盏有明显扩张、实质萎缩和有明显复发因素者。④肾切除术，因结石导致肾结构严重破坏，功能丧失，或合并肾积脓，而对侧肾功能良好，可将患肾切除。⑤输尿管切开取石术，适用于嵌顿较久或其他的方法治疗失败的结石。体外冲击波碎石适用于直径≤2 cm 的肾结石及输尿管上段结石。故本题选 D。
12. 结石<0.6 cm、表面光滑、结石以下尿路无梗阻时可采用药物排石治疗。肾盂切开取石适用于肾盂输尿管处梗阻合并肾盂结石。肾实质切开取石术是根据结石所在部位，沿肾前后段段间线切开或于肾后侧作放射状切口取石，目前应用较少。故本题选 D。

13. 与活动有关的疼痛和血尿常见于泌尿系结石。泌尿系感染常见血尿合并膀胱刺激征，排除 A。泌尿系肿瘤常见无痛性血尿，排除 B。泌尿系统畸形血尿与活动性无关，排除 C。肾绞痛常见于结石活动并引起输尿管梗阻的情况，有时活动后出现镜下血尿是上尿路结石的唯一临床表现，故与活动有关的疼痛和血尿常见于泌尿系结石，D 正确。泌尿系异物较罕见，排除 E。故本题选 D。

14. 体外冲击波碎石的禁忌证为结石远端尿路梗阻、妊娠、出血性疾病、严重心脑血管病、主动脉或肾动脉瘤、尚未控制的泌尿系感染等。过于肥胖、肾位置过高、骨关节严重畸形、结石定位不清等，由于技术性原因而不适宜采用此法。故本题选 E。

22. 药物引起的肾结石占 1%~2%。相关的药物分两类，一类为尿液的浓度高而溶解度比较低的药物，如氨苯蝶啶、治疗 HIV 感染的药物（如茚地那韦）、硅酸镁和磺胺类药物（如乙酰唑胺）等，这些药物本身就是结石的成分。另一类为能够诱发结石形成的药物，如乙酰唑胺，维生素 D、维生素 C 和皮质激素等，这些药物在代谢过程中可引起其他成分结石的形成。故本题选 E。

27. 输尿管结石可引起肾绞痛或输尿管绞痛，典型的表现为疼痛剧烈难忍，阵发性发作，位于腰部或上腹部；尿液分析常能见到肉眼或镜下血尿；超声检查能显示结石的高回声及其后方的声影，亦能显示结石梗阻引起的肾积水及肾实质萎缩等。患者腰部绞痛，尿常规显示血尿，B 超提示左肾积水，考虑为输尿管结石。故本题选 B。

28. 患者常于进食动物内脏后出现脚趾关节红肿疼痛，考虑为痛风，现患者出现反复肾绞痛，且泌尿系统平片检查未发现异常（尿酸结石不被尿路平片所显影），可能因痛风出现尿酸过多引起的肾结石，首选的检查为血尿酸化验和 B 超检查。故本题选 A。

29. 患者长期排尿困难，查体有前列腺Ⅱ度增大，考虑为前列腺增生症。患者 B 超检查示膀胱内多个强光团回声伴声影直径 0.5~1.0 cm，考虑为膀胱结石。可同时治疗前列腺增生症和膀胱结石，选择经膀胱镜液电碎石及前列腺电切术。故本题选 D。

30. 磷酸钙、磷酸镁铵结石与尿路感染和梗阻有关，易碎，表面粗糙，不规则，常呈鹿角形，灰白色、黄色或棕色，尿路平片可见分层现象。预防磷酸盐结石，应及时进行控制感染治疗，还可口服氯化铵酸化尿液。故本题选 E。

32. 结石处于输尿管膀胱壁段，可伴有膀胱刺激症状（尿频、尿急、尿痛）及尿道和阴茎头部放射痛。患者结石位于肾上盏，且体积较小，经解痉、中西药治疗和大量饮水后，可能落入输尿管膀胱入口段，引起尿频、尿急、尿痛。故本题选 D。

35. 患者除有结石外，有右侧肾盂输尿管交界处狭窄的并发症，针对狭窄需要行肾盂输尿管成形术。结石大小为 2.5 cm，不适用于非手术治疗；体外冲击波碎石适用于直径≤2 cm 的肾结石及输尿管上段结石，输尿管镜碎石取石术适用于中、下段输尿管结石。在无条件进行微创碎石治疗方法时，可采用开放手术治疗。根据结石部位、大小、复杂程度等可选用输尿管切开取石术、肾盂切开取石术、肾实质切开取石术等。故本题选 E。

37. 患者腹部平片示右输尿管上段有阴影 0.8 cm，B 超示右肾轻度积水，考虑诊断为上尿路结石。体外冲击波碎石适用于直径≤2 cm 的肾结石及输尿管上段结石。故本题选 D。

41. 输尿管结石的典型表现为患侧肾绞痛和镜下血尿，疼痛可沿输尿管行径放射至同侧腹股沟，还可放射到同侧睾丸或阴唇。结石处于输尿管膀胱壁段，可伴有膀胱刺激症状及尿道和阴茎头部放射痛。输尿管结石引起尿路梗阻时，使输尿管管腔内压力增高，管壁局部扩张、痉挛和缺血，由于输尿管与肠有共同的神经支配而导致恶心、呕吐，常与肾绞痛伴发。故本题选 E。

第七节 膀 胱 癌

一、共用题干单选题：每道考题以一个小案例的形式出现，其下面都有 A、B、C、D、E 五个备选答案。请从中选择一个最佳答案。

（1~2 题共用题干）

女，43 岁。有长期吸烟史。无痛性肉眼血尿伴血块 2 年，尿中找到癌细胞。

1. 首先考虑的肿瘤是

A．肾癌
B．肾盂癌
C．膀胱癌
D．输尿管癌
E．肾母细胞瘤

2. 下列哪项检查最有价值

A．腹部平片
B．肾动脉造影
C．排泄性尿路造影
D．放射性核素肾扫描
E．膀胱镜检+活检

（3~5 题共用题干）

男，54 岁。间歇性无痛性血尿 2 个月，有血块。B 超见膀胱内有 1.5 cm×2.0 cm×1.0 cm 新生物，有蒂。

3. 对诊断最重要的辅助检查是

A．尿脱落细胞
B．尿常规
C．膀胱镜+活检
D．IVP
E．CT

4. 目前最常采用的治疗措施是

A．膀胱灌注化疗
B．经尿道电切
C．开放手术
D．全身化疗
E．放疗

5. 患者较为明确的致膀胱癌危险因素是

A．结石刺激
B．吸烟
C．黄曲霉素
D．慢性感染所致
E．忧郁气质

二、单选题：每道考题下面有 A、B、C、D、E 五个备选答案，请从中选择一个最佳答案。

6. 诊断膀胱癌最可靠的方法是

A．B 超
B．IVU
C．膀胱镜检及活检
D．膀胱双合诊
E．CT

7. 膀胱癌最常见的首发症状是

A．膀胱刺激症状
B．血尿
C．恶心、食欲不振
D．排尿困难

E．下腹部包块

8. 膀胱癌最常见的临床表现是

A．无痛性血尿　　B．尿频

C．尿中有腐肉样物排出　　D．排尿困难

E．尿流中断

9. 膀胱肿瘤的早期症状是

A．镜下血尿　　B．终末血尿

C．间歇性无痛性肉眼血尿终末加重　　D．腰痛伴血尿

E．血尿伴膀胱刺激症状

10. 对位于膀胱三角区的 T_3 期膀胱癌最适宜的治疗方法是

A．放疗　　B．经尿道切除膀胱肿瘤

C．根治性膀胱切除术　　D．膀胱部分切除术

E．化疗

11. 有关膀胱肿瘤所致的血尿，下列不正确的是

A．大多数为无痛性　　B．一般为间歇性出现

C．多数为全程肉眼血尿　　D．血尿程度与肿瘤大小不一致

E．血尿轻重与肿瘤恶性程度相平行

12. 无浸润膀胱原位癌的病变为

A．达膀胱浅肌层　　B．达膀胱深肌层

C．限于膀胱黏膜层　　D．限于固有层

E．侵犯膀胱壁外

13. 膀胱癌最常见的组织类型是

A．非上皮性肿瘤　　B．鳞状细胞癌

C．腺癌　　D．绒毛膜上皮癌

E．移行细胞癌

14. 无痛性肉眼全程血尿最常见的原因是

A．泌尿系感染　　B．泌尿系结核

C．泌尿系肿瘤　　D．泌尿系结石

E．前列腺肥大

15. 已治疗的膀胱癌患者，定期膀胱镜检查的时间是

A．3~6 个月　　B．6~12 个月　　C．1~3 年　　D．3~5 年　　E．终生

16. 男，58 岁。间歇全程肉眼血尿 1 年多。血尿伴不规则小血块及轻度膀胱刺激症状，无发热，体重下降 3~4 kg。B 超提示膀胱左侧壁上有一 5 cm 大小的广基肿瘤，侵犯膀胱壁几乎达全层，左输尿管下段扩张，提示膀胱癌。入院检查：体温正常，脉搏 68 次/分，BP 24/12 kPa（180/90 mmHg）。下列哪项检查项目最有助于膀胱癌确诊

A．尿细胞学检查　　B．膀胱镜检+活检

C．尿培养　　D．静脉尿路造影

E．CT

17. 男，59 岁。血尿 1 个月，MRI 检查如图所示。最可能的诊断是

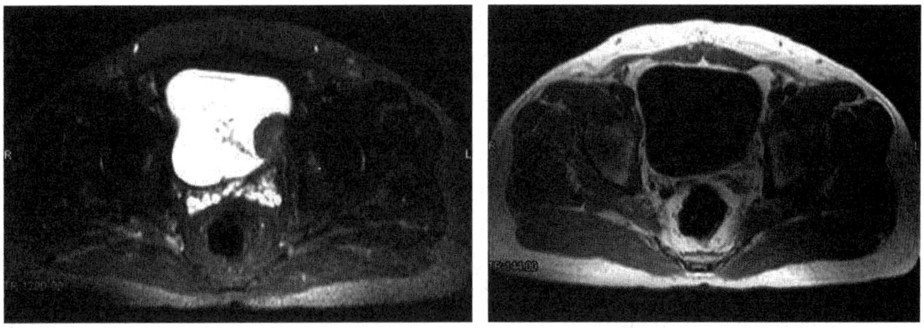

A．膀胱结石　　B．膀胱息肉
C．膀胱癌　　D．输尿管囊肿
E．膀胱内血块

18. 男，59 岁。2 月来反复出现无痛性肉眼血尿，膀胱镜检见膀胱三角区有 4 cm×5 cm 大小肿瘤，无蒂，表面有坏死，活检为 T_3 期，最佳的治疗方案是
A．化疗+放疗　　B．髂内动脉栓塞
C．膀胱部分切除术　　D．根治性膀胱切除术
E．肿瘤切除术

19. 女，48 岁。无痛性血尿 3 个月，尿脱落细胞检查发现有癌细胞，可以排除
A．肾盏癌　B．输尿管癌　C．膀胱癌　D．肾盂癌　E．尿路结核

20. 女，42 岁。间歇无痛性肉眼血尿 1 个月。膀胱镜检查发现膀胱后壁有一个直径 2.0 cm 大小菜花样新生物，有蒂。该患者最适合的治疗方法是
A．经尿道膀胱肿瘤电切术　　B．膀胱部分切除术
C．膀胱全切，尿流改道　　D．膀胱内灌注化疗
E．放射治疗

21. 女，46 岁。间断无痛性肉眼血尿 1 个月，膀胱镜检查发现膀胱左后壁有一个直径 3 cm 大小的菜花样肿瘤，有蒂。行经尿道膀胱肿瘤电切术，术后病理证实为移行细胞癌Ⅱ级。手术后常规定期复查，下列检查对发现肿瘤复发没有临床诊断意义的是
A．尿常规　　B．尿细胞学检查
C．尿细菌培养　　D．尿 BTA 检测
E．膀胱镜检查

22. 男，53 岁。2 个月来间歇性无痛性全程血尿，近 3 天来加重伴有血块，B 超示双肾正常，膀胱内有 1.5 cm×2.0 cm×1.0 cm 新生物，有蒂。为明确诊断，最重要的检查方法是
A．尿常规　　B．CT
C．膀胱镜检　　D．静脉尿路造影
E．尿脱落细胞检查

三、案例分析题：以下提供若干个案例，每个案例下设若干道考题。每道考题有多个备选答案，其中正确答案有 1 个或多个。选对一个答案给 1 个得分点，选错一个扣 1 个得分点，直至本题扣至 0 分。

(23~26 题共用题干)

男，46 岁。反复无痛性全程肉眼血尿 6 个月，血尿未经治疗，自行消失，血尿时偶有片状

血凝块，无尿频、尿急、尿痛等膀胱刺激症状，查体无阳性发现。B超检查：双肾及输尿管无异常，膀胱内发现实质占位，大小2.5 cm×2.5 cm。考虑膀胱肿瘤。

23. 该病例确诊需要作的检查是
    A．静脉肾盂造影　　B．盆腔CT
    C．MRI　　D．膀胱镜检+活检术
    E．全身骨扫描　　F．PET(正电子发射断层扫描)

24. 镜检见肿瘤位于膀胱三角区，活检确诊为膀胱移行细胞癌Ⅰ级，CT示肿瘤未侵犯到膀胱肌层，该患者肿瘤分期可能是
    A．T_X　　B．Ta　　C．T_1　　D．T_2
    E．T_3　　F．T_4

25. 下一步采取的治疗方案可选择
    A．膀胱部分切除术　　B．放疗+化疗
    C．经尿道膀胱肿瘤电切术　　D．经尿道冷冻切除术
    E．膀胱癌根治术　　F．单纯膀胱灌注BCG

26. 术后预防复发措施可采用的是
    A．对密切接触致癌物质人员加强劳动保护　　B．戒烟
    C．定期复查膀胱镜　　D．膀胱灌注化疗药物或BCG
    E．使用免疫调节剂　　F．低脂饮食

答案与解析

答案

1. C　2. E　3. C　4. B　5. B　6. C　7. B　8. A　9. C　10. C
11. E　12. C　13. E　14. C　15. E　16. B　17. C　18. D　19. E　20. A
21. C　22. C
23. D　24. BC　25. C　26. ABDE

解析

1. 血尿是膀胱癌最常见的症状，约85%的患者表现为间歇性无痛全程肉眼血尿，可自行减轻或停止。肾癌有间歇无痛肉眼血尿，但常常伴腰部钝痛或隐痛，肉眼血尿、腰痛和腹部肿块被称为肾癌的“三联征”。肾盂癌和输尿管癌可常见间歇无痛肉眼血尿或镜下血尿，偶可见条状血块，但其发病率较低。肾母细胞瘤主要表现为无症状的腹部肿块。患者中年女性，有无痛性肉眼血尿，尿中找到癌细胞，应首先考虑为膀胱癌。故本题选C。
2. 膀胱镜下可以直接观察到肿瘤的部位、大小、数目、形态，初步估计浸润程度等，并可对肿瘤和可疑病变进行活检。原位癌局部黏膜呈红色点状改变，与充血的黏膜相似。低级别乳头状癌多浅红色，蒂细长，肿瘤有绒毛状分支。高级别浸润性癌呈深红色或褐色的团块状结节，基底部较宽，可有坏死或钙化。故本题选E。
6. 膀胱镜下可以直接观察到肿瘤的部位、大小、数目、形态，初步估计浸润程度等，并可对肿瘤和可疑病变进行活检，是诊断膀胱癌最可靠的方法。故本题选C。
8. 血尿是膀胱癌最常见的症状，约85%的患者表现为间歇性无痛全程肉眼血尿，可自行减轻或停止，易给患者造成“好转”或“治愈”的错觉而贻误治疗。故本题选A。

10. 肌层浸润性膀胱癌（$T_2 \sim T_4$）的标准治疗方式是根治性膀胱切除术联合盆腔淋巴结清扫术，能减少局部复发和远处转移，提高患者生存率。手术范围包括膀胱及周围脂肪组织、输尿管远端，男性应包括前列腺、精囊（必要时全尿道），女性应包括子宫、附件及阴道前壁，以及盆腔淋巴结。故本题选 C。
13. 膀胱癌根据组织学类型可分为移行细胞癌、鳞状细胞癌和腺癌，有些为混合性。其中90%为移行细胞癌，鳞癌和腺癌各占2%～3%，非上皮性肿瘤少见。故本题选 E。
18. 肌层浸润性膀胱癌（$T_2 \sim T_4$）的标准治疗方式是根治性膀胱切除术联合盆腔淋巴结清扫术，能减少局部复发和远处转移，提高患者生存率。手术范围包括膀胱及周围脂肪组织、输尿管远端，男性应包括前列腺、精囊（必要时全尿道），女性应包括子宫、附件及阴道前壁，以及盆腔淋巴结。故本题选 D。
22. 膀胱镜下可以直接观察到肿瘤的部位、大小、数目、形态，初步估计浸润程度等，并可对肿瘤和可疑病变进行活检，是诊断膀胱癌最可靠的方法。故本题选 C。

第八节　肾　肿　瘤

一、共用题干单选题：每道考题以一个小案例的形式出现，其下面都有 A、B、C、D、E 五个备选答案。请从中选择一个最佳答案。

（1～2 题共用题干）

男，48 岁。全程性无痛性肉眼血尿反复发作 2 个月，近 1 个月来低热。查体：右侧肾可扪及，轻叩痛。X 线腹部平片：右侧肾影增大，有壳状钙化影。静脉肾盂造影：右肾上盏充盈缺损，中盏有弧形压迹。血沉 40 mm/h。

1. 最可能的诊断是
A．肾癌　B．肾盂癌　C．肾结核　D．输尿管肿瘤　E．肾盂肾炎
2. 治疗应选择的方法是
A．右肾造瘘　B．右肾部分切除
C．右肾根治性切除　D．单纯右肾切除
E．放射疗法

（3～4 题共用题干）

男，59 岁。因反复无痛性肉眼血尿 2 个月入院。膀胱镜检见右输尿管口喷血，尿细胞学可见癌细胞。

3. 结合最可能的诊断，下列静脉尿路造影最有诊断价值的 X 线表现描述是
A．右肾不显影　B．右肾盏破坏
C．右肾萎缩　D．右肾盂充盈缺损
E．右肾积水
4. 明确诊断后首选的治疗措施是
A．中医中药治疗　B．手术治疗
C．免疫治疗　D．放疗
E．化疗

（5～7 题共用题干）

女，68 岁。因间歇性全程肉眼血尿 2 周，发生腰腹绞痛 2 小时入院。排泄性尿路造影示

肾盂充盈缺损。

5. 首先考虑的诊断是
   A. 阴性结石
   B. 肾盂癌
   C. 结核
   D. 急性肾盂肾炎
   E. 肾癌
6. 最能明确诊断的检查是
   A. 血尿酶
   B. 尿找瘤细胞
   C. 输尿管肾镜+活检
   D. 膀胱镜见输尿管口喷血
   E. 尿三杯试验
7. 标准的治疗应采取
   A. 肾切开取石
   B. 止血,观察
   C. 根治性肾切除
   D. 局部切除
   E. 肾+全长输尿管+部分膀胱切除

二、单选题：每道考题下面有 A、B、C、D、E 五个备选答案,请从中选择一个最佳答案。

8. 难以鉴别的肾癌和肾囊肿,最可靠的检查方法是
   A. 静脉尿路造影
   B. 逆行肾盂造影
   C. B 超
   D. 肾动脉造影
   E. X 线
9. 下述最易出现无痛性血尿的疾病是
   A. 肾盂肿瘤
   B. 肾囊肿
   C. 肾结核
   D. 肾结石
   E. 泌尿系统感染
10. 肾盂癌最常见的临床表现是
   A. 下肢水肿
   B. 间歇性无痛血尿
   C. 腰部钝痛
   D. 肾绞痛
   E. 贫血
11. 肾盂肿瘤的主要诊断依据是
   A. 全程肉眼血尿
   B. 全血尿伴有血块
   C. 终末血尿
   D. 镜下血尿
   E. 无痛性间歇性肉眼血尿
12. 肾母细胞瘤转移部位最常见的是
   A. 肝　B. 骨　C. 脑　D. 脾　E. 肺
13. 肾癌的血液转移最常见于
   A. 肺　B. 肝　C. 脑　D. 骨　E. 对侧肾脏
14. 近些年来,大多数肾癌患者来诊是由于
   A. 腹部肿块
   B. 健康查体时发现的无症状肾癌
   C. 腰痛和血尿
   D. 肿瘤转移所致的骨痛、骨折
   E. 肿瘤转移所致的咳嗽、咯血
15. 肾错构瘤与肾癌鉴别的最好方法是

A．磁共振
B．静脉肾盂造影
C．逆行肾盂造影
D．肾动脉造影
E．B 超和 CT

16. 肾癌的三大典型症状是
A．血尿、肿块和疼痛
B．血尿、发热和疼痛
C．血尿、肿块和高血压
D．肿块、发热和高血压
E．肿块、血沉快和高血压

17. 在下列病例中，预后相对较好的肾癌是
A．肾癌侵犯结肠
B．肾癌侵及肾门处的淋巴结
C．肾癌伴有肾静脉癌栓
D．肾癌伴有髂骨转移
E．肾癌伴肺转移

18. 肾细胞癌的最主要治疗方法是
A．化疗
B．放疗
C．观察
D．根治性肾切除
E．分子靶向药物给药

19. 肾细胞癌的肾外表现不包括
A．高血压
B．血沉加快
C．皮疹
D．红细胞增多症
E．高钙血症

20. 促进肾盂发生鳞状细胞癌的最常见因素是
A．慢性肾盂肾炎
B．血吸虫病
C．苯胺染料
D．肾盂结石
E．长期肾盂积水

21. 肾癌手术切除后的辅助治疗常选用
A．全身化疗
B．免疫治疗
C．动脉化疗
D．放疗
E．放疗加化疗

22. 诊断肾细胞癌最可靠的影像学方法是
A．尿路平片+静脉尿路造影
B．X 线片
C．肾动脉造影
D．CT 增强扫描
E．B 超

23. 下列能用于常规查体，且能发现早期肾癌的简便方法是
A．排泄性尿路造影
B．逆行性尿路造影
C．B 超检查
D．CT 检查
E．MRI 检查

24. 肾细胞癌最常见的病理类型是
A．集合管癌
B．嫌色细胞癌
C．未分类肾细胞癌
D．透明细胞癌
E．乳头状肾细胞癌

25. 肾癌常需用手术与下列哪项疾病鉴别

A. 肾积水
B. 肾结核
C. 肾孤立性囊肿
D. 多囊肾
E. 输尿管肿瘤

26. 肾盂癌标准的手术切除范围是
A. 患肾+同侧中上段输尿管
B. 患肾+同侧肾上腺
C. 患肾
D. 患肾+同侧上段输尿管
E. 患肾+同侧全长输尿管(包括开口部位的膀胱壁)

27. 应作肾、全输尿管和膀胱部分切除的肾肿瘤是
A. 肾癌 B. 肾盂癌 C. 肾错构瘤 D. 肾胚胎瘤 E. 肾肉瘤

28. 关于肾母细胞瘤,错误的是
A. 经腹行肾切除术+放疗+化疗可显著提高手术生存率
B. 虚弱婴幼儿腹部巨大包块是本病的特点
C. 肿瘤生长极快,很早即侵入肾盂肾盏内
D. 是婴幼儿最常见的腹部肿瘤
E. 血尿一般不甚明显

29. 肾胚胎瘤最早出现的症状是
A. 腹痛 B. 血尿 C. 高血压 D. 腹部包块 E. 发热

30. 女,35 岁。查体:B 超发现右肾有一 4 cm×3 cm 的实质占位,为进一步明确诊断,下列检查最有帮助的是
A. CT
B. 尿脱落细胞检查
C. 逆行肾盂造影
D. 核素肾显像
E. 排泄性尿路造影

31. 男,65 岁。近半年来有不明原因的低热,37.5 ℃左右,未诊治。1 周前无痛性肉眼血尿一次前来就诊。血压 170/100 mmHg,其余查体未发现异常。查血红蛋白 97 g/L,尿常规(-),其最可能的病因是
A. 肾小球肾炎
B. 肾病综合征
C. 肾细胞癌
D. 肾盂癌
E. 原发性高血压

32. 女,52 岁。无痛性血尿 1 周。双侧肾区 CT 平扫加增强扫描如图所示。最有可能的诊断是

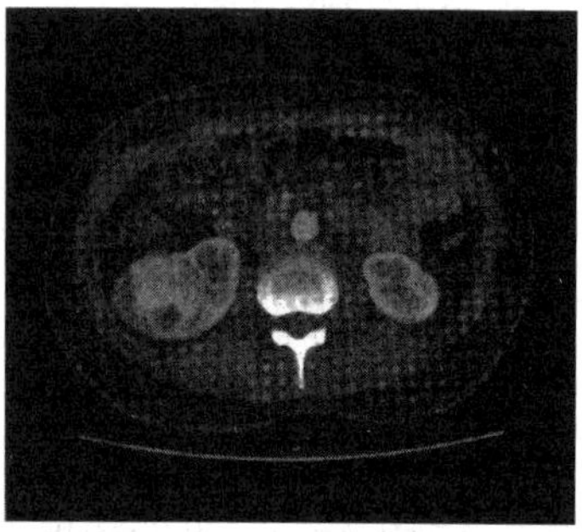

A. 肾囊肿
B. 肾结核
C. 肾癌
D. 肾盂癌
E. 肾错构瘤

33. 男孩,2 周岁。家长给其洗澡时触摸患儿腹部时触到肿块,表面光滑平整、质地硬、无压痛,肿块比较固定。下列最重要的检查项目是
A. 腹部平片
B. 排泄性尿路造影
C. 腹部超声
D. 腹部 CT 平扫和增强扫描
E. MRI 检查

34. 女,47 岁。间歇无痛血尿 4 个月,经检查诊断为右侧肾癌,该患者出现血尿提示

A. 早期肾癌
B. 晚期肾癌
C. 肿瘤内有出血
D. 肾癌已侵入肾盏、肾盂黏膜
E. 肾癌已侵入肾门

35. 男,56 岁。近 2 个月出现间歇无痛肉眼血尿,腰部隐痛,触诊腰部有肿块,患者首先考虑为

A. 肾癌
B. 肾母细胞瘤
C. 膀胱癌
D. 前列腺癌
E. 睾丸癌

36. 男,60 岁。间断肉眼血尿 2 个月余。尿脱落细胞检查发现有肿瘤细胞,膀胱镜检查发现膀胱内多发肿瘤,为除外上尿路肿瘤的存在,首先应该做下列哪项检查

A. 静脉肾盂造影
B. MRI
C. CT
D. B 超
E. 腹部 X 线平片

37. 男,39 岁。反复肉眼血尿 2 个月,IVP 见左肾盂内有不规则充盈缺损,膀胱镜检见左侧输尿管口喷血,首先考虑的诊断是

A. X 线不显影肾结石
B. 肾癌
C. 肾结核
D. 肾盂癌
E. 肾炎

38. 男,52 岁。右腰疼痛,血尿,低热 3 个月。体格检查:贫血貌,腹部肥大,未扪及肿块,右精索静脉曲张Ⅲ度,左精索静脉未见曲张。血沉快。在影像学检查结果未出结果前,此患者的诊断最可能是

A. 精索静脉曲张
B. 肾母细胞瘤
C. 膀胱癌
D. 肾癌
E. 肾盂肿瘤

39. 男,60 岁。发现全程肉眼血尿伴条状血凝块 1 周,无尿频、尿急、尿痛。B 超检查显示左肾实质占位,肿块直径 55 mm。为明确肿块性质,进一步检查首选

A. 尿细胞学检查
B. 肾动脉造影
C. 静脉尿路造影
D. 腹部 CT 平扫+增强
E. 尿路平片

40. 男,52 岁。间断无痛全程肉眼血尿 3 个月,查:肾区无叩痛,尿检红细胞充满/HP,膀胱镜未见异常,静脉尿路造影示右肾盂有充盈缺损,首先应考虑诊断为

A. 肾盂肾炎　B. 肾结核　C. 肾结石　D. 肾囊肿　E. 肾盂癌

41. 女,45 岁。间歇性无痛性肉眼血尿 2 个月,伴蚯蚓状血块。膀胱镜检查:膀胱内未见肿瘤,左输尿管口喷血。为尽快明确诊断,下列检查最有价值的是

A. CT
B. B 超
C. MRI
D. 左肾穿刺顺行造影
E. 左肾盂输尿管逆行造影

42. 女,59 岁。间歇无痛全程肉眼血尿 1 个月。查体:左肾下极可及肿块。B 超提示左肾占位病变,IVP 示肾盂肾盏受压。尿细胞学(-)。膀胱镜检查可见左输尿管口喷血。首先

考虑

A. 左肾结石　B. 左肾癌
C. 左肾盂肿瘤　D. 左肾母细胞瘤
E. 左肾囊肿

43. 男,48 岁。体检时发现右肾下有 2 cm×2 cm 占位病变,IVU 尿路造影未见右肾盂肾盏形态改变;CT 可诊断右肾下极恶性肿瘤,左肾正常形态和功能。下列治疗方案哪项正确

A. 根治性右肾切除　B. 右肾切除
C. 右肾部分切除　D. 右肾动脉栓塞
E. 右肾部分切除加放化疗

44. 女,46 岁。患者无痛性全程肉眼血尿 7 个月,左肾增大,结节状。膀胱镜检查:左侧输尿管口喷血。最大的可能是

A. 肾癌　B. 肾胚胎癌　C. 多囊肾　D. 肾盂癌　E. 输尿管癌

45. 女,70 岁。因间歇全程肉眼血尿 2 周,发生腰腹绞痛 2 小时入院,排泄性尿路造影示肾盂充盈缺损。首先考虑的诊断是

A. 阴性结石　B. 肾盂癌
C. 结核　D. 急性肾盂肾炎
E. 肾癌

46. 男,62 岁。间歇性无痛性肉眼血尿 4 个月,伴蚯蚓状血块,膀胱镜检查:膀胱内未见肿瘤,见右输尿管口喷血。B 超可见右肾轻度积水,下列哪项检查最好

A. CT　B. 磁共振
C. 肾盂镜检查　D. 右肾盂输尿管逆行造影
E. 右肾穿刺造影

47. 男,42 岁。2 个月前剧烈活动后出现一次肉眼血尿,未治疗血尿停止。近 3 周来反复出现上述症状,无其他不适。查体未见明显异常。尿常规检查:红细胞 15~20 个/HP,白细胞 2~4 个/HP。B 超示右肾盂上部可见 3 cm×2 cm 不规则形的不均质回声光团,肾上盏局限性积液。为明确诊断,首先选择的检查方法是

A. 膀胱镜检查　B. 磁共振检查
C. 肾动脉造影　D. 静脉尿路造影
E. 放射性核素肾脏扫描

48. 女,60 岁。右侧腰部不适约 2 个月,加重伴血尿 2 周。CT 检查结果如图,最有可能的诊断是

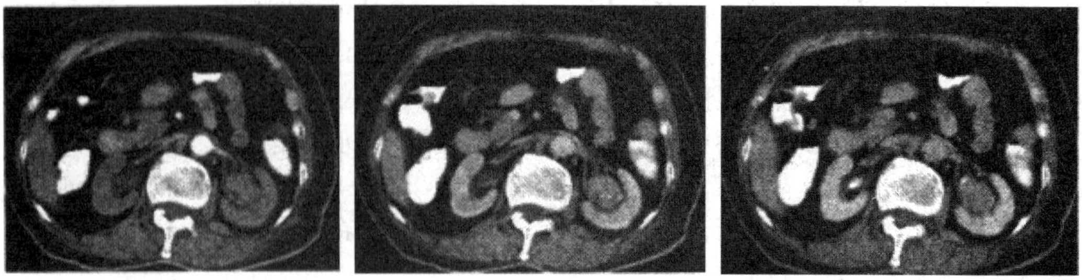

A. 错构瘤　B. 肾腺瘤　C. 肾盂癌　D. 肾结核　E. 肾癌

三、案例分析题：以下提供若干个案例，每个案例下设若干道考题。每道考题有多个备选答案，其中正确答案有 1 个或多个。选对一个答案给 1 个得分点，选错一个扣 1 个得分点，直至本题扣至 0 分。

（49~51 题共用题干）

男，45 岁。间歇性肉眼血尿 3 个月，IVP 见左肾盂内有不规则充盈缺损，膀胱镜检见左侧输尿管口喷血。

49. 根据以上检查，应首先考虑

A．肾结核　　B．肾癌

C．X 线不显影肾结石　　D．肾盂癌

E．肾炎　　F．多囊肾

50. 医生计划对该患者进行手术治疗，手术的范围包括

A．患肾　　B．上段输尿管

C．上中段输尿管　　D．全长输尿管

E．输尿管开口部位的膀胱壁　　F．部分患肾

51. 患者术后 1 年，出现胸痛咳嗽，查胸片提示肺内散在小结节，应考虑

A．肺炎　　B．肺结核

C．肺癌　　D．肾癌肺转移

E．肺结节病　　F．肾盂癌肺转移

答 案 与 解 析

答案

1. A	2. C	3. D	4. B	5. B	6. C	7. E	8. D	9. A	10. B
11. E	12. E	13. A	14. B	15. E	16. A	17. C	18. D	19. C	20. D
21. B	22. D	23. C	24. D	25. C	26. E	27. B	28. C	29. D	30. A
31. C	32. C	33. D	34. D	35. A	36. A	37. D	38. D	39. A	40. E
41. E	42. B	43. A	44. A	45. B	46. D	47. D	48. C		

49. D　　50. ADE　　51. F

解析

8. 肾动脉造影可用于鉴别肾癌和肾囊肿。肾癌为恶性肿瘤，其生长迅速、血供丰富，肾动脉造影可见大量病理性新生血管团，而肾囊肿为良性病变，不会出现大量新生血管。故本题选 D。

10. 肾盂癌最常见的症状是间歇无痛肉眼血尿或镜下血尿，偶可见条状血块。故本题选 B。

12. 肾母细胞瘤晚期肿瘤突破肾包膜后，可广泛侵犯周围组织和器官。转移途径同肾癌，经淋巴转移至肾蒂及主动脉旁淋巴结，经血行转移可播散至全身多个部位，以肺最常见，其次为肝、脑等。故本题选 E。

14. 肾癌高发年龄为 50~70 岁，男女比例为 3∶2，早期常无明显临床症状，其中 60%的肾癌在健康体检或其他疾病检查时被发现。故本题选 B。

15. 肾血管平滑肌脂肪瘤又称肾错构瘤，内含有脂肪组织，脂肪与周围组织声阻差大，超声表现为强回声；肾癌因不含脂肪组织，超声检查多表现为低回声。肾错构瘤的 CT 表现

为单侧或双侧的肾脏增大或局部突出，内见类圆形或分叶状不均匀肿块，其中可见斑片状或多灶性低密度脂肪影（CT 值<-20 HU），境界一般较清楚。增强扫描中脂肪病灶无明显强化，脂肪间隔的平滑肌、血管部分的病灶可有不同程度的强化，强化程度低于正常肾实质，与正常肾脏分界清楚。肾癌的 CT 表现为肾实质内不均质肿块，平扫 CT 值大多略低于或与肾实质相仿，少数高于肾实质；增强扫描后，肿瘤出现明显强化。故 B 超和 CT 是鉴别肾错构瘤和肾癌的最好的方法。故本题选 E。

16. 肉眼血尿、腰痛和腹部肿块被称为肾癌的“三联征”。间歇无痛肉眼血尿为常见症状，疼痛常为腰部钝痛或隐痛，肿瘤较大时在腹部或腰部可被触及。故本题选 A。
18. 肾癌对放疗和化疗均不敏感，根治性肾切除术是肾癌最主要的治疗方法。故本题选 D。
19. 肾癌的肾外表现常有发热、高血压、血沉增快等，其他表现有高钙血症、高血糖、红细胞增多症、肝功能异常、贫血、体重减轻、消瘦及恶病质等。故本题选 C。
21. 肾癌对放疗和化疗均不敏感，以中高剂量的干扰素或（和）白介素为代表的免疫治疗是晚期肾癌的重要辅助治疗方式，但疗效欠佳。故本题选 B。
22. CT 对肾癌确诊率高，可发现 0.5 cm 以上的病变，能显示肿瘤部位、大小、有无累及邻近器官等，是目前诊断肾癌最可靠的影像学方法。肾癌的 CT 表现为肾实质内不均质肿块，平扫 CT 值略低于或与肾实质相仿，少数高于肾实质；增强扫描后，肿瘤出现明显强化。故本题选 D。
30. 患者 B 超发现右肾有一 4 cm×3 cm 的实质占位，可怀疑为肾肿瘤。CT 对肾癌的确诊率高，可发现 0.5 cm 以上的病变，同时显示肿瘤部位、大小、有无累及邻近器官等，是目前诊断肾癌最可靠的影像学方法。故本题选 A。
33. 肾母细胞瘤又称肾胚胎瘤或 Wilms 瘤，是儿童最常见的肾脏恶性肿瘤，80%以上在 5 岁以前发病，无症状的腹部肿块是最常见也是最重要的症状。腹部 CT 平扫和增强扫描是最重要的检查项目，诊断肾母细胞瘤的准确性高达 95%以上。故本题选 D。
34. 间歇性无痛肉眼血尿为肾癌的常见症状，表明肿瘤已侵入肾盏、肾盂。故本题选 D。
35. 间歇无痛肉眼血尿、腰痛、腰部肿块为典型的肾癌“三联症”。故首先考虑诊断为肾癌。故本题选 A。
37. 肾盂癌最常见的症状为间歇无痛肉眼血尿或镜下血尿，偶可见条状血块；静脉尿路造影可发现肾盂、输尿管癌部位的充盈缺损、梗阻和肾积水；膀胱镜检查有时可见病侧输尿管口喷血。故本题选 D。

第九节　前 列 腺 癌

一、共用题干单选题：每道考题以一个小案例的形式出现，其下面都有 A、B、C、D、E 五个备选答案。请从中选择一个最佳答案。

（1～3 题共用题干）

男，75 岁。主因排尿困难 5 年，腰背痛 2 个月来诊。查前列腺左叶有直径 1 cm 质硬结节，PSA>100 ng/mL。

1. 最可能的诊断是
   A．良性前列腺增生症　　B．前列腺癌
   C．前列腺炎　　D．前列腺结节

E．前列腺脓肿

2. 为明确诊断,应采取的措施是

A．B 超　　B．放射性核素全身骨扫描

C．直肠指诊　　D．经直肠前列腺穿刺活检

E．MRI

3. 磁共振检查发现第 2、3、4 腰椎有成骨性病灶,该患者治疗应采取的治疗方法是

A．理疗　　B．牵引

C．TURP　　D．前列腺癌根治术

E．去势治疗

二、单选题：每道考题下面有 A、B、C、D、E 五个备选答案,请从中选择一个最佳答案。

4. 临床诊断前列腺癌的基本方法包括

A．CT　　B．MRI

C．全身放射性核素骨扫描　　D．排泄性尿路造影

E．直肠指诊、经直肠超声和血 PSA 测定

5. 前列腺癌 T_{1a} 期患者需要采取的治疗措施为

A．不作处理,严密观察　　B．部分切除术

C．根治性切除术　　D．化疗

E．放疗

6. 确诊前列腺癌最可靠的方法是

A．直肠指检　　B．B 超

C．PSA 测定　　D．血清酸性磷酸酶测定

E．活体组织检查

7. 关于前列腺癌的临床表现,错误的是

A．前列腺癌早期常无症状

B．逐渐增大的前列腺腺体压迫尿道可引起进行性排尿困难

C．有尿频、尿急、夜尿增多、甚至尿失禁

D．前列腺癌常易发生骨转移,但不会侵及骨髓

E．前列腺癌可侵及膀胱、精囊

8. 前列腺癌与前列腺增生症的主要鉴别依据是

A．发病年龄　　B．排尿困难程度

C．残余尿量测定　　D．PSA(前列腺特异抗原)

E．膀胱造影

9. 局限在前列腺包膜内的前列腺癌最佳治疗方法是

A．睾丸切除术　　B．根治性前列腺切除术

C．肾上腺切除术+可的松　　D．垂体切除术

E．药物去势治疗

10. 前列腺癌通常首选的姑息治疗是

A．睾丸切除和(或)内分泌治疗　　B．可的松治疗或肾上腺切除术

C．垂体切除术　　D．耻骨上前列腺切除术

E. 经尿道前列腺电切术

11. 前列腺癌转移率较高的部位是

A. 骨转移　　B. 肺转移　　C. 脑转移　　D. 肾转移　　E. 膀胱转移

12. 排除前列腺癌可根据

A. 正常酸性磷酸酶　　B. 尿道细胞学检查阴性

C. 前列腺特异性抗原　　D. 先前已做耻骨上前列腺摘除

E. 经直肠 B 超活检阴性

13. 男,80 岁。近半月来尿频、尿急、尿流缓慢,甚至发生尿潴留,出现贫血,下肢水肿,其治疗选择

A. 不作处理,观察　　B. 部分切除术

C. 根治性切除术　　D. 内分泌治疗

E. 放射性核素粒子植入治疗

14. 男,60 岁。前列腺上有一个大小为 1 cm 的硬结,两次直肠内触摸下穿刺活检报告都是良性前列腺增生,为明确诊断,下一步应做

A. 单纯前列腺切除术　　B. 重复直肠内穿刺活检

C. 根治性前列腺切除术　　D. 经尿道切除镜做活检

E. 经直肠 B 超引导下穿刺活检

15. 男,72 岁。近半月出现尿频、尿急、尿流缓慢,自觉骨痛,下肢出现水肿,血清前列腺特异抗原升高,考虑诊断为

A. 肾癌　　B. 肾母细胞瘤

C. 膀胱癌　　D. 前列腺癌

E. 睾丸癌

16. 男,75 岁。进行性排尿困难 6 个月,直肠指诊发现前列腺右侧有 2 cm×2 cm 硬结,1 周后行 PSA 检查为 120 ng/mL,核素全身骨扫描示骨盆及腰椎系统放射性浓聚区,诊断为前列腺癌骨转移,对此患者现最适宜的治疗是

A. 根治性前列腺切除+放射治疗

B. 根治性前列腺切除+化疗

C. 根治性前列腺切除+盆腔淋巴结清扫

D. 前列腺切除+冷冻治疗

E. 双睾丸切除+抗雄性激素药物+放射治疗

17. 男,76 岁。尿频、尿不尽感近 1 年,近 2 个月来进行性排尿困难,门诊查血清前列腺特异性抗原(PSA)50 ng/mL,直肠指检前列腺质地较硬,表面凹凸不平感,该患者的诊断首先应考虑

A. 细菌性前列腺炎　　B. 前列腺癌

C. 前列腺增生　　D. 前列腺结核

E. 非细菌性前列腺炎

18. 男,60 岁。排尿困难 2 个月。B 超检查见前列腺增大,血清总 PSA 24 ng/mL。为明确诊断,最可靠的检查方法是

A. 经直肠腔内超声　　B. 前列腺 MRI

C. 前列腺 CT　　D. 前列腺穿刺活检

E．直肠指诊

三、案例分析题：以下提供若干个案例，每个案例下设若干道考题。每道考题有多个备选答案，其中正确答案有1个或多个。选对一个答案给1个得分点，选错一个扣1个得分点，直至本题扣至0分。

（19～21题共用题干）

男，50岁。尿频、尿急6个月，夜尿2～3次。无尿痛，无明显排尿困难，无尿道滴白。无肉眼血尿。无腰痛。

19. 初步应做的检查是

A．尿常规　　B．自由尿流率

C．超声测剩余尿量　　D．国际前列腺症状评分(IPSS)

E．生活质量评估(QOL)　　F．血 PSA

G．前列腺按摩液常规检查

20. 提示：IPSS＝22分。QOL＝4分。尿常规无异常。最大尿流率18 mL/s。超声检查无剩余尿。PSA＝6 ng/mL。应高度怀疑

A．前列腺增生　　B．前列腺癌

C．慢性前列腺炎　　D．泌尿系结核

E．膀胱炎　　F．尿道炎

G．尿路结石

21. 能明确诊断的检查是

A．直肠指诊　　B．静脉尿路造影

C．盆腔 CT　　D．盆腔 MRI

E．经直肠前列腺超声　　F．游离 PSA 与总 PSA 的比值

G．前列腺穿刺活检　　H．尿道膀胱镜检

答案与解析

答案

1. B　2. D　3. E　4. E　5. A　6. E　7. D　8. D　9. B　10. A

11. A　12. E　13. D　14. E　15. D　16. E　17. B　18. D

19. ABCDEF　20. B　21. G

解析

4. 前列腺癌的常用诊断模式为通过体格检查、实验室检查、影像学检查筛选可疑患者，并通过后续的前列腺穿刺病理活检加以确认。直肠指检可发现前列腺癌结节；前列腺特异性抗原(PSA)是前列腺癌重要的血清标志物；前列腺穿刺活检是病理确诊前列腺癌的主要方法，多在经直肠超声的引导下进行。故本题选E。

7. 前列腺癌最常见的转移部位是淋巴结和骨骼。前列腺癌出现骨骼转移时可以引起骨痛、脊髓压迫症状及病理性骨折等。故本题选D。

8. PSA是前列腺癌重要的血清标志物，正常参考值为0～4 ng/mL。当发生前列腺癌时PSA常有升高，并往往与体内肿瘤负荷的多少成正比。可用于鉴别前列腺癌与前列腺增生。

故本题选 D。

9. 早期(器官局限性,即肿瘤仅位于前列腺内部)前列腺癌可以通过根治性手术或者根治性放疗等方式达到良好的治疗效果,甚至得以治愈。故本题选 B。

14. 前列腺穿刺活检是病理确诊前列腺癌的主要方法,多在经直肠超声的引导下进行。该患者不能排除前列腺癌,可经直肠 B 超穿刺活检,有助于提高阳性率。故本题选 E。

15. 患者为老年男性,有尿频、尿急等尿路症状,前列腺特异抗原升高,考虑为前列腺癌。血清前列腺特异抗原(PSA)正常值为 0~4 ng/mL,当发生前列腺癌时 PSA 常有升高,并往往与体内肿瘤负荷的多少成正比。故本题选 D。

16. 患者诊断为前列腺癌骨转移。转移性前列腺癌一般选择雄激素去除治疗为主的姑息性治疗,以期延长患者生存期,改善生活质量。去势治疗是主要的雄激素去除治疗方法,包括双侧睾丸切除和应用抗雄激素药物。姑息性放疗主要用于前列腺癌骨转移病灶的治疗,达到缓解疼痛症状。故本题选 E。

第六章　心胸外科临床常见病

第一节　食　管　癌

一、共用题干单选题:每道考题以一个小案例的形式出现,其下面都有 A、B、C、D、E 五个备选答案。请从中选择一个最佳答案。

(1~3 题共用题干)

男,55 岁。进行性吞咽困难 3 个月,体重下降 5 kg,查体无明显阳性所见。

1. 该患者最可能的诊断是

A. 食管灼伤狭窄　　B. 食管癌
C. 食管平滑肌瘤　　D. 贲门失弛缓症
E. 食管憩室

2. 首选的检查方式是

A. 胸部 CT　　B. 食管超声检查
C. 食管拉网　　D. 食管镜检查活检
E. 胸部 MRI

3. 关于食管吞钡 X 线片的描述,错误的是

A. 食管呈鸟嘴样改变　　B. 食管充盈缺损
C. 食管管壁僵硬　　D. 龛影
E. 食管黏膜断裂

(4~7 题共用题干)

男,65 岁。进行性吞咽困难 2 个月,现仅能进流质食物。查体:消瘦,锁骨上未触及肿大淋巴结。食管 X 线钡餐透视显示食管中段黏膜破坏,充盈缺损,管腔狭窄。

4. 进一步检查应首选

A. 食管镜　　B. 食管拉网
C. 放射性核素　　D. 胸部及纵隔 CT
E. 腹部超声和肝功检查

5. 术前检查发现患者出现声音嘶哑,提示肿瘤已侵犯
A. 声带
B. 气管隆突
C. 迷走神经
D. 喉返神经
E. 喉上神经
6. 手术中发现肝内有多发性转移瘤,其可来自食管癌的
A. 直接浸润
B. 血行转移途径
C. 淋巴转移途径
D. 种植转移途径
E. 消化道黏膜下浸润
7. 根据以上术中所见,应采取的术式为
A. 食管癌根治术
B. 食管癌姑息切除
C. 胃造瘘术
D. 小肠造瘘术
E. 放弃手术

二、单选题:每道考题下面有 A、B、C、D、E 五个备选答案,请从中选择一个最佳答案。

8. 早期食管癌的症状是
A. 持续胸背痛
B. 声音嘶哑
C. 进食呛咳
D. 吞咽困难
E. 进食哽噎
9. 早、中期食管癌常用的手术方法是
A. 食管癌切除,空肠食管重建术
B. 食管癌切除,结肠食管重建术
C. 食管癌切除,胃食管重建术
D. 食管胃转流术
E. 胃造瘘术
10. 在我国,下述适用于早期食管癌大规模筛检的方法是
A. 食管镜检查
B. 食管拉网脱落细胞学检查
C. X 线钡剂造影
D. 胸部 CT
E. 锁骨上淋巴结活检
11. 典型的食管癌症状特点是
A. 持续性胸骨后异物感
B. 渐进加重的吞咽困难
C. 间断吞咽困难伴呕吐
D. 胸痛
E. 反酸、烧心伴吞咽困难
12. 食管癌患者出现持续性胸背部疼痛,多提示
A. 肿瘤较大
B. 肿瘤侵犯食管外组织
C. 肿瘤坏死
D. 远处血行转移
E. 食管气管瘘
13. 诊断食管癌主要依靠的方法是
A. X 线食管钡透和放射性核素扫描
B. X 线食管钡透和食管镜检查
C. 食管镜检查和放射性核素扫描
D. 放射性核素扫描和带网气囊检查
E. 带网气囊检查和食管镜检查
14. 关于食管癌的 X 线钡餐表现,不恰当的是
A. 食管壁有小的溃疡龛影
B. 食管下端鸟嘴状狭窄

C．局限性食管黏膜皱襞增粗和断裂
D．局限于管壁侧小的充盈缺损
E．局限性管壁僵硬

15．食管癌手术后早期最严重的并发症是
A．胸腔积液
B．吻合口瘘
C．吻合口狭窄
D．肺部感染
E．反流性食管炎

16．较早出现食管阻塞的食管癌病理类型常是
A．溃疡型
B．硬化型(缩窄型)
C．蕈伞型
D．髓质型
E．癌侵及周围组织

17．有关食管癌，下列描述正确的是
A．好发于下段
B．原位癌指病灶局限于黏膜肌层
C．以血行转移最常见
D．一般不侵犯主动脉
E．早期病变可累及食管整个周径

18．男，60 岁。进食哽噎、烧灼感 2 个月，食管 X 线钡剂造影检查见食管下段黏膜紊乱、断裂，管壁僵硬，应该首先考虑
A．食管炎
B．食管癌
C．贲门失弛缓症
D．食管静脉曲张
E．食管平滑肌瘤

19．男，50 岁。食管中段癌患者，进行性吞咽困难 6 个月，完全不能进食 2 个月。体格检查：消瘦，脱水，左锁骨上有直径 2 cm 坚硬淋巴结，不能活动。治疗应采取
A．放射治疗
B．争取手术切除
C．化学治疗
D．输血、输液保守治疗
E．食管、胃转流术或胃造瘘术

20．男，65 岁。食管中段鳞癌，既往 30 年前因“胃溃疡”行“胃大部切除术”，合理的治疗方案为
A．食管癌切除，食管、空肠弓上吻合术
B．食管癌切除，食管、食管弓上吻合术
C．食管癌切除，结肠间置代食管术
D．食管癌切除，人造食管间置术
E．食管癌切除，颈部食管旷置，永久胃造瘘术

21．男，50 岁。吞咽异物感 1 个月，肝炎病史 20 年。进一步检查，应首先考虑
A．食管超声
B．胸部 CT
C．食管镜
D．食管 X 线钡餐检查
E．带网气囊食管脱落细胞检查

22．男，40 岁。平时喜欢饮热开水及热粥，近 5 个月有进食困难，并逐渐加重。钡餐检查：食管中段有 5 cm 狭窄，黏膜断裂，最可能的诊断是
A．食管癌
B．食管瘢痕性狭窄
C．食管炎
D．贲门失弛缓症
E．食管静脉曲张

23．男，54 岁。因吞咽困难确诊为食管癌，在本院已行食管癌根治术。为制订术后治疗方案，应考虑以下因素，但除外

A．病程的长短　　B．病变长度
C．术前吞咽困难程度　　D．肿瘤外侵程度
E．有无淋巴结转移

24. 男,63 岁。有食管癌家族史,进行性吞咽困难 1 个月,下列哪项检查可确诊
A．食管钡餐透视　　B．胸部 CT
C．食管拉网脱落细胞学检查　　D．食管镜检查并活检
E．锁骨上淋巴结活检

25. 男,52 岁。6 个月前发现进食哽噎感。其后症状逐渐加重,近 3 周只能进全流质。体重减轻,体力下降。查体：脉搏 80 次/分,血压 17/12 kPa,体温 36.5 ℃,消瘦,颈、锁骨上淋巴结未触及,化验正常。食管钡剂造影：于食管中、下段见 8 cm 狭窄,黏膜破坏,其最可能的诊断是
A．贲门失弛缓症　　B．食管良性肿瘤
C．腐蚀性食管灼伤　　D．食管炎
E．食管癌

三、案例分析题：以下提供若干个案例,每个案例下设若干道考题。每道考题有多个备选答案,其中正确答案有 1 个或多个。选对一个答案给 1 个得分点,选错一个扣 1 个得分点,直至本题扣至 0 分。

(26～32 题共用题干)

男,55 岁。进食哽噎感 5 个月,加重,体重进行性下降 1 个月。查体：T 36.2 ℃,P 83 次/分,R 12 次/分,BP 145/88 mmHg。营养不良,消瘦。气管居中,双侧锁骨上淋巴结未触及,双肺呼吸音正常。

26. 下列首先要做的检查是
A．纤维支气管镜检查　　B．胸部 X 线检查
C．肺功能　　D．食管吞钡造影检查
E．胸部 CT 检查　　F．肝功能

27. 提示：检查发现上胸段食管有一长 5 cm 的狭窄,黏膜破坏,食管轴不偏,近端食管稍扩张。初步诊断应考虑
A．食管乳头状瘤　　B．食管血管瘤
C．食管癌　　D．食管颗粒细胞瘤
E．食管痉挛　　F．食管平滑肌瘤

28. 为明确诊断和鉴别诊断,还需进行的检查是
A．食管 24 小时 pH 测定　　B．食管超声胃镜检查
C．胸部 MRI 检查　　D．胸部 CT 检查
E．胃镜检查　　F．支气管镜检查

29. 提示：检查发现距门齿 23～28 cm 处食管新生物,病变侵及食管全层,纵隔淋巴结肿大。食管黏膜破坏,小溃疡形成。病理诊断：食管鳞癌。患者最后的诊断是
A．食管鳞癌,Tis 期　　B．食管鳞癌伴黏膜层破坏
C．食管鳞癌伴纵隔淋巴结肿大　　D．食管鳞癌伴溃疡形成
E．食管鳞癌伴转移　　F．食管鳞癌侵及全层

30. 需要与食管癌进行鉴别诊断的疾病是
A．反流性食管炎
B．食管憩室
C．纵隔淋巴结结核
D．食管腐蚀性狭窄
E．贲门失弛缓症
F．食管平滑肌瘤

31. 根据患者情况，治疗宜采取
A．食管癌根治术
B．全量放射治疗
C．光动力治疗
D．化学治疗
E．化疗+放疗
F．免疫治疗

32. 手术前还应重点进行哪些检查
A．肺功能检查
B．肝肾功能、血液生化及凝血功能检查
C．腹部 B 超检查
D．胸部 CT 检查
E．心功能检查
F．纤维支气管镜检查

答案与解析

答案

1. B	2. D	3. A	4. A	5. D	6. B	7. B	8. E	9. C	10. B
11. B	12. B	13. B	14. B	15. B	16. B	17. E	18. B	19. E	20. C
21. D	22. A	23. C	24. D	25. E					

26. D　　27. CF　　28. BE　　29. C　　30. ABCDEF

31. A　　32. ABCDEF

解析

1. 食管癌是一种常见的上消化道恶性肿瘤，发病年龄多在 40 岁以上，中晚期食管癌的典型症状为进行性吞咽困难，即先是难咽固体食物，继而半流质食物，最后液体也不能咽下。患者进行性吞咽困难三个月，近期体重下降，考虑最可能为食管癌。故本题选 B。

2. 食管镜检查可见食管腔内肿物，多呈菜花样改变，病变活检可以确诊。故本题选 D。

3. 早期食管癌的食管吞钡 X 线片表现：①食管黏膜皱襞紊乱、粗糙或有中断现象。②小的充盈缺损。③局限性管壁僵硬，蠕动中断。④小龛影。中、晚期有明显的不规则狭窄和充盈缺损，管壁僵硬，有时狭窄上方食管有不同程度的扩张。食管呈鸟嘴样改变常为贲门失弛缓症的表现。故本题选 A。

8. 早期食管癌症状不明显，吞咽粗硬食物时可能偶有不适，如胸骨后烧灼样、针刺样或牵拉摩擦样疼痛。食物通过缓慢，并有停滞感或异物感。哽噎停滞感常通过吞咽水后缓解消失。症状时轻时重，进展缓慢。故本题选 E。

9. 早、中期食管癌的手术方式是肿瘤完全性切除、消化道重建和胸、腹两野或颈、胸、腹三野淋巴结清扫。消化道重建中最常用的食管替代物是胃，也可根据患者个体情况选择结肠和空肠。故本题选 C。

11. 食管癌早期症状多不明显，偶有吞咽食物哽噎、停滞或异物感。中晚期食管癌的典型症状为进行性吞咽困难，即先是难咽固体食物，继而半流质食物，最后液体也不能咽下。故本题选 B。

12. 中晚期食管癌的典型症状为进行性吞咽困难，患者逐渐消瘦、脱水、无力，持续胸痛或背痛表示癌已侵犯食管外组织。故本题选 B。

15. 吻合口瘘是食管癌手术后早期最严重的术后并发症,死亡率超过 50%;其他并发症包括吻合口狭窄、乳糜胸、喉返神经损伤等。故本题选 B。

18. 早期食管癌症状不明显,吞咽粗硬食物时可能偶有不适,如胸骨后烧灼样、针刺样或牵拉摩擦样疼痛。食物通过缓慢,并有停滞感或异物感。哽噎停滞感常通过吞咽水后缓解消失。早期食管吞钡 X 线片表现:①食管黏膜皱襞紊乱、粗糙或有中断现象。②小的充盈缺损。③局限性管壁僵硬,蠕动中断。④小龛影。患者为老年男性,进食哽噎、烧灼感,食管 X 线钡剂造影检查见食管下段黏膜紊乱、断裂,管壁僵硬,首先考虑为食管癌。故本题选 B。

20. 早、中期食管癌的手术方式是肿瘤完全性切除、消化道重建和胸、腹两野或颈、胸、腹三野淋巴结清扫。消化道重建中最常用的食管替代物是胃,也可根据患者个体情况选择结肠和空肠。患者既往行胃大部切除术,无法行食管胃重建术,故消化道重建可选结肠。故本题选 C。

第二节 肺 癌

一、共用题干单选题:每道考题以一个小案例的形式出现,其下面都有 A、B、C、D、E 五个备选答案。请从中选择一个最佳答案。

(1~2 题共用题干)

男,63 岁。咳嗽、痰中带血丝半年余。吸烟 40 余年。胸部 X 线片片示右上肺近肺门处肿块影。

1. 为明确病理诊断,首选的检查是
   A. 开胸活检　　B. 胸腔镜活检
   C. 纵隔镜活检　　D. 经胸壁肺穿刺活检
   E. 支气管镜活检
2. 如拟手术治疗,下列不属于手术禁忌证的是
   A. 对侧肺门淋巴结转移　　B. 肝转移
   C. 锁骨上淋巴结转移　　D. 同侧肺门淋巴结转移
   E. 脑转移

(3~5 题共用题干)

男,67 岁。咳嗽、痰中带血丝 2 个月,发热 10 天。胸片显示右肺尖部阴影。

3. 为明确诊断,应首选
   A. 放射性核素肺灌注检查　　B. 开胸探查
   C. 纵隔镜检查　　D. 痰细胞学检查+胸部 CT
   E. 经胸壁穿刺活组织检查
4. 患者 1 个月后出现右侧面部无汗、瞳孔缩小、上眼睑下垂、眼球内陷,同时伴有剧烈胸痛并向前臂放射。CT 示右胸顶部病变侵犯胸椎椎体及肋弓,最可能的诊断是
   A. 转移性肺癌　　B. 中央型肺癌
   C. 粟粒性肺结核　　D. 纵隔淋巴肉瘤
   E. Pancoast 瘤

5. 患者出现以上症状,是由于肿瘤侵犯或压迫了
A. 面神经和膈神经
B. 喉返神经和面神经
C. 臂丛和面神经
D. 上腔静脉和迷走神经
E. 颈交感神经和臂丛

二、单选题:每道考题下面有 A、B、C、D、E 五个备选答案,请从中选择一个最佳答案。

6. 中央型肺癌是指
A. 肺鳞癌
B. 起源于支气管的肺癌
C. 起源于肺段支气管以上的肺癌
D. 已有纵隔淋巴结转移的肺癌
E. 发生于 50 岁以上男性的肺癌
7. 对放疗最敏感的肺癌是
A. 小细胞未分化癌
B. 鳞癌
C. 腺癌
D. 肺泡细胞癌
E. 大细胞癌
8. 疾病早期即可有气短症状的是
A. 鳞癌
B. 腺癌
C. 大细胞癌
D. 小细胞癌
E. 肺泡细胞癌
9. 关于肺癌 T_2 分期表现,下列错误的是
A. 肿瘤直径>3 cm
B. 位于主支气管,距隆突 2.5 cm
C. 同侧原发肿瘤不同肺叶内出现散在肿瘤结节
D. 有肺不张或阻塞性肺炎影响肺门,但未累及全肺
E. 侵及脏层胸膜
10. 早期中心型肺癌的常见症状是
A. 高热、胸痛
B. 声嘶
C. 上肢及颜面部肿胀
D. 咳嗽、血痰
E. 胸闷、呼吸困难
11. 下列不属于肺癌非转移全身症状的是
A. 杵状指(趾)
B. 重症肌无力
C. Horner 综合征
D. Cushing 综合征
E. 带状疱疹
12. 肺癌最常见的肺外综合征是
A. 肥大性肺性骨关节病
B. 肌病和神经综合征
C. 高钙血症
D. Cushing 综合征
E. 周围神经病变
13. 下列中央型肺癌病变的叙述,不正确的是
A. 位于肺门部
B. 由段以下支气管发生
C. 鳞癌多见
D. 痰涂片检查阳性率高
E. 晚期肺门淋巴结转移

14. 下述哪项提示肺癌患者可能有远处转移,已不宜手术治疗
A. 局限性胸壁直接受侵　B. Cushing 综合征
C. 四肢小关节肿痛　D. 肌无力样综合征
E. 骨盆局部骨质破坏
15. 肺癌致病的职业因素不包括
A. 石棉　B. 砷及其化合物
C. 铬及其化合物　D. 锡及其化合物
E. 乙醇
16. 男,40 岁。20 年前患过肺结核,平素健康。近 3 个月来有刺激性咳嗽,痰中偶有血丝,有时发热。X 线示右肺上叶前段有 2 cm×2.5 cm 的块状阴影,边缘不整呈分叶状。痰查脱落细胞 3 次均阴性。诊断首先考虑
A. 肺结核　B. 肺脓肿
C. 肺囊肿　D. 肺癌
E. 肺良性肿瘤
17. 男,50 岁。咳嗽伴声音嘶哑 3 个月,右锁骨上窝触及一个肿大的淋巴结,质硬无压痛。提示该患者最可能的诊断是
A. 喉炎　B. 肺癌　C. 胃癌　D. 鼻咽癌　E. 肺结核
18. 男,63 岁。右下肺癌侵及胸壁,胸部 CT 显示肺门、纵隔无肿大淋巴结,未发现远处转移,该病例 TNM 分期为
A. Ⅰb　B. Ⅱa　C. Ⅱb　D. Ⅲa　E. Ⅲb
19. 男,54 岁。咳嗽伴胸痛 2 周,午后有低热,胸片如图所示,最可能的诊断是

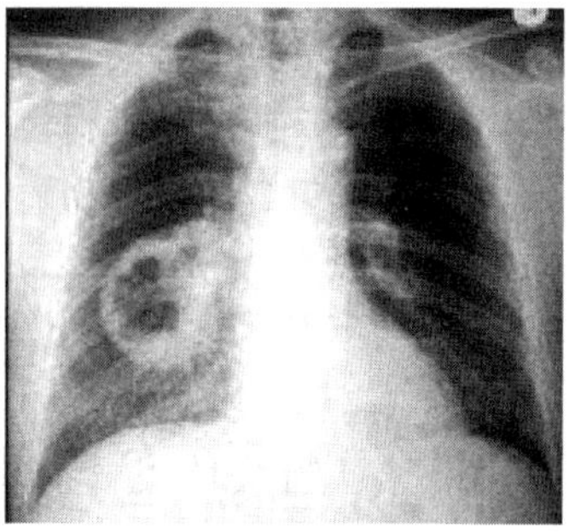

A. 韦格肉芽肿
B. 肺癌
C. 结核空洞
D. 肺大疱
E. 肺脓肿
20. 男,65 岁。3 年前因右上肺腺癌行肺叶切除术。1 个月前发现左上肺后段直径 2 cm 肿物影,边缘有毛刺,余肺野清晰,常规检查未发现异常。治疗应首选
A. 抗生素治疗　B. 化疗　C. 放疗　D. 手术治疗　E. 生物治疗
21. 男,35 岁。刺激性咳嗽并痰中带血丝 6 个月。胸片示左肺中央型块影,左肺上叶不张,左胸腔中量积液,右纵隔阴影增宽,轮廓呈波浪形。右侧的病变应考虑是肺癌的
A. 交叉转移　B. 直接扩散
C. 细胞脱落种植　D. 经肺循环血行转移
E. 经体循环血行转移
22. 女,60 岁。刺激性咳嗽 3 个月,胸片示左肺门 2 cm×3 cm 阴影,3 次查痰癌细胞阴性。为确诊应行哪项检查最好
A. 再次痰液检查癌细胞　B. 胸部 CT
C. MRI 检查　D. 经胸壁穿刺活检

E．纤维支气管镜检查

三、案例分析题：以下提供若干个案例，每个案例下设若干道考题。每道考题有多个备选答案，其中正确答案有1个或多个。选对一个答案给1个得分点，选错一个扣1个得分点，直至本题扣至0分。

（23~26题共用题干）

男，52岁。因咳嗽、痰中带血1个月入院。患者1个月前因受凉后出现咳嗽、咳痰症状，痰为白色泡沫痰，量较少。剧烈咳嗽后出现痰中带血，在当地医院给予抗感染及对症治疗，痰中带血症状消失，但咳嗽症状改善不明显。体检：T 36.6℃、P 79次/分、BP 140/85 mmHg。肥胖体型，双侧锁骨上淋巴结不大，气管居中，左肺呼吸音正常，右上肺呼吸音稍低。

23. 患者入院后应首先进行的检查是
    A．血气分析
    B．胸部X线检查
    C．肺功能
    D．血生化及肝功能检查
    E．胸部CT检查
    F．纤维支气管镜检查
24. 提示：胸部正侧位片示右上肺不张、右肺门块影，左肺正常。目前的初步诊断是
    A．肺脓肿
    B．肺恶性肿瘤
    C．肺良性肿瘤
    D．肺结核瘤
    E．肺炎性假瘤
    F．肺囊肿
25. 为了进一步明确诊断，应重点进行的检查包括
    A．血气分析
    B．经皮肺穿刺活检
    C．肺功能
    D．胸部CT检查
    E．痰脱落细胞检查
    F．纤维支气管镜检查
26. 提示：纤维支气管镜检查示右肺上叶支气管新生物，阻塞管腔，病变距隆突1.5 cm。病理检查为鳞状细胞癌。左侧支气管各段正常。胸部CT检查示右上肺包块伴右上肺不张，纵隔淋巴结肿大，压迫肺动脉干及上腔静脉。痰脱落细胞阴性。患者的最终诊断是
    A．右上肺恶性肿瘤伴感染
    B．右上肺鳞状细胞瘤伴纵隔淋巴结肿大
    C．右上肺良性肿瘤
    D．右上肺结核瘤
    E．右上肺炎性假瘤伴纵隔淋巴结肿大
    F．右上肺囊肿伴纵隔淋巴结肿大

答案与解析

答案

1. E　2. D　3. E　4. E　5. E　6. C　7. A　8. E　9. C　10. D
11. C　12. B　13. B　14. E　15. E　16. D　17. B　18. C　19. B　20. D
21. A　22. E
23. B　24. BCDE　25. DEF　26. B

解析

1. 该患者长期吸烟，咳嗽、痰中带血半年余，胸片示肺门处肿块影，首先考虑肺癌。支气管镜检查的目的之一是观察气管和支气管中的病变，并取得病理证据（包括在直视下钳取、刷检、肺泡灌洗）。故为明确诊断，应首选支气管镜+活组织病理学检查。故本题选E。

2. 肺癌手术治疗的适应证是Ⅰ、Ⅱ期和部分经过选择的ⅢA 期（如 $T_3N_1M_0$）的非小细胞肺癌。同侧肺门淋巴结转移为 N_1 期，不属于手术禁忌证。故本题选 D。
6. 中央型肺癌是发生在段及以上支气管的肺癌，以鳞状上皮细胞癌和小细胞肺癌较多见。周围型肺癌发生在段支气管以下的肺癌，以腺癌较多见。故本题选 C。
9. T_2 期：①肿瘤最大径>3～5 cm。②侵犯主支气管但未侵及隆突；不常见的表浅扩散型肿瘤，不论体积大小，侵犯限于支气管壁时，虽可能侵犯主支气管，仍为 T_1，但未侵及隆突。③侵及脏层胸膜。④有阻塞性肺炎或者分或全肺不张。同侧原发肿瘤不同肺叶内出现散在肿瘤结节应属 T_4。故本题选 C。
15. 某些职业的工作环境中存在许多致癌物质，已被确认的致癌物质包括石棉、锡、砷、双氯甲基乙醚、铬、芥子气、镍、多环芳香烃类，以及铀、镭等放射性物质衰变时产生的氨和氨气，电离辐射和微波辐射等。故本题选 E。
16. 患者有咳嗽、咯血表现，且 X 线示肺上叶前段有块状阴影，边缘不整呈分叶状，应首先考虑肺癌。痰脱落细胞学检查敏感性<70%，不能作为排除依据。故本题选 D。
22. 痰脱落细胞学检查敏感性<70%，不能作为排除肺癌的依据。支气管镜是诊断肺癌的主要方法之一，对于中央型肺癌，直视下组织活检加细胞刷刷检的诊断阳性率可达 90%左右。对于周围型肺癌，可行经支气管镜肺活检，直径>4 cm 病变的诊断率可达 50%～80%。故本题选 E。

第三节　胸 部 外 伤

一、共用题干单选题：每道考题以一个小案例的形式出现，其下面都有 A、B、C、D、E 五个备选答案。请从中选择一个最佳答案。

（1～2 题共用题干）

女，41 岁。半小时前被车撞伤，主诉左胸剧烈疼痛、胸闷、呼吸困难。查体：口唇发绀，左下胸壁反常呼吸运动。

1. 造成患者呼吸困难的主要原因是
   A. 疼痛限制呼吸运动　　B. 胸壁反常呼吸运动
   C. 气胸　　D. 血胸
   E. 肺组织挫伤
2. 急诊室急救处理应首先采取
   A. 气管切开或气管插管
   B. 胸壁切开内固定，控制反常呼吸运动
   C. 胸壁加压包扎，控制反常呼吸运动，保持呼吸道通畅
   D. 胸壁牵引，控制反常呼吸运动
   E. 胸腔闭式引流

（3～5 题共用题干）

男，55 岁。4 小时前从 10 米高处坠落致伤后被送入急诊室。查体：血压 90/60 mmHg，神志清楚，呼吸困难，面色苍白。胸部压痛，左侧胸壁塌陷，可扪及骨擦感和皮下气肿，左下胸壁反常呼吸。

3. 根据病史和体征，首先应考虑的诊断是

A．肋骨骨折
B．张力性气胸
C．连枷胸
D．急性心脏压塞
E．失血性休克

4．在急诊室应首先进行的急救处理是
A．胸腔闭式引流术
B．胸带加压包扎固定
C．胸腔穿刺术
D．心包穿刺术
E．急诊室剖胸

5．若呼吸困难未得到缓解，下列不宜采取的措施是
A．巾钳重力牵引固定
B．胸壁外固定架固定
C．快速输血补液抗休克治疗
D．气管插管呼吸机正压通气
E．手术固定肋骨骨折

二、单选题：每道考题下面有A、B、C、D、E五个备选答案，请从中选择一个最佳答案。

6．胸部损伤后，胸壁软化见于
A．多根单处肋骨骨折
B．多根多处肋骨骨折
C．肋软骨骨折
D．开放性气胸
E．张力性气胸

7．根据胸部损伤分类，下列属于开放性损伤的是
A．胸部穿透伤
B．心脏大血管挫裂伤
C．闭合性气胸
D．胸壁皮肤伤口
E．肋骨骨折并血气胸，皮肤完整

8．胸部创伤时，下列不属于立即开胸探查指征的是
A．进行性血胸
B．食管裂伤
C．胸内异物存留，有咯血等临床症状
D．创伤性窒息
E．气管、支气管断裂

9．创伤性连枷胸指的是
A．双肋骨骨折
B．多根肋骨骨折
C．多处肋骨骨折
D．两侧胸部多根肋骨骨折
E．多根多处肋骨骨折

10．不适用于连枷胸的处理措施是
A．气管插管吸痰，给氧辅助呼吸
B．浮动胸壁牵引
C．胸壁加压，包扎固定
D．胸腔镜骨折固定
E．开胸骨折固定

11．下列哪项为胸部损伤时行急诊室剖胸的指征
A．胸内持续大出血
B．支气管破裂并皮下气肿
C．急性心脏压塞
D．气胸、肺压缩70%
E．胸腔内异物

12．胸外伤时，可考虑应用呼吸机辅助正压呼吸的是
A．多根多处肋骨骨折
B．张力性气胸
C．进行性血胸
D．心脏压塞

E．闭合性气胸

13. 闭合性多根多处肋骨骨折，若骨折范围较小，治疗时采用哪种方法纠正反常呼吸最合适

A．牵引固定法　　B．压力包扎固定

C．肋骨内固定法　　D．胶布肋骨固定法

E．用呼吸器行辅助呼吸

14. 肺爆震伤胸部X线的典型表现是

A．克氏线　　B．“梨形”心

C．“靴形”心　　D．皮下气肿

E．“蝴蝶”或“蝙蝠”征

15. 有关肋骨骨折，哪项是不恰当的

A．第11~12肋骨前端游离不固定，易发生骨折

B．第4~7肋骨较长且固定，最易骨折

C．儿童的肋骨富有弹性，不易骨折

D．老年人的肋骨骨质疏松，易骨折

E．第1~3肋骨较粗，且有其他组织保护，较少发生骨折

16. 最易发生骨折的肋骨是

A．1~7肋　　B．4~7肋　　C．11~12肋　　D．肋软骨　　E．9~10肋

17. 多根多处肋骨骨折急救要点主要是

A．输血补液，防治休克　　B．控制反常呼吸，保持呼吸道通畅

C．立即行开胸探查术　　D．加压给氧

E．镇静

18. 女，42岁。不慎摔倒4小时，诉右胸痛。体格检查：神志清，无反常呼吸，右胸压痛，两肺呼吸音稍低，无啰音。胸片：右第7、8、9肋骨骨折，双侧肋膈角锐利。其处理原则是

A．手术复位内固定　　B．肋骨牵引固定

C．加压包扎固定　　D．防治并发症

E．早期功能锻炼

19. 男，44岁。右胸车祸伤2小时，呼吸困难，发绀。查体：右前胸未见反常呼吸运动，胸部挤压试验阳性，右肺呼吸音降低。胸片显示右侧第8~10肋骨后端骨折。错误的处理是

A．胸带固定　　B．牵引固定

C．镇静止痛　　D．应用抗生素

E．清除呼吸道分泌物

20. 男，30岁。胸部外伤后，右侧胸壁局部区域呼吸时和其他部位活动相反。其主要的病理生理紊乱为

A．吸气时该部胸壁鼓起，呼气时内陷　　B．吸气时该部胸壁内陷，呼气时鼓起

C．CO_2潴留，缺氧　　D．呼吸、循环衰竭

E．胸膜腔内压力增高

21. 男，37岁。右胸被撞伤2小时，胸痛，右胸呼吸幅度小，呼吸音弱。胸部X线片检查：右胸5~8肋单处骨折，无血气胸。治疗应选择

A．呼吸机辅助呼吸　　B．多头胸带固定胸部

C．立即手术　　D．气管切开

E. 骨折处切开内固定

22. 男,24 岁。左下胸被小口径步枪击伤 1 小时。胸片见左肋膈角消失,弹头存留于腹腔内,应考虑的最主要诊断是

A. 左侧肺损伤
B. 左侧膈肌损伤
C. 左侧胸部伤
D. 左侧胸腹联合伤
E. 左侧腹部伤

23. 男,24 岁。坠落伤,昏迷,左侧胸壁大面积软化,两肺大量痰鸣,处理应

A. 伤侧胸壁胶布固定
B. 加压包扎
C. 牵引
D. 气管插管或气管切开,辅助呼吸
E. 切开内固定

24. 男,34 岁。右胸车祸伤 1 小时,呼吸困难、发绀,查体:右前胸可见反常呼吸运动。患者吸气时,下列哪项病理生理变化是不正确的

A. 软化胸壁内陷
B. 纵隔移向健侧
C. 伤侧膈肌上升
D. 静脉回流受阻
E. 二氧化碳滞留

25. 男,30 岁。因左侧胸外伤后出现胸闷、气急来院急诊。体格检查:左肺呼吸音低。胸片:左肺压缩 50%,左侧肋膈角见宽液平。以下说法错误的是

A. 患侧胸腔穿刺可抽出不凝血
B. 应作胸腔闭式引流
C. 应首先给予抗休克治疗
D. 如引流量每小时超过 200~300 mL,应考虑肺撕裂造成进行性血胸,及时行肺叶切除术
E. 如没有及时处理,晚期血液可凝固不易吸出

26. 男,56 岁。城市居民,乘坐公交车时携带的违规物品不慎引发爆炸,呼吸困难,口唇发绀,咳嗽。查体:意识清醒,BP 110/76 mmHg, P 113 次/分, R 30 次/分,双肺布满湿啰音,腹软,无压痛。胸部 X 线片:双肺门呈斑片样渗出影。最可能的诊断是

A. 早期创伤性休克
B. 创伤性窒息
C. 肺爆震伤
D. 开放性气胸
E. 眼结膜损伤

27. 男,33 岁。被拖拉机压伤,双侧多发性肋骨骨折,呼吸困难,烦躁不安,发绀,咳嗽无力,双肺有较多痰鸣音,测血压 10.7/8.0 kPa(80/60 mmHg)。首选的急救措施是

A. 高流量给氧
B. 加快输血、输液
C. 肋间神经阻滞+包扎固定
D. 气管插管或气管切开
E. 应用升压药、镇静止痛

28. 女,30 岁。农民。因“房屋倒塌压在上半身 30 分,呼吸困难”来诊。查体:意识清楚,BP 130/86 mmHg, P 100 次/分, R 30 次/分,结膜充血,颈静脉怒张,前胸皮肤瘀斑,腹软,无压痛,尿常规正常。最可能的诊断是

A. 早期创伤性休克
B. 创伤性窒息
C. 挤压综合征
D. 开放性气胸
E. 眼结膜损伤

三、案例分析题：以下提供若干个案例，每个案例下设若干道考题。每道考题有多个备选答案，其中正确答案有1个或多个。选对一个答案给1个得分点，选错一个扣1个得分点，直至本题扣至0分。

（29~31题共用题干）

男，32岁。因“外伤后出现多根多处肋骨骨折”来诊。患者予以球囊面罩吸氧。查体：意识清楚，气促，R 36次/分，呼吸费力，HR 110次/分，血压平稳，右胸壁局部凹陷，存在反常呼吸，双肺均可闻及湿啰音，并有肋骨断端突出胸壁，并可疑锁骨骨折。余查体未见异常。

29. 紧急救治处理包括
    A．面罩吸氧　B．气管插管
    C．气管切开　D．呼吸机辅助呼吸
    E．胸部加压包扎，消除反常呼吸　F．胸壁创口紧急清创，无菌敷料包扎
    G．建立静脉通道　H．胸腔闭式引流术
30. 为明确诊断，需要进行的检查不包括
    A．胸部CT　B．肋骨3D-CT
    C．胸部超声　D．心脏超声
    E．胸膜腔试行穿刺　F．纤维支气管镜
    G．胸部MRI
31. 提示：患者经紧急处理后，状态平稳。胸部CT：多发肋骨骨折，肺挫伤，右侧胸腔大量积液，左侧胸腔少量积液。肋骨3D-CT：胸廓严重畸形。进一步的最佳处理为
    A．右侧胸腔闭式引流　B．继续目前治疗
    C．开胸探查　D．右侧胸膜腔穿刺
    E．清创缝合　F．呼吸机辅助呼吸

答案与解析

答案

1. B　2. C　3. C　4. B　5. C　6. B　7. A　8. D　9. E　10. C
11. C　12. A　13. B　14. E　15. A　16. B　17. B　18. D　19. B　20. C
21. B　22. D　23. D　24. C　25. D　26. C　27. D　28. B
29. BDEFG　30. CEFG　31. C

解析

6. 多根多处肋骨骨折是指在两根以上相邻肋骨各自发生2处或以上骨折，使局部胸壁失去完整肋骨支撑而软化，在自主呼吸时出现反常运动，即吸气时软化区胸壁内陷，呼气时相对外突，导致伤员出现低通气状态，甚至诱发呼吸衰竭，称为连枷胸。故本题选B。
8. 开胸探查手术指征：①进行性血胸。②心脏大血管损伤。③严重肺裂伤或气管、支气管损伤。④食管破裂。⑤胸腹或腹胸联合伤。⑥胸壁大块缺损。⑦胸内存留较大的异物。故本题选D。
11. 急诊室开胸探查手术指征：①穿透性胸伤重度休克者。②穿透性胸伤濒死者，且高度怀疑存在急性心脏压塞。故本题选C。
12. 有效镇痛和呼吸管理是多根多处肋骨骨折的主要治疗原则。咳嗽无力、呼吸道分泌物

滞留的伤员，应施行纤支镜吸痰和肺部物理治疗，出现呼吸功能不全的伤员，需要气管插管呼吸机正压通气，正压通气对浮动胸壁可起到“内固定”作用。故本题选 A。

15. 第 4~7 肋骨较长而纤薄，易发生骨折；第 8~10 肋前端肋软骨形成肋弓与胸骨相连，第 11~12 肋前端游离，弹性都较大，不易骨折。故本题选 A。

17. 多根多处肋骨常常出现连枷胸，连枷胸的反常呼吸运动可使伤侧肺受到塌陷胸壁的压迫，呼吸时两侧胸腔压力的不均衡造成纵隔扑动，影响肺通气，导致缺氧和二氧化碳滞留，严重时可发生呼吸和循环衰竭。故多根多处肋骨的急救要点是控制反常呼吸，保持呼吸道通畅。故本题选 B。

18. 患者胸片示右第 7、8、9 肋骨骨折，诊断为肋骨骨折，患者神清，无反常呼吸及其他阳性表现，其治疗以防治并发症为主。故本题选 D。

19. 肋骨骨折采用多头胸带或弹性胸带固定胸廓，能减少肋骨断端活动、减轻疼痛，无须牵引。故本题选 B。

23. 患者有坠落史，左侧胸壁大面积软化提示存在多根多处肋骨骨折，应紧急气管插管或气管切开，辅助呼吸，可避免反常呼吸，便于呼吸道管理。故本题选 D。

28. 创伤性窒息是钝性暴力作用于胸部所致的上半身广泛皮肤、黏膜、末梢毛细血管淤血及出血性损害；主要表现为伤员面、颈、上胸部皮肤出现针尖大小的紫蓝色瘀斑，以面部与眼眶部为明显。口腔、球结膜、鼻腔黏膜瘀斑，甚至出血。故本题选 B。

第四节　血　气　胸

一、共用题干单选题：每道考题以一个小案例的形式出现，其下面都有 A、B、C、D、E 五个备选答案。请从中选择一个最佳答案。

（1~3 题共用题干）

男，25 岁。车祸伤 1 小时。查体：脉搏 130 次/分。血压 86/60 mmHg，烦躁不安，发绀，严重呼吸困难，皮肤湿冷，左颈胸部皮下捻发感，气管右移，左胸饱满，左肺呼吸音消失。胸片示左肺完全萎陷。

1. 最可能的诊断为
   A. 左侧进行性血胸
   B. 左侧闭合性气胸
   C. 左侧开放性气胸
   D. 左侧张力性气胸
   E. 左侧反常呼吸运动

2. 急救处理是
   A. 抗休克
   B. 气管插管
   C. 高流量吸氧
   D. 呼吸机辅助呼吸
   E. 左侧胸膜腔穿刺

3. 经急救处理，病情好转后又迅速恶化，此时治疗应立即
   A. 气管切开
   B. 清除呼吸道分泌物
   C. 左胸膜腔闭式引流
   D. 静脉快速输血补液
   E. 多头胸带包扎固定胸壁

（4~5 题共用题干）

男，62 岁。车祸伤后胸痛、气促 1 天来院。体检：胸壁压痛，未扪及骨擦感和皮下气肿，

右下胸腔叩浊，右下肺呼吸音减弱，左肺呼吸音清晰。胸片示右肺门以下大片密度增高影。

4. 应考虑的诊断是

A．少量血胸　　B．中量血胸
C．大量血胸　　D．血气胸
E．进行性血胸

5. 应进行的处理是

A．观察随诊　　B．胸腔穿刺
C．胸腔闭式引流　　D．急诊剖胸探查
E．静脉输血

二、单选题：每道考题下面有 A、B、C、D、E 五个备选答案，请从中选择一个最佳答案。

6. 张力性气胸产生休克，急救措施首先是

A．输血　　B．用升压药
C．抗休克同时开胸探查　　D．患侧胸腔排气减压
E．气管插管辅助呼吸

7. 张力性气胸的典型临床表现是

A．低血容量性休克　　B．Beck 三联症
C．纵隔扑动　　D．呼吸困难及广泛性皮下气肿
E．反常呼吸

8. 下述哪项为胸部损伤时行急诊剖胸手术的指征

A．胸内持续大出血　　B．单纯性肋骨骨折
C．连枷胸　　D．气胸、肺压缩 70%
E．异常支气管呼吸音

9. 张力性气胸的急救处理是

A．气管切开
B．患侧锁骨中线第 2 肋间粗针头穿刺排气
C．开胸探查
D．吸氧
E．输血、输液抗休克

10. 张力性气胸行闭式引流术，拔管最合适的时间是漏气停止

A．可立即拔管　　B．24 小时后拔管
C．48 小时后拔管　　D．72 小时后拔管
E．一周后拔管

11. 关于血胸的治疗，下列不恰当的是

A．合并肺挫伤应做病肺切除
B．进行性血胸应剖胸探查
C．少量血胸可不需要穿刺抽出
D．胸腔中量以上积血应早期胸穿或闭式引流
E．凝固性血胸应在出血停止数日内剖胸清除血块

12. 进行性血胸的诊断依据不包括

A．胸膜腔穿刺抽不出血，但X线示胸内阴影增大
B．脉搏增快，血压持续下降
C．胸腔引流连续3小时总量300 mL
D．经输血补液后血压不回升，逐渐下降
E．Hb、RBC反复测定呈持续下降

13. 应及时开胸探查的是
A．非进行性血胸　B．开放性气胸
C．进行性血胸　D．严重闭合性气胸
E．闭合性多根处肋骨骨折

14. 闭合性气胸，肺萎陷不超过多少时，患者可无自觉症状，不需处理
A．10%　B．20%　C．30%　D．40%　E．50%

15. 放置闭式引流后，进行性出血的指征是连续3小时，每小时引流血液超过
A．50 mL　B．100 mL　C．150 mL　D．200 mL　E．300 mL

16. 中量血胸已诊断明确，首先选择的治疗措施是
A．输血、输液观察病情变化　B．胸腔穿刺术
C．胸腔闭式引流术　D．紧急开胸止血术
E．开胸探查术

17. 下列指标尚不能提示存在进行性血胸的是
A．血压逐渐下降，脉搏逐渐增快　B．补液后血压不升或升高后又迅速下降
C．血红蛋白、血细胞比容值持续下降　D．胸腔闭式引流>200 mL/h，持续3小时
E．中心静脉压12 cmH_2O

18. 血气胸开胸手术处理的指征不包括
A．胸腔活动性出血，血压下降
B．大咯血不止
C．大的开放性胸壁伤的闭合修补
D．张力性气胸与支气管断裂；引流瓶中持续大量溢气，肺仍不复张者
E．胸腔闭式引流后呼吸系统症状缓解，血压稳定者

19. 皮下气肿最常发生于
A．张力性气胸　B．开放性气胸
C．闭合性气胸　D．自发性气胸
E．胸腔积液

20. 张力性气胸不会出现
A．颈静脉怒张　B．皮下气肿　C．气管移位　D．纵隔扑动　E．胸廓膨隆

21. 纵隔扑动最常见于
A．连枷胸　B．吸吮伤
C．闭合性气胸　D．开放性气胸
E．张力性气胸

22. 开放性气胸的急救处理是
A．剖胸探查
B．胸膜腔闭式引流

C. 封闭胸壁伤口,再抽气或胸膜腔闭式引流
D. 吸氧,输血抗休克
E. 立即胸腔穿刺抽气

23. 下列关于张力性气胸的病理生理改变,不正确的是
A. 较大较深的肺裂伤,裂口形成活瓣
B. 纵隔扑动
C. 严重呼吸循环功能障碍
D. 严重皮下气肿形成
E. 伤侧和健侧肺均被严重挤压

24. 下列对开放性气胸的紧急处理措施,首先要采取的是
A. 立即行气管内插管呼吸器辅助呼吸
B. 立即面罩给氧
C. 立即行清创术
D. 立即用无菌不透气材料覆盖包扎伤口
E. 立即行胸腔闭式引流术

25. 关于创伤性血胸,叙述错误的是
A. 可与气胸同时存在
B. 胸腔积液涂片找到细菌,可确定已有感染
C. 穿刺血液很快凝固,提示出血可能停止
D. 凝固性血胸应待病情稳定后尽快手术
E. 感染时白细胞计数明显增加,比例达 100∶1

26. 外伤性血胸,胸腔穿刺抽出胸腔内积血一般是不凝的,除非
A. 补充多种凝血因子后
B. 静脉输液、输血后
C. 胸内出血速度很快
D. 给予止血药物后
E. 同时合并食管损伤时

27. 关于自发性气胸,以下错误的是
A. 自发性气胸可为非人工因素导致脏层胸膜和肺泡破裂,肺内气体通过裂口进入胸膜腔而产生的气胸
B. 自发性气胸可为创伤因素导致脏层胸膜和肺泡破裂,肺内气体通过裂口进入胸膜腔而产生的气胸
C. 外伤造成壁层胸膜破裂,外面空气通过裂口进入胸膜腔而产生的气胸
D. 按病因自发性气胸可分为原发性气胸和继发性气胸
E. 按胸膜裂口自发性气胸可分为闭合性气胸、开放性气胸和张力性气胸

28. 男,52 岁。车祸伤 2 小时。体格检查:神志清,血压 14/10 kPa(105/75 mmHg),气管向左侧移位,右胸壁大量皮下捻发感,右胸叩诊鼓音,右侧呼吸音明显减弱。胸片:右第 4、8、9 肋骨折,左第 7、8、9 肋骨折,右肺压缩 90%,首要进行下列哪项处理
A. 牵引固定
B. 胸带固定
C. 胸腔闭式引流
D. 剖胸探查,修补肺破裂处
E. 气管插管,加压扩张肺部

29. 男,22 岁。突发右胸痛 2 天,无发热、咳嗽。查体:T 37.2℃,右胸廓稍饱满,语音震颤减弱,叩诊呈鼓音,呼吸音消失。该患者最可能的诊断是
A. 肺不张　B. 胸腔积液　C. 肺炎　D. 肺气肿　E. 气胸

30. 男,40 岁。胸部受伤后产生张力性气胸。经胸腔闭式引流,肺不能复张,平静呼吸时仍有大量气泡从水封瓶中逸出。其最可能的诊断是

A. 肺挫裂伤
B. 支气管断裂
C. 食管裂伤
D. 产气菌引起的肺部感染、脓胸
E. 膈肌破裂伴腹内空腔脏器穿孔

31. 女,22 岁。突发右侧胸痛伴胸闷 1 小时,搬重物时突发右侧胸痛,疼痛剧烈,深呼吸时加重,伴刺激性咳嗽,继之出现胸闷,进行性加重,BP 100/65 mmHg,最可能的诊断是
A. 肺栓塞
B. 自发性气胸
C. 主动脉夹层
D. 肋间神经痛
E. 心肌梗死

32. 女,60 岁。慢性咳喘 20 年,剧烈咳嗽 3 天,无咳痰、咯血及发热,半小时前突发胸痛,呼吸困难,不能平卧,伴发绀。体检:血压 150/100 mmHg,呼吸 40 次/分。右胸语颤减弱,呼吸音减低。心率 110 次/分。以上表现符合
A. 肺梗死
B. 急性心肌梗死
C. 自发性气胸
D. 阻塞性肺气肿
E. 反流性食管炎

33. 男,22 岁。胸部外伤 2 小时。查体:脉搏 120 次/分,血压 12/8 kPa(90/60 mmHg),右胸可触到骨擦感和皮下气肿,叩诊鼓音,呼吸音消失。急救处理是
A. 输血、补液、抗休克
B. 立即胸腔排气
C. 胶布固定
D. 应用升压药
E. 氧气吸入

34. 男,29 岁。胸部外伤后出现下列征象,不能提示胸内进行性出血的是
A. 血压持续下降,脉搏逐渐增快
B. 经输血、补液后,血压才开始回升
C. 复查血红蛋白和红细胞压积继续降低
D. 胸穿抽出不凝血,胸片提示胸膜腔阴影增大
E. 胸腔闭式引流量>200 mL/h,持续 3 小时

35. 男,7 岁。6 小时前由载货车上跌下,伤后即有呼吸困难,并逐渐加重,入院查体:脉搏 130 次/分,血压 10.7/6.7 kPa(80/50 mmHg),呼吸 22 次/分,颜面发绀,吸气性呼吸困难,颈、上胸部有皮下气肿,气管向左移位,右侧呼吸音消失,其诊断首先考虑
A. 多根多处肋骨骨折
B. 血胸
C. 血心包
D. 开放性气胸
E. 张力性气胸

36. 男,28 岁。左胸刀扎伤后半小时来院就诊,胸片检查示左侧胸腔积液,行闭式引流后,即刻引出 400 mL 不凝血,后急诊留观输液监测,此后 4 小时内生命体征平稳,但每小时胸引管均可引出约 110 mL 血性液体。针对此患者,最佳的进一步处理的办法是
A. 继续观察
B. 开胸探查止血
C. 气管切开
D. 输血、输液,同时应用止血药物
E. 胸腔镜探查、止血治疗

37. 男,26 岁。胸部外伤后致右侧血胸 10 天。曾行胸腔穿刺治疗,今日出现寒战、高热、胸痛。X 线胸片示右胸内积液较前增加,下述哪种治疗恰当
A. 反复胸腔穿刺
B. 开胸手术清除脓液

C．胸腔闭式引流　　D．每日胸内注入抗生素
E．降温、止痛、补充营养

38. 男，50 岁。胸部外伤后出现愈来愈重的皮下气肿，呼吸困难，吐泡沫样血痰。体格检查：脉搏细弱，血压降低，一侧呼吸音消失。诊断应首先考虑
A．急性肺水肿　　B．支气管肺炎
C．张力性气胸　　D．张力性气胸和血胸
E．脓胸

39. 男，36 岁。被马车压伤胸部，脉搏 130 次/分，脉细弱，血压 10.7/5.3 kPa（80/40 mmHg），呼吸 24 次/分，神志清，呼吸困难，发绀，面、颈、胸部皮下气肿，叩诊鼓音，呼吸音消失，气管左移，右胸壁有一小软化区。该患者最可能的诊断为
A．多根多处肋骨骨折，张力性气胸　　B．多发性肋骨骨折
C．开放性气胸　　D．血气胸
E．肋骨骨折并闭合性气胸

40. 男，31 岁。自发性血气胸，胸腔闭式引流后有大量气体溢出，胸引流量 200 ml/h，持续 3 小时以上，此时应采取的处理措施为
A．密切观察病情　　B．应用止血药物
C．输血、输液　　D．胸腔镜探查
E．纵隔镜探查

41. 男，22 岁。因剧烈运动后，突然出现左胸痛，深吸气时胸痛明显加重，伴有气促。体格检查：气管向右偏移，左胸廓稍膨隆，呼吸音减弱。下列诊断哪项是对的
A．哮喘　　B．心源性呼吸困难
C．心绞痛　　D．左侧自发性气胸
E．心肌梗死

42. 男，31 岁。胸部外伤后 4 小时。体格检查：心率 130 次/分，血压 11/7.5 kPa（82/56 mmHg），伤侧胸腔穿刺抽出血液，静止后凝固。红细胞计数和血红蛋白含量逐渐下降。此时应采取最主要的治疗方法是
A．应用止血药物　　B．胸腔穿刺抽血
C．胸腔闭式引流　　D．剖胸探查
E．输血、补液，观察病情

43. 男，30 岁。患有闭合性气胸，胸片示肺组织压缩 30%，进一步处理应选择
A．闭式胸腔引流
B．闭式胸腔引流同时应用抗生素
C．胸腔穿刺抽尽气体，择期剖胸探查
D．穿刺抽气后，保留闭式胸腔引流管持续引流
E．保守治疗，密切随访

44. 男，26 岁。左胸壁刀刺伤 1 小时，呼吸困难。体格检查：伤口长 6 cm，伴胸内活动性出血，并有气体随呼吸进出，患者烦躁，血压 10/6 kPa（75/45 mmHg），左肺呼吸音低，心率 140 次/分，心音正常。胸片：左肺压缩 100%，气管向右移位。正确处理为
A．清创缝合　　B．左锁骨中线第 2 肋间粗针穿刺
C．左侧闭式胸腔引流　　D．心包穿刺

E．输液，输血，剖胸探查

45. 男，30 岁。右胸被汽车撞伤 1 小时，明显呼吸困难，查体：气管向左移位，皮下气肿(+)，呼吸音消失。X 线片见右 3~5 肋骨双处骨折，右胸腔大量气体，肺纹理消失。紧急处理方法是

A．立即吸氧，胶布固定
B．局部压力包扎
C．肋骨牵引固定
D．锁骨中线第 2 肋间穿刺排气
E．腋后线第 8 肋间闭式引流

46. 男，32 岁。被车撞伤后 1 个小时急诊行 CT 检查。结合图像，最可能的诊断为

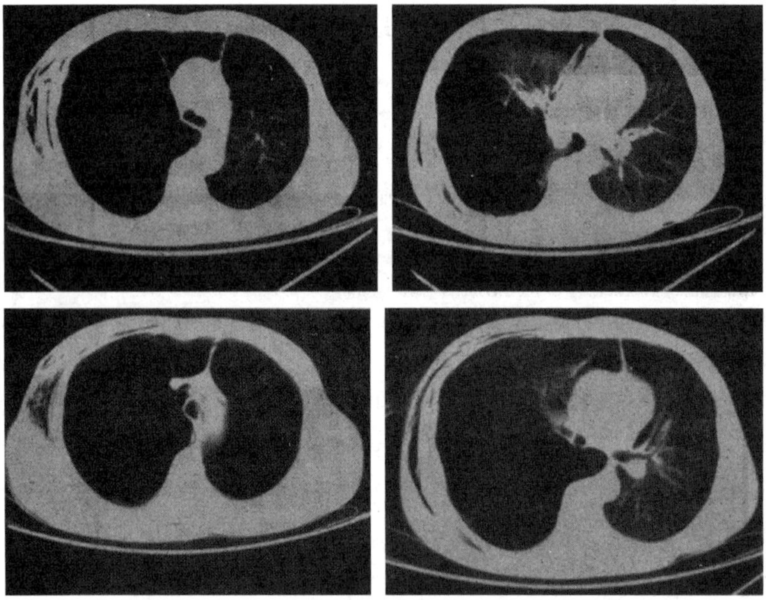

A．右侧气胸并皮下纵隔气肿
B．右侧肺大疱并皮下纵隔气肿
C．右肺不张
D．支气管断裂
E．右侧气胸

47. 男，28 岁。自发性气胸后留置胸腔闭式引流，引流瓶引流管口垂直距离最少为

A．50 cm　B．100 cm　C．60 cm　D．40 cm　E．80 cm

三、案例分析题：以下提供若干个案例，每个案例下设若干道考题。每道考题有多个备选答案，其中正确答案有 1 个或多个。选对一个答案给 1 个得分点，选错一个扣 1 个得分点，直至本题扣至 0 分。

(48~53 题共用题干)

男，28 岁。因车祸 1 小时入院。查体：BP 90/60 mmHg，P 120 次/分，R 25 次/分，一般情况可，胸廓无畸形，无反常呼吸运动，右肺呼吸音低。腹软，无压痛，反跳痛。

48. 下列哪些情况提示进行性血胸

A．Hb、RBC、HCT 继续下降
B．胸腔引流每小时>200 mL、连续 3 小时
C．脉搏增快、血压持续下降
D．输血补液后血压不回升
E．叩诊呈浊音
F．男，28 岁

49. 此患者可能存在的胸部外伤有

A．血胸　　B．气胸

C．张力性气胸　　D．肋骨骨折

E．连枷胸　　F．穿透性心脏损伤

50. 肋骨骨折的好发部位为

A．第1~3肋骨　　B．第4~7肋骨

C．第3~5肋骨　　D．第8~9肋骨

E．第10~11肋骨　　F．第11~12肋骨

51. 胸片检查示右肺压缩40%，右侧胸腔积液，最合理的处理为

A．吸氧　　B．胸腔闭式引流

C．胸腔镜检查　　D．行胸腔穿刺术

E．观察　　F．剖胸探查

52. 胸腔闭式引流引出不凝血700 mL，血液在胸腔不凝的原因是

A．血液中凝血因子的大量消耗　　B．胸膜抗纤维蛋白作用

C．肺泡表面活性物质的作用　　D．心肺膈肌运动作用

E．凝血功能障碍　　F．血小板减少

53. 气胸时，胸腔闭式引流的正确位置为

A．锁骨中线第2肋间　　B．腋中线第7肋间

C．锁骨中线第3肋间　　D．锁骨中线第1肋间

E．腋中线第6肋间　　F．腋中线第8肋间

答案与解析

答案

1. D	2. E	3. C	4. B	5. C	6. D	7. D	8. A	9. B	10. B
11. A	12. C	13. C	14. C	15. D	16. C	17. E	18. E	19. A	20. D
21. D	22. C	23. B	24. D	25. C	26. C	27. C	28. C	29. E	30. B
31. B	32. C	33. B	34. B	35. E	36. E	37. C	38. D	39. A	40. D
41. D	42. D	43. E	44. E	45. D	46. A	47. A			

48. ABCD　　49. ABD　　50. B　　51. B　　52. D

53. A

解析

6. 张力性气胸是可迅速致死的危急重症，入院前或院内急救需迅速使用粗针头穿刺胸膜腔减压，并外接单向活瓣装置。故本题选D。

7. 张力性气胸患者表现为严重或极度呼吸困难、烦躁、意识障碍、大汗淋漓、发绀。气管明显移向健侧，颈静脉怒张，多有皮下气肿。故本题选D。

8. 急诊开胸探查手术的指征：①进行性血胸。②心脏大血管损伤。③严重肺裂伤或气管、支气管损伤。④食管破裂。⑤胸腹或腹胸联合伤。⑥胸壁大块缺损。⑦胸内存留较大的异物。故本题选A。

10. 闭式引流装置可连接负压引流瓶，以利加快气体排除，促使肺膨胀。待漏气停止24小时

后，X 线检查证实肺已膨胀，方可拔除引流管。故本题选 B。

12. 进行性血胸的诊断依据：①持续脉搏加快、血压降低，或虽经补充血容量血压仍不稳定。②闭式胸腔引流量每小时超过 200 mL，持续 3 小时。③血红蛋白量、红细胞计数和血细胞比容进行性降低，引流胸腔积血的血红蛋白量和红细胞计数与周围血相接近，且迅速凝固。故本题选 C。

13. 患者为非进行性血胸，胸腔积血量少，可采用胸腔穿刺及时排出积血。中等量以上血胸、血胸持续存在会增加发生凝固性或感染性血胸的可能者，应该积极安置闭式胸腔引流，促使肺膨胀，改善呼吸功能，并使用抗生素预防感染。进行性血胸应及时开胸探查手术。故本题选 C。

14. 闭合性气胸的处理：小量气胸，肺萎陷小于 30%，影响呼吸循环功能较小，多无明显症状，可不予处理，1～2 周内自行吸收；大量气胸，患者出现胸闷、胸痛、气促症状，气管向健侧移位，应进行胸膜腔穿刺或胸腔闭式引流术，促使肺及早膨胀。故本题选 C。

21. 开放性气胸是指外界空气经胸壁伤口或软组织缺损处，随呼吸自由进出胸膜腔。空气出入量与胸壁伤口大小有密切关系，伤口大于气管口径时，空气出入量多，胸内压几乎等于大气压，伤侧肺将完全萎陷，丧失呼吸功能。伤侧胸内压显著高于健侧，纵隔向健侧移位，进一步使健侧肺扩张受限。呼、吸气时，出现两侧胸膜腔压力不均衡的周期性变化，使纵隔在吸气时移向健侧，呼气时移向伤侧，称为纵隔扑动。故本题选 D。

28. 患者有车祸伤，右胸壁大量皮下捻发感提示皮下气肿，其气管向左侧移位，考虑存在右侧张力性气胸，需要紧急处理，无条件时可紧急行粗针穿刺排气减压，有条件时可直接行胸腔闭式引流术。故本题选 C。

29. 气胸大多数起病急骤，患者突感一侧胸痛，针刺样或刀割样，以呼吸困难为突出表现；患侧胸部隆起，呼吸运动与触觉语颤减弱，叩诊过清音或鼓音，心或肝浊音界缩小或消失，听诊呼吸音减弱或消失。患者突发右胸痛，查体有右胸廓稍饱满，语音震颤减弱，叩诊呈鼓音，呼吸音消失表现，故考虑诊断为气胸。故本题选 E。

31. 肺栓塞典型表现为呼吸困难、胸痛、咯血，多有血压变化。主动脉夹层多有突发前胸或胸背部持续性剧痛，多伴有高血压。肋间神经痛为刺痛或灼痛，多为持续性而非发作性，沿神经行径处有压痛。心肌梗死多见胸骨后或左前胸部位的胸痛，可放射至左肩。患者突发右侧胸痛，有呼吸困难、刺激性咳嗽等表现，血压正常，考虑为自发性气胸。故本题选 B。

33. 患者有胸部外伤史，右胸可触到骨擦感和皮下气肿，叩诊鼓音，呼吸音消失，提示存在张力性气胸，应立即穿刺胸腔排气。故本题选 B。

34. 进行性血胸的诊断依据：①持续脉搏加快、血压降低，或虽经补充血容量血压仍不稳定。②闭式胸腔引流量每小时超过 200 mL，持续 3 小时。③血红蛋白量、红细胞计数和血细胞比容进行性降低，引流胸腔积血的血红蛋白量和红细胞计数与周围血相接近，且迅速凝固。故本题选 B。

37. 血胸患者考虑感染性血胸的依据：①有畏寒、高热等感染的全身表现。②抽出胸腔积血 1 mL，加入 5 mL 蒸馏水，无感染呈淡红透明状，出现混浊或絮状物提示感染。③胸腔积血无感染时，红细胞白细胞计数比例应与周围血相似，即 500∶1，感染时白细胞计数明显增加，比例达 100∶1 可确定为感染性血胸。④积血涂片和细菌培养发现致病菌有助于诊断，并可依此选择有效的抗生素。感染性血胸应及时改善胸腔引流，排尽感染性积血积脓；若效果不佳或肺复张不良，应尽早手术清除感染性积血，剥离脓性纤维膜。故本题选 C。

39. 患者有胸部外伤史，右胸壁有一小软化区，提示多根多处肋骨骨折；结合呼吸困难，皮下气肿、叩诊鼓音，气管移位等表现，提示张力性气胸。故本题选 A。

第五节　常见先天性心脏病

一、共用题干单选题：每道考题以一个小案例的形式出现，其下面都有 A、B、C、D、E 五个备选答案。请从中选择一个最佳答案。

（1~3 题共用题干）

男孩，1 岁。发热伴咳嗽、气促 7 天。自出生后喂养困难，生长发育落后，多次患肺炎。查体：T 38.0 ℃，P 120 次/分，R 50 次/分，消瘦，呼吸急促，双肺可闻及细湿啰音，胸骨左缘上方闻及粗糙响亮的收缩期杂音，腹软，肝肋下 3 cm，质中，脾肋下未触及，手指甲床可见毛细血管搏动。

1. 该患儿最可能罹患的心脏病是
　A. 动脉导管未闭　　B. 房间隔缺损
　C. 法洛四联症　　D. 肺动脉瓣狭窄
　E. 室间隔缺损

2. 该患儿手指甲床毛细血管搏动是由于
　A. 动脉收缩压降低　　B. 动脉舒张压升高
　C. 动脉收缩压升高　　D. 动脉舒张压降低
　E. 肺动脉向主动脉分流

3. 该患儿目前最易发生的并发症是
　A. 血栓形成　　B. 生长落后
　C. 充血性心力衰竭　　D. 营养不良
　E. 肺动脉瘤样扩张

（4~5 题共用题干）

男孩，5 岁。自幼唇、指（趾）甲床青紫，乏力，活动后气促，体格发育落后，胸骨左缘第 2、3 肋间可闻及 3/6 级收缩期杂音，经超声心动图证实为先天性心脏病，法洛四联症。

4. 此患儿的心脏由哪 4 种畸形组成
　A. 主动脉狭窄，室间隔缺损，肺动脉骑跨，右心室肥厚
　B. 主动脉狭窄，房间隔缺损，主动脉骑跨，左心室肥厚
　C. 肺动脉狭窄，室间隔缺损，主动脉骑跨，右心室肥厚
　D. 肺动脉狭窄，房间隔缺损，肺动脉骑跨，左心室肥厚
　E. 肺动脉瓣狭窄，房间隔缺损，主动脉骑跨，右心室肥厚

5. 此患儿突然发生昏厥、抽搐，最可能并发
　A. 支气管肺炎　　B. 充血性心力衰竭
　C. 低钙惊厥　　D. 脑栓塞，脑脓肿
　E. 癫痫

二、单选题：每道考题下面有 A、B、C、D、E 五个备选答案，请从中选择一个最佳答案。

6. 下列哪项不是单纯室间隔缺损修补术的手术入路
   A．肺动脉入路　B．右心房入路
   C．主动脉入路　D．右心室入路
   E．左心室入路
7. 关于法洛四联症室间隔缺损修补下述哪项不恰当
   A．圆锥乳头肌为缝合的安全区
   B．圆锥乳头肌右前下方为传导束通过的危险区
   C．均应补片修补
   D．缺损的前上缘为传导缝合的安全区
   E．三尖瓣环为缝合转移针的部位
8. 室间隔缺损患儿有时出现声音嘶哑，其原因是
   A．扩张的右心房压迫喉返神经　B．扩张的左心房压迫喉返神经
   C．扩张的主动脉压迫喉返神经　D．扩张的肺动脉压迫喉返神经
   E．扩张的左、右心房压迫喉返神经
9. 关于房间隔缺损修补术，下述哪项不恰当
   A．修补上腔型缺损时应识别是否合并右肺静脉畸形引流
   B．缝合下缘时应注意识别下腔静脉瓣
   C．筛状缺损应先剪成单孔再修补
   D．闭合缺损前应注意膨肺排气
   E．停止体外循环后输液不能过快以防止发生右心衰
10. 常见先心病治疗原则以下哪项不正确
   A．按时预防接种　B．积极防治感染
   C．手术最适年龄多在学龄前　D．左向右分流型大多能根治，效果较好
   E．合并心衰时慎用洋地黄，不能长时间用
11. 正常心脏的胚胎发育中，心前细胞出现并心脏开始发育至形成四腔胎儿心脏止，经历时间约为
   A．15 天　B．20 天　C．1 个月　D．2 个月　E．3 个月
12. 属于左向右分流型的先天性心脏病是
   A．动脉导管未闭　B．肺动脉狭窄
   C．主动脉缩窄　D．右位心
   E．大血管错位
13. 1 岁以后儿童最常见的青紫型先天性心脏病是
   A．房间隔缺损　B．室间隔缺损
   C．动脉导管未闭　D．法洛四联症
   E．肺动脉狭窄
14. 男孩，3 岁。体检发现心脏杂音就诊，活动量正常，发育尚可。超声心动图示干下型室间隔缺损 4 mm，心电图示左室高电压。适宜的治疗方案是
   A．室缺较小，无须手术　B．应尽早手术
   C．年龄大一些再手术　D．待出现明显症状时再手术

E．唯一方法为介入性封堵治疗

15. 男孩，5 岁半，生后发现心脏杂音，平时易感冒。曾患过肺炎 3 次，体重 16 kg，无发绀。体格检查：心前区隆起，胸骨左缘第 3 肋间可闻及 4/6 级收缩杂音伴震颤，心尖区 2/6 级舒张期滚筒样杂音，P_2 亢进。EKG 示电轴不偏，$R_{V5}+S_{V1}=46\ mm+12\ mm$，$R_{V1}$ 24 mm。初步最可能的诊断为

A．房间隔缺损（第一孔）　　B．房间隔缺损（第二孔）
C．动脉导管未闭　　D．不典型法洛四联症
E．室间隔缺损

16. 男孩，出生后 4 个月出现气促。急诊查体：两肺湿啰音，胸骨左缘 2～3 肋间收缩期杂音，上肢动脉搏动强，股动脉搏动触及不清，最可能的诊断是

A．室间隔缺损　　B．房间隔缺损
C．主动脉缩窄　　D．动脉导管未闭
E．法洛四联症

17. 男孩，7 岁。自幼气促，剧烈活动后可出现晕厥，听诊于胸骨左缘第 2 肋间可闻及粗糙喷射样收缩期杂音。为明确诊断，下列哪项检查最有价值

A．血气分析　　B．X 线检查
C．彩色多普勒超声心动图检查　　D．ECG 检查
E．血生化检查

18. 男孩，1 岁。生后全身青紫，哭泣后青紫更为明显。心前区隆起，胸骨左缘第 2～4 肋间听到 2/6～3/6 级喷射性收缩期杂音。胸片心脏呈靴型，超声心动图检查后诊断为法洛四联症。该畸形首先引起的改变是

A．左心室收缩期负荷过重　　B．右心室收缩期负荷过重
C．左心室舒张期负荷过重　　D．右心室舒张期负荷过重
E．肺动脉负荷过重

19. 男孩，8 岁。出生后即发现有心脏杂音，平时活动能力较差，口唇青紫，喜蹲踞。超声心动图提示为先天性心脏病，法洛四联症。检查中可能发现的情况是

A．胸骨左缘闻及收缩期杂音，肺动脉第二心音亢进
B．红细胞计数高于正常，血红蛋白增高
C．心电图示电轴左偏，左室肥大
D．X 线平片提示肺血增多，肺动脉段突出
E．心肌酶增高

20. 女孩，3 岁。反复出现左心功能不全症状，行心导管检查发现左肺动脉血氧饱和度明显升高，最可能的诊断是

A．肺动脉狭窄　　B．房间隔缺损
C．动脉导管未闭　　D．室间隔缺损
E．右室双腔心

21. 女孩，6 岁。自幼啼哭时唇面青紫，会行走后喜蹲踞。轻度杵状指（趾）。血压 12/8 kPa。胸骨左缘第 2～3 肋间可闻及 3/6 级收缩期杂音伴收缩期震颤，P_2 单一感。胸片示心脏外形靴状，心腰凹陷，心尖上翘，肺纹理稀少。最可能的诊断为

A．房间隔缺损伴肺动脉高压　　B．室间隔缺损伴肺动脉高压

C．动脉导管未闭伴肺动脉高压　　D．法洛四联症
E．单纯性肺动脉狭窄

三、案例分析题：以下提供若干个案例，每个案例下设若干道考题。每道考题有多个备选答案，其中正确答案有1个或多个。选对一个答案给1个得分点，选错一个扣1个得分点，直至本题扣至0分。

（22～24题共用题干）

男，10岁。自幼发现心脏杂音，易患感冒。查体无发绀，胸骨左缘第3、4肋间收缩期粗糙的吹风样杂音及震颤。

22. 最有可能的诊断是
A．法洛四联症　　B．房间隔缺损
C．主动脉狭窄　　D．肺动脉狭窄
E．室间隔缺损　　F．动脉导管未闭

23. 下列各项体征及检查结果符合该患者情况的是
A．心电图提示左室肥大　　B．水冲脉
C．心脏三位相可见双房影　　D．毛细血管搏动征
E．P_2心音亢进　　F．胸部X线可见心影增大，肺淤血
G．UCG提示室间隔可见双向分流

24. 下列术前准备错误的是
A．肺动脉高压发展到3级时禁忌手术
B．若有亚急性细菌性心内膜炎，应控制后3～6个月手术
C．手术最佳时期是学龄前
D．肺部感染者应控制后再手术
E．伴有肺动脉高压患者，术前应用前列腺素E1
F．若有亚急性细菌性心内膜炎，应控制后2个月手术
G．术前常规抗生素治疗2周

答案与解析

答案

1. A　2. D　3. C　4. C　5. D　6. C　7. B　8. D　9. E　10. E
11. C　12. A　13. D　14. B　15. E　16. C　17. C　18. B　19. B　20. C
21. D
22. E　23. AEFG　24. ACFG

解析

6. 室间隔缺损修补术一般有五种径路。①经右心房路径最常用，适用于膜周、肌部室间隔缺损。②经肺动脉路径常用于双动脉下型室间隔缺损。③在修补室间隔缺损的同时需要纠治主动脉瓣脱垂、主动脉瓣或瓣下狭窄时采用经主动脉路径。④经右心室路径适用于修补多发性室间隔缺损，包括心室直切口和横切口两种方法。⑤经左心室径路较少采用，仅限于小梁部多发型室间隔缺损。单纯室间隔缺损修补不需要纠治主动脉瓣

脱垂、主动脉瓣或瓣下狭窄，故不经主动脉路径。故本题选 C。

8. 室间隔患儿因肺循环血流增加，早期引起肺小动脉痉挛和肺动脉压力升高，使肺动脉扩张，扩张的肺动脉压迫喉返神经而出现声音嘶哑。故本题选 D。

12. 正常主动脉压力超过肺动脉压，由于未闭动脉导管的存在，血液从主动脉持续流向肺动脉，形成左向右分流。分流量大小取决于导管直径和主动脉、肺动脉之间的压力阶差。故本题选 A。

13. 法洛四联症是婴儿期后最常见的青紫型先心病，由右心室流出道梗阻(肺动脉狭窄)、室间隔缺损、主动脉骑跨和右心室肥厚(继发性病变)组成。故本题选 D。

14. 肺动脉瓣下(干下型)室间隔缺损易并发主动脉瓣脱垂，导致主动脉瓣关闭不全，宜尽早手术。故本题选 B。

16. 主动脉缩窄的体征为上肢血压高，桡动脉、颈动脉搏动增强。下肢血压低，股动脉、足背动脉搏动弱甚至不能扪及。胸骨左缘第 2～3 肋间和背部肩胛区可闻及喷射性、收缩期杂音，合并心脏畸形者在心前区闻及相应杂音。部分患者有差异性发绀。故本题选 C。

19. 典型的法洛四联症患者右心室流出道阻塞相当严重，心内分流往往是自右心室到主动脉产生大量右到左分流，肺血流减少、慢性缺氧而致的红细胞增多和肺部侧支循环血管增多等。患者血红细胞计数、血细胞比容与血红蛋白含量升高，且与发绀程度成正比。故本题选 B。

21. 法洛四联症的表现为大多数患者出生即有呼吸困难，生后 3～6 个月出现发绀，并随年龄增长逐渐加重。由于组织缺氧，体力和活动耐量均较同龄人差，伴喂养困难、发育迟缓。蹲踞是特征性姿态，多见于儿童期。蹲踞时发绀和呼吸困难有所减轻。生长发育迟缓，口唇、眼结膜和肢端发绀，杵状指/趾。胸骨左缘第 2～4 肋间可闻及 2/6～3/6 级喷射性收缩期杂音，肺动脉瓣区第二心音减弱或消失。X 线检查示心影正常或稍大，肺血减少，肺血管纹理纤细；肺动脉段凹陷，心尖圆钝，呈“靴状心”，升主动脉增宽。故考虑患者诊断为法洛四联症。故本题选 D。

第六节　瓣 膜 疾 病

一、共用题干单选题：每道考题以一个小案例的形式出现，其下面都有 A、B、C、D、E 五个备选答案。请从中选择一个最佳答案。

(1～2 题共用题干)

男，67 岁。1 年来日常活动时即感胸闷，2 天前突发夜间阵发性呼吸困难，伴咳粉红泡沫痰。查体：BP 110/80 mmHg，心尖搏动呈抬举样，胸骨右缘第 2 肋间可闻及 4/6 级收缩期喷射样杂音，向颈部传导，双肺可闻及散在细湿啰音。

1. 对明确诊断最有帮助的检查是

A．心电图　　B．胸部 CT

C．胸部 X 线片　　D．超声心动图

E．心电图运动负荷试验

2. 最恰当的治疗措施是

A．静脉滴注大剂量抗生素　　B．皮下注射低分子肝素

C．暂不处理，密切随访　　D．口服血管紧张素转换酶抑制剂

E．尽早外科手术

（3~6 题共用题干）

女，28 岁。10 年前曾有游走性关节炎，近 2~3 年活动劳累后出现心慌、气促，近来反复咯血而入院。诊断为风湿性心脏病、二尖瓣狭窄。

3. 最可能的心脏体征是
   A．胸骨左缘第 2 肋间连续性机器样杂音
   B．胸骨左缘第 3~4 肋间粗糙收缩期杂音
   C．胸骨右缘第 2 肋间收缩期喷射性杂音
   D．心尖部收缩期吹风样杂音
   E．心尖部舒张期隆隆样杂音
4. 为明确诊断，应首选的最有价值的检查是
   A．血液学检查
   B．心脏超声心动图
   C．胸部 X 线检查
   D．心血管造影
   E．磁共振检查
5. 住院检查血沉 30 mm/h，心电图示心房颤动，偶发室性早搏，首选的治疗方案是
   A．抗风湿治疗
   B．抗心律失常治疗
   C．强心治疗
   D．尽早手术治疗
   E．加强止血治疗
6. 如果超声心动图提示左房内有血栓，应选择
   A．溶栓治疗
   B．二尖瓣闭式分离术
   C．经皮穿刺气囊导管二尖瓣交界扩张分离术
   D．二尖瓣直视分离术
   E．二尖瓣替换术

二、单选题：每道考题下面有 A、B、C、D、E 五个备选答案，请从中选择一个最佳答案。

7. 劳累时有心绞痛及晕厥发作的主动脉瓣狭窄患者首选治疗为
   A．静脉滴注硝酸甘油
   B．强心
   C．利尿
   D．主动脉瓣球囊成形术
   E．主动脉瓣瓣膜置换术
8. 在发达国家，慢性二尖瓣关闭不全的最常见病因是
   A．风湿性心脏病
   B．冠状动脉粥样硬化性心脏病
   C．二尖瓣黏液样变性
   D．感染性心内膜炎
   E．二尖瓣先天异常
9. 主动脉瓣狭窄的心脏 X 线典型表现为
   A．心影正常
   B．左心室扩大
   C．肺淤血
   D．升主动脉根部狭窄后扩张
   E．椭圆形心
10. 下列哪项不是风湿性二尖瓣狭窄的 X 线表现
    A．心影右缘可见双房影
    B．肺内早期可见粟粒形致密阴影
    C．左心房扩大
    D．双下肺可见 Kerley B 线
    E．肺动脉段隆出
11. Austin-Flint 杂音的发生与以下哪项有关
    A．血流加速
    B．肺动脉高压

C．左心房巨大血栓形成　　D．主动脉瓣狭窄
E．主动脉瓣关闭不全

12. 风湿性心脏病产生二尖瓣关闭不全的病理生理改变应除外
A．瓣叶活动受限制　　B．瓣膜卷缩增厚
C．瓣膜面积缩小　　D．瓣膜交界融合
E．瓣环扩大

13. 关于重度主动脉瓣关闭不全外科治疗的适应证，描述错误的是
A．有主动脉关闭不全相关症状
B．无症状，但伴左心室收缩功能下降
C．无症状，但是左心室舒张末内径大于 75 mm
D．无症状，但是左心室收缩末内径大于 30 mm
E．需要冠状动脉搭桥手术，主动脉或其他瓣膜手术

14. 下述哪种病变可产生左心室向心性肥厚
A．二尖瓣狭窄　　B．二尖瓣关闭不全
C．主动脉瓣狭窄　　D．二尖瓣狭窄合并三尖瓣关闭不全
E．主动脉瓣关闭不全

15. 关于二尖瓣狭窄经皮球囊瓣膜成形术的禁忌证，描述不正确的是
A．轻度二尖瓣狭窄　　B．左心房血栓形成
C．伴中、重度二尖瓣关闭不全　　D．严重瓣膜钙化
E．伴轻度二尖瓣关闭不全

16. 关于二尖瓣狭窄并发血栓栓塞的叙述，错误的是
A．百分之二十的患者发生体循环栓塞
B．百分之八十的体循环栓塞患者有心房颤动
C．二分之一的体循环栓塞为脑动脉栓塞
D．四分之一的体循环栓塞为反复发作的多发栓塞
E．三分之二的体循环栓塞为脑动脉栓塞

17. 有关二尖瓣狭窄的血流动力学改变，下列哪项是错误的
A．肺毛细血管压力增高　　B．左心房压力增高
C．左心室肥大　　D．肺动脉高压
E．血流经二尖瓣口时跨瓣压差增加

18. 二尖瓣狭窄患者出现急性左心衰竭时，一般不宜采用的治疗措施是
A．静脉滴注硝酸甘油　　B．静脉注射毛花苷丙
C．静脉注射呋塞米　　D．面罩吸氧
E．无创通气

19. 女，55 岁。诊断风湿性二尖瓣狭窄 26 年，采取内科保守治疗，近半年症状有所加重。超声心动图检查提示左房明显扩大，二尖瓣开放受限，交界粘连，瓣口面积 1.0 cm^2，瓣下结构挛缩、钙化。此时应建议患者
A．继续内科药物治疗　　B．二尖瓣闭式扩张术
C．二尖瓣直视成形术　　D．二尖瓣置换术
E．经皮二尖瓣球囊扩张术

20. 女,42 岁。劳力性胸闷、气促 3 年,胸骨左缘第 3 肋间闻及收缩期杂音。首选的检查是
A. X 线检查
B. 胸部 CT
C. 心电图
D. 冠脉造影
E. 超声心动图
21. 女,35 岁。活动后胸闷、气促 4 年,曾 2 次发生脑栓塞。体格检查:心尖区第一心音亢进,舒张期隆隆样杂音。超声心动图示风湿性心脏病,二尖瓣狭窄,未见明显左房血栓。最适宜的治疗方案是
A. 气囊二尖瓣扩张术
B. 抗凝治疗后闭式二尖瓣分离
C. 直视二尖瓣分离
D. 左心耳结扎后闭式二尖瓣分离术
E. 二尖瓣人工瓣替换术
22. 女,20 岁。劳累后心悸,气短 5 年。查体:心尖部有抬举感,BP 120/50 mmHg,股动脉闻及枪击音,听诊器压迫股动脉处可闻及 Duroziez 双重音,X 线片示左房、左室大,最可能的诊断是
A. 风湿性心脏病,二尖瓣狭窄
B. 风湿性心脏病,二尖瓣狭窄兼关闭不全
C. 风湿性心脏病,二尖瓣狭窄合并主动脉瓣关闭不全
D. 风湿性心脏病,主动脉瓣关闭不全
E. 扩张型心肌病
23. 女,60 岁。发现主动脉瓣狭窄 10 年,快走时心前区憋闷 3 年。心电图示左心室肥厚。治疗宜首选
A. 主动脉瓣球囊成形术
B. 心脏移植
C. 主动脉瓣修补术
D. 主动脉瓣瓣膜置换术
E. 冠状动脉旁路移植术
24. 男,25 岁。心悸气短 6 年,近 2 周症状加重,伴下肢水肿。查体:心界向两侧扩大,心尖部有隆隆样舒张中晚期杂音及收缩期 3/6 级吹风样杂音,胸骨左缘第 3 肋间有哈气样舒张期杂音,血压 145/50 mmHg。最可能的诊断是
A. 二尖瓣狭窄合并主动脉瓣关闭不全
B. 二尖瓣狭窄合并肺动脉瓣关闭不全
C. 二尖瓣狭窄合并二尖瓣关闭不全
D. 二尖瓣关闭不全合并主动脉瓣关闭不全
E. 二尖瓣窄漏合并主动脉瓣关闭不全
25. 男,63 岁。活动时心悸、气短 1 年。查体:胸骨左缘第 3 肋间可闻及舒张期叹气样杂音,向心尖部传导,周围血管征阳性。该患者查体时,心界叩诊最可能的表现是
A. 正常
B. 向左扩大,心腰饱满
C. 向两侧扩大
D. 向左下扩大,心腰凹陷
E. 向右侧扩大
26. 女,30 岁。活动后感胸闷、气急、心悸 5 年,超声心动图示二尖瓣狭窄,瓣口面积 0.8 cm^2,无关闭不全,主动脉瓣无狭窄和关闭不全,最佳的治疗方案
A. 内科保守治疗
B. 二尖瓣闭式分离术
C. 二尖瓣瓣环缝缩术
D. 二尖瓣换瓣术

E．不必处理

27．男，65岁。头晕、心悸10年，心尖搏动向左下移位，呈抬举性搏动，于胸骨左缘第3、4肋间闻及叹气样舒张期杂音，为递减型，向心尖传导，在心尖区闻及隆隆样舒张早期杂音，股动脉可闻及射枪音，首先考虑诊断为主动脉关闭不全，辅助检查首选的是

A．超声心动图检查　　B．心脏磁共振成像

C．心电图　　D．胸部X线片

E．多层螺旋CT

28．女，44岁。活动后心悸、气短、夜间阵发性呼吸困难、食欲减退、上腹饱胀、少尿、下肢水肿2个月余。体检示颈静脉怒张，双肺底闻及细小湿啰音，心脏向两侧扩大，心率100次/分，律整，心尖部闻及第三心音奔马律，可闻及2/6级收缩期杂音，肝大，肝颈静脉回流征(+)，双下肢水肿(++)，超声示左右心室扩大，弥漫性运动减弱，二尖瓣中度反流。最可能的诊断是

A．风湿性心脏病，二尖瓣关闭不全，全心衰竭

B．扩张型心肌病，全心衰竭

C．渗出性心包炎

D．风湿性心脏病，主动脉瓣关闭不全，全心衰竭

E．缩窄性心包炎

29．女，25岁。心悸，气促。反复咯血10年。查体：梨形心影，心尖区有舒张期隆隆样杂音，肺动脉瓣第二心音亢进，心尖区第一心音亢进，有开瓣音，宜采用

A．洋地黄　　B．利尿剂

C．二尖瓣成形术　　D．二尖瓣置换术

E．垂体后叶素止血

30．女，44岁。10年前行二尖瓣闭式扩张，近2年行走时出现胸闷、气促。超声行心动图提示二尖瓣开口面积1.0 cm^2，瓣膜增厚，钙化，瓣下腱索增粗、融合、缩短。该患者最适合的治疗方法是

A．再次闭式扩张治疗　　B．球囊扩张治疗

C．直视二尖瓣瓣膜成形　　D．药物治疗

E．人工瓣膜置换

31．女，20岁。心尖部听到一个舒张中期出现的先递减后递增型的隆隆样杂音，伴有第一心音增强；心律表现为节律不规则，第一心音强弱不一致，心率大于脉率。提示该患者的疾病是

A．二尖瓣狭窄　　B．二尖瓣关闭不全

C．二尖瓣狭窄并关闭不全　　D．二尖瓣狭窄并心房颤动

E．二尖瓣关闭不全并心房颤动

三、案例分析题：以下提供若干个案例，每个案例下设若干道考题。每道考题有多个备选答案，其中正确答案有1个或多个。选对一个答案给1个得分点，选错一个扣1个得分点，直至本题扣至0分。

（32~36题共用题干）

男，34岁。劳力性心悸、气促5年，一直未行治疗。查体：心尖搏动增强，并向左下移

位,心尖区可闻及全收缩期杂音和舒张中期隆隆样杂音,肺动脉瓣区第二心音亢进,双下肢轻度水肿。

32. 患者可能存在下列哪项病变
A. 动脉导管未闭
B. 室间隔缺损
C. 法洛四联症
D. 主动脉瓣狭窄
E. 主动脉瓣关闭不全
F. 二尖瓣狭窄、二尖瓣关闭不全

33. 提示:患者 10 天前因淋雨后出现高热不退,体温 39.6 ℃,伴有寒战。在当地医院给予青霉素钠 800 万单位静脉滴注 1 次/天,连续 10 天,症状无改善。查体:血压 150/50 mmHg,在心尖区可闻及全收缩期杂音和舒张中期隆隆样杂音,在胸骨左缘第 3、4 肋间可闻及舒张期杂音,双肺未闻及啰音,手掌、足底可见出血点。血常规:白细胞 2.2×10^9/L,中性粒细胞 91%,血红蛋白 95 g/L,血小板 80×10^9/L。最可能的诊断是
A. 脾功能亢进
B. 过敏性紫癜
C. 急性感染性心内膜炎
D. 亚急性感染性心内膜炎
E. 急性白血病
F. 再生障碍性贫血

34. 首先应采取下列哪项检查手段
A. 心电图
B. X 线胸片
C. 超声心动图
D. 血培养
E. 骨髓穿刺
F. 免疫学检查

35. 提示:患者血培养结果为金黄色葡萄球菌生长,用泰能和万古霉素抗感染治疗 7 天后,体温在 38.5~40 ℃波动,并出现左侧肢体不能活动。查体:血压 85/40 mmHg,在胸骨左缘第 3、4 肋间可扪及柔和的舒张期震颤,双肺底可闻及湿啰音,双下肢水肿加重。血常规:白细胞 2.8×10^9/L,中性粒细胞 94%,血红蛋白 75 g/L,血小板 70×10^9/L。尿常规示蛋白(++++),血红蛋白尿。超声心动图示二尖瓣上的赘生物由 5 mm 增大到 12 mm。头颅 MRI 提示脑部存在 2 个直径约 1.5 cm 大小的梗死病灶。下一步应该采取下列哪项措施
A. 尽快手术治疗
B. 更换抗生素,继续内科治疗
C. 待血培养阴性后手术
D. 待尿常规恢复正常后手术
E. 待肺部感染控制后手术
F. 待偏瘫症状改善后手术

36. 术中血培养和赘生物培养都有金黄色葡萄球菌生长,术后静脉用敏感抗生素一般持续
A. 不超过 1 周
B. 1~2 周
C. 2~4 周
D. 4~6 周
E. 6~8 周
F. 连续 8 周以上

答案与解析

答案

1. D　2. E　3. E　4. B　5. D　6. D　7. E　8. C　9. D　10. B
11. E　12. D　13. D　14. C　15. E　16. C　17. C　18. B　19. D　20. E
21. C　22. D　23. D　24. E　25. D　26. B　27. A　28. A　29. C　30. E
31. D
32. F　33. C　34. CD　35. A　36. D

解析

7. 临床上呈现心绞痛、昏厥或心力衰竭的主动脉瓣狭窄患者，一旦出现症状，病情往往迅速恶化，在2~3年内有较高的猝死发生率，故应争取尽早施行手术治疗，切除病变的瓣膜，进行人工瓣主动脉瓣膜替换术。故本题选E。

9. 主动脉瓣狭窄患者X线检查：早期病例心影可无改变。病变加重后示左心室增大，心脏左缘向左向下延长，升主动脉可显示狭窄后扩大。升主动脉根部狭窄后扩张是主动脉瓣狭窄的特征性表现。故本题选D。

10. 风湿性二尖瓣狭窄的X线表现：①轻度狭窄病例，X线平片可无明显异常。②中度或重度狭窄，常见到左心房扩大。食管吞钡检查可发现左心房向后压迫食管，心影右缘呈现左、右心房重叠的双心房阴影。③主动脉结缩小、肺动脉段隆出、左心房隆起、肺门区血管影纹增粗。④肺间质性水肿的病例，在肺野下部可见横向线条状阴影，称为Kerley B线。⑤长期肺淤血的病例，由于肺组织含铁血黄素沉着，可呈现致密的粟粒形或网形阴影。故本题选B。

11. 主动脉瓣关闭不全的患者，由于左室舒张期容量增加，使二尖瓣一直处于较高位置，形成相对性二尖瓣狭窄，听诊有舒张期隆隆样杂音，称为Austin-Flint杂音。故本题选E。

13. 主动脉瓣关闭不全的手术适应证：①无症状伴左室功能正常者，若左室收缩末径<45~50 mm，舒张末径<60~70 mm，定期随诊；若左室收缩末径50~55 mm，舒张末径70~75 mm，一旦发现存在运动耐力下降或出现异常血流动力学变化则应考虑手术；若左室收缩末径>55 mm，舒张末径>75 mm则为明确的手术指征。②无症状伴左室功能障碍者。③有症状伴左室功能正常者。④有症状伴左室功能障碍者。⑤由感染性心内膜炎、主动脉夹层和外伤引发的急性重症主动脉瓣关闭不全。⑥术前检查发现并发其他疾病的，如升主动脉扩张，主动脉夹层，冠心病等，应该同时手术。故本题选D。

19. 二尖瓣狭窄伴有关闭不全或明显的主动脉瓣病变，或有心房颤动、漏斗型狭窄、瓣叶病变严重，有钙化或左房内有血栓的病例，则不宜行球囊扩张术和闭式二尖瓣交界分离术，应在体外循环直视下行人工瓣膜二尖瓣替换术。故本题选D。

20. 患者为中年女性，有劳力性胸闷、气促表现，在胸骨左缘第3肋间（主动脉瓣第二听诊区）可闻及收缩期杂音，考虑可能为主动脉瓣狭窄。故首选的检查是超声心动图，其超声检查特点：M型检查显示主动脉瓣叶开放振幅减小，瓣叶曲线增宽，舒张期可呈多线；在二维或切面超声图像上可见到主动脉瓣叶增厚、变形或钙化，活动度减小和瓣口缩小等征象。故本题选E。

22. 主动脉瓣关闭不全时，动脉收缩压增高，舒张压降低，脉压增宽，可出现周围血管征，如点头征（DeMusset征）、水冲脉、股动脉枪击音（Traube征）和毛细血管搏动征，听诊器压迫股动脉可闻及双期杂音（Duroziez双重音）。故本题选D。

23. 主动脉瓣置换术为治疗成人主动脉瓣狭窄的主要方法，手术主要指征为重度狭窄伴心绞痛、晕厥或心力衰竭症状的患者。无症状患者，若伴有进行性心脏增大和（或）左心室功能进行性减退，活动时血压下降，也应考虑手术。故本题选D。

31. 患者心尖部可闻及舒张中期出现的先递减后递增型的隆隆样杂音，且伴有第一心音增强，考虑为二尖瓣狭窄。心律不齐、第一心音强弱不一致、心率大于脉率为心房颤动的典型表现。故本题选D。

第七章　麻醉学的临床应用

第一节　麻醉学基本理论

单选题：每道考题下面有 A、B、C、D、E 五个备选答案，请从中选择一个最佳答案。

1. 关于局麻药极量，下列正确的是
   A. 普鲁卡因 1 000 mg　　B. 利多卡因 600 mg
   C. 布比卡因 200 mg　　D. 罗哌卡因 120 mg
   E. 丁卡因 60 mg
2. 腰麻后出现头痛的最常见原因可能是
   A. 麻醉平面过高　　B. 麻醉药物不纯
   C. 麻醉药物注入过快　　D. 颅内压增高
   E. 颅内压下降
3. 下述哪项不是阿片类镇痛药
   A. 吗啡　　B. 哌替啶　　C. 芬太尼　　D. 氧化亚氮　　E. 可待因
4. 为防止反流误吸，6 个月以内行择期手术的小儿，禁食时间为
   A. 术前 2 小时禁奶，术前 1 小时禁清亮液体
   B. 术前 4 小时禁奶、6 小时禁固体食物，术前 2 小时禁清亮液体
   C. 术前 6 小时禁奶及固体食物，术前 3 小时禁清亮液体
   D. 术前 8 小时禁奶及固体食物，术前 3 小时禁清亮液体
   E. 术前应禁食、水 8 小时
5. 神经阻滞不常用下列哪种局麻药
   A. 普鲁卡因　　B. 罗哌卡因　　C. 布比卡因　　D. 利多卡因　　E. 丁卡因
6. 关于局麻药毒性反应的处理原则，以下哪项不正确
   A. 立即停止用药，吸氧
   B. 轻度毒性反应者可静脉注射地西泮 0.1 g/kg 或咪达唑仑 3~5 mg
   C. 如果发生抽搐或惊厥，可静脉注射硫喷妥钠 1~2 mg/kg
   D. 如果发生抽搐或惊厥，不论有无气管插管条件，均可静脉注射琥珀胆碱 1 mg/kg
   E. 一旦发生心跳停止，应立即行心肺复苏
7. 麻醉对肺通气量的影响，下列正确的有
   A. 麻醉药物对低氧血症的通气反应没有影响
   B. 仰卧位可减少功能余气量
   C. 全麻装置常减少机械无效腔
   D. 吸入麻醉药增强二氧化碳的通气反应
   E. 控制性降压对通气/血流比值没有影响
8. 下列哪种药物不属于静脉麻醉药
   A. 丙泊酚　　B. 依托咪酯　　C. 琥珀胆碱　　D. 硫喷妥钠　　E. 羟丁酸钠
9. 对糖代谢影响较大的麻醉是
   A. 局部麻醉　　B. 神经阻滞麻醉

C. 椎管内阻滞麻醉　　D. 全身麻醉
E. 硬膜外麻醉

10. 为防止蛛网膜下腔阻滞后头痛，哪项措施不当
A. 采用细穿刺针穿刺，避免反复多次穿刺
B. 围手术期输入足量液体防止脱水
C. 轻度头痛者应平卧休息，可服镇痛或镇静类药
D. 严重头痛者可于硬膜外腔内注入生理盐水
E. 静脉输入高张葡萄糖溶液

11. 病变累及呼吸道时，麻醉的风险性主要取决于
A. 病变累及范围　　B. 气道阻塞程度
C. 年龄　　D. 患者是否配合
E. 肺功能检查结果

12. 术后早期发生的恶心，呕吐，常见的原因为
A. 低血钾　　B. 肠梗阻　　C. 颅内压增高　　D. 麻醉反应　　E. 术后腹胀

13. 下列哪种局麻药的心脏毒性最强
A. 普鲁卡因　　B. 利多卡因　　C. 丁卡因　　D. 布比卡因　　E. 罗哌卡因

14. 吗啡常见的不良反应有
A. 皮肤瘙痒、尿潴留、偶尔也引起呼吸抑制　　B. 腹痛，腹泻
C. 高热　　D. 散瞳
E. 低血糖

15. 局麻药中毒引起全身惊厥时，首选的止惊药应是
A. 地西泮　　B. 苯巴比妥钠　　C. 苯妥英钠　　D. 氯胺酮　　E. 激素

16. 主要用于表面麻醉的药物是
A. 丁卡因　　B. 奎尼丁　　C. 苯妥英钠　　D. 利多卡因　　E. 普鲁卡因

17. 下列哪项不属于麻醉性止痛药
A. 可待因　　B. 地西泮　　C. 芬太尼　　D. 二氢埃托啡　　E. 哌替啶

18. 下述麻醉特点错误的是
A. 工作任务是消除疼痛和不适　　B. 保障手术患者安全
C. 工作范围还包括复苏　　D. 麻醉药的作用是不可逆的
E. 包括全麻、局麻和椎管内麻醉三类

19. 普鲁卡因不宜用于下列哪种麻醉
A. 神经阻滞　　B. 浸润麻醉
C. 表面麻醉　　D. 静脉复合麻醉
E. 椎管内麻醉

20. 在临床麻醉中，舌后坠是引起上呼吸道梗阻的最常见原因，手法解除舌后坠哪种方法最有效
A. 抬颈法　　B. 提颏法　　C. 托下颌法　　D. 偏头法　　E. 吸痰法

21. 麻醉性镇痛药引起的中枢神经系统抑制，最好选用哪种药加以拮抗
A. 纳洛酮　　B. 氟马西尼　　C. 东莨菪碱　　D. 醒脑静　　E. 呋塞米

22. 局麻药的麻醉效能主要取决于

A. 蛋白结合
B. 脂溶性
C. 相对分子质量
D. pKa(解离常数)
E. 浓度

23. 麻醉手术期间补液的主要目的是保持组织的有效灌注压。麻醉手术的体液丢失都应积极给予补充,采用与丢失的细胞外液晶体成分相近的液体,主要选择
A. 5%葡萄糖液
B. 生理盐水
C. 胶体液
D. 山梨醇液
E. 乳酸林格液

24. 下列哪种吸入麻醉药作用最强
A. 氧化亚氮　B. 地氟烷　C. 恩氟烷　D. 异氟烷　E. 氟烷

25. 引起局麻药毒性反应的常见原因是
A. 个体差异
B. 局麻药的化学结构
C. 所用局麻药浓度过高
D. 酯类局麻药
E. 局麻药在单位时间内用量过大

26. 下列选项不属于局部麻醉的是
A. 表面麻醉
B. 局部浸润麻醉
C. 区域阻滞
D. 骶管阻滞
E. 神经阻滞

27. 下列哪项不是椎管内麻醉对机体的影响
A. 通气不足　B. 呼吸抑制　C. 血压下降　D. 心率减慢　E. 尿量增加

28. 丁卡因的作用及应用为
A. 可用于浸润麻醉
B. 脂溶性低
C. 穿透力弱
D. 作用较普鲁卡因弱
E. 可用于表面麻醉

29. 下述麻醉前病情评估,错误的是
A. 麻醉前要重要脏器的功能状态
B. ASA 分为五类
C. 有生命危险,麻醉耐受差属于五类
D. 实施麻醉和手术又顾虑,麻醉耐受较差属于三类
E. 对一般麻醉和手术耐受无大碍属于二类

30. 应用含肾上腺素的利多卡因行局部浸润麻醉时,利多卡因一次最大剂量是
A. 200 mg　B. 300 mg　C. 400 mg　D. 500 mg　E. 600 mg

31. 麻醉性镇痛药的经典代表是
A. 舒芬太尼　B. 吗啡　C. 芬太尼　D. 哌替啶　E. 阿芬太尼

32. 关于“局部麻醉”的叙述,错误的是
A. 暂时阻断相关周围神经的冲动传导
B. 使受神经支配的相应区域产生麻醉作用
C. 局部麻醉药的给药途径以静脉注射为主
D. 局部麻醉通常简称为局麻
E. 局部麻醉是一系列麻醉方法的总称

33. 女，29 岁。宫外孕破裂，并有失血性休克，血压 6.7/4.0 kPa（50/30 mmHg），拟行急诊剖腹探查手术。最合适的麻醉方法为
A．局部麻醉　　B．硬膜外麻醉
C．异丙酚快速诱导+吸入全麻　　D．氯胺酮静脉复合麻醉
E．氧化亚氮麻醉

答案与解析

答案

1. A	2. E	3. D	4. B	5. A	6. D	7. B	8. C	9. D	10. E
11. B	12. D	13. D	14. A	15. A	16. A	17. B	18. D	19. C	20. C
21. A	22. B	23. E	24. E	25. E	26. D	27. E	28. E	29. C	30. C
31. B	32. C	33. D							

解析

1. 普鲁卡因成人一次限量为 1 g，丁卡因成人一次限量表面麻醉 40 mg、神经阻滞为 80 mg，利多卡因成人一次限量表面麻醉为 100 mg，局部浸润麻醉和神经阻滞为 400 mg，布比卡因成人一次限量为 150 mg，罗哌卡因成人一次限量为 150 mg。故本题选 A。
2. 腰麻后，由于硬脊膜和蛛网膜的血供较差，穿刺孔不易愈合，因脑脊液漏出导致颅内压降低和颅内血管扩张而引起血管性头痛。故本题选 E。
3. 阿片类镇痛药主要包括可待因、双氢可待因、美沙酮、吗啡、芬太尼和哌替啶（度冷丁）等。氧化亚氮即笑气，是一种氧化剂，不属于阿片类。故本题选 D。
4. 为防止反流误吸，新生儿、婴幼儿禁母乳至少 4 小时，易消化固体食物、非母乳或婴儿配方奶至少 6 小时；所有年龄患者术前 2 小时可饮少量清水，包括饮用水、果汁（无果肉）、苏打饮料、清茶和纯咖啡，但不包括酒精饮料。故本题选 B。
5. 普鲁卡因是一种弱效、短时效但较安全的常用局麻药，它的麻醉效能较弱，黏膜穿透力很差，故不用于表面麻醉和硬膜外阻滞，也不常用于神经阻滞。利多卡因最适用于神经阻滞和硬膜外阻滞。故本题选 A。
6. 发生局麻药毒性反应，如出现抽搐或惊厥，常常静脉注射硫喷妥钠 1～2 mg/kg；对于惊厥反复发作者也可静注琥珀胆碱 1～2 mg/kg 后，行气管内插管及人工呼吸。故本题选 D。
8. 静脉麻醉药包括氯胺酮、依托咪酯、丙泊酚、咪达唑仑、右旋美托咪定、硫喷妥钠、羟丁酸钠等。琥珀胆碱为去极化肌松药。故本题选 C。
20. 上呼吸道梗阻常见原因为机械性梗阻，如舌后坠、口腔内分泌物或血液及异物阻塞、喉头水肿及喉痉挛等。舌后坠可采用托下颌或放置一个口咽/鼻咽导气管的方法解决梗阻。故本题选 C。

第二节　常用麻醉方法适应证及实施

一、共用题干单选题：每道考题以一个小案例的形式出现，其下面都有 A、B、C、D、E 五个备选答案。请从中选择一个最佳答案。

（1～4 题共用题干）

男，40 岁。因进行阑尾炎住院手术治疗，拟进行腰麻。

1. 某大夫拟在 $L_{4\sim5}$ 椎间隙麻醉，这样容易出现
A. 麻醉平面选择恰当
B. 麻醉平面选择偏高
C. 麻醉平面选择偏低
D. 麻醉平面会降低 1 个椎间隙
E. 麻醉平面会上升 1 个椎间隙
2. 手术过程中，突然出现血压下降，心率减慢，如何及时处理
A. 迅速补液至少 1 000 mL
B. 静脉应用洋地黄类药物
C. 静脉应用麻黄碱
D. 静脉应用麻醉清醒剂
E. 暂停手术，待血压回升后继续手术
3. 术后 1 周，患者出现剧烈头痛、畏光、眩晕，可能是因为
A. 颅内感染
B. 麻醉液渗入大脑
C. 脑神经麻醉
D. 脑脊液漏
E. 粘连性蛛网膜炎
4. 该症状如何处理
A. 抗生素治疗 B. 对症治疗 C. 手术修补 D. 无需处理 E. 补液

(5~7 题共用题干)

女，65 岁。拟行择期胆囊摘除术。患者咳嗽、多痰、体温 38.1 ℃。近 3 年每到冬季就开始咳嗽、咳痰，持续 3~4 个月方可缓解。

5. 依据病史，该患者伴发的疾病是
A. 慢性支气管炎
B. 急性支气管炎
C. 慢性支气管炎急性发作
D. 上呼吸道感染
E. 哮喘
6. 麻醉前准备，下述检查必不可少的是
A. 肺功能测验 B. 血糖 C. 血脂 D. 全身 CT E. 脑电图
7. 手术的最佳时间是
A. 体温降至正常以后
B. 咳痰量明显减少以后
C. 咳嗽有所缓解以后
D. 急慢性肺部感染轻微控制后
E. 彻底控制急慢性肺部感染 1 周后

(8~10 题共用题干)

女，22 岁。肠梗阻术后要求术后镇痛，拟以硬膜外吗啡镇痛。

8. 硬膜外吗啡镇痛的常用剂量是
A. 4~5 mg B. 7~8 mg C. 1~2 mg D. 5~6 mg E. 2~4 mg
9. 最必要的监测是
A. 二氧化碳图 B. 氧饱和度 C. 血压 D. 心电图 E. 心率
10. 术后 10 小时，患者出现恶心呕吐，全身瘙痒，最可能的原因是
A. 皮肤湿疹
B. 吗啡不良反应
C. 休克引起
D. 过敏反应
E. 术后肠梗阻

二、单选题：每道考题下面有 A、B、C、D、E 五个备选答案，请从中选择一个最佳答案。

11. 颅脑外科手术中实施控制性降压最安全的药物为

A．异氟烷　　B．前列腺素 E_1（PGE_1）
C．降钙素基因相关肽　　D．硝普钠
E．硝酸甘油

12．肠梗阻患者不宜使用的麻醉药是
A．氧化亚氮　B．安氟醚　C．异氟醚　D．七氟醚　E．氟烷

13．严重子痫患者进行剖宫产时，以下说法错误的是
A．硬膜外阻滞有助于控制子痫患者的血压
B．饱胃患者宜避免用全麻
C．若无出血倾向，首选硬膜外阻滞
D．硬膜外给药宜缓慢分次进行，避免血压快速下降
E．子痫患者多处于脱水状态，麻醉后应快速、大量补液

14．胆道疾病患者术前不宜应用何种药物
A．芬太尼　B．哌替啶　C．吗啡　D．阿托品　E．东莨菪碱

15．梗阻性黄疸的患者术前应常规给予
A．吗啡　B．硝苯地平　C．普萘洛尔　D．艾司洛尔　E．阿托品

16．冠心病患者术前应用 β 受体阻断药，一般是
A．术前 2 周停用　　B．应用至手术当天
C．术前 3 天停用　　D．术前 1 周停用
E．术前 3 周停用

17．阑尾切除术患者行硬膜外麻醉时发生轻度局麻药毒性反应时，下列哪项处理是错误的
A．停止注射局麻药　　B．吸氧
C．肌内注射麻黄素　　D．肌内注射苯巴比妥钠
E．肌内注射安定

18．术中常用的降压药不包括
A．硝普钠　B．佩尔地平　C．普萘洛尔　D．酚妥拉明　E．硝酸甘油

19．颈丛阻滞麻醉患者出现声音嘶哑或失声，最可能的原因是
A．膈神经阻滞　　B．局麻药的毒性作用
C．药液误入硬脊膜外腔间隙　　D．喉返神经阻滞
E．颈交感神经阻滞

20．在硬膜外阻滞下行胆道手术时，为防止发生心搏骤停，麻醉前宜给予
A．东莨菪碱　B．阿托品　C．芬太尼　D．麻黄碱　E．吗啡

21．外伤性脾破裂合并休克拟行急症手术时，宜选哪种麻醉方法
A．局部麻醉　　B．脊麻
C．硬膜外－脊麻联合麻醉　　D．硬膜外麻醉
E．气管内插管全麻

22．男，62 岁。因“胆结石”收入院，术前血压 130/85 mmHg，心率 62 次/分。在全麻下行“胆囊切除术”。麻醉诱导插管时血压最高为 155/95 mmHg。术中瞳孔不等大，BP 140/85 mmHg，心率 60 次/分。最正确的处理是
A．停止手术，让患者清醒　　B．甘露醇
C．继续手术和观察　　D．用血管扩张药

E．利尿药

23. 女，60 岁。诊断胃癌，血压 160/100 mmHg，中度贫血，消瘦，下列哪项不是术前准备必要的

A．血生化检查
B．检测肝功能
C．改善营养状态
D．纠正贫血
E．血压降至正常

24. 男孩，2 岁。门诊行睾丸鞘膜积液手术，以下哪种麻醉组合恢复快且完全

A．氯胺酮-恩氟烷
B．硫喷妥钠-恩氟烷
C．丙泊酚-芬太尼
D．氯胺酮-地西泮
E．丙泊酚-地西泮

25. 男，75 岁。长期高血压、心肌缺血。因右下腹痛，高热 39 ℃，8 小时入院。临床诊断为急性阑尾炎穿孔并腹膜炎。在硬膜外麻醉下急症手术，术中突然心跳骤停死亡，其治疗中的主要错误是

A．术前未采取降压措施
B．未及时纠正酸中毒
C．补充血容量不足
D．术前、术中未对心脏功能进行监测
E．应该保守治疗

答案与解析

答案

1. C	2. C	3. C	4. B	5. C	6. A	7. E	8. E	9. B	10. B
11. C	12. A	13. E	14. C	15. E	16. B	17. C	18. C	19. D	20. B
21. E	22. C	23. E	24. C	25. D					

解析

12. 氧化亚氮即笑气，为麻醉性能较弱的气体麻醉药，可使体内封闭腔（如中耳、肠腔等）内压升高，因此肠梗阻者不宜应用。故本题选 A。

14. 吗啡主要用于镇痛，如创伤或手术引起的剧痛、心绞痛等。吗啡可使平滑肌张力增高，治疗量吗啡可致胆囊内压力明显增高，致上腹不适甚至胆绞痛。故本题选 C。

16. 长期使用 β 受体阻滞剂治疗心绞痛、心律失常和高血压的患者，应持续用药至手术当天。故本题选 B。

17. 硬膜外间隙内有丰富的静脉丛，对局麻药的吸收很快；导管可意外进入血管内，使局麻药直接注入血管内；导管损伤血管也可加快局麻药的吸收。发生毒性反应时，应该给予镇静吸氧，麻黄碱会增加心率和血压加重中毒的表现。故本题选 C。

19. 颈丛阻滞麻醉的并发症：①局麻药毒性反应。②药液意外注入蛛网膜下隙或硬膜外间隙。③膈神经麻痹。④喉返神经麻痹。喉返神经麻痹会导致声音嘶哑或失声。故本题选 D。

22. 患者在麻醉诱导插管时血压最高为 155/95 mmHg，术中瞳孔不等大，BP 140/85 mmHg，心率 60 次/分为正常的插管反应，可继续手术。故本题选 C。

24. 丙泊酚加芬太尼可以有效地镇痛和镇静。同时丙泊酚的代谢是最快的且没有后遗作用。故本题选 C。

第八章　神经外科临床常见病

第一节　颅脑损伤

一、共用题干单选题：每道考题以一个小案例的形式出现，其下面都有 A、B、C、D、E 五个备选答案。请从中选择一个最佳答案。

（1~3 题共用题干）

男，17 岁。骑摩托车不慎摔倒，左颞顶着地，短暂昏迷后清醒，伤后 30 分钟入院，急诊示 CT 左颞顶颅骨骨折，2 小时后头疼加重，逐渐昏迷，左侧瞳孔散大，右肢体瘫痪。

1. 首选检查为
A. 颅骨及颈部的 X 线片　　B. 颈部的 CT
C. 头颅 MRI　　D. 脑电图
E. 头颅 CT

2. 首先考虑的诊断为
A. 颈损伤，脊髓受压　　B. 脑挫伤，脑干损伤
C. 急性硬膜外血肿，小脑幕切迹疝　　D. 急性硬膜下血肿，脑挫伤
E. 急性硬膜下血肿，枕骨大孔疝

3. 最佳治疗措施为
A. 住院密切观察生命体征　　B. 抗生素
C. 血肿清除手术　　D. 降颅压
E. 颈椎牵引

（4~6 题共用题干）

男，30 岁。车祸外伤 1 小时，左颞部着力，当时有短暂昏迷，对受伤情况不能回忆。查体：神志清，神经系统无阳性体征。

4. 初步诊断为
A. 脑震荡　　B. 脑挫裂伤　　C. 脑供血不足　　D. 脑水肿　　E. 脑疝

5. 若 X 线片提示左颞骨折线通过脑膜中动脉沟，应警惕
A. 硬膜外血肿　　B. 硬膜下血肿
C. 头皮血肿　　D. 脑室内血肿
E. 脑内血肿

6. 若伤后 5 小时出现渐进性意识障碍，应首选下列哪项检查
A. 脑血管造影　　B. 腰穿
C. 头颅 X 线片　　D. 头颅 CT
E. 放射性核素扫描

二、单选题：每道考题下面有 A、B、C、D、E 五个备选答案，请从中选择一个最佳答案。

7. 颅前窝骨折造成的熊猫眼征指的是
A. 双侧视盘水肿　　B. 眶周广泛性淤血斑
C. 乳突部皮下淤血斑　　D. 双眼视网膜出血

E．双额部皮肤表面淤血

8. 急性硬脑膜外血肿最常见的伴随损伤是

A．颅骨骨折　　B．脑挫伤

C．脑疝　　D．脑积水

E．蛛网膜下腔出血

9. 有关颅底骨折，下列错误的是

A．颅底 X 线检查可无阳性发现　　B．依靠临床体征可以诊断

C．诊断需有脑脊液漏发生　　D．单纯颅底骨折以保守治疗为主

E．脑脊液漏无需早期修补

10. 开放性颅脑损伤特有的临床表现是

A．头皮裂伤伴颅骨骨折　　B．脑脊液漏

C．颅骨骨折　　D．头皮血肿

E．头皮裂伤

11. 对脑震荡的治疗，错误的是

A．多数情况下无须特殊治疗　　B．头痛剧烈者可用吗啡类药物

C．失眠患者可用地西泮、利眠宁等药物　　D．消除患者的畏惧心理

E．需卧床休息数日

12. 确定患者重型颅脑损伤深昏迷最有价值的体征是

A．肠鸣音消失　　B．三凹征阳性

C．深浅反射均消失　　D．眼球固定

E．呼之不应

13. 有关硬膜下血肿（见图），下列描述不恰当的是

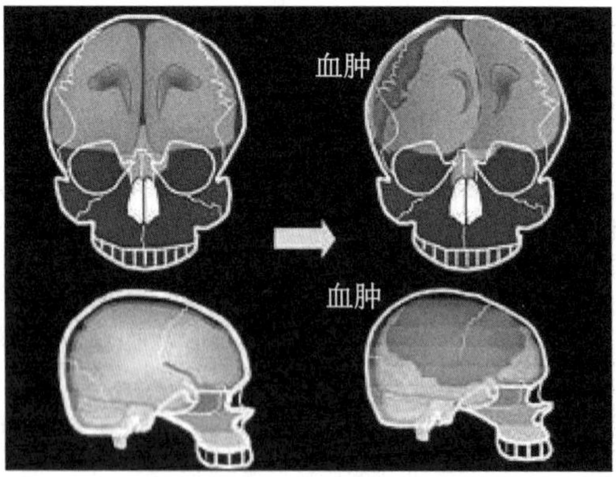

A．急性硬膜下血肿是脑挫裂伤皮质小动脉破裂出血引起

B．亚急性硬膜下血肿的时间是指伤后 3 天~2 周

C．慢性硬膜下血肿常见出血血管是桥静脉

D．慢性硬膜下血肿癫痫发生率比较高

E．慢性硬膜下血肿首选钻孔引流术

14. 脑部受伤后出现中间清醒期常见于

A．硬脑膜下血肿　　B．脑内血肿

C．脑挫裂伤　　D．硬脑膜外血肿
E．脑干损伤

15. 减速伤常造成
A．脑干损伤　　B．弥漫性轴索损伤
C．冲击点伤　　D．对冲伤
E．冲击点伤和对冲伤同时出现

16. 关于头皮撕脱伤,错误的是
A．是大块头皮自帽状腱膜下或连同颅骨骨膜的撕脱
B．可导致失血性或疼痛性休克
C．如骨膜存在,行中厚皮片植皮术
D．如骨膜已撕脱,需在颅骨外板上多处钻孔至板障,然后植皮
E．如污染较轻,可直接将头皮缝回原位

17. 关于脑挫裂伤,下列不正确的是
A．临床表现在部分患者可无意识障碍
B．意识障碍常是最突出的临床表现,昏迷时间常大于 30 分钟
C．腰穿脑脊液显示血性
D．多数有“中间清醒期”
E．确诊常需 CT 扫描检查

18. 有关颅底骨折的特点,下列不正确的是
A．颅前窝骨折可出现“熊猫眼”　　B．颅中窝骨折可出现鼻漏
C．颅后窝骨折可出现乳突区皮下瘀斑　　D．有脑脊液漏时禁行腰穿
E．脑脊液漏一般应在 2 周内自行停止,若不停止,即应行手术修补

19. 对于外伤性脑脊液鼻漏或耳漏,一般经过多长时间保守治疗后仍未痊愈者可采取手治疗
A．3~7 天　　B．1~2 周　　C．2~3 周　　D．3~4 周　　E．5 周以上

20. 外伤性脑内血肿与头部着力的关系中,不正确的是
A．额部着力减速伤极少发生枕叶血肿
B．额颞部着力加速伤常发生着力点脑内血肿
C．枕部着力减速伤常发生额极和颞极血肿
D．颞部着力减速伤可发生对侧颞叶血肿
E．枕部着力加速伤常发生同侧额颞叶血肿

21. 小脑幕切迹疝和枕骨大孔疝的主要鉴别点是
A．早期意识障碍且逐渐加重　　B．去脑强直发作
C．病变对侧半身瘫痪　　D．生命体征(血压、脉搏、呼吸)改变
E．一侧瞳孔散大

22. 脑挫裂伤的临床表现中,下列哪项不相符合
A．伤后昏迷持续数小时到数周以上　　B．迟发性瞳孔散大而无脑疝表现
C．常有生命体征改变　　D．可有肢体瘫痪,失语等
E．腰椎穿刺脑脊液有血液

23. 幕上急性硬膜外血肿引起再次昏迷的主要原因是

A. 脑水肿
B. 脑血管痉挛
C. 脑干挫裂伤
D. 小脑幕切迹疝
E. 枕大孔疝

24. 头部外伤后最常扪触到的头皮下波动是
A. 皮下血肿
B. 帽状腱膜下血肿
C. 骨膜下血肿
D. 皮下积液
E. 皮下积脓

25. 颅底骨折通常的诊断依据是
A. 脑脊液鼻、耳漏
B. 头痛伴呕吐
C. 偏瘫
D. 头皮血肿
E. 昏迷

26. 头颅加速性损伤引起的颅内血肿通常位于
A. 着力点部位或受伤同侧
B. 着力点对侧
C. 着力点部位和受伤对侧
D. 额叶或颞叶
E. 颅内任何部位

27. 关于头皮裂伤,错误的是
A. 钝性撞击不会发生裂伤
B. 急救时应立即包扎止血
C. 24 小时的裂伤清创后可一期缝合
D. 清创后,采用分层缝合为好
E. 头皮缺损应予修补

28. 颅脑外伤后,在意识方面,常出现昏迷-清醒-昏迷,即所谓中间清醒期,下列关于中间清醒期叙述不恰当的是
A. 颅脑外伤后,由硬膜外血肿导致的昏迷,均存在中间清醒期
B. 第一次昏迷为原发性颅脑损伤所致,第二次昏迷为继发性颅脑损伤所致
C. 急性硬膜下血肿患者可不出现中间清醒期
D. 急性硬膜下血肿患者可出现中间清醒期
E. 急性硬膜外血肿的中间清醒期比急性硬膜下血肿的表现更为典型

29. 一般头皮裂伤清创的时限不应超过
A. 24 小时　B. 72 小时　C. 8 小时　D. 48 小时　E. 12 小时

30. 颅后窝血肿以下面哪种血肿类型多见
A. 硬膜外血肿
B. 硬膜下血肿
C. 小脑内血肿
D. 第四脑室内血肿
E. 多发性血肿

31. 脑对冲伤最容易发生的部位是
A. 小脑　B. 脑干　C. 额叶　D. 顶叶　E. 枕叶

32. 男,35 岁。头部外伤后昏迷 1 小时,出现右侧肢体瘫痪,后逐渐好转。头颅 CT 示颅内有散在高密度影。应首先考虑为
A. 脑震荡
B. 脑内血肿
C. 急性硬脑膜下血肿
D. 急性硬脑膜外血肿
E. 脑挫裂伤

33. 男,39 岁。颅脑外伤后 6 小时来诊。神清、语利。头颅 X 线片(-)。下列处理错误的是

A．头颅 CT 检查　　B．对症治疗
C．观察生命体征及神经系统体征　　D．回家
E．告知病情有加重可能

34. 男,32 岁。外伤后 1 天,CT 检查如图,下面哪项诊断最恰当

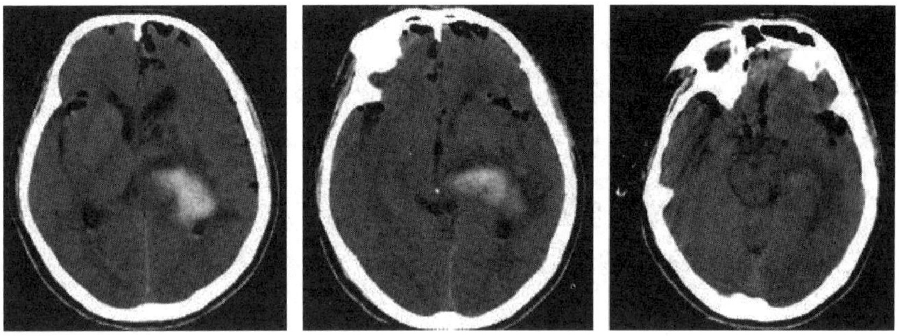

A．脑膜瘤　　B．脑出血并颅内积气
C．脑出血　　D．颅脑外伤
E．颅内积气

35. 男,35 岁。车祸伤。查体：BP 180/100 mmHg, HR 64 次/分。躁动。左瞳孔 5 mm,对光反应消失,头部 CT 检查示左额硬脑膜下血肿,血肿量约 40 mL,中线明显向右移位。该病例最佳的处理方案是
A．立即开颅清除血肿　　B．立即开颅清除血肿及去骨瓣减压
C．脑室外引流　　D．加大脱水药剂量
E．腰池外引流

36. 男,21 岁。右侧颞部受击伤后昏迷 30 分钟,清醒 5 小时后又转入昏迷,伴右侧瞳孔散大,左侧肢体瘫痪。首先考虑的诊断是
A．右侧急性硬膜外血肿　　B．右侧急性硬脑膜下积液
C．脑干损伤　　D．右侧脑挫伤
E．左侧脑内血肿

37. 男,56 岁。头部摔伤 1 个月,头痛、呕吐 3 天,CT 示右颞顶新月形等密度病灶,中线轻度移位。最可能的诊断是
A．硬膜下水瘤　　B．慢性硬膜下血肿
C．亚急性硬膜外血肿　　D．亚急性硬膜下血肿
E．慢性硬膜外血肿

38. 男,40 岁。车祸外伤后 10 小时,当时无昏迷。入院时查体：神志清楚,答话切题。右侧肢体肌力 4 级,霍夫曼征阳性。头颅 X 线平片及 CT 均提示左顶骨凹陷性骨折,直径 3 cm,深度 2 cm。正确的治疗是
A．抗感染治疗
B．手术摘除凹陷的骨折碎片,解除对脑组织的压迫
C．观察病情变化,决定下一步的治疗方案
D．脱水治疗
E．保守治疗,应用神经营养剂

39. 男,36 岁。摔伤头部,左颞部着力,昏迷,左瞳孔散大,X 线片示左颞骨折线跨过脑膜中动脉。最可能的诊断是
A. 弥漫性轴索损伤
B. 急性硬膜外血肿
C. 原发脑干损伤
D. 急性硬膜下血肿
E. 左颞脑挫裂伤

40. 男,40 岁。车祸后出现短暂昏迷,2 小时后剧烈头痛,频繁呕吐。急诊检查:神志清楚,双侧瞳孔大小多变,对光反射迟钝,肢体活动正常。行头颅 CT 检查途中,发生呼吸骤停。最可能的原因是
A. 脑挫裂伤
B. 急性颅后窝血肿并发枕骨大孔疝
C. 急性颅内血肿并发小脑幕切迹疝
D. 脑干损伤
E. 脑震荡

41. 男,55 岁。头部外伤 1 周,头部 CT 平扫结果如图,应诊断为

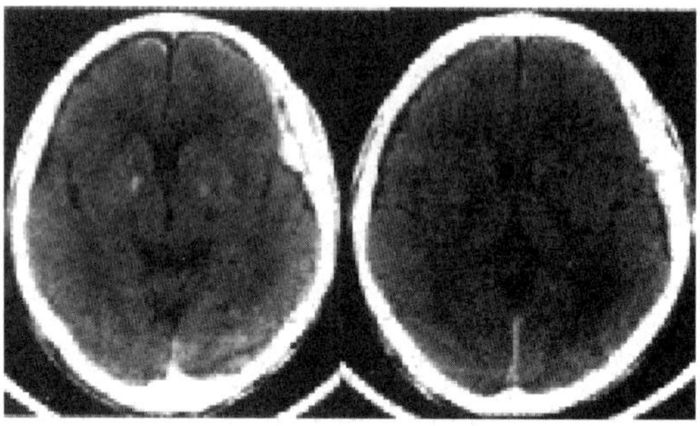

A. 左额、颞部急性硬膜下血肿
B. 左额、颞部急性硬膜外血肿
C. 基底节出血
D. 颅骨骨折
E. 脑干损伤

42. 男,20 岁。头痛、呕吐、视力下降 2 个月。6 个月前曾患开放性颅脑外伤、颅内感染,已治愈。腰穿测压 280 mmH_2O,脑脊液清亮透明。头颅 CT 提示双侧脑室及三、四脑室扩大。最可能的诊断是
A. 慢性小脑扁桃体下疝畸形
B. 梗阻性脑积水
C. 交通性脑积水
D. 脑占位性病变
E. 颅内感染

43. 男,36 岁。车祸头部受伤,伤后不省人事约半小时,清醒后诉头痛、恶心、呕吐,4 小时后再次昏迷。首先考虑
A. 颅底骨折
B. 脑震荡
C. 硬脑膜外血肿
D. 硬脑膜下血肿
E. 颅盖骨折

44. 男,30 岁。车祸伤及头部,伤后出现左侧鼻唇沟变浅,鼻出血,左耳听力下降,左外耳道流出淡血性液体。诊断首先考虑
A. 颅前窝骨折
B. 颅中窝骨折
C. 颅后窝骨折
D. 左颞骨骨折
E. 脑震荡

45. 男,36 岁。因高处坠落头部着地致脑外伤 2 小时到我院急诊,主诉头痛,恶心,未呕吐。查体:神志清楚,对答切题,四肢活动自如,双鼻腔未见血迹,左侧外耳道有出血,余神经系统(-)。伤后第 2 天发现左侧乳突区有淤血斑。最可能的诊断是
A. 前颅底骨折
B. 左侧中颅底骨折

C．左侧颅后窝骨折　　D．右侧中颅底骨折
E．左侧乳突骨折

46. 男，28岁。车祸后昏迷3周。查体：昏迷，压眶反射消失，颈后仰伸，四肢强直性伸直，上肢内收、过度旋前和下肢内收、内旋、踝跖屈。该患者的损害水平在
A．脊髓　B．脑干　C．大脑皮层　D．小脑　E．基底节

47. 男，34岁。头部外伤后2小时入院，伤后曾昏迷约30分钟。入院查体：神志清楚，GCS评分：10分，头顶有一头皮血肿约3 cm×3 cm，头皮无明显裂伤。左侧外耳道可见稀薄血性液体流出。CT：左颞可见一线形骨折，左额颞可见一薄层硬膜下血肿，左颞点片状高密度，颅内可见少量气体。下列哪项诊断正确
A．轻型闭合性颅脑损伤　　B．中度型闭合性颅脑损伤
C．重型闭合性颅脑损伤　　D．轻型内开放性颅脑损伤
E．中度型内开放性颅脑损伤

三、案例分析题：以下提供若干个案例，每个案例下设若干道考题。每道考题有多个备选答案，其中正确答案有1个或多个。选对一个答案给1个得分点，选错一个扣1个得分点，直至本题扣至0分。

（48~54题共用题干）

男，60岁。不慎跌倒枕部着地1小时，伴呕吐2次。受伤当时昏迷约数分钟。既往有糖尿病史20余年。体检：T 37.2℃，P 70次/分，R 20次/分，BP 150/95 mmHg。GCS 11分，躁动，双瞳孔等大、等圆，直径3 mm，对光反射迟钝。左枕部有一长3 cm头皮裂伤，右枕部有3×3 cm头皮血肿。四肢可活动，左侧Babinski征(－)。

48. 急诊最好先行哪些检查
A．头颅正侧位片　　B．脑血管造影
C．头颅CT　　D．血常规、血型
E．出凝血时间　　F．TCD
G．头颅MR　　H．心电图

49. 提示：头颅CT示右颞叶前部斑片状高密度影，右侧裂池、鞍上池、环池高密度影，脑中线结构无明显移位。根据以上结果，结合病史，初步诊断主要考虑有
A．闭合性颅脑损伤　　B．开发性颅脑损伤
C．脑疝　　D．右颞脑挫裂伤
E．蛛网膜下腔出血　　F．2型糖尿病
G．右枕头皮血肿　　H．左枕头皮裂伤

50. 入院后应做的处理有
A．密切观察下保守治疗　　B．立即开颅手术，行去骨瓣减压
C．静脉滴注甘露醇　　D．静脉注射速尿
E．应用止血药物　　F．应用镇静剂
G．应用抗癫痫药物　　H．控制血糖

51. 提示：入院后20小时，患者意识障碍加重。体检：P 60次/分，R 16次/分，BP 170/100 mmHg，GCS 8分，浅昏迷，双瞳孔等大，直径2.5 mm，右瞳孔无明显光反射，左瞳孔光反射迟钝，左肢体活动差(肌力3级)，左Babinski征(＋)。患者出现上述情况应如何

处理

A．继续观察　B．复查头颅 CT

C．申请头颅 MR 检查　D．加大脱水剂量

E．巴比妥疗法　F．亚低温疗法

G．加大吸氧流量

52. 提示：复查 CT 示右颞叶挫伤灶周围大片低密度区，环池消失，脑中线结构左移>5 mm。下一步应立即作何种处理

A．继续观察，行保守治疗　B．立即手术行去骨瓣减压术

C．巴比妥疗法　D．过度通气

E．亚低温疗法　F．应用白蛋白

G．应用神经营养药物

53. 提示：术后 3 日，患者浅昏迷，解柏油样稀便约 300 mL，BP 110/70 mmHg，Hb 100 g/L，大便隐血(++++)。患者出现上述情况要考虑哪种疾病

A．消化性胃溃疡出血　B．消化性十二指肠球部溃疡出血

C．应激性溃疡出血　D．肝硬化出血

E．食道静脉曲张破裂出血　F．痔疮出血

G．直肠肿瘤出血

54. 应采取哪些处理措施

A．禁食　B．输血

C．进流质　D．服用氢氧化铝凝胶

E．应用止血药物　F．应用激素

G．应用奥美拉唑

答 案 与 解 析

答案

1. E	2. C	3. C	4. A	5. A	6. D	7. B	8. A	9. C	10. B
11. B	12. C	13. B	14. D	15. E	16. E	17. D	18. E	19. D	20. E
21. D	22. B	23. D	24. B	25. A	26. A	27. A	28. A	29. A	30. A
31. C	32. E	33. D	34. B	35. B	36. A	37. B	38. B	39. B	40. B
41. A	42. C	43. C	44. B	45. B	46. B	47. E			

48. CDE　49. ADEFGH　50. ACDEGH　51. BD　52. B

53. C　54. ADEG

解析

7. 颅底骨折包括颅前窝骨折、颅中窝骨折及颅后窝骨折。颅前窝骨折多累及额骨水平部(眶顶)和筛骨。骨折出血可经前鼻孔流出，或进入眶内在眼睑和球结膜下形成淤血斑，俗称“熊猫眼”或“眼镜征”。故本题选 B。

8. 硬脑膜外血肿约占外伤性颅内血肿的 30%，大多属于急性型，主要源于脑膜中动脉和静脉窦破裂以及颅骨骨折出血。故本题选 A。

9. 颅底骨折的主要临床表现：①耳、鼻出血或脑脊液漏。②脑神经损伤。③皮下或黏膜下

淤血斑。脑脊液漏的发生提示有颅底骨折存在，也有许多颅底骨折并无脑脊液漏发生。故本题选 C。

11. 脑震荡无须特殊治疗，一般卧床休息 5～7 天，酌用镇静、镇痛药物，消除患者的畏惧心理，多数患者在 2 周内恢复正常，预后良好。吗啡属强镇痛药，若在头痛剧烈时给予强镇痛药物可掩盖病情的变化，应禁用。故本题选 B。

14. 硬膜外血肿临床上常见三种情况：①原发脑损伤轻，伤后无原发昏迷，待血肿形成后出现意识障碍（清醒→昏迷）。②原发脑损伤略重，伤后一度昏迷，随后完全清醒或好转，但不久又陷入昏迷（昏迷→中间清醒或好转→昏迷）。③原发脑损伤较重，伤后昏迷进行性加重或持续昏迷。故本题选 D。

16. 头皮撕脱伤的处理原则：①若皮瓣部分脱离且血供尚好，则清创后原位缝合。②如皮瓣已完全脱落，但完整，无明显污染，血管断端整齐，且伤后未超过 6 小时，则清创后头皮血管（颞浅动、静脉或枕动、静脉）显微吻合，再全层缝合头皮。③如撕脱的皮瓣挫伤或污染不能再利用，而骨膜未撕脱，可取自体中厚皮片作游离植皮，或作转移皮瓣；若骨膜已遭破坏，颅骨外露，可先作局部筋膜转移，再植皮。④撕脱时间长，创面感染或经上述处理失败者，可先行创面清洁和更换敷料，待肉芽组织生长后再植皮。如颅骨裸露，还需做多处颅骨钻孔至板障层，待钻孔处长出肉芽组织后再植皮。故本题选 E。

17. 脑挫裂伤临床表现可因损伤部位、范围、程度不同而异。轻者仅有轻微症状，重者深昏迷，甚至立即死亡。中间清醒期为硬膜外血肿的表现。故本题选 D。

18. 颅底骨折有脑脊液漏的患者，绝大多数漏口会在伤后 1～2 周内自行愈合。如超过 1 个月仍未停止漏液，可考虑行手术修补漏口。故本题选 E。

24. 帽状腱膜下血肿因不受颅缝限制，可扩散至全头，触之较软，可有明显波动。故本题选 B。

25. 颅底骨折的主要临床表现：①耳、鼻出血或脑脊液漏。②脑神经损伤。③皮下或黏膜下淤血斑。故本题选 A。

26. 加速性损伤指相对静止的头部突然受到外力打击，头部沿外力的作用方向呈加速运动而造成的损伤，例如钝器击伤。损伤部位主要发生在头部着力点，即着力伤。故本题选 A。

29. 头皮裂伤系头皮的开放伤，宜尽早行清创缝合术，如受伤时间达 24 小时，只要无明显感染征象，仍可彻底清创后行一期缝合。故本题选 A。

32. 意识障碍是脑挫裂伤最突出的症状之一。脑挫裂伤的典型 CT 表现为局部脑组织内有高低密度混杂影，点片状高密度影为出血灶，低密度影则为水肿区。故本题选 E。

35. 患者头部 CT 检查示左额硬脑膜下血肿，血肿量较多，且瞳孔散大，对光反射消失，考虑可能存在脑疝，应立即开颅清除血肿及去骨瓣减压。故本题选 B。

36. 患者右侧颞部有外伤史，表现为昏迷→清醒→昏迷，有典型的中间清醒期，首先考虑为急性硬膜外血肿。故本题选 A。

37. 慢性硬脑膜下血肿进展缓慢，病程较长，多为 1 个月左右，可为数月。临床表现大致分为三种类型：①以颅压增高症状为主，如头痛、恶心、呕吐等，缺乏定位症状。②以病灶症状为主，如偏瘫、失语、局限性癫痫等。③以智力和精神症状为主，表现为头昏、耳鸣、记忆力减退、精神迟钝或失常。CT 显示脑表面新月形或半月形低密度或等密度影。故本题选 B。

38. 颅骨凹陷性骨折的手术指征：①凹陷深度>1.0 cm。②位于脑重要功能区。③骨折片刺入脑内。④骨折引起瘫痪、失语等神经功能障碍或癫痫者。患者有外伤史，头 CT 示左顶骨凹陷性骨折，深度 2 cm，应采取手术治疗。手术将骨折片撬起复位，或摘除碎骨片后作颅骨成形术。故本题选 B。

44. 颅中窝骨折可累及蝶骨和颞骨。血液和脑脊液经蝶窦口流至鼻咽部。若骨折线累及颞骨岩部，血液和脑脊液可经中耳和破裂的鼓膜由外耳道流出，形成耳漏；如鼓膜未破，则可沿咽鼓管流至鼻咽部。颞骨岩部骨折常发生面神经和听神经损伤。颅前窝骨折常见"熊猫眼"和"眼镜征"。颅后窝骨折在乳突和枕下部可见皮下淤血，或在咽后壁发现黏膜下淤血。故本题选 B。

第二节　颅 内 高 压

一、共用题干单选题：每道考题以一个小案例的形式出现，其下面都有 A、B、C、D、E 五个备选答案。请从中选择一个最佳答案。

（1~4 题共用题干）

男，42 岁。间断头痛半年多，有时呕吐，伴双眼视力下降，查体发现双眼视乳头边缘模糊，隆起且有散在出血点，余未见异常。

1. 对此患者的初步印象是
   A. 视神经炎　　B. 垂体瘤
   C. 颅内压增高　　D. 重症高血压
   E. 神经性头痛
2. 为查找原因，首选的辅助检查是
   A. MRI　　B. 腰穿
   C. 头颅 CT 扫描　　D. 头颅 X 线片
   E. 脑血管造影
3. 若影像检查未发现异常，应采取的措施是
   A. 定期复查 MRI　　B. 观察对症
   C. 定期复查 CT　　D. 腰穿采取 CSF 化验并测压
   E. 去骨板减压
4. 影像检查未发现异常时，如腰穿 CSF 化验正常，而颅压为 400 mmH_2O，应诊断为
   A. 良性高颅压　　B. 脑膜炎
   C. 脑血管痉挛　　D. 梗阻性脑积水
   E. 脑水肿

（5~6 题共用题干）

男，47 岁。头痛发病，病程 4 个月。入院前出现左侧肢体无力和呕吐。入院检查：意识清，眼底视乳头水肿，左上下肢肌力 4 级，腱反射活跃，病理征(+)。

5. 目前能确定下列哪项诊断
   A. 脑梗死　　B. 脑出血
   C. 蛛网膜下腔出血　　D. 脑水肿
   E. 颅内压增高

6. 首选下列哪项检查
   A. X线颅片　B. 脑电图
   C. 脑血管造影　D. CT
   E. ECT

（7~9题共用题干）

女，34岁。近2年来无诱因下出现头痛头昏，清晨起床时明显，常伴有恶心、呕吐。

7. 查体：神清语利，眼底视乳头水肿，其他颅神经检查正常。此患者的初步诊断为
   A. 颅内压增高　B. 血管性头痛
   C. 神经性头痛　D. 青光眼
   E. 视神经炎
8. 为确定病因，应首选的检查是
   A. MRI　B. EEG　C. 脑血管造影　D. CT　E. 腰椎穿刺
9. 目前适宜的首选治疗措施为
   A. 口服甘油　B. 20%甘露醇静脉滴注
   C. 20%白蛋白静脉滴注　D. 静脉注射呋塞米
   E. 用吗啡或哌替啶止痛

二、单选题：每道考题下面有A、B、C、D、E五个备选答案，请从中选择一个最佳答案。

10. 不会引起病理性颅内压增高的是
    A. 脑震荡　B. 颅内肿瘤　C. 脑积水　D. 颅内出血　E. 狭颅症
11. 临床上对颅内压增高的诊断主要依靠
    A. 腰穿，脑脊液测压　B. CT、MRI检查
    C. 脑电图检查　D. 脑血流图检查
    E. 临床症状和体格检查
12. 视乳头水肿（见图）在临床疾病的意义，下列说法正确的是

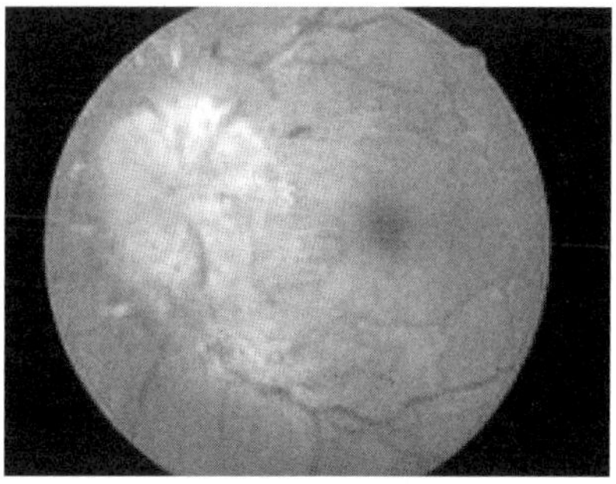

    A. 出现视乳头水肿，可以肯定颅内有占位性病变
    B. 视乳头水肿是颅内压增高的重要体征
    C. 无视乳头水肿，可以排除颅内占位性病变的存在
    D. 无视乳头水肿可以排除颅内压增高
    E. 视乳头水肿对颅内占位病变的性质有鉴别诊断价值
13. 颅内压增高的常见原因不包括
    A. 硬膜外血肿　B. 脑水肿
    C. 梗阻性脑积水　D. 颅骨缺损
    E. 脑肿瘤
14. 急性颅内压增高常见于
    A. 巨大脑膜瘤　B. 脑脓肿
    C. 恶性程度较高的颅内恶性肿瘤　D. 外伤性硬脑膜外血肿
    E. 结核性脑膜炎

15. 下列选项中,降低颅内压最有效的方法是
A. 腰穿引流脑脊液
B. 施行人工冬眠低温疗法
C. 使用肾上腺皮质激素
D. 使用高渗性脱水剂
E. 过度换气
16. 颅内压增高的典型表现是
A. 头痛、呕吐、视神经乳头水肿
B. 头痛、呕吐、癫痫发作
C. 头痛、呕吐、感觉障碍
D. 头痛、呕吐、运动障碍
E. 头痛、呕吐、复视
17. 颅内压增高患者便秘的处理,下列哪项错误
A. 应用轻泻剂疏通大便
B. 肛门内塞入通便药物
C. 多吃含纤维素的食物
D. 高压灌肠
E. 戴手套用手指挖出大便
18. 当颅内压增高时,下列叙述不正确的是
A. 婴幼儿、老年人出现症状早
B. 与病变的扩张速度有关
C. 颅脑中线的占位病变出现症状早
D. 高热往往加重颅内压增高
E. 脑灌注压下降
19. 诊断慢性颅内压增高的主要依据是
A. 头痛
B. 呕吐
C. 脉搏徐缓
D. 意识模糊
E. 视神经乳头水肿
20. 引起慢性颅内压增高的常见疾病,不包括
A. 脑膜瘤
B. 高血压脑出血
C. 胶质瘤
D. 听神经瘤
E. 慢性硬膜下血肿
21. 下面哪种原因不会引起颅内压增高
A. 脑水肿
B. 脑积水
C. 颅内占位性病变
D. 狭颅症
E. 脑萎缩
22. 腰椎穿刺的禁忌情况是
A. 高热
B. Kernig 征阳性
C. Babinski 征阳性
D. 癫痫发作后
E. 休克
23. 严重颅内压增高引起的 Cushing 反应是指
A. 水电解质紊乱
B. 生命体征改变
C. 休克
D. 心律失常
E. 神经源性肺水肿
24. 急性颅内压增高,有脑疝征象时应立即使用下列哪种药物最佳
A. 25%山梨醇
B. 20%甘露醇
C. 50%葡萄糖
D. 50%甘油
E. 激素

25. 下列哪项是对颅内压增高进行代偿的最主要因素
A. 脑组织移位
B. 脑血流减少
C. 脑脊液动力学改变
D. 颅腔容量增加
E. 颅骨密度改度
26. 在严重颅内压增高的病例中,首选降低颅内压的药物是
A. 双氢克尿噻
B. 乙酰唑胺
C. 氨苯蝶啶
D. 甘露醇
E. 呋塞米(速尿)
27. 关于颅内压增高引起头痛的特点,下列哪项正确
A. 多位于顶枕部
B. 为阵发性疼痛
C. 夜间明显
D. 疼痛部位和性质与原发病无关
E. 疼痛是脑膜血管和神经受刺激与牵扯所致
28. 慢性颅内压增高的小儿患者,其特征性的临床表现是
A. 头痛
B. 呕吐
C. 颅骨骨缝分离
D. 意识障碍
E. 生命体征变化
29. 急性颅内压增高时患者早期生命体征改变为
A. 血压升高,脉搏变缓,脉压变小
B. 血压升高,脉搏增快,脉压增大
C. 血压降低,脉搏变缓,脉压变小
D. 血压降低,脉搏增快,脉压变小
E. 血压升高,脉搏变缓,脉压增大
30. 颅内压增高时,颅内容积代偿仅为颅腔容积的 10%,原因是
A. 颅骨无弹性
B. 颅腔本身容积有限
C. 可移出颅腔外的脑脊液或血液占颅腔容积的 10%
D. 脑组织不能受压
E. 颅脑内容物仅少量压缩
31. 关于颅内压增高,下列错误的是
A. 喷射性呕吐多见
B. 后期常伴视力障碍
C. 阵发性头痛是主要症状之一
D. 某些病例可始终不出现“三主症”
E. 在婴幼儿头痛出现较早且较重
32. 男,35 岁。突发剧烈头痛伴恶心、呕吐、烦躁不安 1 天。查体：双眼视力重度减退、双颞侧偏盲。急诊 CT 示鞍区椭圆形占位性病变,3 cm×2 cm×2 cm 大小,内呈高密度影,可见气液平面;幕上脑室扩大。应采取的有效治疗措施是
A. 立即给予神经营养药
B. 急诊手术视神经减压
C. 立即给予糖皮质激素治疗
D. 保守治疗,病情稳定后手术治疗
E. 迅速给予镇静处理
33. 男,69 岁。因头痛、头晕、右半身麻木无力 2 个月入院。4 年前发现血压高,服药可降至正常。体检：神志清,血压正常,眼底视盘边缘模糊不清。右面部感觉减退,双眼展神经轻度麻痹,右口角力弱,右侧肢体不全瘫,右侧病理反射阳性。胸片示右肺第 2 肋间可见阴影。本例患者考虑有

A．左大脑中动脉闭塞 B．脑干缺血性病灶
C．高血压脑出血 D．颅内压增高
E．脑萎缩

34. 男，62 岁。为颅内压增高病人，出现昏迷，治疗呼吸道梗阻最有效的措施是
A．气管切开 B．面罩吸氧
C．环甲膜穿刺 D．通过鼻腔口腔导管吸痰
E．用开口器侧卧位引流

35. 男，80 岁。突然出现头痛、呕吐、意识不清，血压 27/16 kPa（203/120 mmHg），右侧瞳孔大，左侧偏瘫。此时，最重要的治疗是
A．外科手术 B．降压治疗
C．应用激素 D．应用脱水剂
E．应用止血剂

答案与解析

答案

1. C	2. C	3. D	4. A	5. E	6. D	7. A	8. D	9. B	10. A
11. E	12. B	13. D	14. D	15. D	16. A	17. D	18. A	19. E	20. B
21. E	22. E	23. B	24. B	25. C	26. D	27. E	28. C	29. E	30. C
31. E	32. B	33. D	34. A	35. D					

解析

10. 颅内压增高的原因：①颅内占位性病变挤占了颅内空间，如颅内血肿、脑肿瘤、脑脓肿等。②脑组织体积增大，如脑水肿。③脑脊液循环和（或）吸收障碍所致梗阻性脑积水或交通性脑积水。④脑血流过度灌注或静脉回流受阻，见于脑肿胀、静脉窦血栓等。⑤先天性畸形使颅腔的容积变小，如狭颅症、颅底凹陷症等。故本题选 A。

11. 详细询问病史和认真的神经系统检查，可发现具有诊断提示价值的信息，当发现有视神经乳头水肿及头痛、呕吐三主征时，则可以确诊颅内压增高。故临床症状和体格检查是临床医师作出颅内压增高诊断的主要依据。腰椎穿刺对颅内压增高的患者有一定危险，可诱发脑疝。CT、MRI、脑电图、脑血流图更多用于颅内压增高患者的病因诊断或协助判断颅内压增高的程度。故本题选 E。

13. 引起颅内压增高的常见原因：①颅脑损伤。②颅内肿瘤。③颅内感染。④脑血管疾病。⑤脑寄生虫病。⑥颅脑先天性疾病。⑦良性颅内压增高（假脑瘤综合征）。⑧脑缺氧。颅骨缺损时，脑组织可向外膨出而减轻颅内压。故本题选 D。

14. 急性颅内压增高见于急性颅脑损伤引起的颅内血肿、高血压性脑出血等。其病情发展快，颅内压增高所引起的症状和体征严重，生命体征（血压、呼吸、脉搏、体温）变化剧烈。

16. 头痛是颅内压增高最常见症状之一，头痛剧烈时可伴有恶心和呕吐，可呈喷射性，视神经乳头水肿是颅内压增高重要客观体征之一。头痛、呕吐和视神经乳头水肿是颅内压增高典型表现，称为颅内压增高“三主征”。故本题选 A。

17. 对于颅内压增高的患者便秘，应用轻泻剂来疏通大便，不能让患者用力排便，不可作高位灌肠，以免颅内压骤然增高。故本题选 D。

19. 视神经乳头水肿是颅内压增高重要客观体征，表现为视神经乳头充血，边缘模糊不清，中央凹陷消失，视盘隆起，静脉怒张。若视神经乳头水肿长期存在，则视盘颜色苍白，视力减退，视野向心性缩小，称为视神经继发性萎缩。若颅内压增高不能及时解除，视力恢复困难，严重者甚至失明。故本题选 E。

20. 慢性颅内压增高病情发展较慢，可长期无颅内压增高的症状和体征，多见于生长缓慢的颅内良性肿瘤、慢性硬脑膜下血肿等。高血压脑出血多为急性出血，引起急性颅内压升高。故本题选 B。

22. 腰椎穿刺的禁忌证：①凡有脑疝征象（如双侧瞳孔不等大、去皮质强直、呼吸抑制等）者，属绝对禁忌。②临床诊断为颅内占位性病变，存在视盘水肿，颅骨 X 线片或 CT 扫描提示有显著颅内压增高者。③穿刺部位有皮肤和软组织感染者，腰椎穿刺可造成椎管甚至颅内感染。④开放性颅脑损伤或者有感染的脑脊液漏，腰椎穿刺时放液可造成颅内逆行感染。⑤穿刺部位的腰椎畸形或骨质破坏者。⑥全身严重感染（败血症）、休克或濒于休克者，或躁动不安不能配合者。⑦上颈段脊髓占位性病变，脊髓功能完全消失时，腰椎穿刺术后易出现病情恶化，甚至呼吸停止。故本题选 E。

24. 脑疝是由颅内压增高造成的，应该快速处理颅内压增高。有意识障碍或颅内压增高症状较重的病例，宜选用静脉注射药物。常用注射制剂有 20% 甘露醇、呋塞米等，也可采用 20% 人血清白蛋白静脉注射。故本题选 B。

32. 患者有头痛、呕吐、视神经乳头水肿症状，即颅内压增高“三主征”，且 CT 示鞍区椭圆形占位性病变，内呈高密度影，可见气液平面，提示为急性出血引起的颅内压增高，对视神经形成压迫并造成功能障碍，故应急诊手术减压。故本题选 B。

35. 患者突发头痛、呕吐伴意识障碍，有瞳孔散大等症状，考虑为急性颅内压增高，故应用脱水剂降低颅内压，有意识障碍或颅内压增高症状较重的病例，选用静脉或肌内注射药物。故本题选 D。

第三篇

基本技能

第一章 外科重症监护室急救技能

一、共用题干单选题：每道考题以一个小案例的形式出现，其下面都有 A、B、C、D、E 五个备选答案。请从中选择一个最佳答案。

（1~3 题共用题干）

女，12 岁。术中出现心跳、呼吸骤停。

1. 关于复苏中采取的生命支持措施，错误的是

A. 心脏按压

B. 血管活性药物的应用

C. 积极补液，保证重要脏器灌注

D. 维持机体内环境平衡

E. 经气管内注入碳酸氢钠

2. 下列有效心脏按压的表现，错误的是

A. 按压时在颈、股动脉处摸到搏动

B. 发绀的口唇逐渐转为红润

C. 散大的瞳孔开始缩小

D. 出现自主呼吸

E. 无尿液排出

3. 患者手术后期复苏循环支持用多巴胺 3 μg/(kg · min)维持，其作用不包括

A. 扩张肾血管

B. 增加心肌收缩力

C. 扩张外周血管

D. 收缩外周血管

E. 扩张腹内脏器血管

（4~8 题共用题干）

男，60 岁。肥胖。行右股骨外科颈骨折开放复位术，硬膜外麻醉效果不佳改全身麻醉，因声门显露困难反复试插管期间，患者出现室颤。

4. 发生室颤的最可能原因是

A. 局麻药中毒

B. 全脊髓麻痹

C. 缺氧

D. 急性心肌梗死

E. 全身麻醉过深

5. 抢救的首要措施是

A. 同步电除颤

B. 电除颤，保持气道通畅，人工通气给氧，同时胸外心脏按压

C. 胸外心脏按压

D. 静脉注射肾上腺素

E．继续行气管插管

6. 在气管插管过程中，务必同时采取

A．同步电除颤　　B．胸外心脏按压

C．静脉注射肾上腺素　　D．静脉注射利多卡因

E．开胸心脏按压

7. 经复苏后患者仍处于昏迷状态，抽搐。主要的原因是

A．氧供不足　　B．脑细胞出现损害

C．肾血流量不足　　D．脑干受压

E．药物副作用

8. 应继续进行的处理措施是

A．以头部为重点的低温疗法　　B．高压氧治疗

C．持续滴注呼吸兴奋药　　D．静脉注射催醒药物

E．控制性降压

（9~10 题共用题干）

患者男，32 岁。数分钟前突然意识丧失、大动脉搏动消失，启动心肺脑复苏。请回答下列问题。

9. 下列情况不属于脑死亡征象的是

A．无自主呼吸　　B．瞳孔持续散大

C．抽搐　　D．体温自行下降

E．血压维持困难

10. 根据我国经验，脑复苏的低温治疗一般何时可解除

A．12 小时　　B．24 小时

C．36 小时　　D．48 小时

E．听觉恢复时

二、单选题：每道考题下面有 A、B、C、D、E 五个备选答案，请从中选择一个最佳答案。

11. 心搏骤停几分钟后可出现死亡

A．1~3 分钟　　B．3~5 分钟

C．4~6 分钟　　D．10~15 分钟

E．15~30 分钟

12. 解除呼吸道梗阻的方法不包括

A．口咽通气道　　B．提颏

C．气管内插管　　D．上抬下颌

E．胸部按压

13. 下列保持呼吸道通畅最可靠的方法是

A．口咽通气道　　B．鼻咽通气道

C．气管内插管　　D．喉罩

E．上抬下颌

14. 机械通气治疗的适应证不包括

A．心肺复苏后期治疗　　B．通气功能不全或衰竭

C．换气功能衰竭　　D．呼吸肌功能失调或丧失
E．术后恢复期呼吸顺畅患者

15. 有关中心静脉插管，下列不恰当的是
A．经常更换穿刺部位的敷料
B．锁骨下静脉穿刺插管不可保留很长时间，应 1～2 周更换一次
C．如出现不明原因发热，首先考虑拔除中心静脉插管
D．避免用单腔中心静脉插管输注血液制品
E．每日输液完毕后可用肝素盐水封管

16. 胸外除颤时，电极板应置于
A．心尖区和右侧肩胛下角　　B．胸骨左缘第 2 肋间和心尖区
C．胸骨右缘第 2 肋间和心尖区　　D．胸骨右缘第 3 肋间和心尖区
E．胸骨左缘第 3 肋间和心尖区

17. 关于气管内插管的要点，最关键的是
A．适当的气管导管管径　　B．气道开放程度
C．插管工具的好坏　　D．张口度
E．声门显露

18. 临时起搏最常见的部位是
A．左心室心尖部　　B．右心室间隔部
C．右心房　　D．右心室心尖部
E．右心室流出道

19. 复苏后治疗，保证一切复苏措施奏效最重要的是
A．维持良好的呼吸功能　　B．防治感染
C．确保循环功能的稳定　　D．脑复苏
E．防治肾功能衰竭

20. 成人心肺复苏的合理顺序是
A．胸外按压-人工呼吸-开放气道　　B．开放气道-人工呼吸-胸外按压
C．人工呼吸-开放气道-胸外按压　　D．人工呼吸-胸外按压-开放气道
E．胸外按压-开放气道-人工呼吸

21. 终止心室颤动最有效的方法是
A．胺碘酮　　B．利多卡因
C．胸外拳击复律　　D．阿托品
E．直流电除颤

22. 心肺复苏电除颤，成人单相波除颤的能量一般为
A．120 J　　B．180 J　　C．260 J　　D．300 J　　E．360 J

23. 成人心肺复苏抢救时胸外按压与人工呼吸通气的比例是
A．15∶2　　B．30∶2　　C．10∶2　　D．5∶2　　E．40∶2

24. 经皮穿刺送入导管的动脉中，最常选择的是
A．肱动脉　　B．腋动脉　　C．颈动脉　　D．腘动脉　　E．股动脉

25. 心肺复苏心脏按压时，按压与放松时间之比应为
A．70%∶30%　　B．60%∶40%

C. 50%：50%
D. 40%：60%
E. 30%：70%

26. 某建筑工人不慎坠楼后出现腰剧痛，双下肢感觉、运动障碍，二便功能障碍。现场搬运的正确方法是
A. 单人搂抱法
B. 平托或滚动法
C. 双人搂抱法
D. 侧卧搬运法
E. 背驮法

答案与解析

答案

1. E	2. E	3. D	4. C	5. B	6. B	7. B	8. A	9. C	10. E
11. C	12. E	13. C	14. E	15. B	16. C	17. E	18. D	19. C	20. E
21. E	22. E	23. B	24. E	25. C	26. B				

解析

1. 复苏中紧急采取的循环支持措施包括心脏按压、应用血管活性药物、积极补液以保证重要脏器灌注、维持机体内环境平衡。不推荐在心搏骤停时常规使用的药物有阿托品、钙剂和碳酸氢钠。肾上腺素、利多卡因和阿托品可经气管内给药，而碳酸氢钠、氯化钙不能经气管内给药。故本题选E。
2. 心脏按压有效的指征：①按压时可触及大动脉搏动。②患者面色、口唇及皮肤色泽等由灰白转为红润。③散大的瞳孔缩小。④有呼吸改善或出现自主呼吸。⑤昏迷变浅或出现反射挣扎。⑥有尿液排出。⑦心电图形改善。故本题选E。
3. 多巴胺可通过兴奋血管壁上的多巴胺受体，引起血管扩张，大剂量多巴胺可产生收缩周围血管的效应。题干所给数值为小剂量多巴胺。故本题选D。
11. 心搏骤停发生后，由于脑血流突然中断，10秒左右患者即可出现意识丧失，如在4~6分钟黄金时段及时救治，存活概率较高，否则将发生生物学死亡，罕见自发逆转者。故本题选C。
12. 解除呼吸道梗阻最简单有效的方法是提颏法；对于有颈椎或脊髓损伤者，应采用上抬下颌法；有条件时可放置口咽或鼻咽通气道、食管堵塞通气道或气管内插管等，以维持呼吸道通畅。故本题选E。
14. 术后恢复期患者若无呼吸功能障碍，则不需要机械通气。心肺复苏后期治疗、通气功能不全或衰竭、换气功能衰竭、呼吸肌功能失调或丧失均为机械通气的适应证。故本题选E。
15. 锁骨下静脉穿刺插管可至少保留1个月，短时间内不需更换，但应注重护理以防感染。故本题选B。
20. 成人心肺复苏的措施按顺序为胸外按压（C）→开放气道（A）→人工呼吸（B），即在现场复苏时，首先胸外心脏按压30次，然后再开放气道进行通气。故本题选E。
26. 骨折的固定可用特制的夹板，或就地取材选用木板、木棍、树枝等。若无任何可利用的材料时，上肢骨折可将病肢固定于胸部，下肢骨折可将病肢与对侧健肢捆绑固定，脊柱骨折采用滚动式搬动并俯卧位搬运。患者外伤后出现双下肢感觉、运动障碍等表现，考

虑脊柱骨折，故搬运时应平托或滚动法。故本题选 B。

第二章　外　科　技　能

单选题：每道考题下面有 A、B、C、D、E 五个备选答案，请从中选择一个最佳答案。

1. 胸腔穿刺的进针部位应选择
   A. 第 9 肋间以下
   B. 沿上一肋骨的下缘
   C. 在肋角的内侧应选择下一肋骨的上缘刺入
   D. 沿肋间的任何部位
   E. 自穿刺点的任何部位
2. 属于经皮穿刺肾造瘘术禁忌证的是
   A. 上尿路结石的处理
   B. 尿液改道
   C. 肾周脓肿
   D. 肾后梗阻的引流与减压
   E. 肾盂、输尿管的动力学检查
3. 三腔二囊管使用时需注意的事项，叙述错误的是
   A. 即使技术熟练的医师使用气囊压迫装置，也可能引起并发症，并发症包括吸入性肺炎、食管破裂及窒息等
   B. 每隔 12~24 小时放气或缓解牵引一次，以免发生缺血坏死。一般放气 30 分钟后可再充气，放气前口服液体石蜡 20 mL
   C. 胃气囊充气要足，以防牵引三腔二囊管时由于胃气囊充气少而致胃气囊进入食管，压迫气管，引起窒息。若发生窒息，应立即拔除三腔二囊管
   D. 放置三腔二囊管的时间最长不宜超过 3~5 天，否则可使食管或胃底黏膜因受压迫太久而发生溃烂、坏死、食管破裂
   E. 如出血停止应先排空胃气囊，后排空食管气囊
4. 怀疑脊柱骨折时，正确的搬运姿势是
   A. 数人平托
   B. 平背
   C. 搂抱
   D. 一人抬头，一人抬足
   E. 坐轮椅
5. 纤维胃镜检查的禁忌证是
   A. 上消化道大出血
   B. 食管狭窄
   C. 幽门梗阻
   D. 轻度心肺功能不全
   E. 胃内异物
6. 腹腔镜术中建立气腹时，说法不正确的是
   A. 术前留置胃管和尿管
   B. 选择合适的气腹针
   C. 常用 CO_2 气体建立气腹
   D. 气腹对心肺功能无影响
   E. 有两次突破感
7. 可以夹刀片的手术器械是
   A. 有齿镊
   B. 平镊
   C. 持针器
   D. 组织镊
   E. 蚊式血管钳
8. 腹腔镜胆囊切除术时，既能满足手术的需要，并发症又少的腹内气压应为

A．5～8 mmHg
B．6～10 mmHg
C．12～15 mmHg
D．15～20 mmHg
E．20～25 mmHg

9. 手部创伤出血最简便、有效的止血方法是
A．钳夹血管
B．缝扎止血
C．以气压止血带止血
D．较大血管必须结扎
E．局部包扎加压止血

10. 严重创伤急救中的 ABC 三原则是指
A．保持呼吸道通畅，呼吸和循环系统的支持
B．保持呼吸道通畅，立即止血，迅速送医院
C．保持呼吸道通畅，必要时做人工呼吸，上止血带
D．送医院急诊，轻柔搬动，立即止血
E．呼吸和循环系统支持，固定骨折肢体，搬动轻柔

11. 下述不属于优先抢救的急症是
A．休克
B．大出血
C．心搏骤停
D．前臂骨折
E．腹部内脏脱出

12. 女，20 岁，农民。右前臂为沸水引起的深Ⅱ度烫伤，发生感染，创面脓液培养为金黄色葡萄球菌，换药应选择
A．蓝油烃纱布包扎
B．凡士林油纱布包扎
C．1%磺胺嘧啶银霜剂涂创面后包扎
D．醋酸地塞米松软膏涂后包扎
E．愈疮 10 号膏涂后包扎

13. 男，20 岁。行胸腔穿刺抽液，抽取草黄色液体 30 ml，患者突感头晕心悸，脸色苍白，四肢发凉，脉细弱。此时应立即给予的处理是
A．胸穿抽气
B．放慢速度，继续抽液
C．停止抽液，必要时皮下注射肾上腺素
D．高浓度吸氧
E．静脉注射毛花苷

14. 男，29 岁。不慎从二楼坠落致骨盆骨折及左股骨下段开放性骨折，伤口大量出血，现场急救首先应给予
A．输液
B．止血
C．骨折复位
D．骨折临时固定
E．止痛

答案与解析

答案

1. C　2. C　3. E　4. A　5. B　6. D　7. C　8. C　9. E　10. A　11. D　12. C　13. C　14. B

解析

1. 在肋角的内侧行胸腔穿刺，穿刺针应沿肋骨上缘垂直进针，不可斜向上方，以免损伤肋

骨下缘处的神经和血管。故本题选 C。

2. 经皮穿刺肾造瘘术禁忌证：①出血性与凝血机制障碍性疾病经治疗未能改善者。②严重高血压、糖尿病或心脏病者。③肾结核、肾周脓肿、肾肿瘤。④其他如肝脾肿大明显、过度肥胖、异位肾、游走肾、严重脊柱侧弯及妊娠妇女。故本题选 C。
3. 使用三腔二囊管时，如出血停止，应先排空食管气囊，后排空胃气囊。故本题选 E。
4. 脊柱骨折时，应采用担架、木板或门板运送。先使伤员双下肢伸直，担架放在伤员一侧，搬运人员用手将伤员平托至担架上；或采用滚动法，使伤员保持平直状态，成一整体滚动至担架上。故本题选 A。
5. 纤维胃镜是食管、胃、十二指肠疾病最常用和最准确的检查方法，纤维胃镜需从食管进入，故食管的梗阻及明显狭窄不可使用纤维胃镜。故本题选 B。
9. 局部加压包扎是手外伤最简单而行之有效的止血方法，可用于创面止血，以及腕平面的尺桡动脉断裂出血。故本题选 E。
10. 创伤急救中的 ABC 原则分别为保持呼吸道通畅（A），呼吸系统的支持（B），循环系统的支持（C）。故本题选 A。
11. 必须优先抢救的急症包括心脏停搏、窒息、大出血、开放性和张力性气胸、休克、腹部内脏脱出等，前臂骨折短时间内不会危及患者生命，不需要优先抢救。故本题选 D。
12. 深度烧伤由于坏死组织多，组织液化、细菌定植难以避免，应正确选择外用抗菌药物。常用的有效外用药有 1%磺胺嘧啶银霜剂、碘伏等。故本题选 C。
13. 胸腔穿刺抽液操作中应密切观察患者的反应，如患者有头晕、面色苍白、出汗、心悸、胸部压迫感或剧痛、晕厥等胸膜过敏反应；或出现连续性咳嗽、气短、咳泡沫痰等现象时，立即停止抽液，必要时皮下注射 1∶1 000 肾上腺素 0.5 mL。故本题选 C。
14. 股骨开放性骨折大量出血可危及生命，现场急救应首先止血，可采用加压包扎法，如无效可使用止血带。故本题选 B。